U0267476

# 足踝外科手术学

OPERATIVE TECHNIQUES: FOOT AND ANKLE SURGERY

（第 2 版）

原著　GLENN B. PFEFFER　　MARK E. EASLEY　　BEAT HINTERMANN
　　　ANDREW K. SANDS　　ALASTAIR YOUNGER

主译　马　昕　梁晓军

北京大学医学出版社

ZUHUAI WAIKE SHOUSHUXUE（DI 2 BAN）

**图书在版编目（CIP）数据**

足踝外科手术学：第 2 版 /（美）格伦·B. 费弗（Glenn B. Pfeffer）等原著；马昕，梁晓军主译. —北京：
北京大学医学出版社，2025.1

书名原文：Operative Techniques: Foot and Ankle Surgery，Second Edition

ISBN 978-7-5659-2996-0

Ⅰ.①足…　Ⅱ.①格…②马…③梁…　Ⅲ.①足－外科手术②踝关节－外科手术　Ⅳ.① R658.3

中国国家版本馆 CIP 数据核字（2023）第 243410 号

**北京市版权局著作权合同登记号：图字 01-2024-4768**

Elsevier (Singapore) Pte Ltd.
3 Killiney Road, #08-01 Winsland House I, Singapore 239519
Tel: (65) 6349-0200; Fax: (65) 6733-1817

Operative Techniques: Foot and Ankle Surgery, Second Edition
Copyright © 2018 by Elsevier, Inc. All rights reserved.
Previous edition copyrighted 2010.
ISBN-13: 978-0-323-48234-9

This translation of Operative Techniques: Foot and Ankle Surgery, Second Edition by Glenn B. Pfeffer, Mark E. Easley, Beat Hintermann, Andrew K. Sands, Alastair Younger was undertaken by Peking University Medical Press and is published by arrangement with Elsevier (Singapore) Pte Ltd.
Operative Techniques: Foot and Ankle Surgery, Second Edition by Glenn B. Pfeffer, Mark E. Easley, Beat Hintermann, Andrew K. Sands, Alastair Younger 由北京大学医学出版社进行翻译，并根据北京大学医学出版社与爱思唯尔（新加坡）私人有限公司的协议约定出版。
《足踝外科手术学》（第 2 版）（马　昕　梁晓军　主译）
ISBN 978-7-5659-2996-0
Copyright © 2024 by Elsevier (Singapore) Pte Ltd. and Peking University Medical Press.
All rights reserved. No part of this publication may be reproduced or transmitted in any form or by any means, electronic or mechanical, including photocopying, recording, or any information storage and retrieval system, without permission in writing from Elsevier (Singapore) Pte Ltd, and Peking University Medical Press.

**足踝外科手术学（第 2 版）**

主　　译：马　昕　梁晓军
出版发行：北京大学医学出版社
地　　址：(100191) 北京市海淀区学院路 38 号　北京大学医学部院内
电　　话：发行部 010-82802230；图书邮购 010-82802495
网　　址：http://www.pumpress.com.cn
E-mail：booksale@bjmu.edu.cn
印　　刷：北京金康利印刷有限公司
经　　销：新华书店
责任编辑：冯智勇　　责任校对：靳新强　　责任印制：李　啸
开　　本：889 mm×1194 mm　1/16　印张：35.5　字数：1308 千字
版　　次：2025 年 1 月第 1 版　2025 年 1 月第 1 次印刷
书　　号：ISBN 978-7-5659-2996-0
定　　价：398.00 元
版权所有，违者必究
（凡属质量问题请与本社发行部联系退换）

# 译审校者名单

马　昕　上海市第六人民医院
　　　　复旦大学附属华山医院
王　旭　复旦大学附属华山医院
黄加张　复旦大学附属华山医院
王　晨　复旦大学附属华山医院
陈　立　复旦大学附属华山医院
耿　翔　复旦大学附属华山医院
石家齐　复旦大学附属华山医院
麦麦提热夏提·合力力　复旦大学附属
　　　　华山医院
喻　健　复旦大学附属华山医院
曹圣轩　复旦大学附属华山医院
王之枫　复旦大学附属华山医院
朱根锐　湖州市中心医院
王　森　同济大学附属第十人民医院
戴沐明　复旦大学
滕兆麟　复旦大学
尚江荫子　匹兹堡大学
张弓皓　上海市同仁医院
袁承杰　浙江大学医学院附属第一医院

邱小锋　无锡市第二人民医院
梁晓军　西安市红会医院
王欣文　西安市红会医院
刘培珑　西安市红会医院
李　毅　西安市红会医院
杨　杰　西安市红会医院
张　言　西安市红会医院
张云龙　西安市红会医院
郑伟鑫　西安市红会医院
屈福锋　西安市红会医院
赵宏谋　西安市红会医院
聂光华　西安市红会医院
徐军奎　西安市红会医院
徐炀军　西安市红会医院
常　鑫　西安市红会医院
鹿　军　西安市红会医院
梁合晓　西安市红会医院
梁景棋　西安市红会医院
温晓东　西安市红会医院
蔡　杰　西安市红会医院

# 献 词

致我亲爱的妻子 Amanda，
你是一位非凡的女人，是我生命中的快乐。

Glenn B. Pfeffer

致我亲爱的妻子 Mary，
以及我的三个孩子 Ford、Benson 和 Charlotte，
感谢你们让我有机会将原本属于和你们共度的空闲时光用来完成这部著作。

Mark E. Easley

致我亲爱的妻子 Roxa 和 Esteban，
以及我的父母，
感谢你们的支持、爱和关心，使这一切成为可能。

Beat Hintermann

感谢 Alec、Charlotte 和 James，他们容忍我长时间待在"蝙蝠洞"。
感谢我的父母。
感谢 Eric，他总是不吝惜自己的时间，并耐心回答我的许多问题。
感谢 S.T.H.，他是我知识的来源。
最重要的是，感谢 Betsy。我爱你。
谢谢所有人。

Andrew K. Sands

致我的家人们——
我的孩子们 Douglas、Robert、Madison、Meaghan，
我的妻子 Tamara，
我的父母 Jean 和 Stephen，以及我在苏格兰的所有亲戚们；
感谢你们一直以来的支持，让生活充满乐趣！

Alastair Younger

# 原著主编

## Glenn B. Pfeffer, MD

Director, Foot and Ankle Center
Co-Director, Charcot-Marie-Tooth Program
Co-Director, Cedars-Sinai/USC Glorya Kaufman Dance
    Medicine Center
Cedars-Sinai Medical Center
Los Angeles, California

## Mark E. Easley, MD

Associate Professor
Department of Orthopedic Surgery
Duke University Medical Center
Durham, North Carolina

## Beat Hintermann, MD

Associate Professor
Department of Orthopedic and Trauma Surgery
Kantonsspital Baselland
Liestal, Switzerland

## Andrew K. Sands, MD

Clinical Associate Professor of Orthopedic Surgery
Weill Cornell Medical College
Chief, Foot and Ankle Surgery
New York Downtown Orthopedic Associates
New York-Presbyterian–Lower Manhattan Hospital
New York, New York

## Alastair Younger, MB ChB, MSc, ChM, FRCSC

Professor
Department of Orthopedics
University of British Columbia
Consultant
Department of Orthopedics
St. Paul's Hospital
Vancouver, British Columbia, Canada

# 原著者

**Per-Henrik Ågren, MD, PhD**
Stockholm Foot Surgery Clinic
Sophiahemmet University
Stockholm, Sweden

**Su-Young Bae, MD**
Assistant Professor of Orthopedic
 Surgery
Foot and Ankle Center
Inje University Sanggye Paik Hospital
Seoul, South Korea

**Alexej Barg, MD**
Assistant Professor
Department of Orthopedics
University of Utah
Salt Lake City, Utah

**Daniel Baumfeld, MD**
Orthopedic Surgery
Federal University of Minas Gerais
Belo Horizonte, Brazil

**Mark Berkowitz, MD**
Orthopedic Surgeon
Department of Orthopedic Surgery
Cleveland Clinic
Cleveland, Ohio

**Peter Bock, MD**
Head, Foot, and Ankle Team
Department of Pediatric Orthopedics and
Adult Foot and Ankle
Orthopedic Hospital Speising
Vienna, Austria

**Donald R. Bohay, MD, FACS**
Professor of Orthopedic Surgery
College of Human Medicine
Michigan State University
Surgeon

Orthopaedic Associates of Michigan
Director
Grand Rapids Orthopedic Foot and Ankle
Fellowship Program
Grand Rapids, Michigan

**Adam Breceda, MD**
Orthopedic Resident
Kingsbrook Jewish Medical Center
Brooklyn, New York

**Michael D. Castro, DO**
Foot and Ankle Surgeon
Summit Orthopedics
Eagan, Minnesota

**Timothy Charlton, MD**
Associate Professor of Orthopedics
Department of Orthopedic Surgery
Cedars Sinai Medical Center
Los Angeles, California

**Michael P. Clare, MD**
Director
Foot and Ankle Fellowship
Florida Orthopaedic Institute
Tampa, Florida

**Timothy Daniels, MD, FRCSC**
Professor
Division of Orthopedics
Department of Surgery
University of Toronto
St. Michael's Hospital
Toronto, Ontario, Canada

**James K. DeOrio, MD**
Professor
Department of Orthopedics
Duke University Medical Center
Durham, North Carolina

**Matthew DeOrio, MD**
Orthopedic Surgeon
The Orthopaedic Center
Huntsville, Alabama

**Jasmin E. Diallo, MD**
Department of Orthopedic and Trauma
 Surgery
Kantonsspital Baselland
Liestal, Switzerland

**Mark E. Easley, MD**
Associate Professor
Department of Orthopedic Surgery
Duke University Medical Center
Durham, North Carolina

**Juan Bernardo Gerstner, MD**
Foot and Ankle Surgery
Orthopedics and Traumatology
Imbanaco Medical Center
Cali, Colombia

**Mark Glazebrook, MD**
Professor of Orthopedic Surgery
Queen Elizabeth II Health Sciences
 Center
Halifax, Nova Scotia, Canada

**Christopher E. Gross, MD**
Assistant Professor
Medical University of South Carolina
Charleston, South Carolina
Leslie Grujic, FRACS (Orth)
Orthopedic and Arthritis Specialist
 Center
Macquarie University Orthopaedics
Sydney, Australia

**Stéphane Guillo, MD**
Sports Medical Clinic of Bordeaux

Bordeaux-Mérignac, France

**Andrew Harston, MD**
Fellow, Foot and Ankle
Department of Orthopedic Surgery
Duke University Medical Center
Durham, North Carolina

**Beat Hintermann, MD**
Associate Professor
Department of Orthopedic and Trauma
Surgery
Kantonsspital Baselland
Liestal, Switzerland

**Stefan G. Hofstätter, MD**
Department of Orthopedics and
Orthopedic Surgery
Wels-Grieskirchen Hospital
Wels, Austria

**Kenneth John Hunt, MD**
Associate Professor
Department of Orthopedic Surgery
Director, Foot and Ankle Services
University of Colorado
Aurora, Colorado

**Kelly Hynes, MD**
Fellow, Department of Orthopedics
University of British Columbia
Vancouver, British Columbia, Canada

**Christina Kabbash, MD**
Orthopedic Surgeon
Foot and Ankle Surgery
St. Francis Hospital and Medical Center
Greater Hartford Orthopedic Group
Hartford, Connecticut

**Markus Knupp, MD**
Assistant Professor
Mein Fusszentrum AG
Basel, Switzerland

**Nicola Krähenbühl, MD**
Resident
Department of Orthopedic and Trauma
Surgery

Kantonsspital Baselland
Liestal and Bruderholz, Switzerland

**Dante Marconi, MD**
Orthopedic Resident
Kingsbrook Jewish Medical Center
Brooklyn, New York

**Kentaro Matsui, MD, PhD**
Department of Orthopedic Surgery
Teikyo University
Tokyo, Japan

**Marc Merian, MD**
Physician
Birshof Clinic
Münchenstein, Switzerland

**Stuart D. Miller, MD**
Assistant Professor
Department of Orthopedic Surgery
Johns Hopkins University School of
Medicine
Orthopedic Surgeon
Department of Orthopedic Surgery
MedStar Union Memorial Hospital
Baltimore, Maryland

**Alireza Mousavian, MD**
Foot and Ankle Surgeon
Assistant Professor of Orthopedic Surgery
Mashhad University of Medical Sciences
Mashhad, Iran

**James A. Nunley II, MD**
Goldner Jones Professor of Orthopaedic
Surgery
Department of Orthopedic Surgery
Duke University Medical Center
Durham, North Carolina

**Glenn B. Pfeffer, MD**
Director, Foot and Ankle Center
Co-Director, Charcot-Marie-Tooth Program
Co-Director, Cedars-Sinai/USC Glorya
Kaufman Dance Medicine Center
Cedars-Sinai Medical Center
Los Angeles, California

**Cameron Phillips, MD**
Orthopedic Resident
Kingsbrook Jewish Medical Center
Brooklyn, New York

**Stefan Rammelt, MD, PhD**
Professor of Surgery
University Center of Orthopedics and
Traumatology
University Hospital Carl Gustav Carus
Dresden, Germany

**Julian Röhm, MD**
Orthopedic Surgeon
Department of Orthopedic and Trauma
Surgery
Kantonsspital Baselland
Liestal, Switzerland

**Roxa Ruiz, MD**
Senior Attending Foot and Ankle Surgeon
Department of Orthopedic and Trauma
Surgery
Kantonsspital Baselland
Liestal, Switzerland

**Andrew K. Sands, MD**
Clinical Associate Professor of
Orthopedic Surgery
Weill Cornell Medical College
Chief, Foot and Ankle Surgery
New York Downtown Orthopedic Associates
New York-Presbyterian–Lower Manhattan
Hospital
New York

**Dirk J. Schäfer, MD**
Professor
University of Basel
Chairman, Clinic for Plastic Surgery
University Hospital
Basel, Switzerland

**Lew C. Schon, MD, FACS**
Director, Foot and Ankle Fellowship
Chief, Foot and Ankle Division and
Orthobiologic Laboratory
Department of Orthopedic Surgery
MedStar Union Memorial Hospital

Associate Professor of Orthopedics and
Biomedical Engineering
Johns Hopkins School of Medicine
Baltimore, Maryland

**Aaron T. Scott, MD**
Associate Professor
Wake Forest University School of Medicine
Orthopedic Surgeon
Wake Forest University Baptist Medical
  Center
Winston-Salem, North Carolina

**John Shank, MD**
Colorado Center of Orthopaedic Excellence
University of Colorado
Colorado Springs, Colorado

**Edward Southard, MD**
Orthopedic Resident
Kingsbrook Jewish Medical Center
Brooklyn, New York

**James Stone, MD**
Orthopedic Surgery
Medical College of Wisconsin
Milwaukee, Wisconsin

**Michael P. Swords, DO**
Michigan Orthopedic Center
Section Chief, Orthopedic Surgery
Director, Orthopedic Trauma
Sparrow Hospital
Lansing, Michigan

**Masato Takao, MD, PhD**
Department of Orthopedic Surgery
Department of Sport and Medical Science
Teikyo Institute of Sports Science and
  Medicine
Tokyo, Japan

**Danielle Thomas, MD**
Department of Orthopedic Surgery
Cedars Sinai Medical Center
Los Angeles, California

**Hans–Jörg Trnka, MD**
Professor
University of Vienna
Director
Foot and Ankle Center Vienna
Vienna, Austria

**Victor Valderrabano, MD, PhD**
Chairman

Swiss Ortho Center
Schmerzklinik Basel
Swiss Medical Network
Basel, Switzerland

**Joe Wagener, MD**
Department of Orthopedic and Trauma
  Surgery
Kantonsspital Baselland
Liestal, Switzerland

**Jennifer Waterman, DO, BA**
Foot and Ankle Fellow
Department of Orthopedics
Cleveland Clinic
Cleveland, Ohio

**Alastair Younger, MB ChB, MSc, ChM,
  FRCSC**
Professor
Department of Orthopedics
University of British Columbia
Consultant
Department of Orthopedics
St. Paul's Hospital
Vancouver, British Columbia, Canada

# 译者前言

"千里之行，始于足下。"足踝部正常的结构与功能对于人类日常生活与体育运动而言至关重要。当前我国足踝外科正值快速发展和普及的时期，但在治疗足踝疾病的临床实践或手术过程中，骨科医生乃至足踝专科医生都难免遇到困惑。所以很高兴能将这本实用性极强的《足踝外科手术学》引入国内，以供广大骨科同道参考。

本书分为五篇共 78 章，从生物力学、围手术期评估到各个部位的手术技术，可以说涵盖了几乎所有的足踝疾病和术式。原著作者均为世界知名的足踝外科专家，经过修订后，本版图书更加强调循序渐进、图文并茂地向广大骨科医生展示实用的足踝外科手术技术，具体涵盖手术适应证、体格检查 / 影像学、手术解剖、体位摆放、入路 / 显露、手术步骤、术后处理及预后等一系列环节。更重要的是，本书以精美的手绘图、高清术中照片和高度凝练的要点信息为特点，让读者能够更加直观、快速地掌握核心知识，并展开对手术适应证、手术时机和一些争议点的讨论，帮助大家尽可能"避坑"。第 2 版较上一版增加了 25 种新技术，包括踇外翻翻修术、镜下跖趾关节融合术等，也更加全面地提供了全踝关节置换相关的最新内容。

本书的译者和审校者为复旦大学附属华山医院骨科 - 足踝外科以及西安市红会医院足踝外科的优秀中青年医生。感谢他们在繁忙的临床工作之余付出的辛勤劳动和耐心钻研，才使本书能够顺利翻译出版。翻译中难免存在不当之处，敬请广大读者指正。

马　昕　梁晓军

# 原著前言

对于骨科医生来说，没有什么比阐述详细且图文并茂的手术技术资料更有价值了。《足踝外科手术学》提供了全面的手术技术描述，每种技术都以易于遵循和视觉简洁的方式呈现。《足踝外科手术学》（第 2 版）在广受欢迎的上一版基础上进行了全面修订，增加了 25 种全新的手术技术，扩展了关节镜的应用范围，并提供了对常见和具有挑战性问题的专家观点。

我有幸与来自世界各地的杰出同事合作，他们给这本书带来了前所未有的手术经验。他们的贡献涵盖了整个足踝外科领域，从最简单的切除手术到复杂的重建手术。本书一定会成为骨科医生甚至足踝外科专家的宝贵参考资料。

我代表所有作者感谢 Elsevier 的 Taylor Ball、Doug Turner 和 Kayla Wolfe 为本书出版提供的不懈指导和支持。

Glenn B. Pfeffer, MD

# 目　录

## 第五篇 小腿

# 第一篇

# 前 足

# 第 1 章

# 改良 Chevron 截骨术矫正跗外翻

## 适应证

- 跗外翻畸形伴疼痛
- 改善鞋具无法缓解症状
- 症状影响日常活动
- 轻至中度畸形 [ 跗外翻角 < 30°,距骨间角(IMA)< 13°～15°]
- 跖骨远端关节面固有角(DMAA)较大的患者在 Chevron 截骨的基础上需要加做闭合楔形截骨

## 体格检查 / 影像学

- 足负重站立时呈跗外翻畸形(图 1.1)。
- 跗囊与鞋摩擦而发红。
- 检查趾间关节(IP)以确定是否合并趾间关节外翻(趾间关节外翻角 > 10°)。此种情况需加做近节趾骨闭合楔形截骨。
- 评估第一跖列活动度。在少数情况下,需要融合第一跖楔关节。
- 平足可能伴有后足外翻。这种情况一般不需要同期手术处理。
- 足负重正位片(图 1.2)与侧位片(图 1.3):
  - 测量第一跖趾关节间角与距骨间角(图 1.2B)。判断是否存在跖骨内收使得距骨间角假性缩小。

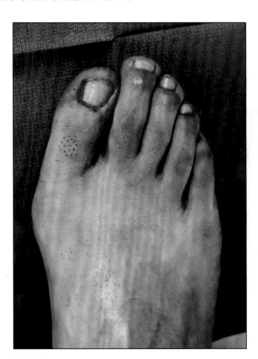

图 1.1

- 测量跖骨远端关节面固有角（DMAA），如果 > 10° 常需要矫正。X 线片上的角度受足部旋转的影响，常需术中透视评估。
- 评估第一跖趾关节及跖籽关节的关节炎性改变。确定籽骨位置（在跖骨头下方脱位的程度）。

## 手术解剖

- 踇趾的骨骼和肌腱（图 1.4）
- 踇趾的血供（图 1.5A）
- 第一、第二跖骨和足趾的神经支配（图 1.5B）

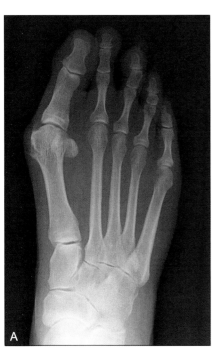

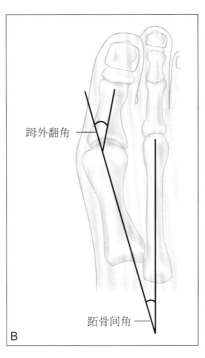

图 1.2

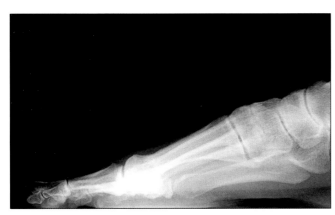

图 1.3

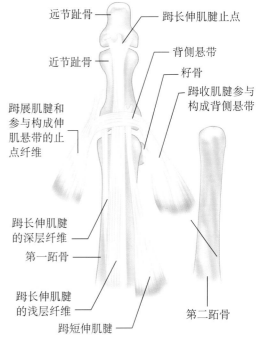

远节趾骨　踇长伸肌腱止点
近节趾骨　背侧悬带
籽骨
踇收肌腱参与构成背侧悬带
踇展肌腱和参与构成伸肌悬带的止点纤维
踇长伸肌腱的深层纤维
第一跖骨
踇长伸肌腱的浅层纤维
踇短伸肌腱
第二跖骨

图 1.4

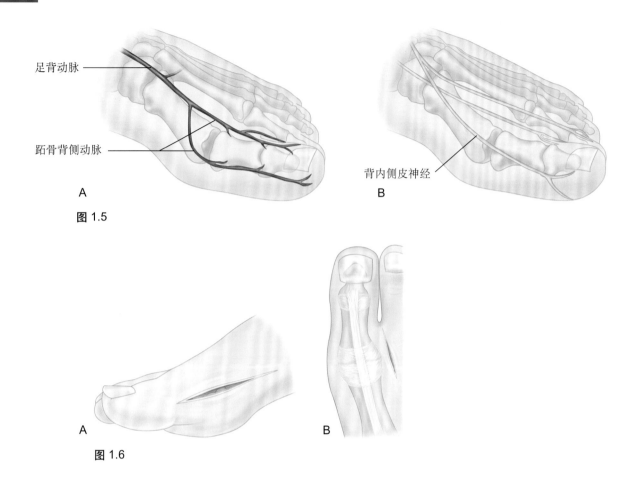

足背动脉

跖骨背侧动脉

背内侧皮神经

A

B

图 1.5

A

B

图 1.6

## 体位

- 患者取仰卧位。
- 垫高对侧臀部可使患侧下肢外旋，有利于显露患足内侧。
- 可使用踝部或大腿止血带。
- 可在门诊行局部神经阻滞（股神经 - 坐骨神经，或腘窝 - 隐神经），以达到术后良好的镇痛效果，并且减少麻醉药物总使用量。

## 入路 / 显露

- 做足够长的内侧纵向切口，以显露跖骨头和近节趾骨基底部（图 1.6A）。
    - 分离并保护足背感觉皮神经（图 1.5B）。
    - 显露足底内侧感觉神经，术中注意不要损伤。
- 通常需要在第一趾蹼处做一 2 cm 长的纵向切口，以松解外侧关节囊和收肌腱（图 1.6B）

## 手术步骤

### 第 1 步

- 纵行切开关节囊，显露跖骨头内侧面。保持关节囊近端和远端附着处完整。
- 显露矢状沟（图 1.7）。

> **要点**
> - 术中观察关节炎性改变，这些改变可能无法通过影像学检查发现。评估籽骨和跖骨头关节面。轻度的关节炎性改变可能导致疼痛，术后无法缓解。

> **第 1 步要点**
> - 只有一部分内侧的凸起需要切除。无论切除多少，跖骨头都会向外侧移位，内侧凸起也就消失了。
> - 跖骨头越宽，向外侧移位越多，越能纠正跖骨间角。

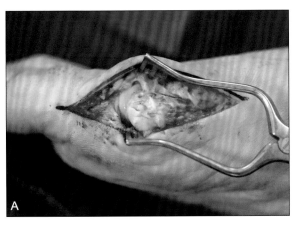
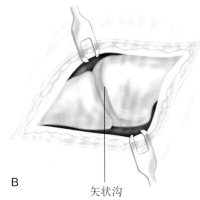

矢状沟

图 1.7

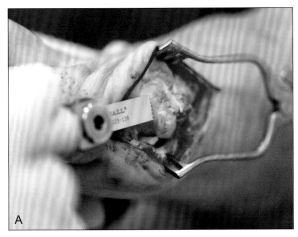
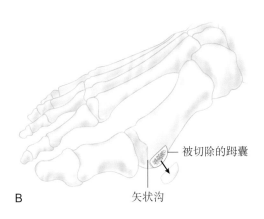

被切除的踇囊

矢状沟

图 1.8

## 第 2 步

- 在矢状沟稍内侧处切除内侧凸起（图 1.8）。切除方向与跖骨干内侧面平行，或与足内侧面轻微成角（图 1.9）。避免切除骨干内侧骨皮质。
- 此种情况应当使用微型摆锯，以减少每次操作的切除量。

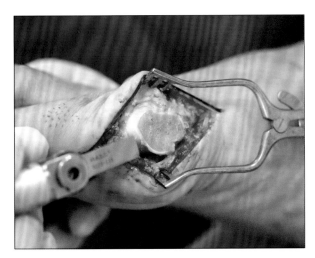

图 1.9

### 第 3 步要点

- 注意检查外侧籽骨是否有关节炎性改变，如果存在严重关节炎性改变，或无法复位到第一跖骨头下，理论上应当切除籽骨。但实际上通常不需要切除，若切除，可增加内翻畸形的风险。

### 第 4 步要点

- 透视下在跖骨头置入一枚克氏针，可以确保截骨平行于关节面。如果需要延长或短缩跖骨，可以轻微改变克氏针和截骨的角度。
- 较长的跖侧截骨线可以避免对跖骨头跖外侧的血供造成破坏。

### 第 4 步提示

- 截骨角度＜ 70°会使得跖侧截骨线过长，或背侧骨量过少无法置入加压螺钉。
- 截穿外侧皮质时要格外小心，避免破坏第一、二跖骨间的血供。

### 第 3 步

- 在第一趾蹼切口处使用指尖钝性分离，以避免损伤腓浅神经和第一跖骨背侧动脉。
- 显露外侧关节囊。

### 第 4 步

- 在第一、二跖骨之间使用 Weitlaner 撑开器或椎板撑开器。
  - 定位外侧籽骨，在籽骨背侧切开关节囊（图 1.10）。
  - 松解籽骨近端及远端，使之可复位至第一跖骨头下（图 1.11）。
- 踇长屈肌在籽骨内侧紧邻籽骨，术中注意不要损伤（见图 1.4）。
- 在籽骨和近节趾骨附着点松解踇收肌（图 1.12）。避免过度切除外侧关节囊，以免影响跖骨头血供（见图 1.5A）。
- 通常不需要松解跖骨横韧带（图 1.13）。

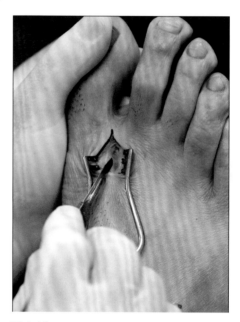

图 1.10

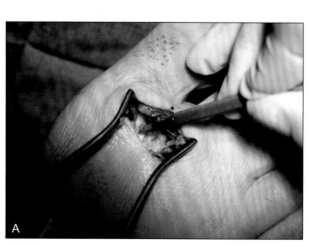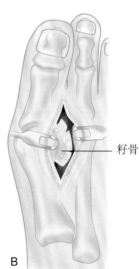

图 1.11

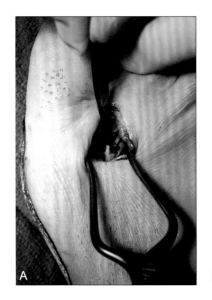

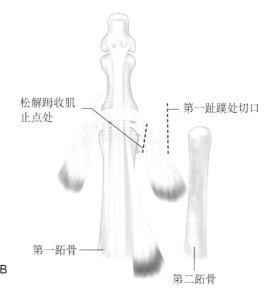

松解踇收肌止点处　　　　第一趾蹼处切口

第一跖骨　　　　第二跖骨

图 1.12

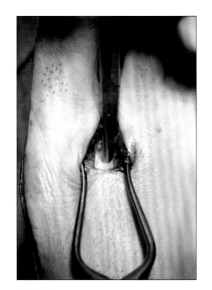

图 1.13

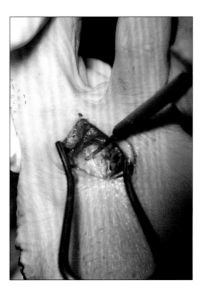

图 1.14

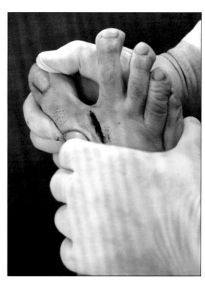

图 1.15

## 第 5 步

- 用刀片在关节水平的外侧关节囊处戳孔（图 1.14）。
- 再将跖骨头聚拢，使之互相靠近，内翻踇趾，使关节囊撕裂。通常会伴随撕裂声（图 1.15）。
- 当第一、第二跖骨受压靠近时，外侧籽骨通常很容易复位。

## 第 6 步

- 在跖骨头上用记号笔画出 V 形 Chevron 截骨线（图 1.16）。截骨线顶点距关节面至少 1 cm。跖侧截骨线长度约为背侧截骨线长度的 2 倍。Chevron 截骨线顶点位于跖骨长轴上略偏背侧。
- 角度 70°～80°。在冷盐水湿润下，使用微型摆锯截骨。
- 跖侧截骨线应当在籽骨关节近侧（图 1.17）。
- 注意保护踇长伸肌，以及背侧和跖侧的感觉神经。

### 第 6 步要点

- 跖骨头移位达其宽度的一半以内，一般不会造成不稳。具体移位多少，应当取决于跖骨头的宽度。小的跖骨头至多只能移位 3 mm，而大的跖骨头可移位接近 1 cm。

### 第 6 步提示

- 避免对跖骨头施加过大的压力。截骨可造成从截骨顶点延伸至关节的骨折。

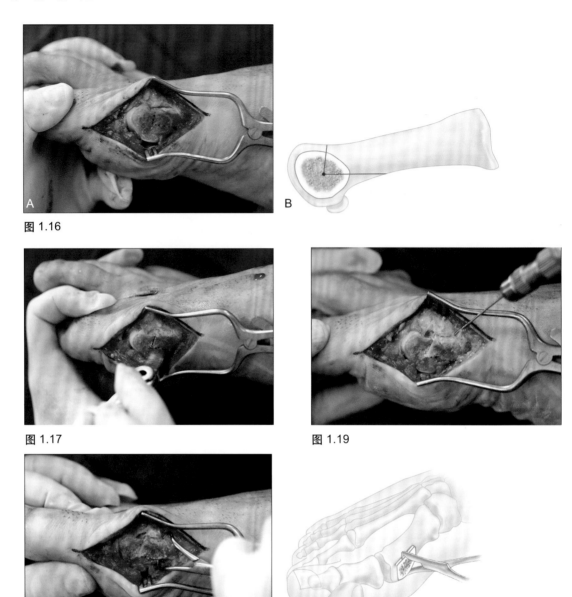

图 1.16

图 1.17

图 1.19

图 1.18

- 使用测深计之前，需直视检查关节面是否被穿破。因为距骨头形状特殊，即使透视下测深计头端看起来似乎在正确位置，实际上也可能已经穿破关节面（图 1.19）。
- 测深计测深之前钻孔有助于提高准确性，因为这样可以使测深计更好地靠在背侧皮质骨上。
- 置钉之前，确保距骨头关节面不在外翻位。距骨远端关节面固有角（DMAA）未被矫正、截骨方向偏斜或受到侧方应力可导致距骨头关节面处在外翻位。

## 第 7 步

- 距骨头保持不动，使用小巾钳将距骨干拉向内侧（图 1.18）。
- 距骨头可以根据自身宽度移位 5 ~ 10 mm。
- 如果距骨头无法移向外侧，可能是跖侧近端截骨没有离断，需再次使用微型摆锯离断之。
- 如果距骨远端关节面固有角（DMAA）较大，常需要在距骨远端背侧面进行小的楔形截骨（1 ~ 3 mm）。锯片本身产生 1 mm 截骨量，因此要特别注意不能截骨过多。

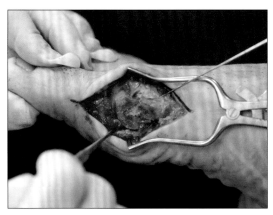

图 1.20

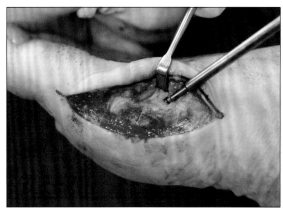

图 1.22

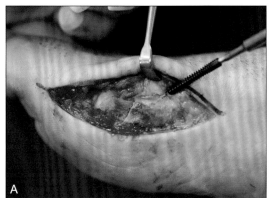

A

B

图 1.21

## 第 8 步

- 将一枚 0.045 英寸（0.114 cm）导针从背内侧向跖外侧置入并穿过截骨面（图 1.20）。导针应当深达关节面，但不穿破关节面。使用测深计确定螺钉长度。因为骨块之间存在挤压，螺钉应当比测深长度短 2 ~ 4 mm，以防穿破关节面。
- 透视下检查导针和跖骨头的位置。

## 第 9 步

- 钻孔穿过跖骨背侧较硬的皮质后停止。对于自攻型螺钉来说，这样的深度就足够了。置入大小合适的螺钉（图 1.21 和图 1.22）。使用巾钳或手施加轴向应力，使置钉时骨块间尽量靠近加压。
- 使用电动锉刀将跖骨头内侧修整光滑（图 1.23）。
- 切除关节囊多余的部分（图 1.24）。在关节面近端切除部分关节囊，用于紧缩缝合（图 1.25）。使用可吸收 2-0 缝线。缝合时纠正踇趾旋前，摆正关节，保证关节活动度（ROM）。
- 松止血带，仔细止血。4-0 Vicryl 线缝合皮下组织，4-0 尼龙线缝合皮肤。
- 使用踇趾人字形夹板，固定在轻微过度矫正的位置。

### 第 9 步要点

- 如果趾间关节外翻导致踇趾与第二趾摩擦，可加行近节趾骨闭合截骨（图 1.26）。保证外侧骨皮质完整，截去 1 ~ 2 mm 骨质。2.4 mm 空心钉固定骨块。

### 第 9 步提示

- 截骨不足时，为了纠正外翻，而导致内侧关节囊过度紧缩缝合。这可能导致术后关节僵硬。

### 争议

- 各种关节囊切口，如背侧或跖侧的 L 形切口、Y 形切口等，都是可行的。没有哪一种切口显著优于其他。

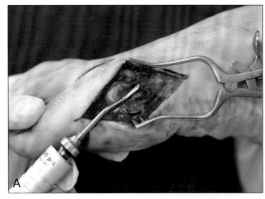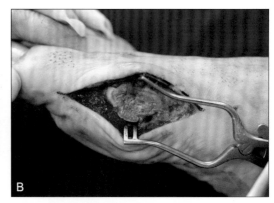

图 1.23

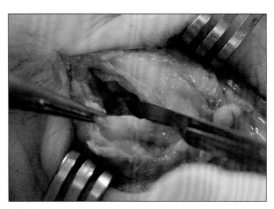

图 1.24

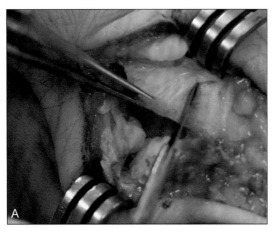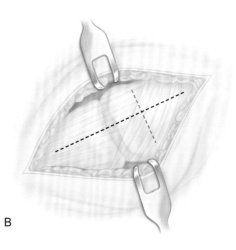

图 1.25

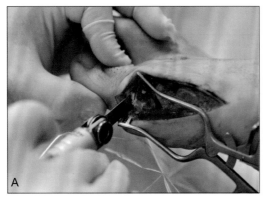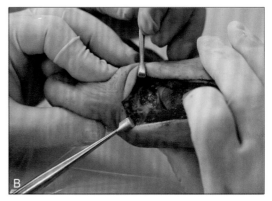

图 1.26

## 术后处理及预后

- 术后保持非负重状态,直至术后 10 ~ 12 天第一次门诊随访。此时可以拆除缝线,使用弹力绷带进行人字形包扎,将踇趾包扎在一个轻度外展、旋后的位置(图 1.27)。包扎后拍摄足正、侧位片,确认位置。此时患者可穿术后康复鞋/靴,在能承受的范围内开始负重。良好的内固定可以承受早期负重。
- 踇趾可以在包扎的情况下开始关节活动度的锻炼。
- 每 7 ~ 10 天换药。第三次随访时复查 X 线平片。术后 4 周可使用 Ace 绷带人字形包扎。如果足趾僵硬,此时可以开始物理治疗,但这种情况并不常见。
- 术后 6 周可以穿鞋头宽大的鞋,4 周后可以改穿稍紧一点的鞋。术后 10 周以内,患者都应当在第一趾蹼处使用支具(硅胶或 Webril 材料)。正位(图 1.28A)和侧位(图 1.28B)摄片确认截骨的矫形和愈合效果。

### 术后要点

- Acutrak 螺钉可达到坚强的固定效果,以利于早期锻炼关节活动度。相比于那些不使用坚强内固定的病例,这可以显著减少术后疼痛和肿胀的程度。
- 部分踇外翻可能复发,这取决于患者术后最终的穿鞋习惯。其他已知的并发症有踇内翻、跖骨头缺血性坏死和畸形愈合。有轻度关节炎性改变的患者可能会有慢性不适。但这些情况不常见,大部分患者对长期效果是满意的。持续的肿胀和关节僵硬是最常见的两种症状。早期锻炼关节活动度可以减少这两种情况的发生。

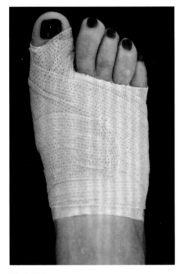

图 1.27

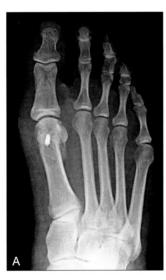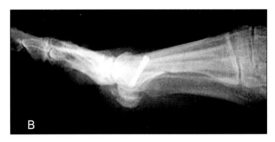

图 1.28

(Glenn B. Pfeffer 著　曹圣轩 译)

### 参考文献

扫描书末二维码获取。

# Scarf 截骨术矫正踇外翻

- 严重的第一跖骨内翻（IMA > 20°）
- 第一跖趾关节向内侧倾斜增加（复发风险增大）
- 跖骨远端关节面固有角（DMAA）增大
- 第一跖趾关节活动度增加（韧带松弛）
- 有症状的第一跖趾关节炎
- 骨密度降低（严重骨质疏松）
- 类风湿关节炎

- 对于轻到中度踇外翻畸形，可用其他术式矫正（Easley 和 Trnka，2007）
  - 远端术式：Chevron 截骨术，Kramer 截骨术，Boesch 截骨术
  - 近端术式：第一跖骨新月形截骨术，Ludloff 截骨术，近端闭合楔形截骨术，近端撑开楔形截骨术
  - 联合术式：双重 / 三重截骨术

## 适应证

### 客观适应证

- 中至重度踇外翻畸形伴：
  - 踇外翻角（HVA）增大但 ≤ 50°
  - 跖骨间角（IMA）增大但 ≤ 20°
  - 跖骨远端关节面固有角（DMAA）增大但 ≤ 10°
- 踇外翻复发翻修手术（Bock，2009）
- 第五跖骨小趾囊炎（3 型，增大的第四、五跖骨间角）
- Scarf 截骨术可用于多种情况的局部矫正
  - 通过外移跖骨头 - 跖骨干，减小 IMA
  - 通过横断面上的旋转纠正增大的 DMAA
  - 通过向跖侧位移来增大第一跖列的负荷
  - 在跖骨短缩的病例用于延长跖骨（先天性、医源性）
  - 在跖骨延长的病例用于缩短跖骨
- 通过向背侧移位来减少第一跖列或籽骨的负荷
- 在踇内翻的病例中使第一跖骨头恢复中立位

### 体格检查 / 影像学

#### 体格检查

- 触诊，前、中、后足关节活动度测量（主动和被动）
- 踇趾的对线（是否需要加行 Akin 截骨术）
- 第一跖列活动度的临床评估
- 足的姿态，跖面是否有胼胝、囊肿，踇囊处是否有皮肤激惹
- 腓肠肌 - 比目鱼肌的挛缩（屈膝和伸膝检查，保持距舟关节复位，以减少跗横关节或距下关节的活动）
- 足底应力分布

#### 影像学评估

- 负重足正、侧位片
- 评估踇外翻角（HVA）、跖骨间角（IMA）、跖骨远端关节面固有角（DMAA）和趾骨间角（图 2.1）
- 第一跖趾关节的关节面形状（弧形、V 形或平形）与匹配度
- 跖骨比例（第一、第二跖骨长度之比）
- 关节炎性改变

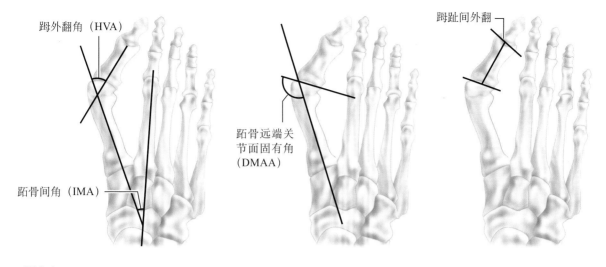

图 2.1

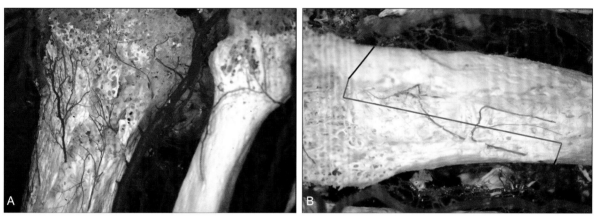

图 2.2

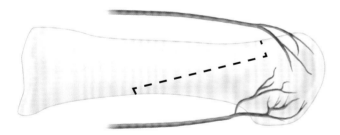

图 2.3

## 手术解剖

- 第一跖骨的血供（图 2.2 和图 2.3）
  - 背侧和跖侧跖骨动脉
  - 足底内侧动脉浅支
  - 关节囊背侧和外侧广泛的血管网
- 第一跖骨的神经分布
- 腓浅神经
  - 腓深神经

- 隐神经的远端分支
- 第一跖骨周围背侧和跖侧感觉神经分支
- 需要松解的外侧软组织
  - 外侧籽骨悬韧带和腓前籽骨韧带
  - 第一跖趾关节囊
  - 外侧副韧带

## 体位

- 患者取仰卧位
- 足跟在手术台边缘
- 常规消毒铺巾
- 可以不使用止血带
  - 局部麻醉可在踝关节上止血带
  - 全身麻醉或椎管内麻醉可在大腿上止血带

## 麻醉

- 踝关节局部阻滞（胫神经、腓浅神经、腓深神经）
- 全身麻醉（较少使用）

## 入路 / 显露

- 从近节趾骨中点至第一跖骨近端 1/3，做第一跖趾关节内侧切口（图 2.4）。
- 显露关节囊结构，注意不要损伤跖侧和背侧的感觉神经分支。

## 手术步骤

### 第 1 步

- 纵行切开第一跖趾关节囊（图 2.5）。
- 从近节趾骨基底部、第一跖骨头、第一跖骨干内侧将关节囊和骨膜向背侧翻开。

| 麻醉要点 |
| --- |
| - 在踝关节阻滞前使用 3 ml 苯二氮䓬，以减轻患者的疼痛感。 |

| 入路要点 |
| --- |
| - 如果要同时行 Akin 截骨术（跗趾近端内侧闭合截骨），切口要向远端延伸一些。 |

| 第 1 步提示 |
| --- |
| - 注意保留从第一跖骨颈部进入跖骨头的背侧和跖侧血供。 |

| 第 1 步要点 |
| --- |
| - 部分切除第一跖趾关节处的跗囊有助于 Z 形截骨起始点的定位。 |

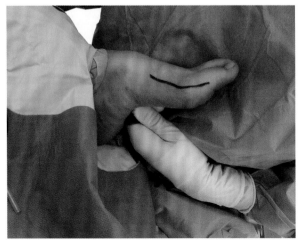

图 2.4

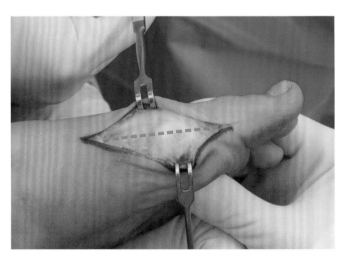

图 2.5

## 第 2 步

- 松解外侧软组织有助于将第一跖骨头复位到籽骨之上。
- 可以通过同一内侧切口完成此步骤。
- 为了经关节行外侧软组织松解，要从第一趾骨基底部内侧的跖面（图 2.6）和背面（图 2.7）将关节囊提起。
- 常常需要切断的有外侧籽骨悬韧带、腓前籽骨韧带和第一跖趾关节外侧副韧带。
- 从关节的内侧置入剪刀，紧靠籽骨近端、朝向外侧关节囊跖籽韧带的近端软组织。
- 平行于剪刀，从远端（图 2.8）置入 Beaver 刀片，切断跖籽韧带（图 2.9）和第一跖趾关节外侧副韧带。
- 如果能将跗趾置于 20° 内翻，则证明外侧松解充分（图 2.10）。如果无法置于此位置，需继续松解外侧软组织。

## 第 3 步

- 用微型摆锯稍微切除内侧凸起（图 2.11）。切除范围限于矢状籽骨沟内侧，这主要是作为 Z 形截骨远端导针位置的参考。

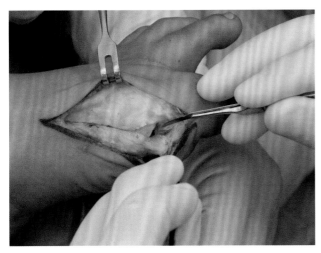

图 2.6

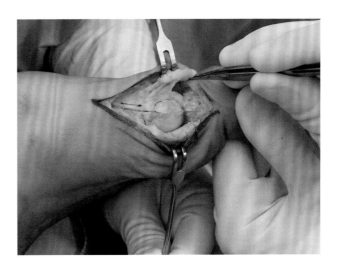

图 2.7

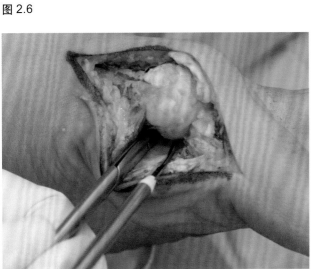

图 2.8

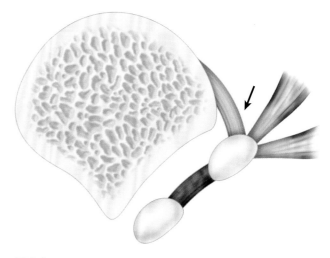

图 2.9

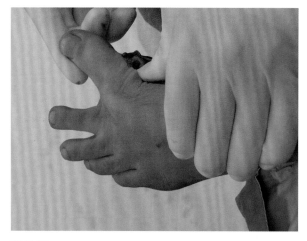

图 2.10

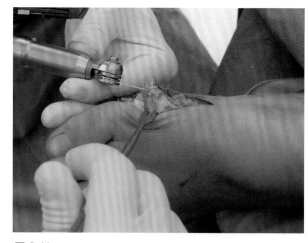

图 2.11

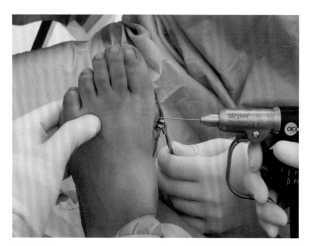

图 2.12

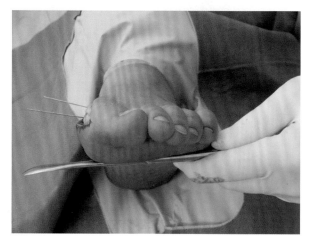

图 2.13

## 第 4 步提示

- 2 枚导针不平行
  - 如果 2 枚导针分开，两处截骨不平行，跖侧的截骨块则无法移动。
  - 如果 2 枚导针内聚，两处截骨平面内聚，则截骨块不稳定。
- 如果沿长轴截骨不是从远端背侧到近端跖侧，则会有产生"沟槽现象"的风险。
- 如果近端的导针过于靠近背侧，将导致截骨过于靠近第一跖骨干背侧，则会增加应力性骨折的风险。

## 第 4 步要点

- 可以使用 Scarf 截骨导向器来辅助置入导针。

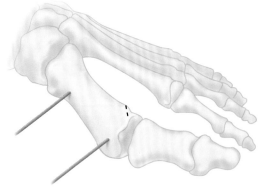

图 2.14

## 第 4 步

- 切除内侧凸起后，在其上 1/3 处置入一枚 1.0～1.2 mm 克氏针（图 2.12）。这枚导针指向第四跖骨头，向跖侧偏移 15°～20°（图 2.13）。
- 第二枚导针标志 Z 形截骨的近端，在第一跖骨跖内侧近端 1/3 或中间 1/3，平行于第一枚导针方向置入（图 2.14）。这样可以斜行切开第一跖骨。跖骨间角（IMA）越大，2 枚导针之间的距离应当越长。

## 第 5 步

- 使用 2 把 Hohmman 撑开器牵开软组织，使用摆锯（图 2.15）在近端（图 2.16、2.17）和远端（图 2.18、2.19）垂直截骨。
- 接下来纵行截骨（图 2.20、2.21）。

**第 5 步提示**

- 因为跖骨干纵行截骨时，锯片指向外侧，应当注意避免锯片破坏第一、二跖骨间的软组织，从而保护这些重要的结构。

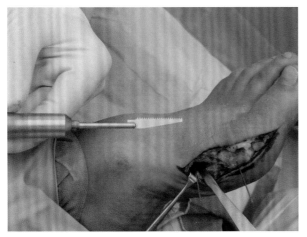

图 2.15

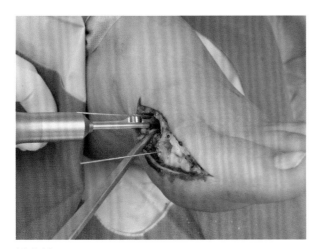

图 2.16

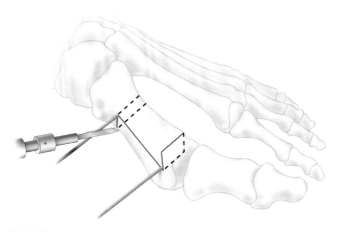

图 2.17

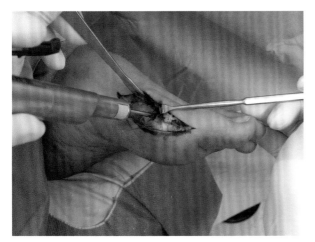

图 2.18

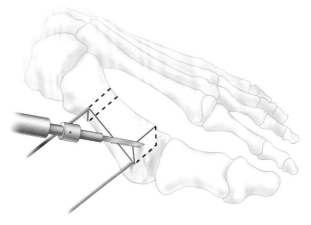

图 2.19

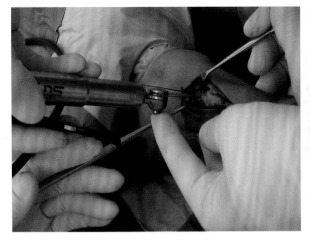

图 2.20

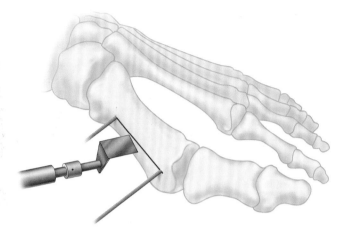

图 2.21

| 第 6 步提示 |
| --- |
| ● 在骨质疏松的病例中，复位钳夹持可导致沟槽现象。此类病例推荐 2 枚克氏针临时固定。 |

| 第 7 步要点 |
| --- |
| ● 缝合关节囊前，模拟负重情形，评估姆趾位置。如果仍存在姆外翻，需加行 Akin 截骨术。 |

| 第 7 步提示 |
| --- |
| ● 必须仔细检查 2 枚螺钉的位置，因为截骨长度过长可能分别激惹籽骨和屈肌腱。 |

| 器械 / 植入物 |
| --- |
| ● 从背侧向跖侧置入 2 枚螺钉的导针（图 2.23）。较远的一枚方向可以指向跖骨头或竖直向下。 |
| ● 使用 SBI 公司的 AutoFIX 螺钉，测深后，置入埋头螺钉（图 2.24），完全没入背侧骨皮质中。 |
| ● 用摆锯去除第一跖骨头和跖骨干内侧多余的骨质，使之平滑（图 2.25）。 |

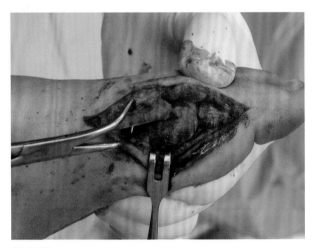

图 2.22

第 6 步

● 此时截骨块可活动。
  ● 用一把小巾钳夹住背侧的截骨块（图 2.22）。
  ● 中、环指握住巾钳，将背侧截骨块朝内侧牵拉。示指将跖侧截骨块推向外侧。
  ● 尽量将跖侧截骨块推向外侧，直至遇到阻力。
  ● 在向外侧推移跖侧截骨块时可加以旋转，使跖骨远端关节面固有角（DMAA）最终被矫正到≤ 10°。
  ● 由于轴向应力，截骨块楔入并保持稳定。立即置入导针，固定矫形位置（参考第 7 步）。

第 7 步

● 用 2 枚 Herbert 螺钉固定截骨块。

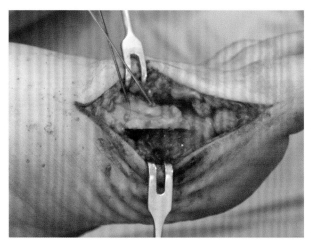

图 2.23

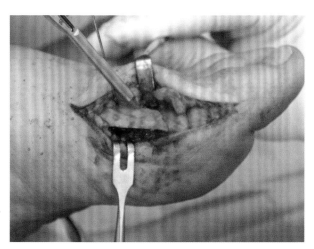

图 2.24

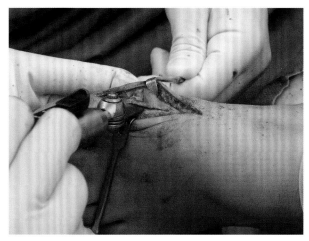

图 2.25

## 第 8 步

- 3 针 1-0 可吸收缝线在足内侧 U 形紧缩缝合关节囊（图 2.26）。
- 切除多余的关节囊。
- 使用 3-0 可吸收缝线皮内缝合或 3-0 不可吸收缝线缝合关闭切口。
- 包扎前足，踇趾轻微内收。

### 第 8 步提示

- 尽管对于矫形来说，修复的张力很重要，但不应造成术后踇内翻。最后包扎不应当试图进一步矫形。
- 近端应力性骨折：近端垂直截骨线不应当超过跖侧 1/3 的跖骨干（图 2.27、2.28）。
- 沟槽现象（即两截骨块之间的压缩）造成第一跖列的抬升，伴或不伴旋转（图 2.29、2.30）：纵行截骨线不应当在第一跖骨的正中水平线，而应当从远端背侧至近端跖侧。
- 突出的硬物会激惹籽骨：应当计算好远端植入物长度。
- 第一跖骨头的缺血性骨坏死：应当保留跖侧和背侧的血供。
- 术后关节僵硬：术后 4 周应当加强康复理疗，以达到良好的关节活动度和正常步态（Schuh，2010）。
- 踇内翻：需平衡外侧软组织松解和内侧关节囊缝合——不要切除外侧籽骨。

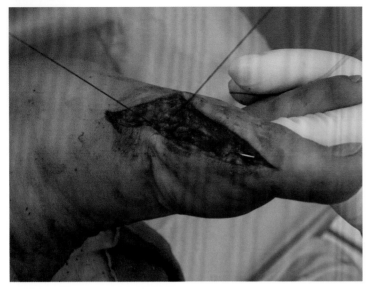

图 2.26

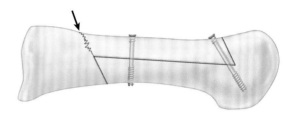

图 2.27

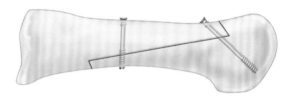

图 2.28

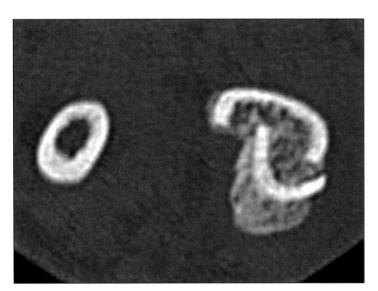

图 2.29

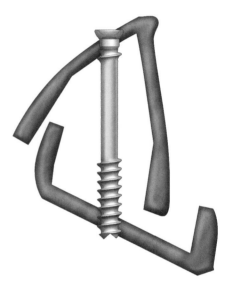

图 2.30

## 术后处理及预后

- 术前（图 2.31）、术后（图 2.32）外观对比。
- 术后 2 周拆线，并将绷带（图 2.33）更换为特制的术后踇外翻袜（图 2.34）。
- 从术后即刻至 4 周，患者可以穿带有摇椅鞋底的前足减压鞋（图 2.35）（Schuh, 2010）负重行走；之后可以穿舒适的运动鞋。
- 根据术后疼痛、肿胀的减轻程度，可以逐渐增加行走的活动量。
- 术后 4 周拍摄平片，确认内固定在位，截骨块愈合良好（图 2.36、2.37 和 2.38）。
- 术后 4 周内进行康复理疗（Schuh, 2010）。
- 术后 10 周可进行跑步和高强度运动。

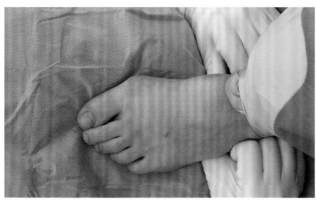

图 2.31

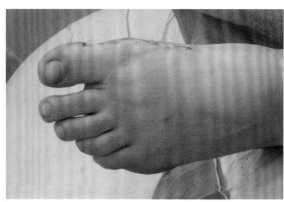

图 2.32

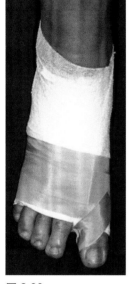

图 2.33

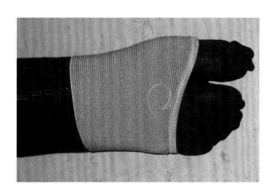

图 2.34

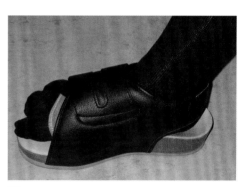

图 2.35

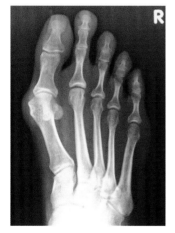

图 2.36

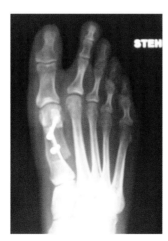

图 2.37

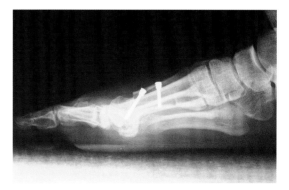

图 2.38

（Hans-Jörg Trnka, Peter Bock　著　曹圣轩　译）

## 参考文献

扫描书末二维码获取。

# 第 3 章

# 跖骨撑开楔形截骨和近节趾骨截骨术矫正踇外翻

## 适应证要点

- 中至重度的关节炎性改变是踇外翻手术的禁忌。
- 足部血供不佳。
- 踇囊处的溃疡应当术前治疗。
- 第一跖趾关节活动度过大需要行 Lapidus 融合。

## 适应证争议

- 撑开楔形截骨可能增加第一跖趾关节的压力。

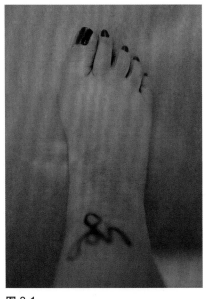

图 3.1

## 入路 / 显露要点

- 注意切口应做得足够低，从足背俯视无法看到。这样更加美观。

## 适应证

- 踇外翻畸形伴疼痛
- 修改鞋具无法缓解症状
- 症状影响日常活动
- 中至重度踇囊畸形，跖骨间角（IMA）≥ 13°
- 趾间外翻（HI）造成踇趾和第二趾之间的撞击

## 体格检查 / 影像学

- 站立位检查患足（图 3.1）。
- 检查趾间关节是否存在趾间外翻（HI）。最好在趾间关节屈曲时检查。
- 检查第一跖趾关节在冠状面和矢状面上的活动度。
- 平足常伴发踇外翻，但通常不需要同时矫正。
- 应当拍摄负重足正位片。测量第一、二跖骨间，跖骨远端关节面以及踇外翻角度。评估是否存在跖骨内收，使得跖骨间角假性降低（图 3.2）。
- 足斜位有助于评估第一跖趾关节和第一跗跖关节的关节炎性改变。

## 治疗选择

- 有很多手术方式可以降低第一、二跖骨间角，包括闭合楔形截骨。

## 手术解剖

- 参见第 1 章和第 4 章。

## 体位

- 患者仰卧位。
- 垫高对侧臀部有利于显露患足内侧。
- 可在门诊局部阻滞麻醉下行该术式。

## 入路 / 显露

- 在足内侧，从近节趾骨中部至跗跖关节，纵向切开（图 3.3）。
- 如果手术结束后加行 Akin 截骨术，切口需向远端延长，显露近节趾骨干。
- 分离、保护背侧感觉皮神经。
- 找到并保护足底内侧神经，防止在缝合关节囊时损伤。
- 第一趾蹼处需做小切口松解踇收肌、外侧关节囊和腓侧籽骨（见第 1 章）。

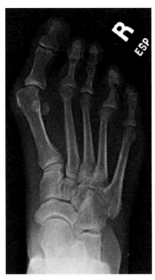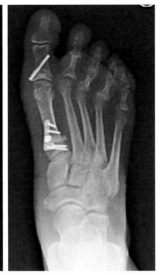

图 3.2

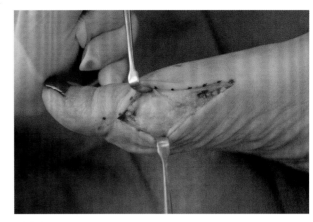

图 3.3

## 手术步骤

### 第 1 步

- 在足内侧，从近节趾骨中部至跗跖关节，纵向切开
- 分离关节囊，切除跖骨内侧凸起，在第一趾蹼处切开，松解籽骨，切断踇收肌，两针 2-0 Ethibond 缝线从第一跖骨头缝至第二跖骨头。标记线尾（见第 1 章）。
- 显露第一跗跖关节。切开数毫米关节囊，显露关节，可防止截骨时无意中破坏关节。透视下在第一跖骨基底部用微型摆锯截骨。截骨线垂直于第一跖骨干，或轻微斜向关节。截骨时使用大量冷水冲洗（图 3.4）。
- 截骨线在关节面以远 12 ~ 15 mm，并且保证有足够的空间来固定 Arthrex 低切迹钢板的近端部分。
- 截骨至跖骨干直径的大约 4/5 处。外侧骨皮质保持完好。
- 在熟练掌握截骨要领之前，都应透视辅助确定锯片的位置。

### 第 2 步

- 当由内到外的截骨完成后，使用小骨凿撬开截骨块。在最为坚硬的跖侧骨皮质上施加压力，很容易撬开骨块。可能会听到响声，但通常没有临床意义（图 3.5）。

### 第 3 步

- 截骨块松动后，将 Arthrex 钢板置于合适位置。最常用的型号是 3.5 mm。小于 3 mm 或大于 4 mm 的钢板都不常用。钢板标注了左右侧，应当紧密贴合骨面固定。

---

**第 1 步要点**

- 在跖骨基底部截骨时，对第一跖骨头施加向外的压力。当锯片靠近外侧皮质时，产生轻微撑开的效果。

**第 1 步提示**

- 应避免穿透外侧皮质。如果穿透，可用克氏针加钢板固定截骨块。应使用额外的一枚 3.5 mm 螺钉稳定截骨块。在透视辅助下缓慢推进，极少发生穿透外侧皮质的情况。

**第 3 步要点**

- 每撑开 1 mm，可矫正跖骨间角约 3°。
- 对第一跖骨头施加向外的压力，撑开截骨，使钢板贴合骨面。
- 在内侧跖骨干固定钢板应尽量靠下，这样钢板的上缘不会过于凸出。
- 对于跖骨内收的患者，最后的跖骨间角应当矫正为极小的负角度。

**第 3 步提示**

- 过度矫正跖骨间角可能导致术后踇内翻。

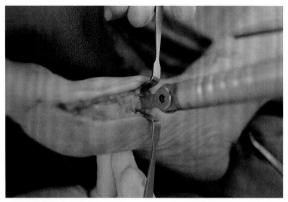

图 3.4

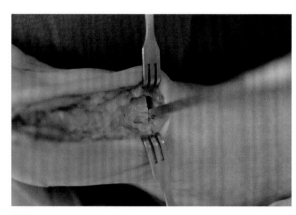

图 3.5

**第 4 步要点**

- 最后一枚螺钉应当垂直于骨面而非钢板方向置入。拧紧螺钉，使钢板弯曲贴合骨面的形状（图 3.7）。
- 最后一枚螺钉应当按测深的长度减去 2 mm，这是考虑到钢板会发生弯曲（图 3.8）。

**第 4 步提示**

- 最靠近端的两枚螺钉不要穿透对侧皮质而进入第一、二跖骨间关节。

**第 5 步要点**

- 一些植入的松质骨可能漏到截骨区域的外侧。量少则不会造成影响。

**第 5 步提示**

- 如果不将松质骨碎片压实，一大块松质骨可能卡在 V 形截骨区域中，并且阻碍其他植入的松质骨填入最靠外侧的区域。

**第 4 步**

- 首先置入靠近截骨线的螺钉，再置入远端的螺钉。螺钉应当垂直于钢板置入，完全没入骨皮质。
- 最靠近端背侧的螺钉最后一个置入（图 3.6）。

**第 5 步**

- 最后将大量松质骨碎片压实，填入截骨区域（图 3.9）。用一把小咬骨钳磨碎这些松质骨可能需要约 10 分钟。在填塞截骨区域前，用少量水湿润这些碎片，使它们粘在一起。用一把小的剥离子将碎片压实（图 3.10）。
- 植入的松质骨尽量不要漏到外侧。植骨时可以透视辅助。

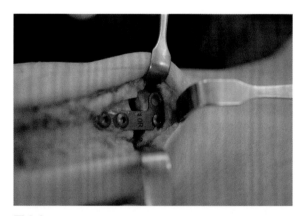

图 3.6

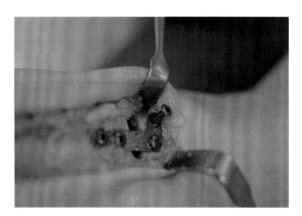

图 3.7

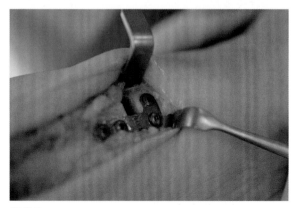

图 3.8

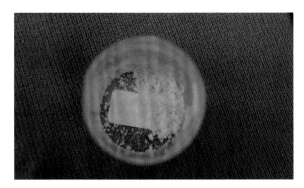

图 3.9

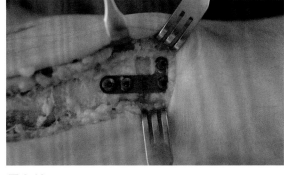

图 3.10

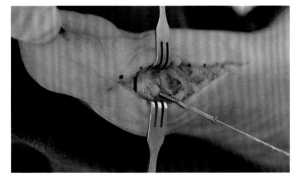

图 3.11

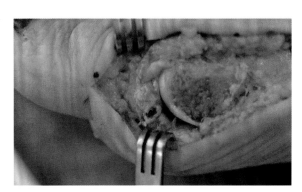

图 3.12

## 第 6 步

- 用 Ethibond 缝线将第一、二跖骨间区域缝合后（见第 1 章），评估踇外翻矫形效果。应当模拟负重位，并透视摄片。如果踇趾仍与第二趾摩擦，应加行 Akin 闭合楔形截骨术。
- 使用微型摆锯，在趾骨近端 1/3 垂直于骨干长轴从内到外截骨。持续冷盐水冲洗。注意避免损伤跖趾关节。
- 第二刀截骨在第一刀截骨远端 2 ~ 3 mm，并且成角以形成闭合楔形。外侧骨皮质应保持完好，一旦截断外侧骨皮质，截骨将变得不稳。截骨不应超过骨干的 4/5，并且小心地将截骨块闭合。
- 置入 2.4 mm 空心钉导针。Osteomed 螺钉适用于此类截骨术。将螺钉拧紧，达到外侧皮质，闭合截骨块（图 3.11）。

## 第 7 步

- 缝合关节囊和皮肤，类似 Chevron 手术（见第 1 章）。
- 术后包扎也类似。

## 术后处理及预后

- 术后流程类似 Chevron 手术（见第 1 章）。

（Glenn B. Pfeffer 著 曹圣轩 译）

### 参考文献

扫描书末二维码获取。

### 第 5 步器械 / 植入物

- 冲洗掉多余的松质骨，2-0 Vicryl 缝线连续缝合软组织，覆盖钢板。缝合到远端跖趾关节的跖侧边缘处。

### 第 6 步要点

- 因为近节趾骨是凹陷的，截骨位置很难确定。应当避免破坏关节，且在近端留出足够的骨质置入螺钉。
- 从近节趾骨的跖内侧向背外侧置入螺钉，穿过截骨线。倾斜角度取决于近节趾骨的曲度。
- 切除进钉点的关节囊，保证螺钉紧密贴合（图 3.12）。

### 术后要点

- 拆线后开始轻柔地锻炼跖趾关节活动度。
- 如果术后 6 周仍未达到理想的关节活动度，应进行短期物理治疗。
- 极少数情况下，会因各种原因，需要术后行内固定取出术。

# 第 4 章

# 改良 "Lapidus" 术式：跗跖关节截骨矫正 + 融合联合第一跖趾关节矫形与力线重建

- 有文章对内侧柱过度活动的存在及其意义提出了质疑。跗跖关节融合对内侧柱的对线和稳定性的重建很重要。如果内侧柱无过度活动或过度活动不明显，那么可以用其他跖骨截骨的方式来矫形。然而，如果选择了基底部截骨，我们可以在截骨处打入螺钉，螺钉通过第一跗跖关节来稳定内侧柱，而不需要融合关节。

争议

- 过度活动很难定义，简单描述即为跗跖关节 / 跗骨之间在两个平面的移动导致了姆外翻。内侧柱过度活动合并姆外翻的患者可出现内外侧不稳和背伸不稳。内侧柱背伸不稳也可导致平足，引起复杂的平足合并姆外翻的问题。
- 通过跗跖关节 / 跗骨间关节截骨和融合来矫正姆外翻畸形和平足畸形。

体位要点

- 把布巾块放在手术台上，把脚垫放在布巾块上可以更方便操作，布巾块可以用手术巾制作。
- 拿 5 块手术巾，沿长轴对折 3 次，然后再沿短轴对折 4 次，形成一个立方体。再用 5 块手术巾叠 3 次，用折叠好的手术巾包裹立方体，收紧手术巾，最后用纱布将这个立方体包裹起来。
- 接下来，用 Kerlix 纱布或 Coban（从预制包中取出；或手术室有的都可以用）包裹整个立方体。
- 由于手术中手术巾经常掉落，可以用大 Kelly 钳将其夹在铺巾上。

## 适应证

- 中度到重度足部畸形，包括：
  - 姆外翻合并第一跖骨内翻
  - 内侧柱过度活动
  - 外展外翻平足畸形

## 体格检查 / 影像学

### 体格检查

- 负重时，姆外翻畸形加重。
- 仔细体格检查可以发现相关的内侧柱过度活动和马蹄足的腓肠肌痉挛，也可出现平足外展外翻畸形。

### 影像学

- X 线
  - 前后位、斜位和侧位片都可以发现畸形，屈肌复合体或籽骨半脱位。
  - 在前后位 X 线片上，若跗跖关节复合体在第一、二跖骨间存在空隙，提示出现了内侧柱的过度活动。
  - 在斜位片上可见外侧跖骨因过度负重导致的骨质增生（进一步证实了内侧柱负重减少）。
  - 侧位片上可见第一跖骨相对于内侧楔骨的向上半脱位，合并内侧柱背伸（可出现在跗跖关节和跟舟关节）。
- MRI、CT 和其他影像学检查一般无异常表现。

## 手术解剖

- 手术入路位于足背内侧（图 4.1），应小心切开，避开足背动脉和与之并行的感觉神经。
- 手术入路位于姆长伸肌和姆短伸肌之间（图 4.2）。切口远端可以到达第一跖趾关节背内侧。背侧入路有损伤远端感觉神经的可能，该入路能够安全显露第一跖趾关节的外侧面（关节囊及其附着的结构）。
- 内侧入路能够安全显露第一跖趾关节和屈肌复合体 / 籽骨。

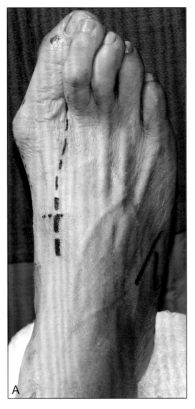

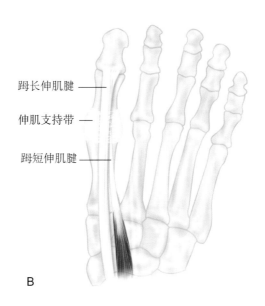

姆长伸肌腱

伸肌支持带

姆短伸肌腱

图 4.1

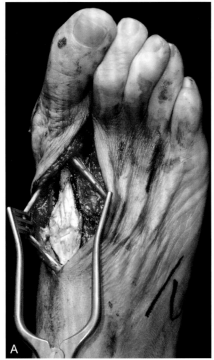

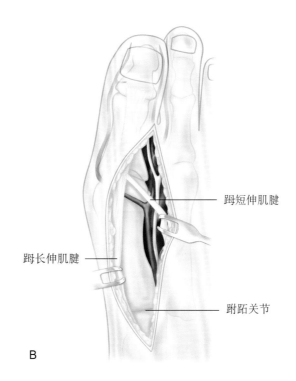

姆短伸肌腱

姆长伸肌腱

跗跖关节

图 4.2

## 体位

- 患者处于仰卧位，同侧臀部垫高。
- 将手术巾垫在足下，使足抬离手术台以便手术。

- 如果只需处理第一跖趾关节，则背内侧切口可以选在趾蹼内侧，然后沿着第一跖趾关节外侧延伸。
- 如果第二趾需要手术（如第二趾畸形矫正），那么切口可从神经血管网的中心沿着第二趾内侧缘向远端延伸（用于肌腱转移和趾间关节松解）。

## 入路 / 显露

- 两个切口：背内侧和内侧切口。
- 背内侧切口
  - 切口起自内侧和中间楔骨之间。
  - 切口远端延伸至第一趾蹼间，沿着第一跖趾关节外侧关节囊向深面切开。蹬趾沿着关节囊按压，钝性显露关节囊。
  - 切口近端可显露第一跖跗关节和楔骨间关节。如果活动度过大，则可以融合楔骨间关节以增加稳定性。

## 手术步骤

### 第 1 步

- 背内侧切口在蹬长伸肌长肌腱和短肌腱之间延伸，避免损伤足背动脉和腓浅神经的感觉分支。
- 标记关节囊和骨膜，然后纵向切开（图 4.3）。
- 显露第一跖跗关节，用拉钩将软组织向内外侧拉开，显露跖跗关节、跗骨间部分和第二跖骨的内侧基底部。

- 手术室标记笔标记关节囊和骨膜，通过这种方法可以更容易地找到上述组织，缝合覆盖植骨和融合部位，从而促进骨愈合。
- 螺钉预置孔
  - 在离第一跖跗关节至少 2 cm 处的远端打螺钉预置孔以保证良好的杠杆作用，螺钉预置孔如果离关节太近，则不能提供很好的螺钉把持力。
  - 螺钉预置孔近端面应接近垂直，而远端应呈一斜面。这种钻孔方式是为了让螺钉头在进入第一跖骨基底部之前沿斜面滑下，这样可以防止第一跖骨的基底部向背侧突出。
  - 采用圆头磨钻处理预置孔边缘，产生的开口斜坡应比螺钉头部稍大一些。螺钉预置孔应在截骨之前钻好，因为一旦截骨，跖骨稳定性下降会导致螺钉预置孔钻孔难度更大。

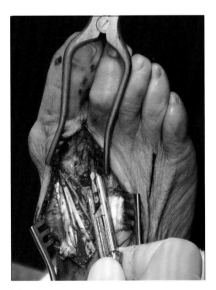

图 4.3

### 第 2 步　截骨术

- 螺钉预置孔应在截骨之前钻好，位置位于第一跖骨基底部背侧，距离关节 2 cm 的远端（图 4.4）。
- 用摆锯完成截骨。由于关节和截骨深度一般为 3 cm，因此摆锯的长度应与之对应（图 4.5A）。
- 截骨时略微偏向跖外侧方向，可以在跖跗关节处进行矫正（图 4.5B, C）。
  - 第一次截骨位于第一跖骨的底部。
  - 第二次截骨采用略微偏向外侧和跖侧楔形截骨方式以防止内侧柱背屈和矫正跖骨间角。
- 可以使用薄的骨刀完成截骨，然后用撑开器分离跖跗关节，用咬骨钳咬去多余的骨组织。

- 第一跖骨截骨时应避免伤及第二跖骨干。
- 确保清除第一跖跗关节底部所有的截骨碎屑，如果没有清理干净，会导致第一跖跗关节病理性背伸，进而造成内侧柱背侧移位。

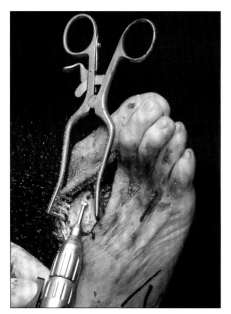

图 4.4

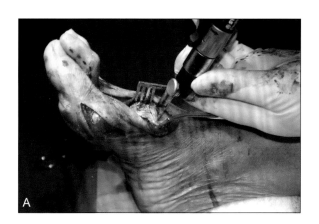

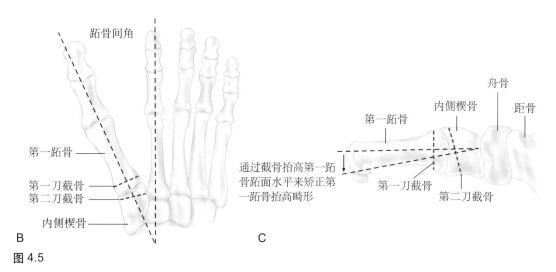

图 4.5

### 第 3 步 　 准备融合

- 用椎板撑开器小心撑开第一跖跖关节；切除第 2 跖骨基底部内侧软组织。用直径 2 mm 克氏针钻入跖跖关节面，处理第二跖骨的内侧基底部和第一跖骨基底部的外侧区域的关节面以准备融合（图 4.6）。
- 向远端分离至外侧关节囊，然后纵向切开关节囊。注意不能松解外侧肌腱，否则会造成关节不稳，并且导致踇内翻。
- 以第一跖趾关节为中心，沿着中轴线作内侧切口。
  - 将关节囊和骨膜向背侧和跖侧拉开，松解第一跖骨下面部分和屈肌复合体的粘连部分（图 4.7）。部分患者该区域分布血管，可以在保护关节软骨的前提下使用电刀烧灼。
  - 在背侧沿着跖骨长轴松解关节囊，当完成截骨复位后，可使跖骨头恢复到屈肌复合体上的正常位置。
  - 剥离子应从第一跖骨头下面从一个切口穿过到达另一个切口，以确保粘连松解完全，将跖骨头恢复到屈肌复合体上方。

### 第 4 步 　 复位和融合

- 畸形矫形复位
  - 用止血钳夹住屈肌复合体向内侧牵拉，同时用拇指将跖骨向外侧推移，使籽骨相对向内侧移位。同时，使用牙科钳和点式复位钳复位截骨断端。
  - 使用克氏针临时固定复位的截骨断端，但要注意不要将克氏针打在螺钉可能经过的路径上。

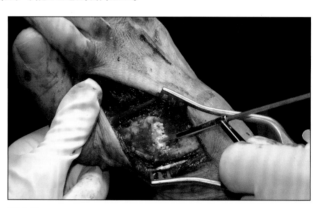

图 4.6

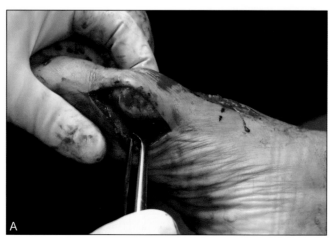

A

图 4.7

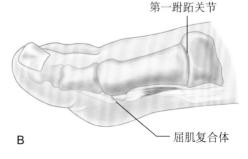

B

第一跖跖关节

屈肌复合体

## 器械 / 内植物

- 钻头应选择长柄钻头，这样可以避免后方夹持钻头的部位磨损到距骨。另外，钻孔时保持钻头贴平骨面很重要；选择浅钻头可以有效防止距骨表面水平方向的骨质磨损，因为钻孔时术者的手可能会带着钻头发生推移。
- 可以使用点式复位钳来复位截骨断端，然后用复位钳或克氏针固定。可以用钻头钻两个小孔防止复位钳的末端移动或滑动。
  - 然后放置螺钉。
  - 第一个螺钉从螺钉预置孔拧入内侧楔骨的跖内侧（图 4.8）。放置拉力螺钉。
  - 然后将第二个螺钉从内侧楔骨向跖侧拧入到第一跖骨基底部。
  - 在内侧柱活动度过大或在翻修手术中，由于内侧柱需要更加稳定的结构，有时需要打入第三个螺钉
  - 也可以使用钢板进行固定（图 4.9）。
    - 然而，钢板的成本大大超过螺钉的成本，所以术前选择时应意识到这一点。
    - 生物力学研究表明，背侧钢板结合螺钉可以允许更早的负重锻炼，融合结果也更加可靠。
    - 钢板还可用于挽救螺钉预置孔向背侧突破或任何骨质差的问题。
    - 然后使用 0 号可吸收缝线将第一跖趾关节的内侧关节囊收紧并缝合。上方关节囊向远端收紧、下方关节囊向近侧牵拉可使踇趾伸直更多。
- 骨移植
  - 在跖跗关节截骨面的背内侧和背外侧磨钻出一些小孔，这些孔伴随植骨的进入，可以起到促进生长和减少剪切力的作用。
  - 钻孔部位愈合很快，它们支撑关节，防止其发生上下剪切运动（这种剪切会导致纤维组织生长和骨不连）。
- 然后用 2-0 可吸收物缝合蓝色标记的关节囊 / 骨膜。

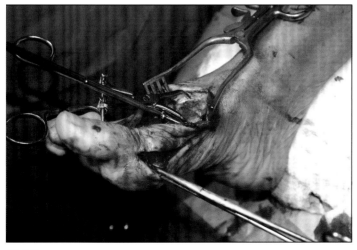

图 4.8

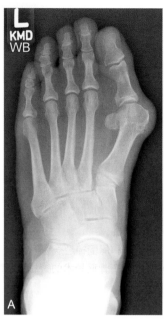
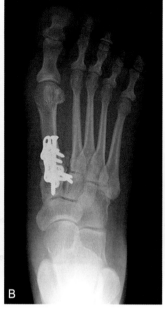
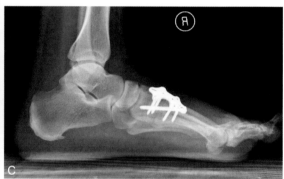

图 4.9

## 术后处理及预后

- 由于有坚强的内固定支撑截骨后的截骨断端，因此不需要复杂的包扎固定。将纱布置于伤口上，然后用无菌敷料包扎手术切口，用三面石膏夹板固定，并用弹力绷带固定石膏。
- 石膏固定 2 周后，换成踝关节限制靴（CAM 靴），可以取下靴子进行清洗。
- 功能锻炼如下
  - 使用两个拐杖或助行器或踏板车进行 6 ～ 8 周的非负重功能锻炼。
  - 如果患者认为合适，也可以用脚跟着地开始负重行走。
  - 患者穿 CAM 靴并用拐杖负重行走锻炼 6 ～ 8 周。
  - 之后 1 年内跑步时需要穿内侧支撑的胶底运动鞋。
- 术后 1 年内，患者可能会有足部肿胀和不适，但在 2 年内会有好转。
- 患者可以恢复全面运动，甚至是跑马拉松。

（Michael P. Swords, Andrew K. Sands　著　朱根锐　译）

## 参考文献

扫描书末二维码获取。

# 第5章

# 第一跖骨近端长斜（Ludloff）截骨联合远端软组织手术

## 适应证

- 症状性中度至重度蹞外翻（第 1/ 第 2 IMA > 15°）且非手术治疗失败的患者

## 体格检查 / 影像学

- 前足相对较宽，内侧第一跖骨头突出。图 5.1 是患者负重姿势下，采用 Ludloff 截骨和远端软组织手术矫正的术后足，与另一只未矫正足的对比。
- 注意蹞外翻畸形（蹞趾的外向偏离）。
- 负重正位 X 线片显示中度至重度蹞外翻畸形（第 1/ 第 2 IMA 增加超过 15°）（图 5.2A）。
- 负重侧位 X 线片在第一跗跖关节处没有足底间隙（提示过度活动）（图 5.2B）。

### 禁忌证

- 蹞外翻手术矫正的禁忌证：外周血管疾病和周围神经病变
- 蹞外翻跖骨截骨术的禁忌证：蹞僵直（跖趾关节退行性关节病）
- Ludloff 截骨术的相对禁忌证：第一跖骨狭窄和骨质减少

### 争议

- 一些外科医生推荐第一跗跖关节融合术（改良 Lapidus 术）代替跖骨截骨术。

### 治疗选择

- 该术式是蹞外翻 130 多个矫形方法中的一种，对于中度到重度畸形，推荐选择近端截骨术或改良 Lapidus 术。

### 优缺点

- 不同于其他第一跖骨截骨术，不需要剥离骨膜。
- 内侧切口太靠近跖骨可能会限制第一跖骨的显露，导致皮肤过度收缩和背部伤口边缘皮肤坏死。

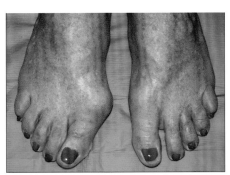

图 5.1

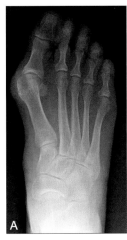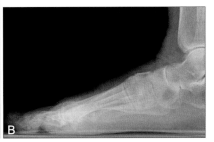

图 5.2

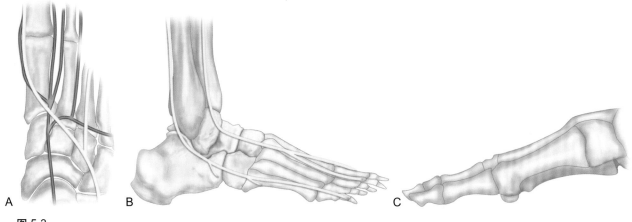

图 5.3

## 手术解剖

- 背内侧感觉皮神经到踇趾（腓浅神经的末端分支，图 5.3A）
- 第一跖骨头部内侧相对于籽骨的解剖学复合体（图 5.3B）
- 外侧关节囊内有第一跖骨头部重要供血血管（图 5.3C）
- 第一跗跖关节

## 体位

- 患者仰卧位。

## 入路 / 显露

- 两种切口：（1）第一趾蹼背侧切口行外侧关节囊松解，（2）纵向内侧切口行内侧关节囊切开和第一跖骨截骨。除了背侧切口外，也可以通过内侧入路，使用刀片穿过第一跖骨头跖侧和籽骨复合体，来松解外侧跖骨头和外侧籽骨间的外侧悬韧带。

### 背侧第一趾蹼

- 在远端第一和第二跖骨之间切开一个 3 ~ 4 cm 的切口。保护浅表神经血管。
- 纵向分开包裹筋膜（又称无名筋膜），用手指钝性剥开第一趾蹼关节外侧面。可在第一和第二跖骨之间放置椎板撑开器，撑开显露第一趾蹼（图 5.4）。

### 内侧中轴纵向入路

- 长轴入路是沿着第一跖骨背侧从第一跗趾关节（图 5.5A）。使切口尽量更靠近背侧，更利于显露第一跖骨，有利于截骨。
- 手术过程中注意保护踇趾的背内侧皮肤感觉神经和踇长伸肌（EHL）肌腱（图 5.5B）。
- 显露但不要破坏内侧第一跖趾关节关节囊。

---

**入路 / 显露要点**

- 长期踇外翻畸形，外侧关节囊的松解是非常必要的，但是过度松解是不可取的。

**入路 / 显露提示**

- 如手术中需要同时进行远端截骨与近端 Ludloff 截骨，而外侧关节囊张力大需要松解，此时推荐在跖骨头远端进行松解以保护跖骨头的血运（第一跖骨头部缺血坏死的风险）。
- 避免外侧关节囊过度松解造成踇趾内翻（多次松解后，应力下的内翻度数达 20° 即可）。

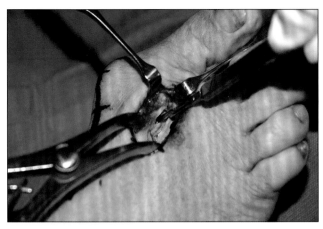

图 5.4

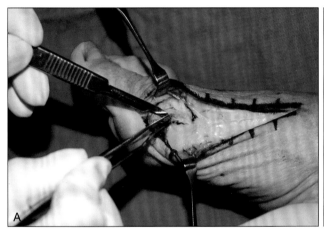
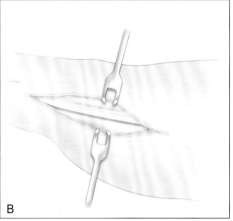

图 5.5

## 手术步骤

### 第 1 步　外侧松解和内侧关节囊切开术

**外侧松解**

- 手术刀刀片直接切到跖侧跖骨头和外侧籽骨连接处，来松解外侧关节囊和外侧籽骨的韧带（图 5.6）。一般从近端到远端进行操作，如果操作足够小心，可继续向远端和偏内侧切开，在第一近节趾骨的跖侧松解踇趾内收肌肌腱（图 5.7A）。
- 然后直接将踇趾内收肌从外侧籽骨中松解出来（图 5.7B），将踇趾内收肌从第一跖趾关节和籽骨关节中完全分离出来（图 5.7C）。
- 拉花松解外侧关节囊后，其外侧跖骨头远端张力减小（图 5.8）。
- 我们常规不会选择性松解跖横韧带，必要时可松解，方法是小心地将跖横韧带从其下方常见动脉神经丛内分离并拉出后松解。
- 也可以仅通过内侧切口进行外侧松解，松解外侧跖骨头和外侧籽骨间的外侧悬韧带。
- 最后，对踇趾内侧施加外翻力以完成外侧松解（图 5.9）。进行多次外侧小切口松解后，应力作用下踇趾外翻达到 20° 即可。
- 注意，没有必要进行广泛的侧向松解，仅仅松解外侧跖骨头和外侧籽骨间悬韧带即可显著矫正 IMA 角。

### 第 1 步要点

- 可用凉生理盐水冲洗冷却微型金属锯刀，防止截骨区域发生骨坏死。
- 进行第一跖骨截骨时可用另一只手同时握住前脚掌，提高稳定性。

### 第 1 步提示

- 截骨线切勿过短，截骨线较长可以提高稳定性。

### 争议

- 可以从内侧进行横向松解，但是这种方法不能完全显露外侧挛缩软组织。

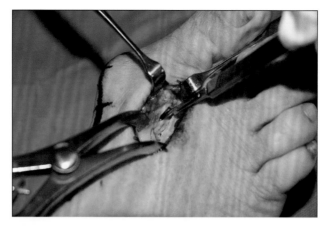

图 5.6

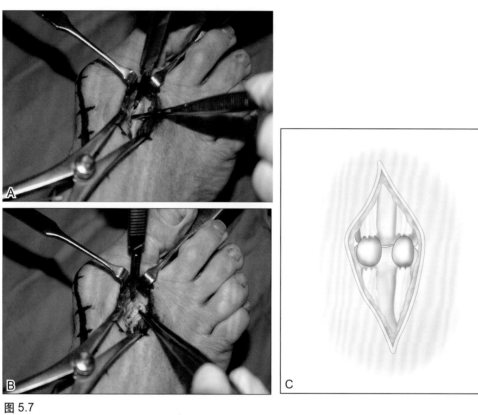

图 5.7

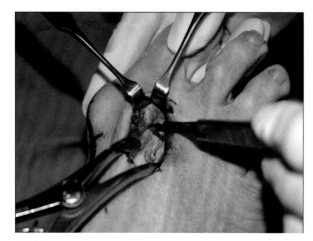

图 5.8

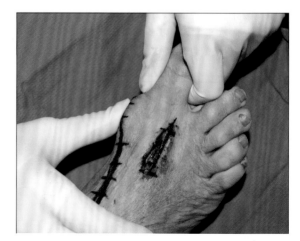

图 5.9

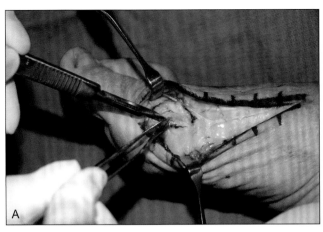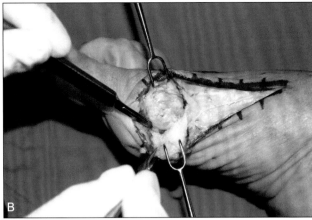

**图 5.10**

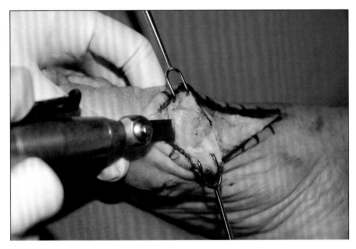

**图 5.11**

**内外侧关节囊切开术和内侧骨赘切除术**

- 进行内外侧关节囊切开术时，首先充分显露内外侧关节囊，同时注意保护 EHL 肌腱和踇趾的皮神经分支。
- 多种切开术可供选择，我们推荐 L 形关节囊切开术（图 5.10），注意保留足够组织以利于关节囊缝合。
- 关节囊切开后可以选择立即切除内侧骨赘，也可以在关节囊缝合前再行切除。骨赘切除方法为，根据内侧第一跖骨骨干方向（图 5.11），紧靠内侧矢状沟内侧切除内侧骨赘，过度切除可能会导致踇内翻。
- 此外，微型摆锯必须保持在适当的矢状平面，避免过度切除内侧籽骨连接的第一跖骨头跖侧。

## 第 2 步　第一跖骨近端长斜（Ludloff）截骨

- 完全显露第一跖骨，同时保护腓神经浅表的皮肤感觉神经末端分支和 EHL 肌腱。
  - 剥离少量骨膜，在第一跖骨外侧面放置一个小的 Hohmann 拉钩。确定第一跗跖关节位置后，在关节中钻入小直径克氏针，并在术中 X 线透视确认其位置。
  - 跖骨的跖侧分离应尽量少，但必要的显露是要保证的，以确定截骨术的出口点并为打入第二个螺钉预留空间。

**器械**

- 微型摆锯
- 小骨块螺钉（实心或空心）
- 巾钳
- 小型 X 线透视仪器

- 显露第一跖骨后，对截骨处进行标记（图 5.12）。截骨起点位于第一跖跗关节背侧远端，然后向远端斜向延伸到跖骨头和籽骨连接处的近端。长度长的截骨可以使截骨面面积最大，不仅有利于骨愈合，也可为两个螺钉固定提供足够位置。根据我们的经验，短截骨术往往不如长截骨术稳定。

- 这种截骨术的最大挑战是保持截骨方向不变。

  - 截骨术必须从第一跖骨的内侧开始，避免过于靠背侧面的截骨。

  - 为了整个截骨过程中保持截骨在同一平面，锯片向远端和跖面深入时，锯片不能完全离开截骨面。

  - 为了避免在 IMA 矫正时远端骨块升高，锯片可以向跖侧倾斜 10°，使远端骨块轻微跖屈。

- 在第一跖骨的内侧面准确标记并置入小的 Hohmann 拉钩，以防意外锯穿外侧骨皮质，使用微型摆锯在近端进行截骨。缩回锯片的远端，锯片的近端则留在截骨中，将锯片完全放入骨皮质之间，比第一个切口更远端的位置。重复多次使锯片沿着该近端预定截骨的 2/3 延伸（图 5.13）。

- 完成近端 2/3 截骨后，拿开摆锯，同时在截骨垂直方向拧入一个小骨块拉力螺钉（图 5.14）。

  - 拧入螺钉前必须完全完成近端 2/3 的截骨，因为螺钉一旦拧入就无法再达到外侧骨皮质。

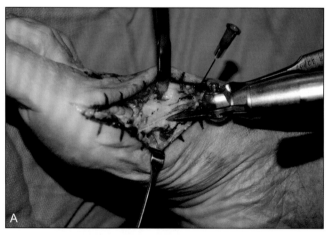
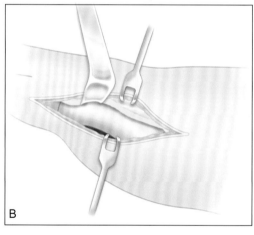

**图 5.12**

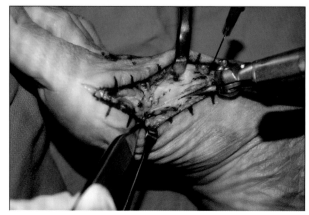

**图 5.13**

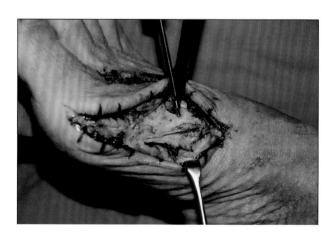

**图 5.14**

- 避免此螺钉的位置限制第一跖跖关节的活动，同时避免导致背部骨块骨折，并且第一枚螺钉应当尽量靠近近端，为远端截骨面插入第二个螺钉预留位置。
- 使用全螺纹实心螺钉时，需要在近端（背侧）骨皮质钻孔足够深以产生拉力作用。我们通常使用双头或部分螺纹空心螺钉。
- 确认近端截骨压缩后，暂时将螺钉松几圈来完成远端截骨。
- 采用前述截骨的方式将微型摆锯插入截骨（图 5.15）。当锯片锯穿跖侧皮质时，注意保护足底软组织。按照标记好的位置进行截骨至关重要，因为锯片可能会向远侧推进过多，从而伤及跖骨头或籽骨。
- 沿着近端截骨的螺钉，在近端骨块上旋转远端骨块来矫正 IMA（图 5.16）。
  - 偶尔可能需要松解截骨最近端和最远端的软组织来保证截骨的活动度。当给第一跖骨头内侧施加压力时，可以使用巾钳夹住近端骨块的远侧，以保证稳定性。当将 IMA 矫正到理想位置后，用巾钳临时夹住，拧紧近端螺钉固定（图 5.16），X 线透视下确认 IMA 矫正（图 5.17）。
  - 当发现 IM 矫正不足或矫正过度时，可以拧出近端螺钉并松开巾钳，进行进一步的矫正，矫正完成后，用巾钳夹紧，再次拧紧螺钉。

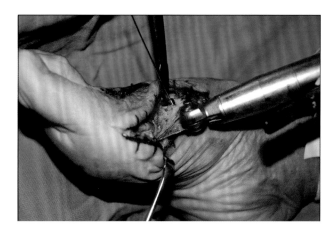
图 5.15

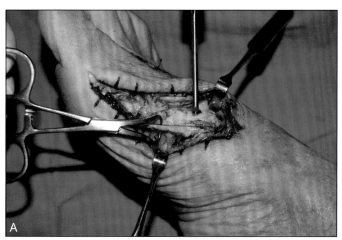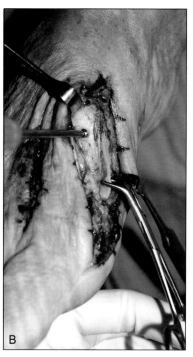
图 5.16

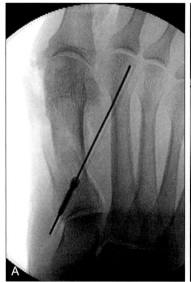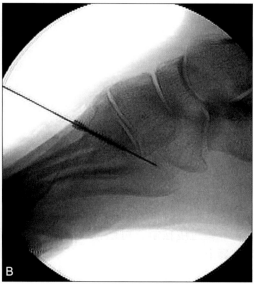

图 5.17

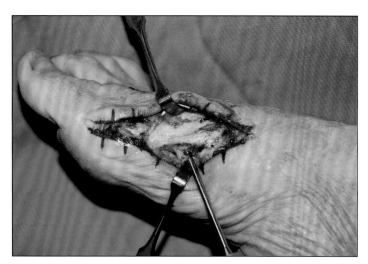

图 5.18

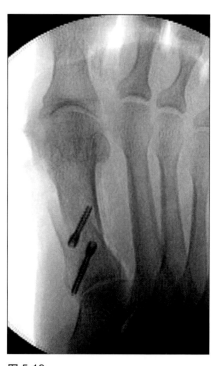

图 5.19

- 将第二个拉力螺钉固定于跖骨干远端（图 5.18）。
  - 我们推荐螺钉从跖侧拧入背侧。在撑开跖侧软组织和背侧软组织松解后，跖侧螺钉可安全拧入。如果螺钉从足内侧到外侧倾斜拧入，螺钉压紧时远端骨块被向内侧牵拉，会造成复位的丢失。因此，垂直于截骨的同时，远端螺钉应尽可能从足跖侧钉入足背侧。
  - 螺钉由跖侧骨块向近端打入时应位于骨块中央，以防止内侧或外侧骨皮质骨折。螺钉不能穿入远端骨块的背侧骨膜达 1 ~ 2 mm 以上，以防产生术后螺钉机械刺激症状。
  - 推荐术中 X 线透视确认 IMA 矫形效果（图 5.19）。

## 第 3 步　内侧关节囊切除和缝合

- 完成 IMA 矫正后，若截骨远端和近端仍残留骨赘，可用微型摆锯切除（图 5.20）。修复内侧关节囊，同时注意保护跗趾的皮肤感觉神经（图 5.21）。可使用可吸收和不可吸收缝线来闭合关节囊。
- 在内侧关节囊切除时，为了使跗趾对合第一跖骨头，可将跗趾轻微旋后和内翻。术中透视确认跗趾的解剖位置，跖骨头在籽骨上方（图 5.22）。
- 我们认为跗趾矫正的角度应是轻度内翻，因为术后负重会使跗趾逐渐恢复至解剖位置。但是，应该避免跗趾真正发生内翻。
  - 要防止矫正过度，比如 IMA 矫正过度（需要重新定位第一跖骨截骨）或外侧关节囊过度松解。
  - 如果外侧关节囊过度松解，可以将跗趾内收肌残留肌腱连接到远端外侧关节囊上。

> **第 3 步要点**
>
> - 肿胀将持续最少 6 个月。
> - 常规的跗囊处加压包扎不是必需的。术后根据 X 线平片显示跗趾位置决定和指导是否需要加压包扎。
> - 跖骨截骨理想条件下是一期骨愈合。术后平片显示截骨处出现骨赘则提示内固定不稳。我们建议石膏外固定，并有限负重直到骨愈合。

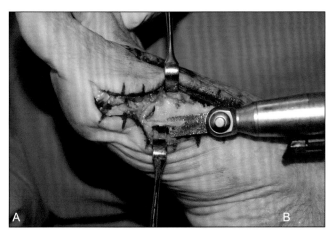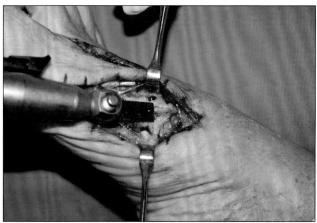

图 5.20

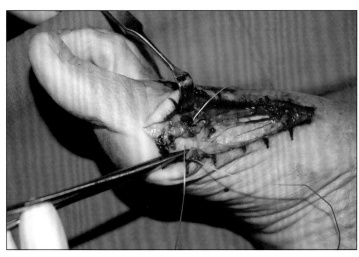

图 5.21

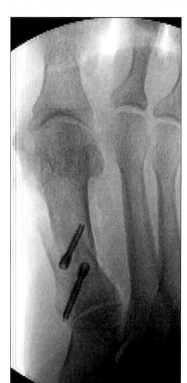

图 5.22

- 如果跖骨头、籽骨和踇趾没有解剖复位，IMA 未充分矫正，关节囊未恰当闭合，或患者 DMAA 增大，需要继续手术直至踇趾恢复到正常解剖位置。
  - 内侧关节囊闭合一般不会有问题。
  - 如果 IMA 矫正不足，需要做近端截骨来达到良好的 IMA 矫正。
  - 如果 DMAA 增大，则需要另外联合远端第一跖骨截骨、内侧闭合楔形截骨或双平面远端 V 形截骨，来重建第一跖骨关节面的生物力学。由于在近端截骨基础上可能需要远端截骨，应当以同样方式进行外侧关节囊松解，以防第一跖骨头血运障碍。
- 偶尔情况下，可在截骨层面和关节层面进行深层软组织的缝合，但多数情况下，只需要浅层软组织和皮肤缝合即可。闭合时应该注意保护踇趾的感觉神经，同时闭合背侧趾蹼切口（图 5.23）。
- 在切口上敷无菌敷料。

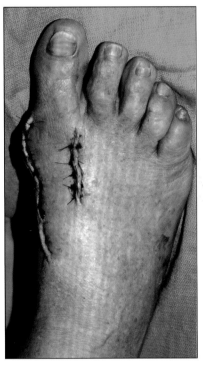

图 5.23

术后提示

- 术后截骨处出现骨赘（图 5.25A）提示内固定不稳、截骨处相对移动和矫形丢失。我们建议石膏外固定，保护性负重，直至有影像学提示骨愈合（一般术后 8 ～ 10 周）。注意：相对短的截骨容易缺乏稳定性（图5.25B）。在石膏固定和延迟负重后，骨赘加强伴随着少量矫形丢失（图5.25C）。1 年后随访，可见矫形满意同时骨赘吸收（图 5.25D）。

## 术后处理及预后

- 踇外翻包扎。
- 每周随访，内容包括：第一踇趾关节活动情况，踇外翻包扎情况，X 线评估第一踇趾关节位置和愈合情况。
- 建议踇外翻包扎 6 周，在伤口愈合，内侧关节囊拆线后的 4 ～ 6 周内使用足趾分趾垫。
- 保护性负重锻炼，仅限足跟承重，避免前脚掌承重，直至 X 线片显示截骨愈合为止（通常为 6 周）。
- 图 5.24 显示临床随访 1 例术后 7 年近端第一跖骨截骨情况（图 5.24A）和负重侧位 X 线片（图 5.24B）。负重正位 X 线片（图 5.24C）中，理想情况下第一跖骨头部应位于籽骨复合体的中心位置。

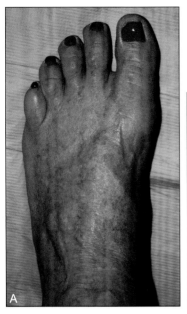
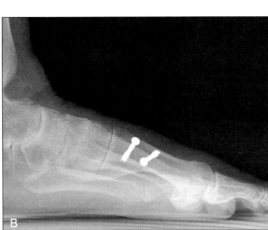
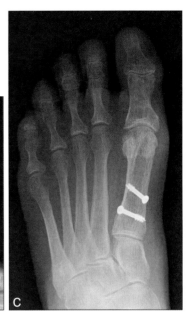

图 5.24

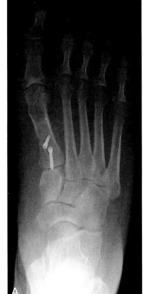
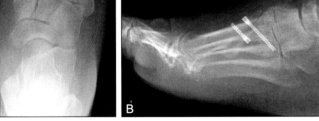
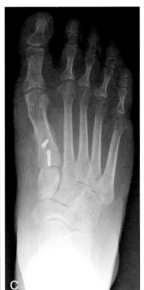
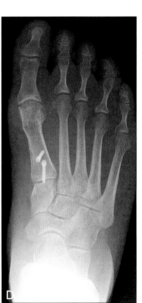

图 5.25

（Mark E. Easley, Hans-Jörg Trnka　著　朱根锐　译）

## 参考文献

扫描书末二维码获取。

## 适应证

- 持续疼痛症状达到手术标准
- 复发性姆外翻畸形
- 第二跖骨痛或负重过多
- 第一跖列抬高
- 第一跖列跖屈
- 姆内翻
- 第一跖骨头部缺血性坏死
- 截骨术或关节固定术不愈合

## 体格检查 / 影像学

- 疼痛位置（如内侧、足底、转移性跖骨痛、第一跖趾关节、第一跗跖关节、植入物刺激）
- 畸形程度
- 评估足部整体情况（如扁平足，图 6.1）
- 正位 X 线片：评估畸形位置，骨折不愈合，跖骨头缺血坏死，关节炎，跖骨长度，植入物和籽骨位置，跖间角和姆外翻角
- 侧位 X 线片：评估截骨情况，第一跖骨或跗跖关节关节炎，是否存在扁平足，第一跗跖关节跖侧间隙（图 6.2）
- 骨折不愈合鉴别诊断需要进行计算机断层扫描（图 6.3）

## 治疗方案

- 跖趾关节融合术：关节炎或不稳定的跖趾关节
- Lapidus 手术：第一跖列活动度过大或跖骨间角未完全矫正
- 第一跖骨截骨：跖骨间角未完全矫正
- Akin 手术：姆趾趾间关节未矫正或矫正不足
- 补充手术，治疗第二跖骨短缩或畸形

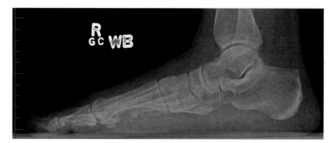

图 6.1

## 手术解剖

- 纵向切开背侧第一跖趾关节或跖骨关节（图 6.4）
- 保护腓浅神经皮肤分支
- 向外侧牵开蹋长伸肌腱（图 6.5）
- 保护足背内侧血管神经束

## 体位

- 患者仰卧位（图 6.6）。
- 用沙袋或小垫抬高同侧髋部以利于下肢旋转。
- 用垫子保护骨性突出物或周围神经。
- 如果需要植骨，请显露并标记髂嵴位置。
- 绑扎充气止血带，确保手术区域无血流（图 6.7）。

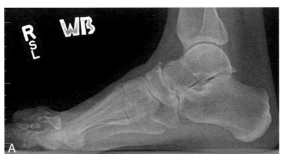

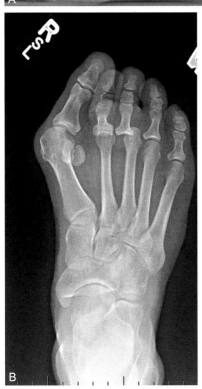

图 6.2

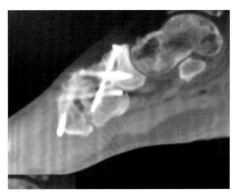

图 6.3

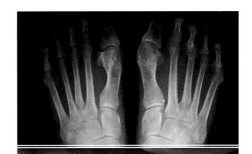

图 6.4

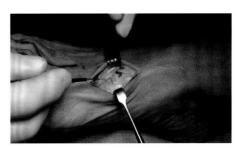

图 6.5

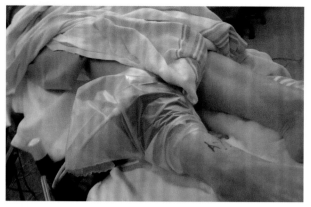

图 6.6

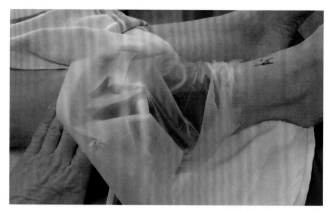

图 6.7

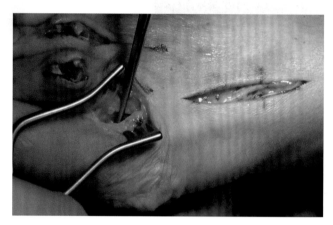

图 6.8

**显露要点**

- 选择入路时需要考虑先前切口位置做出综合选择。此外，皮肤连接过窄可能导致皮肤坏死。

**显露器械**

- 小型自动牵开器

**第 1 步要点**

- 要考虑到自体骨移植时出现的骨量减少或缺血性坏死的可能性。
- 用克氏针暂时将第一跖骨固定在第二跖骨上。

**第 1 步提示**

- 不能纠正跖趾关节的对线。在矫正第一跖趾关节时，需要矫正第一跖列长度、旋转角度、内翻、外翻及屈伸角度。
- 关节两侧不能稳定固定。特别是骨质疏松的患者固定异常困难。

**第 1 步器械 / 内植物**

- 选择定制的锁定跖趾关节融合钢板，特别是对骨质疏松需要骨移植的患者很合适。

**第 1 步争议**

- 感染患者可能需要分两个阶段手术，手术间隔使用临时抗生素填塞。

## 入路 / 显露

- 第一跗跖关节背侧入路（图 6.8）
- 跖趾关节关节背侧入路
- 第二跖骨头背侧入路
- 第一跖骨背侧或内侧入路

## 手术步骤

### 第 1 步　跖趾关节融合

- 一些姆外翻手术失败后，需要进行跖趾关节融合，如图 6.9 所示，手术后远端 V 形切口缺血坏死并发感染，需要融合。
- 根据第一跖列或使用先前切口位置，切开第一跖趾关节背侧皮肤。
- 确定姆长伸肌腱，切开其内侧关节囊。
- 沿跖趾关节并行韧带松解近端和远端关节囊，显露关节（图 6.10）。
- 用平板检查跖趾关节复位后位置。
- 插入选好的交叉螺钉或十字螺钉板固定。
- 一般可以直接进行跖趾关节融合，当跖趾关节不能充分复位时，可以选择在第一跗跖关节融合后再进行跖趾关节融合。

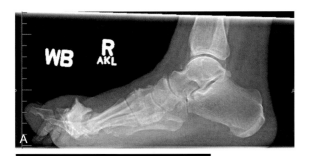

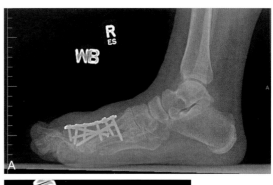

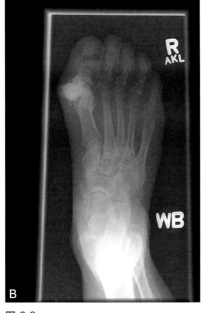

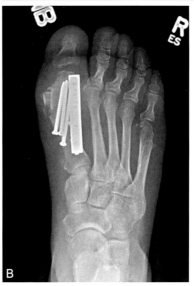

图 6.9

图 6.10

## 第 2 步　第一跖跗关节融合

- 在许多情况下，第一跖列矫形不足发生率仅次于畸形复发（图 6.11）。
- 从背侧显露第一跖跗关节（图 6.12）。
- 剥离关节软骨准备融合。
- 使用克氏针、骨凿或小钻头刺穿软骨下骨。
- 清除关节软骨后，矫正第一跖列的旋转、跖屈、内外翻畸形，保持第一跖列复位后位置。
- 然后使用交叉螺钉或定制板完成固定。

## 第 3 步　爪形趾矫形 / 第二跖列截骨术

- 使用第一趾蹼或第二趾蹼的切口显露第二跖趾关节（图 6.13）。
- 显露跖趾关节，并根据需要延长伸肌腱。
- 切除趾间关节（图 6.14）。
- 如果需要，使用复位钳复位跖趾关节。
- 如果需要，此时进行第二跖列截骨术。
- 将克氏针从足趾和第二跖骨干上方，穿过缩短的第二跖骨头。
- 此时也可以进行螺钉固定。

### 第 2 步要点

- 用骨凿切开关节囊为清理关节面提供更多空间。
- 用撑开器撑开关节，确保跖外侧的关节面软骨都已清理。
- 弯曲第一跖趾关节来复位第一跖列左手把持住右脚跖骨的外侧，将跖骨跖屈，来复位关节，如果是左脚则用右手把持住跖骨
- 作者更喜欢使用交叉的 3.5 mm 皮质骨螺钉。第一个由远端向近端放在第一跖骨上凹槽中。然后将 2.5 mm 钻头偏心放置在第一洞中进一步矫正畸形。
- 第二个螺钉从内侧楔骨的背侧放置，将 3.5 mm 钻头直接从背部向下钻，直到它碰到第一个螺丝。然后保持第一跖列的良好位置，用 2.5 mm 钻头放置在第一个螺钉的外侧面继续钻孔直至通过跖侧骨皮质。螺丝会增加矫正力度，也将对第一个螺钉形成推力，从而提高稳定性。
- 在第一跖列复位良好的位置，用 2.5 mm 钻头将第三个螺钉放置在内侧，无需挤压，这个螺丝将有助于保持稳定性。

**第 2 步提示**

- 未能纠正第一跖列的畸形
- 过度矫正第一跖列的畸形
- 软骨清理不完全或未能牢固固定导致骨折不愈合
- 在背侧和跖侧平面上未能完全复位第一跖列

**第 2 步器械 / 内植物**

- 小刮匙和骨凿
- 用于螺钉放置和确认螺丝位置的迷你 C 臂
- 定制的第一跖趾关节融合钢板

**第 2 步争议**

- 第一跖跗关节融合可能会导致第一跖列短缩。但是，这只会在使用骨切除时才会出现。在一些病例中如果第一跖列过长，那么最好做骨切除。如果矫正后出现第二跖列过长，那么需要做第一跖列延长截骨术或第二跖列短缩截骨术。这些将在后面部分讨论。

**第 3 步要点**

- 确保第二趾间关节被充分切除，以防止足趾张力过高导致足趾缺血。
- 当做第二跖骨截骨时，确保截骨位置在关节内且与地面平行。
- 在截骨术后行跖板修复。
- 固定期间确保将跖趾关节置于跖屈位置。

**第 3 步提示**

- 未能复位或固定跖骨

**第 3 步器械 / 内植物**

- 跖板修复套件。
- 小螺钉（1.6 mm 或 2.0 mm 螺钉）可用于截骨后的固定。
- 在大多数情况下，0.45 mm 双头克氏针用于固定跖列。

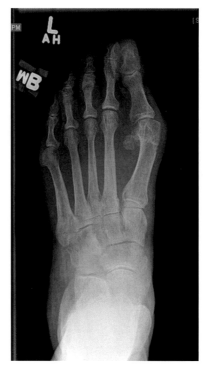

图 6.11

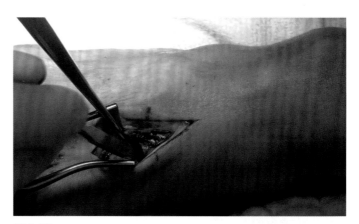

图 6.12

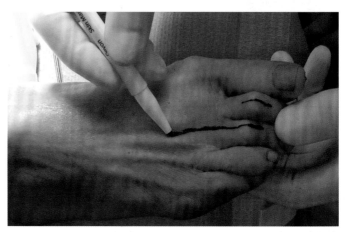

图 6.13

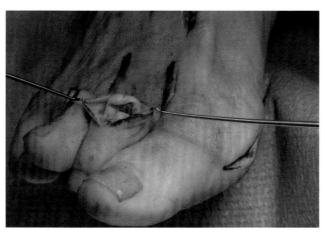

图 6.14

## 第 4 步　第二跖骨短缩截骨术

- 使用第一趾蹼或第二趾蹼的切口显露第二跖趾关节；第三跖趾关节也可以通过第二趾蹼切口显露。
- 显露跖趾关节，并根据需要延长伸肌腱。
- 将摆锯置于跖骨头的边缘，如图 6.15 所示。
- 微型摆锯瞄准跖骨头颈部水平从远端背侧向近端跖侧方向进入。
- 根据需要缩短跖骨头并用 1 ～ 2 个小螺钉固定。
- 如果同时需要爪形趾矫正，则跖骨头截骨术也是用克氏针交叉固定。

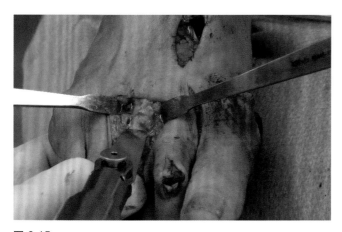

图 6.15

## 第 5 步　第一跖列延长截骨术

- 如果第一跖列过短，可以通过截骨术延长（图 6.16）。
- 第一跖列的延长在远端进行截骨，进而第一跖趾关节融合。
- 或者，可以通过第一跖跗关节融合来延长，方法是应用水平截骨术，在第一跖跗关节处做阶梯状截骨，穿过第一跖骨远端 1/3 的跖侧皮质（图 6.17）。
- 第一跖列延长截骨术也可以通过斜行截骨的第一跖跗关节融合术来完成。

### 第 3 步争议
- 第二跖骨短缩截骨术，或用过度分离来复位脱位关节的方法可能减少跖骨头的血液供应。

### 第 4 步要点
- 根据显露跖趾关节的需要选择切口。
- 短缩跖骨截骨时，倾斜度大的截骨面可保证更大的灵活性，也有利于表面伤口愈合

### 第 4 步器械 / 内植物
- 短缩截骨后的固定方式有多种选择。
- 如果使用单个螺钉固定，那么加上克氏针可以增加额外的旋转稳定性。

### 第 5 步要点
- 用钢板连接截骨两端防止骨折。
- 不仅要确保长度恢复，还要保证跖骨没有在延长时出现跖屈。

### 第 5 步提示
- 未能充分复位或固定第一跖列

### 第 5 步器械 / 内植物
- 一个小的骨块螺钉很适合该步骤
- 锁定钢板也是可以的
- 截骨后可能需要植骨

### 术后要点
- 2 周内注意伤口并发症

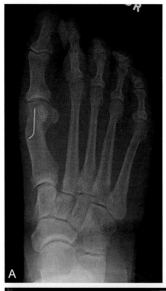

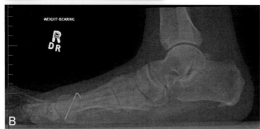

图 6.16

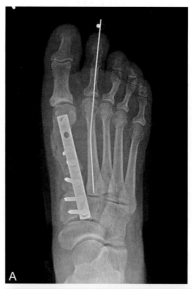

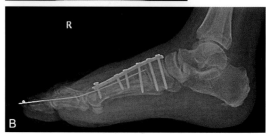

图 6.17

**术后提示**

- 确保患者明白术后的康复指导和注意事项
- 术后伤口需要密切随访
- 糖尿病患者术后要注意血糖控制
- 维生素 D 缺乏患者应口服补充维生素 D
- 术后要求戒烟
- 术后工具 / 内植物
- 术后可以使用行走靴辅助功能锻炼

## 术后处理及预后

- 4 ～ 6 周内患肢不能负重。
- 2 周时开始踝 / 足 / 足趾的功能锻炼。
- 第 10 周时可完全负重功能锻炼。

（Alastair Younger，Kelly Hynes　著　朱根锐　译）

## 参考文献

扫描书末二维码获取。

# 第 7 章

# 获得性踇内翻的矫正

## 适应证

- 畸形伴有症状
- 穿鞋困难
- 柔韧性畸形
- 第一跖趾关节（MTP）无关节炎表现

## 体格检查 / 影像学

- 如图 7.1 进行负重的足趾检查。
- 踇趾趾间关节、第一跖趾关节柔韧性检查。僵硬性畸形则需要进行关节融合。
- 足的负重前后位（AP）、侧位和两侧斜位 X 线片。斜位片有助于评估关节和籽骨的关节炎性改变（图 7.2）。
- 对侧正常足的负重前后位和侧位 X 线片（有助于术中作为参考）。

## 手术解剖

- 踇趾的外侧副韧带（图 7.3）

### 适应证提示

- 踇内翻必须是可复性的。单纯软组织矫正可能对由于跖骨或近节趾骨畸形愈合所致的踇内翻效果不佳。跖骨间角过小时需要矫正。有关节炎表现时则要考虑关节融合。

### 适应证争议

- 目前尚无关于该手术效果的长期随访文章。

### 治疗选择

- 减少对足趾的刺激，比如将鞋的足趾部分牵张扩大。
- 还有其他几种矫正踇内翻的手术：包括融合相邻的趾间关节、骨性手术或对局部伸肌腱进行软组织手术（Johnson and Spiegel, 1984; Lau and Myerson, 2002）。其他的办法还有用同种异体移植物重建外侧副韧带。

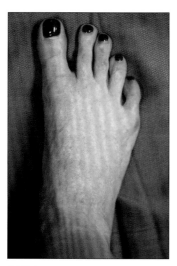

图 7.1

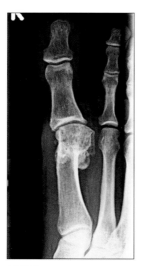

图 7.2

侧副韧带

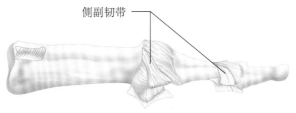

图 7.3

## 体位

- 患者仰卧位。
- 同侧髋部下方垫高有助于摆放足部姿势。
- 可使用踝关节止血带，但更推荐使用大腿止血带，因为这样术中长伸肌、长屈肌才不会受压，以免造成足趾周围不平衡。

## 入路 / 显露

- 在第一跖趾关节内侧做切口（图 7.4）。
- 显露关节囊，以便垂直切开关节囊。
- 找到并保护足背和足底感觉神经。
- 在第一跖骨间隙做 3 ～ 4 cm 长的切口。

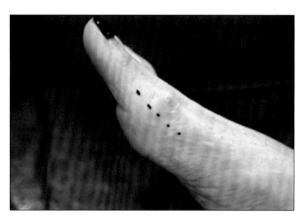

图 7.4

## 手术步骤

### 第 1 步

- 在内侧关节囊做一个垂直切口，从胫侧籽骨下开始，延伸到背侧关节囊附着处（图 7.5）。
- 切口应在关节线近端 1 cm 处，这样保证即使将姆趾矫正，关节处仍有关节囊覆盖（图 7.6）。

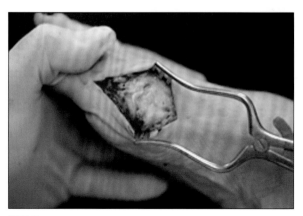

图 7.5

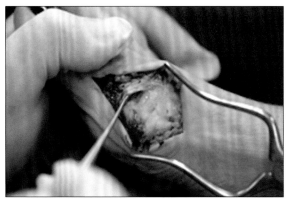
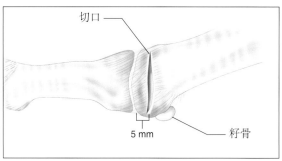

切口

5 mm

籽骨

图 7.6

## 第 2 步

- 在近节趾骨基底部找到跗外展肌腱上点。往往需要完全松解跗外展肌腱（图 7.7）。

**第 2 步要点**

- 内侧关节囊松解是平衡关节的关键步骤。必须进行广泛松解。

**第 2 步器械**

- 修复关节囊需要使用 Arthrex（Naples, FL）Mini TightRope Endobutton 植入物和 2-0 FiberWire。

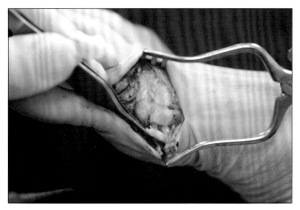

图 7.7

## 第 3 步

- 在第一趾蹼间隙处作深切口。显露外侧关节囊。注意保护跖侧神经血管束。
- 垂直切开关节囊。向远端和近端翻开关节囊，矫正内翻后可予以修复（图 7.8）。

**第 3 步要点**

- 如果胫侧籽骨阻碍跗内翻的复位，则需要切除胫侧籽骨。一般软组织松解足够时，很少需要切除胫侧籽骨。

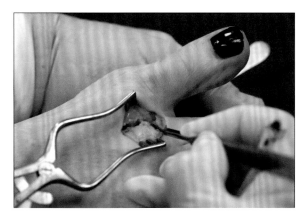

图 7.8

第 4 步

- 将 1.2 mm 导针从内侧向外侧穿过近节趾骨基底部。
- 内侧入口点位于关节远端 1 cm，近节趾骨的凹陷部。针应从离关节约 5 mm 处、尽量靠近跖骨纵轴稍跖侧穿出（图 7.9）。
- 目标是让 FiberWire 尽可能在解剖学上重建外侧副韧带的位置。
- 使用 Arthrex 2.7 mm 空心钻头沿导针再次钻孔（图 7.10）

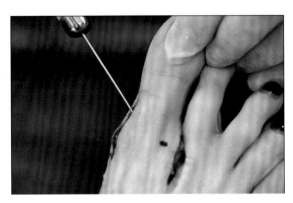

图 7.9

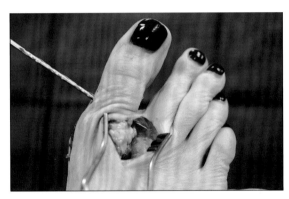

图 7.10

第 5 步要点

- 跖骨间足底神经血管束可能比我们想象的更靠近背侧，故易受损。这是因为在先前的跗囊炎手术中松解了内收肌止点和跖骨横韧带，从而导致了这种解剖变异。

第 5 步

- 将 1.6 mm 导针与缝合线穿过近节趾骨的隧道。
- 将 Arthrex Endobutton 和 FiberWire 从内侧向外侧穿过（图 7.11）。
- 趾骨可以向外侧旋转，以帮助显露隧道的外侧部分，从而拉出 Endobutton（图 7.12）。

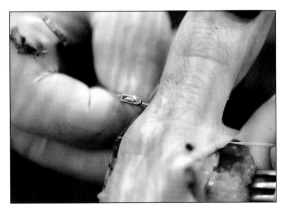

图 7.11

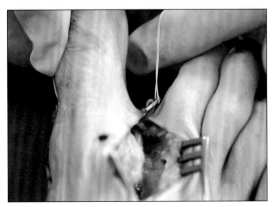

图 7.12

## 第 6 步

- 对距骨隧道采取类似的方法。内侧入口在关节线近端 1 ~ 2 cm，外侧出口则在关节线近端 5 mm（图 7.13）。
- 与近节趾骨中的隧道相反，距骨隧道向背侧倾斜。隧道外侧出口应在纵轴偏背侧，以重建外侧副韧带的起点。
- 将 Endobutton 从外侧传递到内侧（图 7.14）。

**步骤 6 重点**

- 紧缩外侧关节囊是该手术的重要部分，因为这种紧缩能加强矫正效果。并且一段时间后如果 FiberWire 松弛，紧缩也能帮助稳定关节。

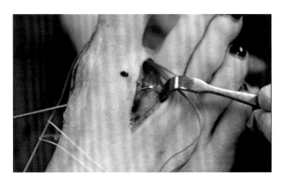

图 7.13

## 第 7 步

- 使用 2-0 可吸收缝合线，用 8 字缝合修复外侧垂直的关节囊瓣（图 7.15）。

## 第 8 步

- 拧紧 FiberWire 和 Endobutton（图 7.16）。打 6 个带长尾的半结以充分掩埋线结。
- X 线透视确认关节复位（图 7.17）。旋转近端 Endobutton 到与距骨平行的位置，这样可以最大程度地减少突出。
- 剪除白色穿通缝合线。

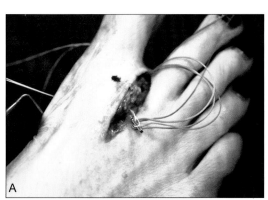

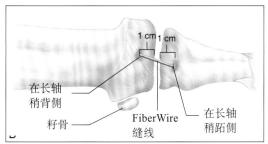

在长轴
稍背侧

籽骨　　　FiberWire
缝线

在长轴
稍跖侧

1 cm  1 cm

图 7.14

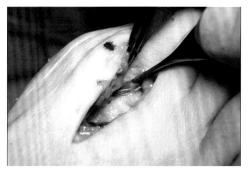

图 7.15

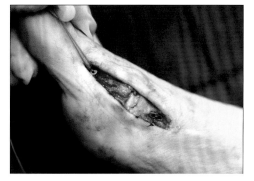

图 7.16

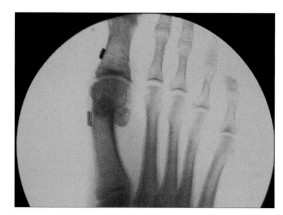

图 7.17

## 术后处理及预后

- 用踇囊炎人字形包扎方法将踇趾保持在外翻位置，在第一、二足趾间不缠绷带。
- 患者保持 2 周不负重。术后 2 周方可穿术后鞋开始负重。活动度练习最早在术后 2 周开始。术后 6 周可穿着正常的鞋。
- 术后 3 个月时拍摄负重正位（图 7.18A）和侧位（图 7.18B）X 线片。
- 可能有关节僵硬等并发症。注意避免过度矫正踇趾。

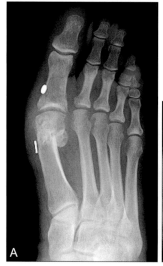 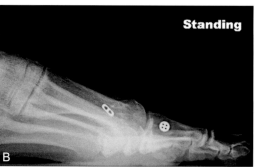

图 7.18

（Glenn B. Pfeffer　著　滕兆麟　译）

### 参考文献

扫描书末二维码获取。

# 第 8 章
# 跗趾关节镜手术

## 适应证

- 游离体
- 跚外翻：滑膜炎
- 跚外翻：外侧松解术
- 草皮趾：跖板评估
- 籽骨跖骨头关节炎
- 痛风
- 背侧骨赘
- 跚强直
- 软骨缺损
- 关节镜下第一跖趾（MTP）关节融合
- 滑膜炎
- MTP 关节局部复发性疼痛或肿胀的诊断性关节镜检查
- 关节纤维化
- 骨软骨缺损
- 色素沉着绒毛结节性滑膜炎
- 神经节切除术

## 体格检查 / 影像学

- 背侧骨赘在负重正位像的表现见图 8.1。
- 第一跖趾关节背侧骨赘的负重侧位像见图 8.2。
- 观察时患者应双侧赤足站立。检查前足力线和跚外翻畸形。爪形趾提示可能小趾负荷过大。
- 观察步态。患者可能为避免第一跖趾关节负重后疼痛而用足外侧着地走路。
- 由于跖趾关节疼痛或背伸活动度减小，患者可能无法用脚尖行走。
- 由于活动度丢失，趾间（IP）关节下可出现胼胝。
- 韧带松弛可能造成第一跖列不稳。这会导致第一跖列的抬高以及无法通过籽骨负重。
- 使用量角仪测量活动度，并与对侧比较。IP 关节的活动度也需测量。
- 触诊籽骨以确定是否是籽骨造成不适。
- 检查屈肌腱和伸肌腱的完整性。
- 神经血管检查。
- 影像学应包括足部的负重正位和侧位片，有时还有籽骨位。
- MRI 可用于评估籽骨和关节面。
- CT 对于评估骨赘解剖和关节间隙狭窄具有重要作用。

- 对于一些适应证，关节镜手术可与开放手术相结合。例如评估草皮趾（确认术前跖板破裂）或籽骨切除术（确认关节炎性改变）。
- 如果籽骨跖骨头关节有广泛关节炎，关节镜下关节唇切除术将起效甚微。

适应证争议

- 可以通过滑膜切除术或关节镜下外侧松解和关节镜下 Lapidus 手术来处理跚外翻。
- 对于晚期退行性改变，关节镜下清创术可能无效。

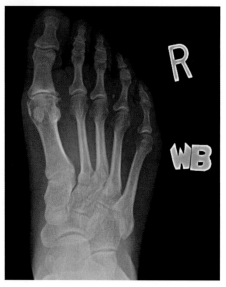

图 8.1

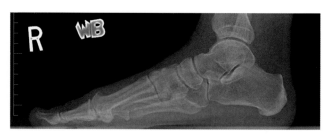

图 8.2

## 治疗选择

- 摇椅鞋
- 硬底摇椅鞋
- 配有跖骨垫的矫形器，或对于抬高的第一跖列采用 Morton 延长板
- 跖骨头负荷过大时，行跖骨头切除并佩戴矫形器
- 治疗痛风
- 物理治疗和步态训练
- 局部麻醉和 MTP 关节类固醇注射
- 局部使用或口服抗炎药

## 手术解剖

- 第一跖趾关节解剖背面观见图 8.3。
- 背侧入路解剖见图 8.4。
- 从关节的背侧进行第一跖趾关节关节镜检查相对容易。
- 关节间隙不仅包括近节趾骨和跖骨头，还包括两个籽骨跖骨头关节。籽骨跖骨头关节在术中可见。
- 背内侧和背外侧入路以姆长伸肌为标志。
- 通常可从背侧触摸关节边缘。右手抓住并拉动趾骨打开关节时，左手拇指触摸关节边缘。背伸和跖屈活动时也可触摸到骨边缘。
- 危险结构如图 8.4 所示。足背内侧和足背外侧神经在位置和解剖上是多变的，因此需要在神经所在的皮下空间内进行钝性分离。
- 足底内侧和足底外侧神经位于较深的平面内，紧邻籽骨。由于它们在负重面上，所以损伤这些神经可导致较严重的残疾。所幸足底内外侧神经距离所有可能的入路位置都有一定距离。
- 短屈肌腱止于内侧和外侧籽骨。姆长屈肌在屈肌腱鞘内的籽骨间穿过，并在趾骨下向远端走行。短屈肌通过两个肌腱（一个内侧肌腱和一个外侧肌腱）止于籽骨远端、近节趾骨基底部。它们构成了稳定 MTP 关节的跖板的一部分。

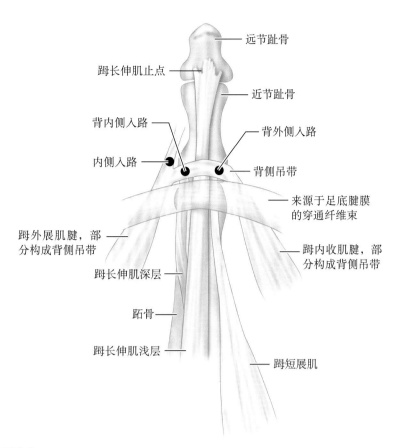

图 8.3

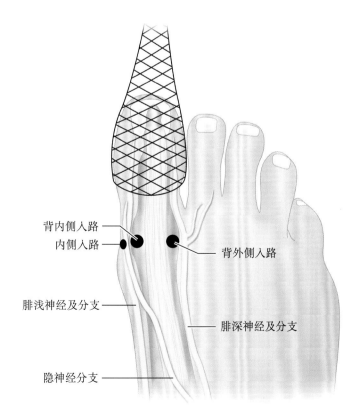

图 8.4

## 体位

- 患者在手术台上的体位如图 8.5 所示。
- 手术可采用局部神经阻滞、脊髓或全身麻醉。
- 可使用迷你 C 臂，并放置在手术侧同侧。

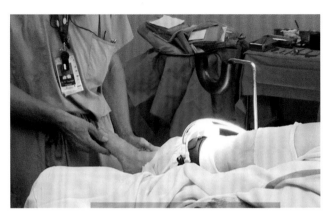

图 8.5

## 入路 / 显露

- 右足的内侧入路见图 8.6。
- 左足的外侧入路见图 8.7。
- 可使用两个主入路，和最多四五个辅助通路。
- 两个主入路是背内侧和背外侧入路。它们位于关节线水平上的姆长伸肌两侧。
- 足底内侧入路位于内侧籽骨上方和远端，用于观察或检查跖骨头跖侧，或检查籽骨跖骨头关节。
- 第一跖骨间隙外侧入路可从外侧抵达关节外侧面并用于观察。
- 背侧辅助入路可以置于更近端来帮助去除背侧骨赘。
- 背侧辅助入路可更为精细，定位在主入路附近，比如内侧或外侧，或置于关节平面，用来使用其他的仪器。

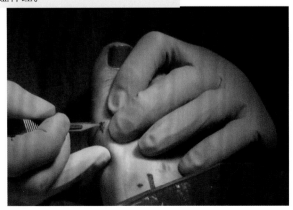

图 8.6

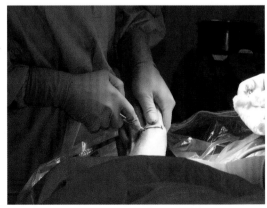

图 8.7

**手术步骤**

## 第 1 步 关节显露和入路建立

- 两个入路所用的设备见图 8.8。
- 跖板破裂表现见图 8.9。
- 首先进行初步诊断性关节镜检查。复查关节的内外侧和跖背侧。
- 清理滑膜以充分显露，并观察各间隙。
- 切除妨碍镜下显露的背侧滑膜。

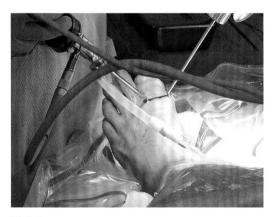

图 8.8

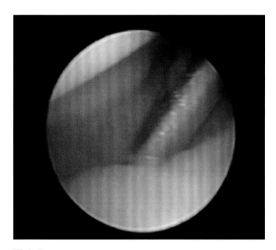

图 8.9

## 第 2 步 背侧关节唇切除术

- 背侧有关节炎表现的关节见图 8.10。
- 克氏针的放置如图 8.11 所示。
- C 臂视图见图 8.12。
- 在关节镜检查和关节检查后，行背侧关节唇切除术。
- 关节镜下有多种方法利用磨钻来切除过多的背侧骨赘。
- 在关节中难以清晰定位，因此将两根平行的克氏针沿着跖骨轴放入关节中。
- 可用关节镜确认关节内克氏针尖端的位置。理想情况下，克氏针应在完好的软骨边缘穿透关节。
- 在背侧入路中利用磨钻（2.9 mm 或 3.5 mm）去除外生骨疣，直到两根克氏针清楚可见。

第 2 步提示

- 应进行适当的骨切除。
- 可能需要在近节趾骨上也进行关节唇切除术。
- 可能需要同时切除内侧和外侧隆起。
- 确保骨赘上方的肌腱或软组织未受损。在切除时背伸 MTP 关节可降低损伤肌腱和软组织的风险。
- 可以同时开放一个靠近端的第二通路。

第 2 步器械 / 内植物

- 一个小的关节磨钻（2.9 mm 或 3.5 mm）或一个 2 mm 的骨刀以及一个小抓持器。

第 2 步争议

- 对于某些患者，建议进行关节唇切除术。对于关节存在晚期关节炎性改变（术前 X 线片上不可见）的患者而言，则建议进行融合。

第 3 步要点

- MTP 关节的背伸和跖屈可使距骨头的不同部分与器械相接触。

第 3 步提示

- 如果软骨缺损广泛到累及关节两侧或造成明显的背伸障碍，此时软骨清创术多不起效。

第 3 步器械 / 内植物

- 30°软骨锥

第 3 步争议

- 未来有望首先确定特定的软骨损伤程度是否适合行清理术，并辨别出真正能从清理术中获益的患者。

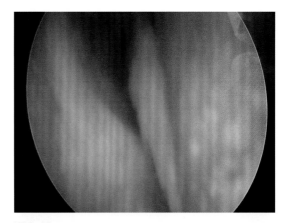

图 8.10

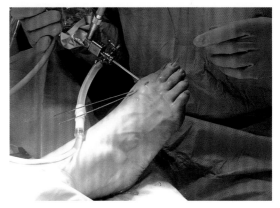

图 8.11

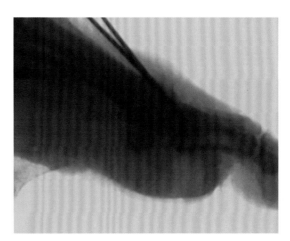

图 8.12

## 第 3 步　软骨清理术

- 如果有单独软骨缺损，可以通过关节镜检查进行清理和软骨剔除。
- 单独软骨缺损通常位于距骨头的中央。显露比较容易。
- 在相对应的背侧入路中使用刮匙刮除缺损边缘并确定病变范围。
- 将软骨和骨修复至稳定状态。
- 最后检查确认关节距侧没有游离体。

## 第 4 步　籽骨的显露和评估

- 通常在第一跖趾关节关节镜手术中可以见到籽骨跖骨头关节。
- 跖屈跖趾关节时可见籽骨，向后看向籽骨，此时通常可见籽骨跖骨头关节。
- 通常先经足底内侧入路去除滑膜，来更好地显露该视野。
- 如果需要的话，可以在足底内侧入路放入关节镜，来观察籽骨跖骨头关节。
- 可以在单独的入路中用探针确定屈肌结构的完整性。籽骨水平或屈肌腱止于趾骨基底部的位置可能存在破裂。

### 术后处理及预后

- 上述所有手术术后都可以进行早期活动。
- 将每个入路用尼龙缝线缝合，以防窦道形成。
- 患者在手术后 1 周内保持不负重，以防止入路部位形成窦道。
- 术后 1 周后患者可以活动，能耐受的话可进行负重。
- 至今没有文章很好地总结预后情况。然而大多数病例都获得不错的结果，成功达到手术目的且几乎没有伤口并发症，患者满意度极高。

（Alastair Younger, Kelly Hynes　著　　滕兆麟　译）

### 参考文献

扫描书末二维码获取。

---

**第 4 步要点**

- 籽骨关节镜检查可与开放手术结合使用，包括籽骨切除术或跖板修复术。
- 如果操作得当，籽骨切除术可起到较好效果。对于广泛籽骨跖骨头关节炎，该手术方式可能最为合适。

**第 4 步提示**

- 如果籽骨跖骨头关节其余部分有广泛关节炎或 MTP 关节僵硬，则籽骨跖骨头关节可能显像不佳。

**第 4 步争议**

- 需继续研究对籽骨跖骨头关节病变的最好治疗方法。

**术后要点**

- 第 1 周后应鼓励早期活动和恢复活动。

**术后提示**

- 不能进行早期活动可能会影响患者预后和术后恢复。

**术后器械 / 内植物**

- 术后的前 2 周可能需要佩戴踝足支具或术后鞋。

# 第 9 章

# 踇强直：关节唇切除术联合 / 不联合趾骨背伸截骨

## 适应证

- 第一踇趾关节（MTPJ）的关节唇切除术适用于伴有撞击性骨刺的疼痛性踇强直。该手术最常用于Ⅰ级和Ⅱ级踇强直，但也可用于Ⅲ级踇强直。
  - Ⅰ级：轻度至中度骨赘形成，关节间隙保留。
  - Ⅱ级：中度骨赘形成，关节间隙变窄。
  - Ⅲ级：广泛骨赘形成，关节间隙丧失。
- 采用背侧闭合楔形趾骨截骨术（Moberg）的情况：
  - 关节唇切除后第一跖骨头部软骨缺损较多时；
  - 关节唇切除术后第一踇趾关节背伸受限时；
  - 背侧闭合楔形截骨术可将近节趾骨基底部压向第一跖骨头偏跖侧，而跖侧的软骨条件往往更好。同时降低第一踇趾关节偏背侧的负荷，增加关节背伸度。手术还可使踇趾近节趾骨呈轻度背伸位（相对于地面）。
- 如果Ⅲ级踇强直伴有广泛的软骨缺失，对患者而言更适合保留活动度而不是做融合，此时可行切除术合并背侧闭合楔形截骨术。

## 治疗选择

- 踇强直的保守治疗包括冰敷、使用非甾体类抗炎药和注射可的松消炎。建议穿戴硬底摇椅鞋，以利于需要踇趾背伸动作时减少背伸幅度，从而起到保护作用。

## 体格检查 / 影像学

### 体格检查

- 有可触及和肉眼可见的骨赘时，通常第一踇趾关节肿胀。
- 表面皮肤可能出现压疮、滑囊炎或过度角化。
- 第一踇趾关节背侧触诊有压痛，且第一跖骨间隙也常有压痛。
- 与健侧相比，患侧活动度（ROM）受限（正常 ROM 为跖屈 30°和背伸 90°）。
- 关节轴向负重、背伸和跖屈时出现疼痛。
- 敲击第一踇趾关节背内侧时可能存在 Tinel 征；踇趾背内侧的感觉可能减退。
- 排除痛风和其他形式的炎症性关节炎。

影像学

- 足部的负重正位、侧位和斜位 X 线片可显示第一跖趾关节线硬化、变窄变平、软骨下囊肿、突出的骨赘和骨折的骨赘。还可发现籽骨退变。
- 当第一跖趾关节疼痛与 X 线所示结果不符时，可进一步行 MRI 检查。依据 MRI 评估跖板、背侧关节囊和骨软骨损伤。

## 手术解剖

- 注意踇长伸肌（EHL）、踇长屈肌（FHL）、踇短伸肌（EHB）、踇短屈肌（FHB）、踇外展肌、踇内收肌的止点；腓浅神经的足背内侧皮支；隐神经远端分支。籽骨见图 9.1、图 9.2。

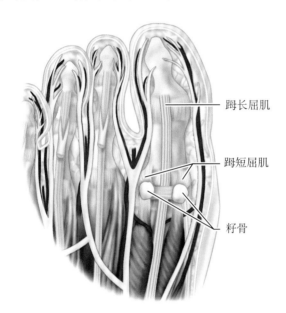

踇长屈肌

踇短屈肌

籽骨

**图 9.1**

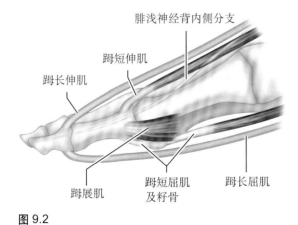

腓浅神经背内侧分支

踇短伸肌

踇长伸肌

踇展肌

踇短屈肌及籽骨

踇长屈肌

**图 9.2**

## 体位

- 患者应仰卧位并根据需要垫高臀部，使足处于中立位。可以在踝关节下用垫块稳定并抬高足部以便在术中进行透视。

## 入路 / 显露

- 在第一跖趾关节上作内侧切口，从踇趾趾间关节延伸到第一跖骨干骺端（图 9.3）。
- 图 9.3 中第一跖趾关节内侧面上的切口一直延伸到趾间关节。可见腓浅神经的足背内侧皮支。

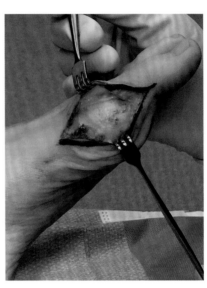

图 9.3

### 入路 / 显露要点

- 与关节唇切除术的背侧入路不同，通过内侧入路可以显露并活动籽骨，也易于进行背内侧闭合楔形截骨术以矫正踇趾趾间外翻，并增加踇趾背伸，减少背侧挛缩造成的跖屈受限。同时内侧入路拥有更加美观的切口位置。

## 手术步骤

### 第 1 步

- 使用手术刀和剥离子将内侧关节囊切开并从第一跖骨头的背侧、跖侧和近节趾骨背侧切除。
- 将 Homan 拉钩放置在第一跖骨头的外侧面和近节趾骨的基底部，向外侧牵拉 EHL、EHB 和背侧关节囊，使整个背侧面清晰可见。跖屈踇趾可使关节显露更明显（图 9.4）。
- 检查第一跖趾关节的软骨是否磨损。可使用微型摆锯去除第一跖骨头最多 1/3 的背面。
- 近节趾骨基底部的背侧骨赘可用咬骨钳咬除。内侧和外侧骨赘可以用窄的咬骨钳或摆锯切除（图 9.5）。
- 术中透视可确认所有撞击性骨赘已被切除。
- 切除骨赘恢复跖骨头解剖学形态后，检查关节活动度。
- 如果背伸仍被限制在 90°以内，应检查籽骨跖侧是否有粘连，并用手术刀或骨膜剥离器进行松解。如果需要，也可进行籽骨骨赘的清理术。
- 如果籽骨松解后背伸仍然受限，可行踇趾近节趾骨的背侧闭合楔形截骨术。这可以使关节背侧面减负，使近节趾骨的基底部向跖面半脱位，从而使软骨处于更好的状态。将踇趾置于背伸位（相对于地面），使患者在进行需要踇趾背伸的活动时，所需的背伸量能有所减少。
- 术中目标是达到 90°的背伸。其中大部分将在术后立刻失去，但通过活动度的锻炼应该能重新获得至少 45°的背伸。

### 第 1 步提示

- 切除背侧骨赘虽可增加活动度，但也可能会增加退行性关节的疼痛。关节病变越严重，术后持续疼痛的风险就越大。

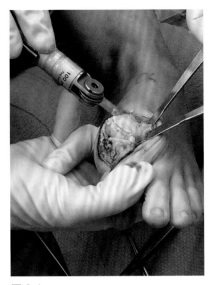

图 9.4

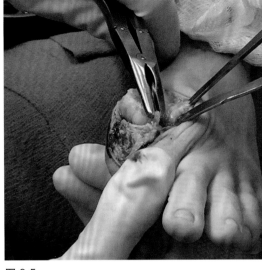

图 9.5

## 第 2 步

- 近节趾骨的背伸截骨术也称为 Moberg 截骨术。该手术首先使用骨膜剥离器从近节趾骨干骺端的背侧和跖侧松解软组织。
- 然后将一个小型 Hohmann 拉钩放置在近节趾骨的背面以牵拉和保护 EHL 肌腱，并将第二个小型 Hohmann 拉钩放置在干骺端的跖面牵拉和保护 FHL 肌腱。EHB、FHB、蹬内收肌和蹬外展肌的附着点则不作处理，保持其完整性。
- 然后在 EHB 和 FHB 止点远端使用摆锯进行背侧闭合楔形截骨术。近端切口与关节表面平行，远端切口则与关节表面呈某一角度，以此来产生 1 ~ 5 mm 的背侧楔形骨。对跖侧皮质进行折弯，但要保持其皮质完整以维持稳定（图 9.6A、B）。
- 移除楔形骨，关闭间隙并用 0.045 mm 克氏针固定。克氏针从近节趾骨的内侧基底部穿入，过截骨面后从外侧皮质穿出。
- 检查蹬趾活动度，如果屈曲仍受限，可以扩大截骨切口使背伸增加至 90°。
- 术中透视检查蹬趾力线和截骨位置。
- 固定截骨时可使用双皮质螺钉，通过骨隧道插入 FiberWire 或使用骑缝钉（图 9.6C）。此时蹬趾应可以背伸 90°（图 9.6D）。

## 第 3 步

- 可用微骨折术处理剩余的剥脱显露的软骨下骨。使用 2 mm 或更小的钻头或克氏针行微骨折。这样会刺激纤维软骨形成并覆盖（图 9.7）。

## 第 4 步

- 大量冲洗伤口以去除骨质碎屑。
- 释放止血带并止血（图 9.8A）。
- 用可吸收缝合线缝合关节囊来关闭切口（图 9.8B）。
- 依据术者偏好关闭皮下组织和皮肤。

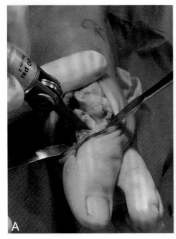
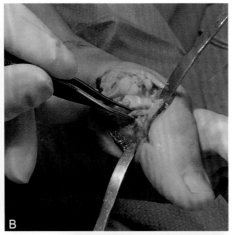
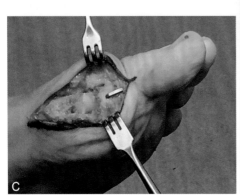
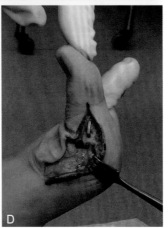
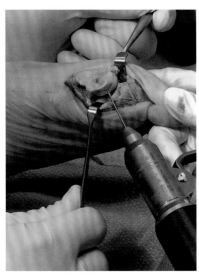

图 9.6                                                      图 9.7

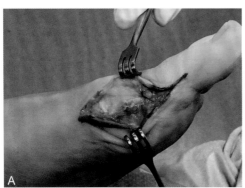
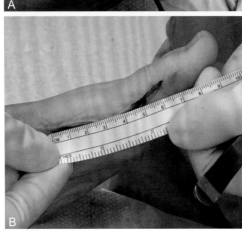

图 9.8

## 术后处理及预后

- 有足够的软骨残留和良好的术中活动度的 I 级和 II 级患者，可以获得良好或更优的预后。
- III 级患者的预后多变。对于有关节炎表现且软骨情况较差的关节，增加活动度可能会加剧疼痛。
- 建议术后即刻抬高和冰敷。穿着平坦的术后鞋可以负重。术后 2 周，患者可开始进行第一跖趾关节的轻度活动度练习。
- 所有 Moberg 截骨术患者需穿着特制的术后用鞋 6 周。

（Christina Kabbash, Leslie Grujic  著    滕兆麟  译）

## 参考文献

扫描书末二维码获取。

# 第 10 章

# 姆趾关节成形术

## 适应证

- 关节唇切除术不能治疗的第一跖趾（MTP）关节炎
- 同时合并籽骨关节炎
- 关节唇切除术失败

## 体格检查 / 影像学

- 一名 62 岁的长期姆强直女性患者的足正位 X 线片（图 10.1）
- 同一位女性的足侧位片（图 10.2）

## 手术解剖

- 背内侧皮神经（图 10.3）
- 姆长伸肌（EHL）腱
- MTP 关节囊

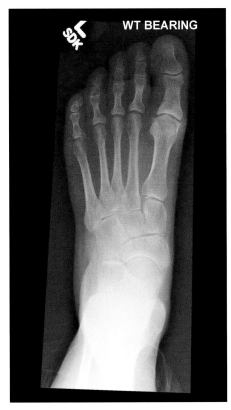

图 10.1

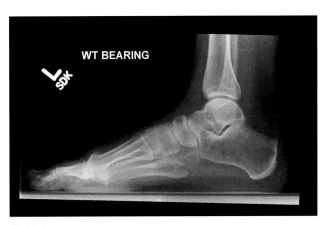

图 10.2

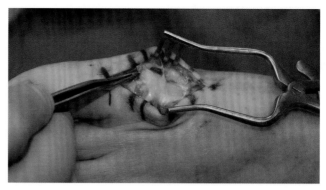

图 10.3

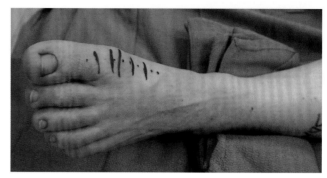

图 10.4

## 体位

- 患者仰卧位（图 10.4）。

## 入路 / 显露

- 背侧中线切口。

## 手术步骤

### 第 1 步

- 取背侧中线切口。
- 切开第一跖趾关节囊，显露骨和关节（图 10.5）。
- 将骨膜从跖骨头和趾骨上剥离（图 10.6）。
- 直视下观察 MTP 关节并评估关节炎的严重程度（图 10.7）。

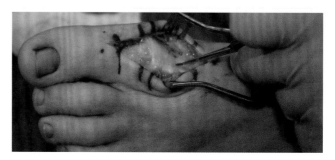

图 10.5

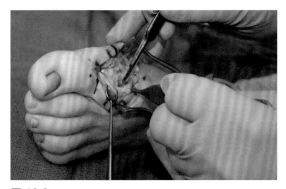

图 10.6

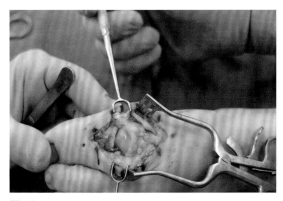

图 10.7

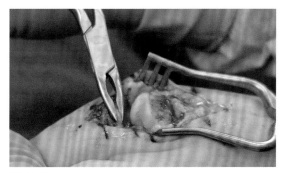

图 10.8

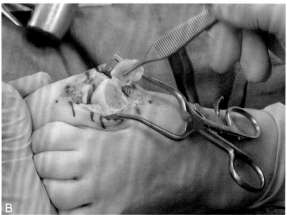

图 10.9

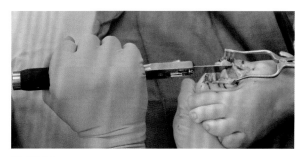

图 10.10

## 第 2 步

- 切除跖骨头的骨赘并行关节唇切除术（图 10.9）。
- 此步骤常有助于内侧骨赘切除术的实施（图 10.10）。
- McGlamry 剥离子可以帮助松解并完全显露跖骨头（图 10.11）。
- 把骨锉导针置于跖骨头的中心，去除关节面软骨直至软骨下骨（图 10.12）。
- 导针在跖骨头软骨下骨上钻孔，促进出血和纤维软骨形成（图 10.13）。

**第 2 步要点**

- 用磨锉去除跖骨头软骨的深度控制在软骨下骨，尽量减少第一跖列的短缩。
- 操作时用盐水连续冲洗骨锉可预防跖骨头骨质的热损伤。
- 导针应位于跖骨头的中心，并指向第一跖骨干的中线。踇趾需要轻微外翻。

**第 2 步提示**

- 切除骨质过多可导致不稳定和转移性跖骨痛。

**第 2 步器械 / 内植物**

- McGlamry 剥离子
- 跖骨头圆头锉：一般使用"包绕型"阴锉，可防止骨质裂伤。

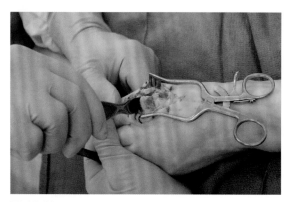

图 10.11

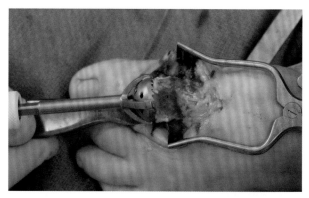

图 10.12

### 第 2 步争议

- 目前为止，关节唇切除术或内侧骨赘切除术是否会使患者获益尚无研究。
- 第一跖骨磨锉过度会导致短缩，虽然可以增加活动范围，但付出的代价是第一跖列短缩和转移性跖骨痛的风险增高。
- 第一跖骨头骨膜的过度剥离理论上增加了骨坏死和跖趾关节塌陷的风险（但临床上尚未出现）。

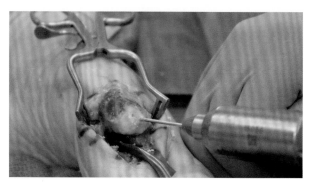

图 10.13

### 第 3 步要点

- 在趾骨跖侧放一个小 Hohmann 拉钩可以极好地显露趾骨基底部。
- 不要切除姆短屈肌腱在趾骨基底部的附着点，此处去除任何骨质都要非常小心。
- 不要去除过多骨质，能获得好的背伸功能即可。

### 第 3 步提示

- 锉刀很容易损伤跖骨头，所以需要抬到跖骨头上方再处理趾骨基底部。
- 阳锉可能会卡在趾骨粗糙的骨面上从而造成骨折（灾难性并发症！）。

### 第 3 步器械 / 内植物

- 小 Hohmann 拉钩
- 相同尺寸的阳锉

### 第 3 步

- 显露近节跖骨的基底部并跖屈姆趾（图 10.14）。
- 将导针置于趾骨的基底部，略微倾斜以去除更多的背侧骨质（图 10.15）。
- 选择相同尺寸的阳锉处理趾骨基底部（图 10.16）。

### 第 3 步争议

- 应该从趾骨上去除多少骨质，目前还有争议。

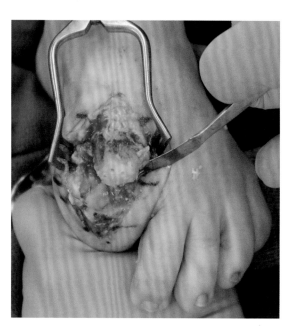

图 10.14

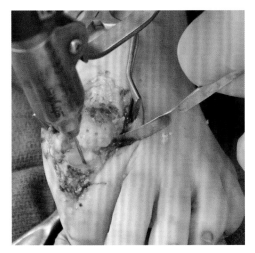

图 10.15

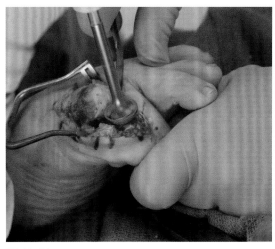

图 10.16

## 第 4 步

- 使用导针，在跖骨颈处从背侧到跖侧钻两个孔，出针点位置刚好位于籽骨近端（图 10.17）。
- 2-0 薇乔线缝合内植物的基底部，针距约 1 cm（从粗糙侧到光滑测再回到粗糙侧；图 10.18）。
- 将内植物置于跖骨头下方，刚好位于籽骨近端，然后使用过线器把缝线从颈部的孔内穿出（图 10.19）。
- 将内植物覆盖在跖骨头上，然后在背侧面使用空针把缝线穿过内植物并打结，使得覆盖跖骨头的内植物有轻度张力（图 10.20）。
- 修剪两侧的"狗耳"，然后用 2-0 薇乔缝线修整缝合移植物的外侧和内侧，确保像手套一样贴合并防止内植物滑动（图 10.21）。

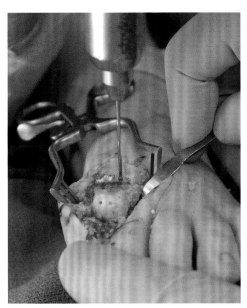

图 10.17

### 第 4 步要点

- 适度的张力有助于内植物的贴合，所以往往需要调整合适的内植物长度
- 对于较紧的关节，在内植物近端简单缝合跖外侧角，有利于连接其背外侧角，从而维持内植物的位置。当缝合中间部位，并在内植物上打结时，建议将针留在缝线上（图 10.22）

### 第 4 步提示

- 一些内植物在使用之前需要在生理盐水中充分浸泡，否则可能会很硬
- 确保内植物粗糙面位于跖趾关节内侧面
- 跖侧软组织有可能阻挡内植物向近端的滑动，因此有时需要切除这些软组织

### 第 4 步器械 / 内植物

- 内植物应是去细胞的人体皮肤，例如 ArthroFlex（Arthrex, Naples, FL, USA）、DermaSpan（Zimmer Biomet, Warsaw, IN, USA）或 GRAFTJACKET（Wright Medical, Memphis, TN, USA）。
- 需要使用生物可吸收缝合线（0 Vicryl; Ethicon, NJ, USA）；我们不希望患者出现任何由踇趾背侧线结引起的不适
- 缝线穿过导针孔后缝合内植物需要使用弯曲的结实空针
- 过线器可以是直的（Houston suture passer）或更细的（Arthrex, Naples, FL, USA）

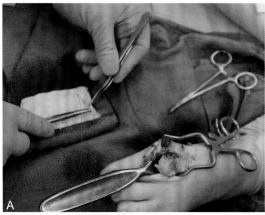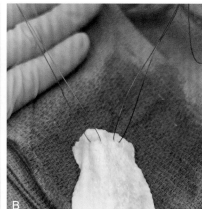

**图 10.18**

第 4 步争议

- 许多公司一味强调其内植物的优势，但作者不觉得有多大差别
- 一些外科医生出于对血供丢失的担忧不愿意剥离距骨头的骨膜，但目前在大型中心还没有见过这种并发症
- 内植物有多种厚度可供选择，但是它们之间的差别临床并不明确

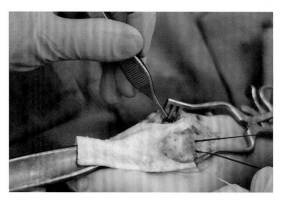

**图 10.19**

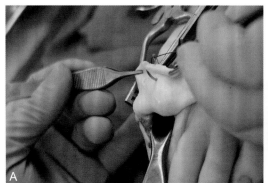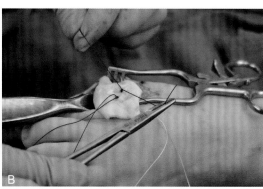

**图 10.20**

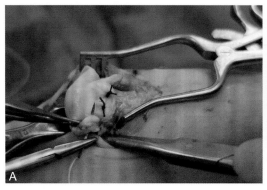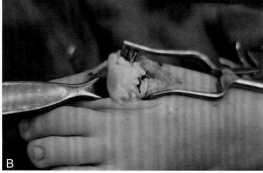

**图 10.21**

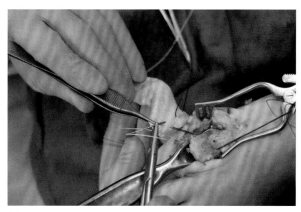

图 10.22

## 第 5 步

- 尽量用 2-0 薇乔线关闭关节囊（图 10.23）。
- 使用 4-0 薇乔线单纯间断缝合皮下组织，并使用 4-0 Monocryl 线连续水平褥式缝合皮肤（图 10.24）。
- 在切口上涂 Xeroform 纱布敷料，然后依次用干纱布和 Coban 绷带包扎，术后可以穿特制鞋（DARCO；图 10.25）。

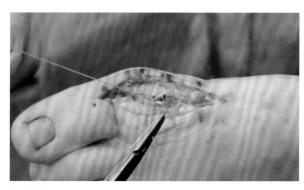

图 10.23

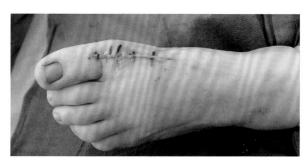

图 10.24

### 第 5 步要点

- 笔者喜欢使用 4-0 薇乔线连续或间断褥式缝合皮肤。Monocryl 缝线（Ethicon, NJ, USA）的强度较好，且不需要拆线。

### 第 5 步提示

- 如果缺乏早期锻炼，EHL 肌腱可能会瘢痕增生。如果既往手术中腱鞘受到损伤，可以重建腱鞘（TenoGlide, Integra LifeSciences, NJ, USA）。

### 第 5 步器械 / 内植物

- 可吸收 2-0 和 4-0 薇乔缝线和缝合皮肤的 Monocryl 缝线
- 术后鞋

### 第 5 步争议

- 大范围的关节活动度训练可能导致轻微切口裂开。
- Coban 绷带包扎的强度比弹性绷带弱，但对组织的压迫更少。
- 术后一般无须拍摄 X 线片。

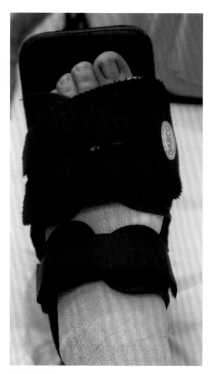

图 10.25

**术后处理要点**

- 告知患者术后 2 天内抬高患肢很重要。
- 抬高患肢可减轻术后肿胀，足部抬高超过心脏水平，每天数次，每次 15 ~ 20 分钟。
- 坐在椅子上，前足着地，背伸姆趾进行关节活动度锻炼。

**术后处理提示**

- 过度的关节活动度锻炼有时会挺痛的。
- 激进的锻炼可能导致轻微切口裂开，如果出现应该减少活动并予以局部伤口护理。

**术后处理争议**

- 患者的满意度似乎并不直接和术后的活动范围相关，因此并不需要忍痛获得超过 10° 的背伸。
- 术后恢复时间因人而异，一些年轻男性患者可能需要 6 ~ 9 个月的时间才能缓解疼痛。

## 术后处理及预后

- 允许患者穿术后鞋负重。
- 强烈建议抬高患肢。
- 嘱患者 1 周后回门诊复查，开始大幅度的被动功能锻炼，尤其是背伸活动。
- 多数患者 1 周后即可洗澡。
- 6 周后可以开始体育锻炼。

（Stuart D. Miller　著　王　森　译）

## 参考文献

扫描书末二维码获取。

# 第 11 章

# 聚乙烯醇半关节置换术治疗第一跖趾关节炎

## 适应证

- 有症状的第一跖趾（MTP）关节炎
- 第一跖趾关节仍有部分活动度
- 第一跖列畸形程度较轻（外翻、内翻、抬高）
- 适度的关节炎（K-L Ⅲ 或 Ⅳ 级）

## 体格检查 / 影像学

- 术前 X 线片提示适度的退行性改变可考虑行半关节置换术（图 11.1）。
- 累及籽骨和跖骨头的严重关节炎，不建议做半关节置换术（图 11.2）。
- 第一跖列严重畸形伴有明显骨缺损的患者不适合行半关节置换术（图 11.3）。

## 手术解剖

- 使用背侧入路，如图 11.4 所示。
- 分离过程中要注意保护内侧和外侧趾背神经。

### 适应证提示

- 伴有跖屈畸形的第一跖趾关节可能很难恢复背伸功能
- 脓毒症为禁忌
- Charcot 关节病行此手术有骨折的风险
- 骨质丢失严重无法支撑假体为禁忌证

### 适应证争议

- 第一跖列力线矫正可以为半关节置换术的实施创造条件。
- Freiberg 病可以通过半关节置换术治疗。
- FDA 的研究（Baumhauer 等，2016）显示，术后 2 年的翻修率低于 10%。术后功能结局与融合术类似，区别在于融合术后疼痛缓解更明显，而关节置换术后活动范围更佳。

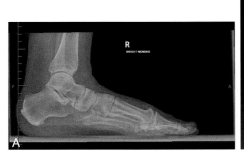
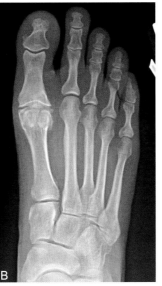

图 11.1

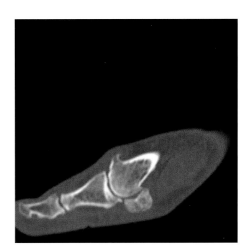

图 11.2

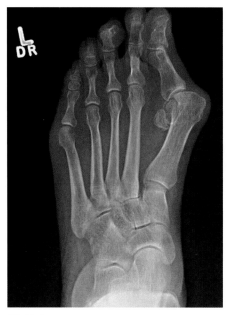

**图 11.3**

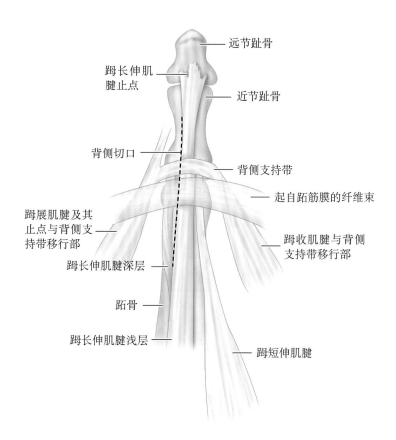

远节趾骨

踇长伸肌
腱止点

近节趾骨

背侧切口

背侧支持带

起自跖筋膜的纤维束

踇展肌腱及其
止点与背侧支
持带移行部

踇收肌腱与背侧
支持带移行部

踇长伸肌腱深层

跖骨

踇长伸肌腱浅层

踇短伸肌腱

**图 11.4**

体位要点

- 如果足在外旋位置，可能使假体放置的位置太靠内。
- 足的位置要尽量靠近手术台尾端。

体位器械

- 可以使用沙袋保证足在旋转中立位。

## 体位

- 把足垂直放置在手术台上，如图 11.5 所示。
- 可在局麻下使用小腿止血带。

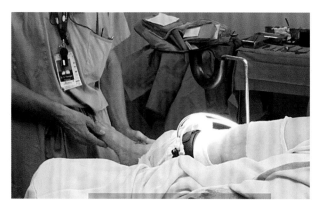

**图 11.5**

入路 / 显露要点

- 完全松解跖骨头周围组织，确保锉刀可以垂直于跖骨头（图 11.9）。

## 入路 / 显露

- 使用背侧入路。依次切开皮肤、皮下组织，然后在伸肌腱内侧切开关节囊（图 11.6）。
- 在伸肌腱鞘内侧到踇长伸肌腱的范围分离以显露背侧关节囊（图 11.7）。
- 进入关节后，向内侧和外侧松解关节囊，保证 MTP 关节可以完全跖屈（图 11.8）。

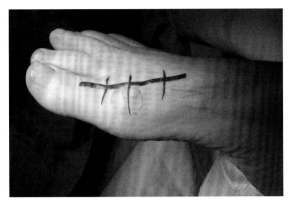

图 11.6

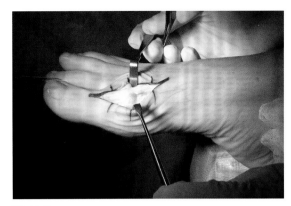

图 11.7

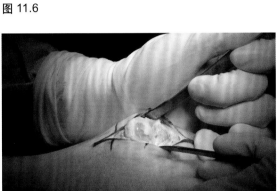

图 11.8

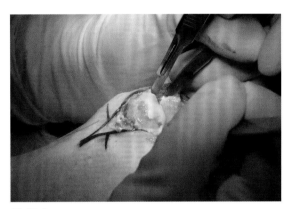

图 11.9

## 手术步骤

### 第 1 步　去骨赘

- 如图 11.8 所示，跖骨头背侧、内侧和外侧经常会有骨赘增生。
- 去除背侧骨赘，使关节可以背伸并最终匹配（图 11.10）。
- 去除内侧和外侧骨赘以增加活动范围，近节趾骨上方的骨赘也需要去除（图 11.11）。

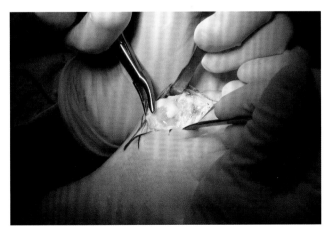

图 11.10

**第 1 步要点**

- 要充分显露跖骨头以去除骨赘。
- 确保在去除骨赘后跖趾关节匹配。
- 去除近节趾骨背侧的骨赘后，患者穿鞋时更舒适，而且不会限制术后的活动范围。

**第 1 步提示**

- 去除过多的背侧骨赘可能会使假体不稳定。
- 如果籽骨周围有明显的骨赘形成或关节炎表现，那么去除这些骨赘不会恢复跖趾关节的活动范围，对于这类患者融合可能更合适。

**第 1 步器械 / 内植物**

- 直的和弯的骨刀可用于去除骨赘。
- 小咬骨钳也能帮助去除骨赘。

- 目前并不清楚活动范围恢复到何种程度手术效果最好。然而，如果跖趾关节术前即不能背伸，造成趾间关节超负荷，那么融合到背伸位置可能效果会更好。

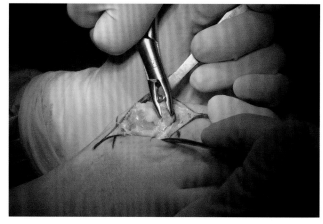

**图 11.11**

- 确保导向器置于跖骨头的中心。
- 要充分显露跖骨头，使用锉刀时与之垂直。同时，助手要屈曲近节趾骨并温柔地使用拉钩以帮助显露。

- 拉钩可能刺入跖骨头并阻挡锉刀，甚至导致跖骨头骨折，因此使用拉钩时应该格外小心。
- 跖骨头显露不充分可能导致假体位置倾斜。
- 骨床骨量不足可能导致假体下沉。

## 第 2 步　假体床准备

- 钻孔导向器置于跖骨头中心，调整导向器的位置使之位于屈伸和内外翻中立位。假体床周围要保留 1 ~ 2 mm 的软骨下骨，以确保操作成功（图 11.12）。
- 确认位置合适后，将一枚克氏针通过导向器钻入跖骨头，进针深度 2 ~ 3 cm（图 11.13）。
- 使用锉刀锉至其底部或脊部（图 11.14 和 11.15）。
- 仔细检查确保骨床质量良好（图 11.16）。老年人和骨质疏松症患者可能存在假体床骨量不足的情况，此时可以把锉刀里的骨屑放在骨床上并使用导向器夯实。锉刀的深度可用来标记导向器，确保夯实的深度合适。

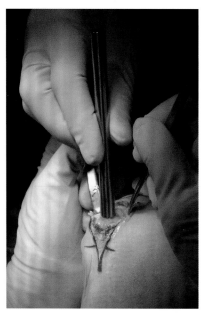

**图 11.12**

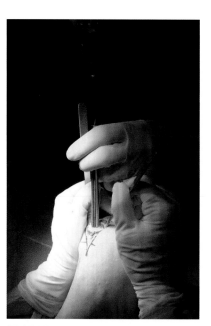

**图 11.13**

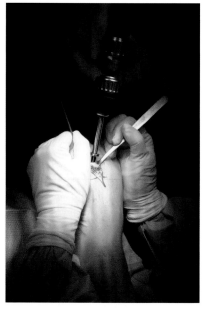

**图 11.14**

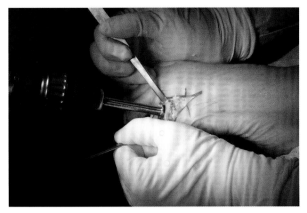

图 11.15

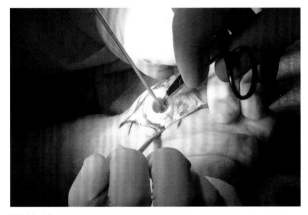

图 11.16

## 第 3 步　放置假体

- 假体在深面呈方形，而关节端呈圆形。假体应在套筒里过一下，确保假体大小刚好可以匹配骨床的直径（图 11.16）。
- 拆开假体包装，假体用液体润滑后放在套筒较宽的一端，然后使用导针窄的一端把假体推到套筒的底部（图 11.17）。
- 把套筒放在骨床的中央，平稳地把假体向前推。最好用非惯用手维持套筒的位置，然后用惯用手的拇指、示指和中指扶着套筒上端。方向确定无误后，惯用手的手掌发力向前推导针，从而使假体进入骨床（图 11.18 和 11.19）。
- 假体到位后，确保假体比关节面高 1 ~ 2 mm（图 11.20）。

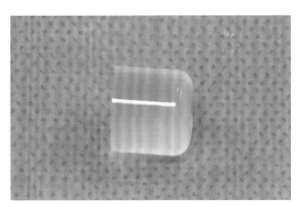

图 11.17

### 第 2 步器械 / 内植物

- 有两套假体器械包：8 mm 和 10 mm 假体。一般情况下都使用 10 mm 假体，除非患者体型很小或背侧骨赘去除较多。
- 器械包里有一根克氏针。
- 锉刀有限深装置防止磨锉过度。
- 导向器的直径为 8 mm 或 10 mm，远端有一个凹面可以协助确定尺寸，且其圆锥形的外形也便于手术操作。

### 第 2 步争议

- 骨质疏松患者可能不适合本手术，他们使用的假体更小，因为 8 mm 假体锉得更浅，骨床骨量更多。

### 第 3 步要点

- 磨损试验证明聚乙烯醇相比于以前使用的硅胶材料有更好的耐磨性和强度。
- 可用代理商提供的工具练习以确保术中平稳地置入假体。
- 如果假体位置不对，可用克氏针把它取出，然后检查骨床情况，再放入一个新假体。

### 第 3 步提示

- 假体放置的位置可能过高，导致跖趾关节的活动范围受限。这种情况下，骨床需要进一步磨锉或压实以保证假体高度合适。
- 假体位置可能过深，如果超过关节面的高度小于 1 mm，需要取出假体，把锉刀上的骨屑放在骨床基底部并压实，再重新置入假体。

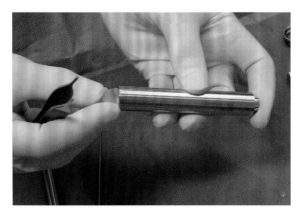

图 11.18

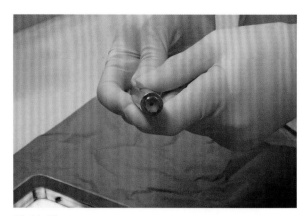

图 11.19

### 第 3 步器械 / 内植物

- 放置假体需要一个内侧为锥形的套筒。
- 导向器也是圆锥形的，用以推进假体。

### 第 3 步争议

- 关于合适的假体深度目前仍有争议。

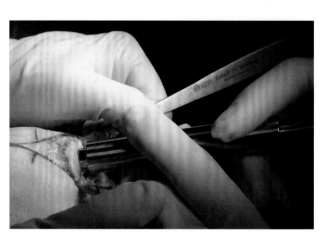

图 11.20

## 第 4 步  关闭切口

- 假体放好后，要在关闭切口前确认假体的高度（图 11.20）。
- 使用可吸收缝合线关闭背侧关节囊，另外腱鞘也要修复（图 11.21）。
- 可以在皮下放置万古霉素糊剂或粉剂，以降低伤口并发症发生的风险。尼龙线间断缝合皮肤（图 11.22 和 11.23）。
- 敷料包扎。

### 第 4 步提示

- 避免使用皮钉，因为可能会增加伤口并发症的风险。

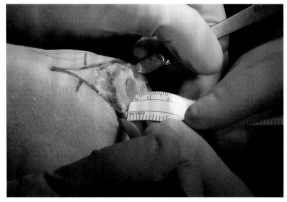

图 11.21

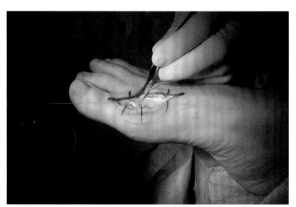

图 11.22

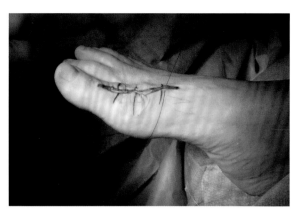

图 11.23

## 术后处理及预后

- 术后可以马上或 1 周后开始负重，这取决于医生的习惯和患者是否耐受。

（Alastair Younger, Timothy Daniels 著 王 森 译）

## 参考文献

扫描书末二维码获取。

# 第 12 章
# 第一跖趾关节融合术

## 争议

- 关节融合术是治疗晚期症状性关节炎或踇趾严重畸形最常见的手术。缓解症状、恢复功能的效果确切。
- 关节切除成形术、半关节置换术或全关节置换术效果不佳。
- 一些特定的患者可以考虑聚乙烯醇假体置换术（见第 11 章），但功能结局不会更好。
- 伴发趾间关节炎不是跖趾关节融合的绝对禁忌证。
- 初次 MTP 融合可使跖骨间角减小约 4°，因此很少需要同时做第一跖骨基底部截骨。
- 籽骨可能会有关节炎表现，但术中很少需要处理。

## 适应证提示

- 术后只能穿不超过 5 cm 的高跟鞋，有些患者可能接受不了这一点。
- 感染、血供差和严重的骨质疏松是该手术的禁忌证。

## 治疗选择

- 内侧纵弓的支撑可能减轻踇趾的应力。
- 硬底鞋可以减少行走时踇趾的活动。在就诊之前，不少患者已自行尝试过这种方法。
- 摇椅鞋可以增加鞋底的硬度并减轻前足的压力，可以尝试，但并非所有患者都需要。
- 可的松注射可以在短期内改善症状。

## 适应证

- 晚期关节炎引起的慢性关节疼痛。
- 严重畸形限制了关节活动或导致穿鞋不便。

## 体格检查 / 影像学

- 踇趾活动受限并伴有疼痛。
- 关节背侧通常会有大的骨赘。
- 可以延用之前的手术切口。
- 术前应摄站立负重正侧位 X 线片（图 12.1A、B），斜位片可以更好地看到关节面的情况。
- 籽骨也可能存在关节炎的表现，但术中很少需要处理。

## 手术解剖

- 第一跖趾关节的解剖（图 12.2）

## 体位

- 患者仰卧位。
- 在同侧髋关节下方放一个小垫可以把足固定在垂直位置。
- 需要使用踝部或大腿止血带。

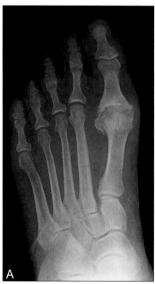
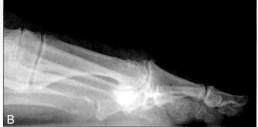

图 12.1

84

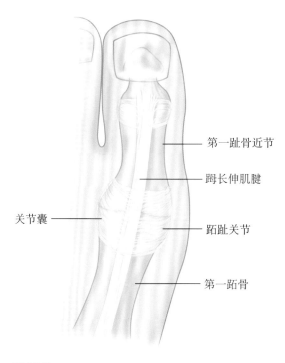

图 12.2

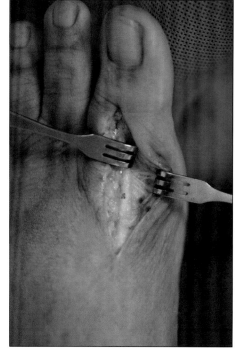

图 12.3

图中标注：
第一趾骨近节
姆长伸肌腱
关节囊
跖趾关节
第一跖骨

## 入路 / 显露

- 在姆趾背侧紧靠姆长伸肌内侧做一长约 5 cm 的纵向切口（图 12.3）。
- 放大镜可能有助于显露。
- 手术常选择股神经 / 坐骨神经或腘神经阻滞，以最大程度地减轻术后疼痛。

## 手术步骤

### 第 1 步

- 在 EHL 内侧 2 mm 纵行切开背侧关节囊。
- 关节腔背部常有游离体，要全部去除。
- 向两侧游离关节囊，注意保护姆长伸肌腱（图 12.4A）。切断侧副韧带，松解跖板，并显露整个跖骨头和近节趾骨基底部（图 12.4B）。
- 使用小型牙科咬骨钳去除骨赘。

### 第 2 步

- 使用微型摆锯切除关节面（图 12.5）。初始截骨仅去除 1 ~ 2 mm 厚度的骨质，截骨方向垂直于跖骨和近节趾骨的长轴。
- 使用 Stryker 姆趾锉刀组件（Stryker, Kalamazoo, MI）中的克氏针，钻入跖骨头中心，并沿长轴前进几厘米。一定要确保克氏针在跖骨头中心。

- 过屈 MTP 关节有助于显露跖骨头。
- 跖趾关节过度屈曲时，如果暴力牵拉姆长伸肌腱，可能会发生肌腱损伤。

第 2 步要点

- 注意保持姆趾与第二趾的总长度差距在 1 cm 以内。
- 保留足够的长度，以保证第一跖骨头的负重功能。
- 磨锉时使用冷水降温，避免骨质热损伤。
- 融合面可以使用小克氏针钻孔，以增加接触面积，并去除一小部分硬化骨。

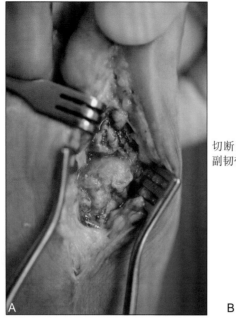

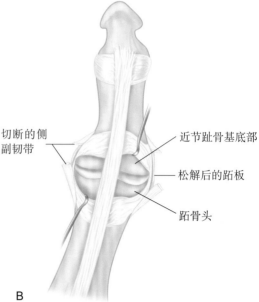

切断的侧副韧带

近节趾骨基底部

松解后的距板

跖骨头

A    B

**图 12.4**

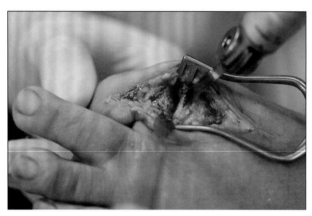

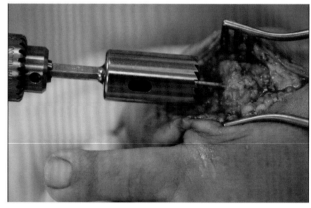

**图 12.5**    **图 12.6**

**第 2 步提示**
- 使用锉刀时保护好 EHL，否则很容易被锉刀锋利的边缘割伤。

**争议**
- 水平截骨是融合的另一种选择，但准备关节面的过程要难得多，通常需要多次截骨。而用球形锉刀则可以更加稳定、精确地定位融合部位。
- 锉刀不适合内植物失败的患者，他们需要植骨以填充骨缺损并最大程度地保留长度。

- 用大小合适的管状锉刀磨锉跖骨头，同时保持关节于最大跖屈位（图 12.6）。小心保护蹋长伸肌腱。锉刀的直径应该和跖骨干的直径大致相同（图 12.7）。
- 然后使用凹形锉刀去除剩余的软骨和硬化骨（图 12.8）。尽量多保留骨质（图 12.9）。
- 取下克氏针并将其沿纵轴钻入近节趾骨。使用凸形锉刀进行融合准备（图 12.10）。
- 该锉刀的尺寸应与处理骨干的锉刀相同。
- 该锉刀边缘很锋利，容易损伤蹋长伸肌腱。
- 磨锉近节趾骨，直到锉刀完全进入骨床（图 12.11A）。若操作不当，凹状的跖骨与凸状的趾骨接触时会有空隙。移除近节趾骨克氏针（图 12.11B）。

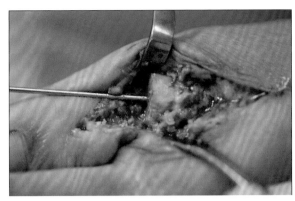

图 12.7

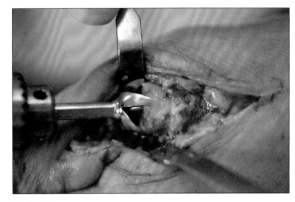

图 12.8

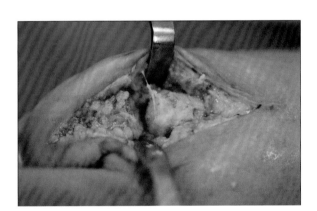

图 12.9

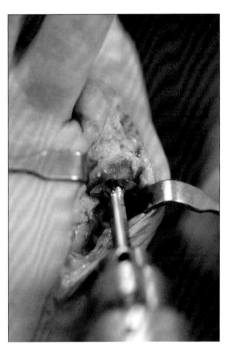

图 12.10

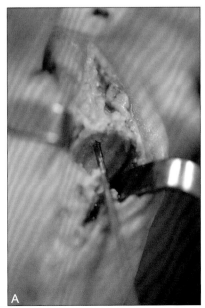

A

图 12.11

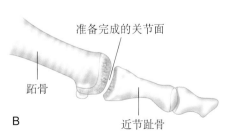

B

准备完成的关节面

跖骨

近节趾骨

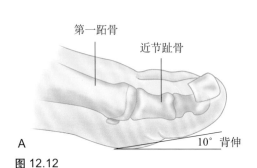

第一跖骨　　近节趾骨

10° 背伸

A

图 12.12

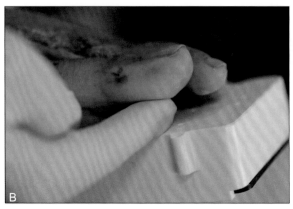

B

---

**第 3 步要点**

- 第一跖骨倾斜角变化范围很大，取决于平足还是高弓足，因此没有固定的跖趾关节融合角度。术中透视可以用来评估融合角度，但蹞趾外观是决定性因素。如果需要，可以增加一枚斜行的 4-0 拉力螺钉。
- 对于骨量极好的患者，可以使用 2 枚交叉螺钉代替背侧钢板。

**第 3 步提示**

- 跖侧骨质可能阻碍跖骨头与近节趾骨的匹配，还可能影响正确的位置。
- 钢板应准确塑形，否则随着螺钉拧紧，融合角度会发生变化。拧入每个螺钉后都要检查融合的位置。
- 融合位置可变的余地很小。术后必须让患者可以穿平底鞋或低跟鞋舒适地行走。蹞趾不应过度背伸，以迎合一些女性想穿高跟鞋的愿望。

**第 3 步**

- 将足趾准确地融合在合适位置至关重要。
  - 蹞趾应该适度外翻，使之既不会与第二趾撞击，也不会形成足趾间隙。
  - 蹞趾相对于地面应该有 10° 的背伸，这通常意味着负重面有 5 mm 的抬升（图 12.12A）。可以使用硬质物如器械包的盖子来模拟足的承重位置（图 12.12B）。
  - 如果融合时背伸的角度太大，足趾会摩擦鞋面；如果跖屈角度太大，行走时足趾推离力量会下降。
- 放射片上蹞趾的角度一般为 10°～20° 的外翻和 20°～25° 的背伸，较短的蹞趾需要的外翻角度更小。
- 蹞趾应处于旋转中立位，这可以通过趾甲的位置来判断。
- 经皮打入一枚 1.5 cm 的克氏针临时固定融合面（图 12.13），使用 4 孔或 6 孔薄钢板固定（图 12.14）。也可以选择多种不同类型的钢板，固定效果并没有明显差别，所以薄钢板最好。必要时可以将克氏针留在原位 3～4 周以增加稳定性。
  - 钢板固定前需要塑形，通常只需要轻微向背侧折弯。透视下确认螺钉长度和融合位置满意。
  - 克氏针可以保留 3 周或再斜行打入一枚 4-0 空心螺钉以获得更好的稳定性。
- 使用 3-0 Vicryl 线（Ethicon, Blue Ash, OH）缝合关节囊。松止血带、止血。

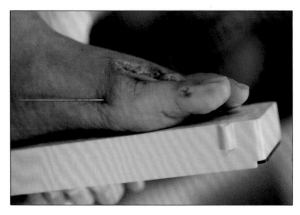

图 12.13

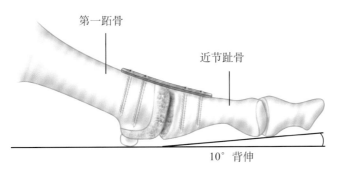

图 12.14

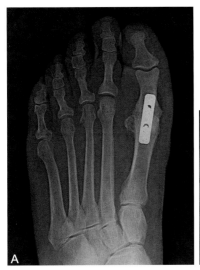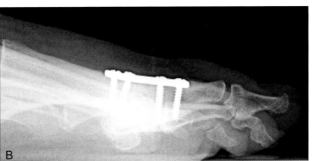

图 12.15

## 术后处理及预后

- 使用无菌的足趾人字形敷料包扎（参见第 1 章）。
- 嘱患者术后 12 天门诊复查，在此之前不能负重。复查时拆线并摄足正侧位 X 线片。患者可以穿硬的术后鞋，并允许足跟或外侧缘负重。使用 RollerAid 可以通过让患者屈膝负重来帮助行走。
- 术后 8 周，融合位置基本愈合，患者可以穿步行鞋开始正常负重。需摄正侧位 X 线片（图 12.15A、B）记录融合时间。如果怀疑延迟愈合，可以加拍斜位片。如果愈合缓慢，也可以使用几周负重石膏靴。
- 患者若预后很好，可以恢复无痛运动。大多数患者可以打高尔夫球、滑雪、打网球、游泳及健身。跑步、踢足球、打橄榄球和篮球通常不行，不过在运动鞋下增加一个摇椅鞋底也可以允许一定程度的参与。
- 邻近关节不太可能发生症状性关节炎。

（Glenn B. Pfeffer　著　王　森　译）

## 参考文献

扫描书末二维码获取。

# 第13章
# 关节镜下跚趾融合术

## 适应证提示

- 关节镜下融合仅适用于足部畸形较轻的患者。如果畸形严重，通过开放性手术才能较好地显露关节。

## 适应证争议

- 部分足部畸形可以通过关节镜下融合来纠正。对于合并有潜在畸形的患者，部分学者建议通过关节镜下融合并行松解。

## 治疗选择

- 摇椅鞋
- 摇椅形状的硬底鞋
- 跖骨垫或者是抬高第一跖列的 Morton 贴片矫形器
- 修剪第一跖骨头下方以实现局部减压的矫形器
- 跚趾关节内注射麻醉剂和激素
- 局部使用或口服抗炎药物

## 适应证

- 第一跚趾关节终末期关节炎
- 籽骨与跖骨头关节面的终末期关节炎
- 跚板撕裂
- 痛风性关节炎

## 体格检查／影像学

- 终末期跚趾关节炎的站立前后位 X 线片见图 13.1。
- 单纯跚趾关节炎的站立侧位 X 线片见图 13.2。
- 体格检查时让患者赤足站立。观察患者前足是否存在畸形，如是否有跚趾外翻畸形等。如观察到爪形趾，可能说明患者跚趾外四趾负重过多。
- 观察患者步态。如果患者行走时主要使用足外侧负重，可能提示患者第一跚趾关节疼痛而在行走时避免该处负重。
- 由于第一跚趾关节疼痛或背伸活动受限，患者可能无法踮脚行走。
- MRI 有助于评估籽骨与关节面情况。
- CT 有助于评估骨赘情况和关节空隙狭窄程度。

## 手术解剖

- 第一跚趾关节的背侧结构见图 13.3。
- 背侧入路的解剖结构见图 13.4。
- 对于第一跚趾关节这种活动度较大的关节，从背侧入路进行关节镜检查相对容易。
- 通常可从背侧触及关节间隙。一般用左手拇指触摸关节间隙，右手抓住并牵拉趾骨以牵开关节。通过背屈和跖屈关节也可以触摸到关节间隙
- 足背内侧神经和足背外侧神经的位置和解剖关系存在变异，因此需要在神经所在的皮下区域进行钝性分离，以免损伤神经。

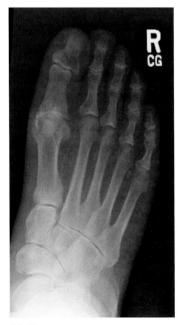

图 13.1

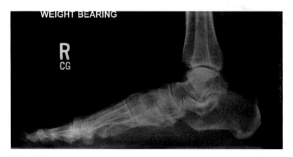

图 13.2

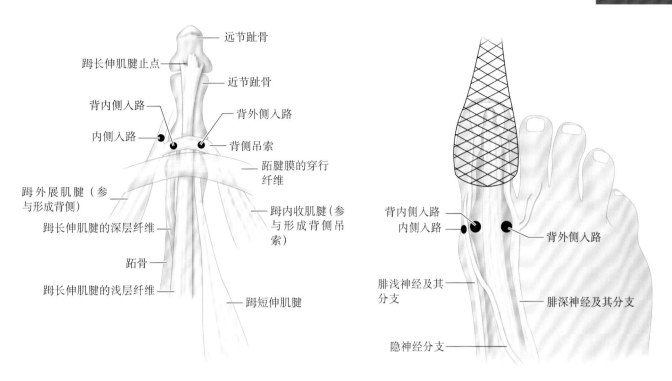

图 13.3

图 13.4

- 足底内侧和足底外侧神经较深，靠近籽骨。由于它们在负重面上，对这些神经的损伤可导致严重的功能障碍。但是，它们离常用手术入路都有一定距离。
- 跗短屈肌腱止于内侧和外侧的籽骨上。跗长屈肌穿过籽骨进入屈肌腱鞘直至趾骨远端下方。跗短屈肌分成两个肌腱（内侧头和外侧头）穿过籽骨并止于近节趾骨的基底部。它们参与构成跖板以稳定跖趾关节。

## 患者体位

- 患者体位如图 13.5 所示。
- 手术可以通过椎管内阻滞或全身麻醉来完成。
- 可以使用迷你 C 臂 X 线机，并且应该放置在术侧。

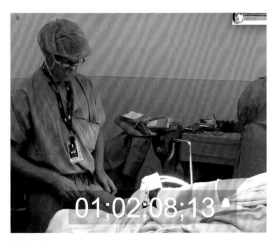

图 13.5

**体位要点**

- 将患者足放于手术台尾，这样就可以从下方进行跗趾关节镜检查。
- 可通过旋转足部使跗趾垂直于地面，这样可方便外侧入路操作。

**体位提示**

- 如果关节镜设备位于手术台的手术侧，那么外科医生可能观察显示器较困难。
- 确保小腿止血带的位置足够低，以避免腓骨头处的腓总神经。

**体位设备**

- 手术侧臀部垫高。
- 小腿中部上弧形止血带。

**体位争议**

- 可以行足趾牵引，但我们不推荐，因为跖屈跗趾就可以较好地显露关节，使用足趾牵引会阻碍跗趾跖屈。

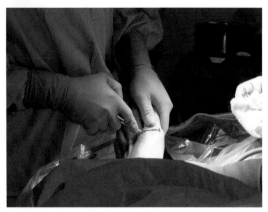

图 13.6

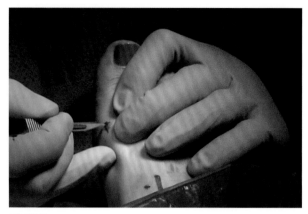

图 13.7

## 入路 / 显露

- 建立左足内侧入路（图 13.6）。
- 建立右足外侧入路（图 13.7）。
- 一般使用两个主入路，最多使用四到五个辅助入路。
- 两个主入路指的是背内侧和背外侧入路，位于关节面水平，位于姆长伸肌腱的两侧。
- 位于内侧籽骨远端上方的足底内侧入路，可用于观察或处理跖骨头的跖侧，或观察籽骨与跖骨头之间的关节面。
- 第一趾蹼外侧入路可用于从外侧观察和显露关节的外侧面。
- 背侧辅助入路可以取在更近端，用以帮助清理背侧骨赘。
- 背侧辅助入路需要谨慎使用。它们可以取在主入路附近，在关节面的内侧或外侧，主要是为了进行额外的器械操作。

## 手术步骤

### 第 1 步　显露关节和建立手术入路

- 关节镜器械及手术入路如图 13.8 所示。
- 首先进行诊断性关节镜检查。关节内侧、外侧以及背侧和跖侧都需要检查（图 13.9）。
- 还需观察关节间隙，清理滑膜可以保证良好的视野。
- 背侧的滑膜通常会阻碍视野，需要清理。

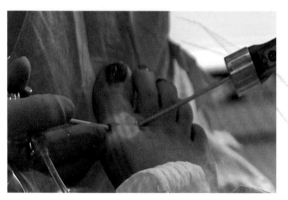

图 13.8

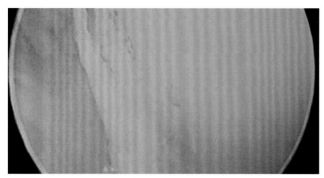

图 13.9

- 可以使用 1.9 mm、2.4 mm 或 2.9 mm 的 30° 关节镜；2.9 mm 带窄鞘的 30° 关节镜适合体型较大的患者。
- 2.9 mm 或 3.5 mm 创刀。
- 小的关节刮匙，2 mm 骨凿。
- 如果需要的话，使用 C 臂机来评估骨赘切除的情况。
- 小号关节抓钳。
- 利用自重，液体可静脉滴注至关节镜，或使用静脉输液管手动泵入液体。

## 第 2 步　清理软骨

- 逐步去除软骨（图 13.10）。
- 可以用克氏针在软骨下骨钻孔（图 13.11）。
- 可能需要用到足底内侧入路来去除所有足底侧软骨。
- 所有入路都需要确认软骨已完全去除。

**第 1 步争议**

- 良好的软骨面清理更有可能获得高融合率。

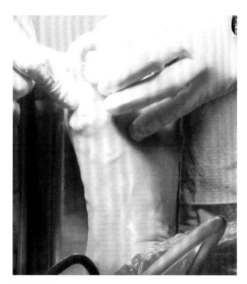

图 13.10

**第 2 步要点**

- 软骨下骨钻孔可以提高融合率。

**第 2 步提示**

- 不完全清理可能导致融合失败。

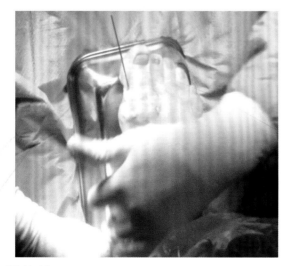

图 13.11

**第 3 步要点**

- 确保第一跖列获得良好复位。患者很难耐受不良复位，而只有术中能够调整关节位置。

**第 3 步提示**

- 过于背伸会导致趾间关节与鞋子摩擦，过度跖屈会导致趾间关节的过度负重。
- 过度外翻会导致趾间关节与鞋子摩擦，过度内翻导致踇趾挤向第二趾，而且可能导致胼胝。
- 第一跖趾关节过度内旋，趾间关节屈曲会导致踇趾向第二趾移动，引起明显的外翻畸形。

**第 3 步争议**

- 一些医生主张对女性患者融合在更大的背伸角度，以方便女性患者穿戴高跟鞋。

**第 4 步要点**

- 只需要使用一个螺钉进行加压。可以使用 3.5 mm 钻头对第一个螺钉进行略微扩大钻孔，并且最好从远端向近端置钉。
- 剩余的螺钉可以不使用拉力螺钉，这样螺钉就可以通过软骨下骨的两侧将关节固定。

**第 4 步提示**

- 有时螺钉可能无法良好固定，尤其对于骨质疏松患者，此时可以考虑重新打开关节后放置钢板固定。
- 我们不建议使用部分螺纹松质骨螺钉，因其不如全螺纹螺钉效果好。

**第 4 步器械 / 内植物**

- 使用全螺纹皮质骨螺钉或全螺纹无头空心加压螺钉（图 13.13 和 13.14）可完成固定。

## 第 3 步　第一跖趾关节复位

- 必须将第一跖列融合在正确的位置上，在脚底放置平板可以检查是否达到合适的背伸角度。
- 第一个跖趾关节需要复位至正确的内翻和外翻位置。踇趾应有足够的外翻而便于穿鞋，但不应挤压第二趾。
- 还应检查第一跖列的旋转程度。趾间关节的屈曲和背伸都应垂直于地面，踇趾趾甲应垂直向上。第一跖趾关节复位后，用克氏针从第一跖列内侧固定至第一跖骨头（图 13.12）。
- 最后再次检查足的矫形效果。

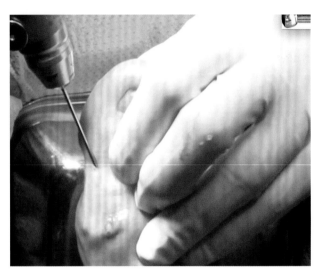

图 13.12

## 第 4 步　关节融合的固定

- 我们更推荐使用 3 枚螺钉进行关节镜融合。应该使用全螺纹螺钉来固定软骨下骨。

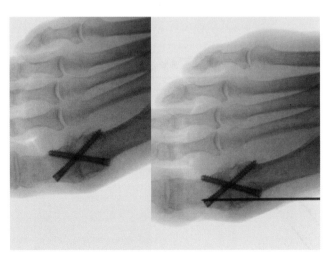

图 13.13

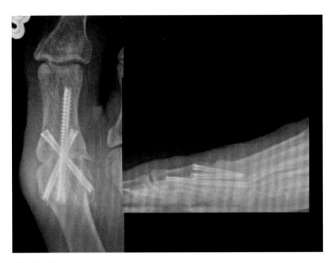

图 13.14

**第 4 步争议**

- 无头加压螺钉不但价格昂贵，且目前尚无法证明其在提供融合率上具有优势。

## 术后处理及预后

- 每个入路都需使用尼龙缝线缝合以防止窦道形成。
- 患者在手术后 1 周内禁止负重，以防止入路口窦道形成（图 13.15）。
- 手术 1 周后患者可以在忍受范围内负重行走。
- 术后最初 6 ~ 10 周应使用硬底鞋或行走靴，以确保融合效果。

**术后要点**

- 术后第 2 周起应鼓励患者早期活动。

**术后提示**

- 术后应对患者进行合适的宣教，以保证融合效果。
- 患者应避免吸烟，并应在恢复期摄入维生素 D。

**术后器械 / 内植物**

- 术后的前 2 周可能需要使用行走靴。

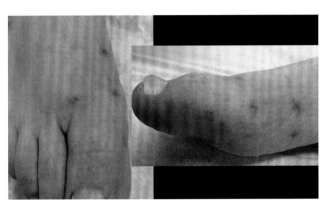

图 13.15

（Alastair Younger, Kenneth John Hunt　著
　喻　健　译　王　晨　审校）

## 参考文献

扫描书末二维码获取。

# 第14章

# 类风湿疾病的前足重建

## 适应证提示

- 手术前应根治感染或溃疡。
- 严重的皮肤问题可能会影响手术。
- 应在术前 2 周内停止干扰骨和伤口愈合的药物，尤其是甲氨蝶呤和肿瘤坏死因子拮抗剂。伤口愈合后，患者才可以重新开始服用以上药物。
- 术前应确保颈椎稳定（可能需要颈椎屈伸位 X 线片）。
- 通常围手术期需要补充泼尼松。
- 术前物理治疗评估非常有用，既可以评估患者术后行走的能力，也可以提供行走的辅助训练。

## 适应证争议

- 新型药物治疗可以改善自身免疫性疾病的预后。
- 只有前足广泛受累的患者需要使用本章讨论的前足重建术，其他患者可能会更受益于局部手术（如单纯第一跖趾融合、单跖趾关节滑膜切除术或跖骨截骨术以复位脱位的关节）。

## 适应证

- 类风湿关节炎引起的前足慢性疼痛和畸形
- 复发性溃疡
- 保守治疗无效，包括修改鞋型和使用矫形器

## 体格检查 / 影像学

- 所有患者术前均需要全面的病史收集和体格检查。
- 需要详细体检足踝部，包括皮肤状况、关节稳定性、肌腱功能、神经血管状态和步态。
- 需要评估胫后肌腱的功能。
- 应记录跖趾关节是否存在滑膜炎、半脱位或脱位表现。如存在脱位，应检查关节是否可被动回纳。
- 最常见的症状性前足畸形包括姆外翻、爪形趾、第二到第四跖趾关节脱位，以及跖骨头应力性疼痛（图 14.1）。
- 影像学检查应包括足部的前后位（图 14.2A）和侧位（图 14.2B）的 X 线片。足的斜位片有助于观察跖趾关节和中足关节的关节炎改变。站立位踝关节片可用于确保踝关节没有出现内侧松弛。
- MRI 有助于检查是否存在关节的早期受累。

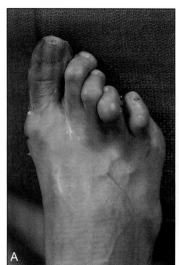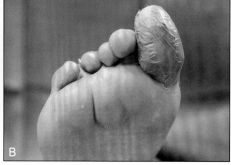

图 14.1

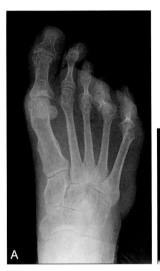 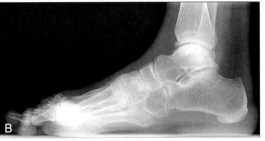

图 14.2

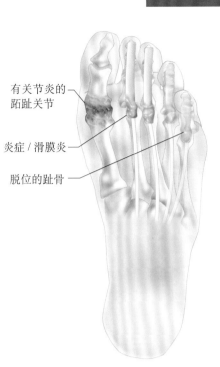

有关节炎的跖趾关节

炎症 / 滑膜炎

脱位的趾骨

图 14.3

## 手术解剖

- 第一跖趾关节炎改变。第二到第四跖骨头的侵蚀通常与跖趾关节脱位有关（图 14.3）

## 治疗选择

- 摇椅鞋型的厚底鞋
- Plastizote 矫形软垫
- 跖骨垫（Hapad）
- 硅胶趾帽（Silipos）可以用于治疗疼痛的畸形前足
- Budin 夹板（Alimed）可以被动矫正爪形趾
- 药物控制
- 物理疗法
- 疼痛关节内皮质类固醇注射

## 患者体位

- 患者取仰卧位。
- 垫高同侧臀部并把足放于手术台缘 5 cm 处，这样有利于手术操作。
- 使用带衬垫踝或大腿止血带。
- 大多数情况下，该手术可以在门诊进行，使用股神经、坐骨神经阻滞或腘窝阻滞来治疗术后疼痛。

## 入路 / 显露要点

- 尽量避免皮肤损伤。最好使用拉钩或小牵引器轻柔地牵拉皮肤。避免使用镊子夹持皮肤边缘，并尽量减少使用自动拉钩。

## 第 1 步争议

- 也可以使用背侧或跖侧的横向切口，但纵向切口可以较好显露且几乎不会损伤皮肤。

## 第 1 步要点

- 如果蹞趾有外翻表现，另一种手术方案是切断致畸的蹞短伸肌和 Z 形延长蹞长伸肌腱。
- 难复性跖趾关节可能难以显露大部分的跖骨远端。如果存在这种情况的话，跖骨截骨术必须在颈部近端进行。在跖骨远端截骨会非常困难且耗时。手术助手通过合适的足趾牵引有助于显露跖骨。
- 充分松解跖趾关节是十分重要的。应根据需要切除尽可能多的跖骨，在近节趾骨的基底部和跖骨残端之间留下 1 ~ 1.5 cm，一个手指宽的间隙。
- 第二跖骨截骨水平通常决定了其他跖骨截骨水平，并最终决定了第一跖趾关节的融合位置，因此我们需要首先处理第二跖趾关节。极少情况下我们应该先处理出现严重脱位和缩短的第三跖趾关节，也会因此影响其他跖骨的截骨水平。

## 入路 / 显露

- 采用 3 条纵向切口显露所有跖趾关节（图 14.4）。
- 第一个切口长 5 ~ 6 cm，位于蹞趾与第一跖骨背侧。
- 另外两个切口长 3 ~ 4 cm，分别位于第二和第四跖骨间隙。

## 手术步骤

### 第 1 步

- 使用 15 号刀片在第二跖骨间隙开纵向切口。使用手术放大镜会有帮助。
- 钝性分离找到伸肌腱。将趾长伸肌切断（图 14.5）。也可以对肌腱做 Z 形延长。
- 在跖趾关节找到近节趾骨的背侧，它通常会向背侧脱位或半脱位（图 14.6）。

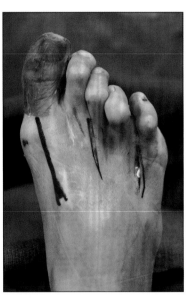 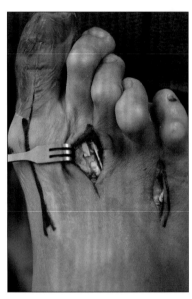

图 14.4　　　　　　图 14.5

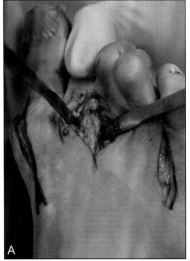 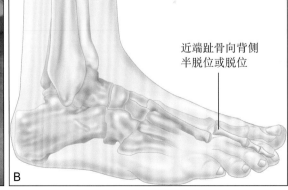

近端趾骨向背侧半脱位或脱位

图 14.6

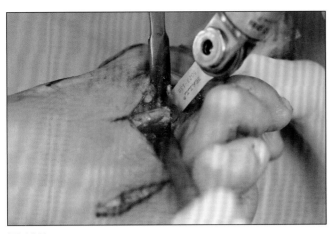

图 14.7

- 纵向切开关节囊并小心地显露跖骨头。注意保护神经血管束，尤其是当跖趾关节脱位时神经血管束可能会移位。
- 分离侧副韧带，游离并轻度抬高跖板。
- 使用微型矢状刀片斜行切断跖骨，通常在跖骨颈部从远端背侧切至近端跖侧。切线与跖骨长轴约呈 30°，以避免形成尖锐的跖骨边缘（图 14.7）
- 用巾钳抓住跖骨头远端，贴近骨面锐性分离跖骨头，避免损伤邻近结构（图 14.8）。
- 使用微型往复锉刀打磨骨的边缘（图 14.9）。如果患者患有类风湿关节炎，一定要小心使用该器械以免磨除过多骨质。

## 第 2 步

- 一旦第二跖趾关节充分减压后，从内向外依次行跖骨截骨。每次截骨都应更靠近近端，以形成光滑的弧线。每个跖骨的截骨都需要确保跖趾关节空隙合适。
- 第五跖骨颈部的截骨方向应略微倾斜，以避免足外侧缘出现任何骨性突起（图 14.10）。
- 在每个跖骨上依次使用微型往复锉刀打磨。

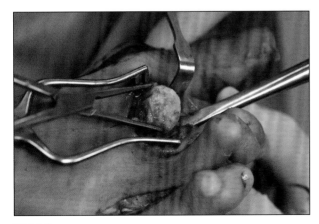

图 14.8

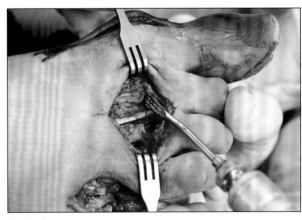

图 14.9

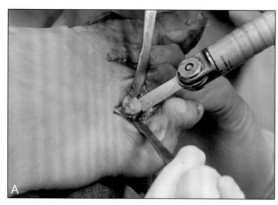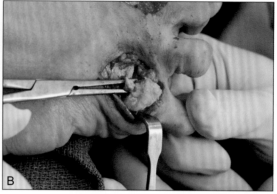

图 14.10

### 第 3 步

- 此时应该逐步纠正各足趾畸形。闭合截骨方便有效，并且一般该类患者常有骨质疏松，操作起来比较容易。轻轻握住近端趾间关节两侧，用力拉直即可。
- 对于骨量良好的年轻患者，可能需要开放手术。
  - 在这种情况下，于趾间关节近端数毫米处做一横向切口。
  - 横行切断伸肌腱。用 15 号刀片将侧副韧带切开，同时将足维持于过屈位以保护神经血管束。
  - 去除近节趾骨远端约 5 mm 以充分减压趾间关节。小咬骨钳可以轻松去除骨质，相比电锯更加安全（图 14.11）。
  - 当足趾背伸至中立位时，近节趾骨的截骨处不应与中节趾骨相摩擦。
- 从趾间关节逆向插入 1.5 mm 克氏针至足趾尖，从趾甲下方穿出。
  - 将克氏针从近节趾骨基底部穿入跖骨干（图 14.12），跖骨和趾骨应在长轴方向保持对线。
  - 将克氏针穿入至跖骨基底部，以获得足够的稳定性（图 14.13）。X 线透视可以指导操作。
  - 弯曲克氏针并给断端加帽。用 2 根 3-0 Vicryl 缝线缝合伸肌腱。切除多余的皮肤。
- 如果已经做了趾长伸肌的 Z 形延长，则可以置入克氏针后用普通可吸收缝线缝合肌腱。

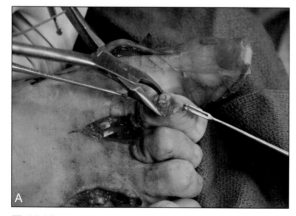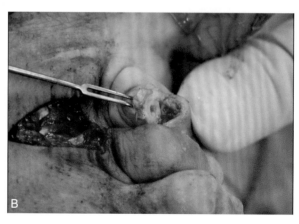

图 14.11

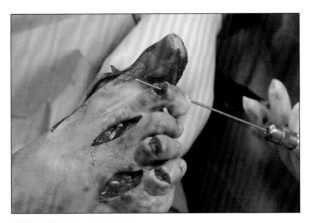

图 14.12

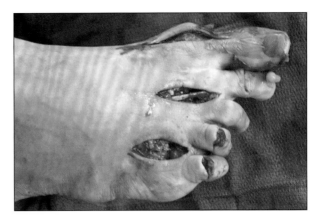

图 14.13

## 第 4 步

- 如果需要的话，融合第一跖趾关节（见第 12 章）。通常都需要进行融合术（图 14.14）。
  - 第一和第二跖骨截骨水平应该相同。
  - 理想情况下，术后第一和第二趾尖位置应相差 1 cm 以内。
- 严重骨质疏松患者也可以进行融合。如趾间关节受累伴有活动受限，也可以考虑近端趾骨基底部的关节成形术（改良 Keller 手术），但关节融合术往往预后更好。
- 松开止血带后彻底止血，然后逐层缝合伤口，大量敷料包扎并予以支具固定。

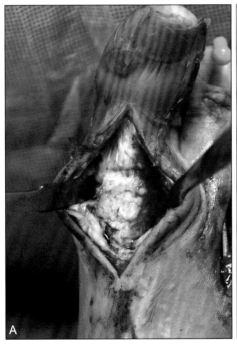
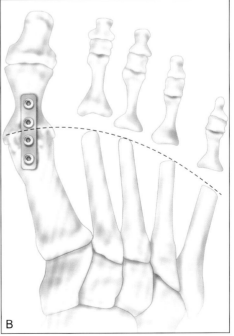

图 14.14

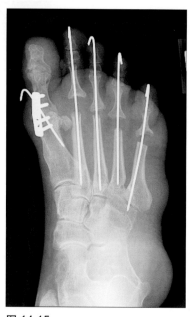

图 14.15

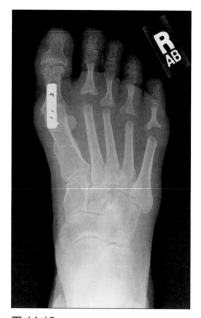

图 14.16

## 术后处理及预后

- 除非有住院治疗的指征，大多数手术都可以在门诊完成。
- 首次随访的时间是术后第 10～12 天。在此之前，术侧不允许承重。首次随访时需要拍摄 X 线片（图 14.15）。
- 一旦伤口愈合且缝线拆除，患者可以用足跟负重。第一跖趾关节融合固定效果不佳的患者，可能需要石膏固定。
- 术后 3 周时门诊拔除克氏针，随后使用 1/4 英寸的胶带再固定足趾 9 周。胶带从足趾腹侧缠至背侧以维持近端趾间关节和跖趾关节于中立位置。
- 术后 8 周或 X 线片显示姆趾融合成功（图 14.16），患者如果耐受的话可以开始穿普通的鞋，但术后肿胀可能持续 6 个月。
- 患者预后良好，手术可以消除前足疼痛并改善前足功能和穿鞋体验（图 14.17；右足已行手术）。

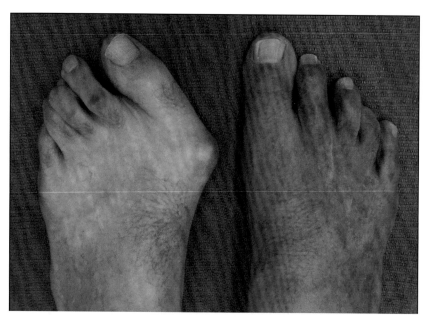

图 14.17

（Glenn B. Pfeffer 著 喻 健 译 王 晨 审校）

## 参考文献

扫描书末二维码获取。

# 第 15 章

# 第五跖骨截骨术矫正小趾囊炎畸形

## 适应证

- 前足宽伴第五跖骨（5MT）头疼痛和第五趾内翻
- 保守治疗无效（包括更换鞋型）
- 足负重正位（AP）X 线片显示第四、五跖骨间角（4/5 IMA）增大

## 体格检查 / 影像学

- 前足宽大
- 第五跖骨头疼痛和第五趾内翻
- 足负重正位 X 线片显示第四、五跖骨间角（4/5 IMA）增大（Ⅱ型或Ⅲ型小趾囊炎畸形）（图 15.1）

## 手术解剖

- 基本上是踇外翻畸形的镜像改变。
- 第四、五跖骨间角增大，第五跖骨头突出和第五趾内翻（图 15.3）。
- 第四和第五跖骨基底部之间有韧带附着。
- 第五跖骨基底部血供较差区域（图 15.4）。
  - 通常与 Jones 骨折有关。
  - 截骨应位于该区域的远端。
- 腓肠神经过第五跖骨背外侧区域。

- 第五跖骨远端截骨术通常仅用于第五跖骨头突出的患者而没有第四、五跖骨间角增大的患者（Ⅰ型畸形）
  - 第四、五跖骨间角轻微增加（图 15.2A）
  - 用远端 chevron 截骨术矫正效果更好（图 15.2B）

- 避免损伤腓肠神经。
- 切口太靠近足底会使螺钉置入困难。

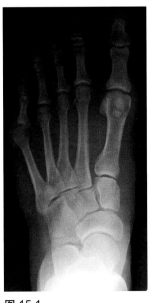

图 15.1

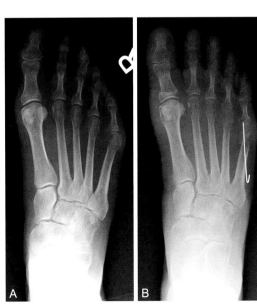

图 15.2

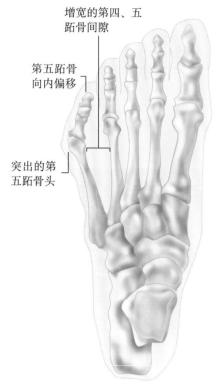

增宽的第四、五跖骨间隙

第五跖骨向内偏移

突出的第五跖骨头

图 15.3

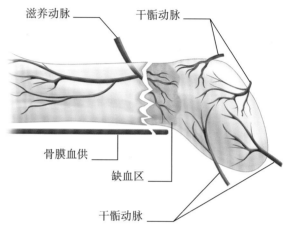

滋养动脉　　　干骺动脉

骨膜血供　　　缺血区

干骺动脉

图 15.4

**入路 / 显露要点**

- 较长的截骨可以提供较大的愈合面积，也可以使用 2 个螺钉固定。

**入路 / 显露提示**

- 为确保截骨充分，应从第五跖趾关节囊附着的近端开始截骨。
- 截骨太靠近第五跖趾关节可能会损伤外侧的关节囊，导致关节囊缝合困难。

## 体位

- 患者仰卧位，垫高同侧臀部，以最好地显露足外侧。

## 入路 / 显露

- 在第五跖骨的背外侧，从第 5 跖趾关节背外侧到第 5 跖骨中远 1/3 处行纵向切口（图 15.5A）。
- 如果腓肠神经位于手术区域内，应该向背内侧牵拉加以保护避免损伤（图 15.5B）。
- 在手术显露过程应找到并保护好第五跖趾关节囊（图 15.5B）。

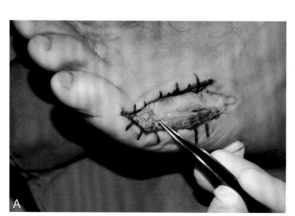

A

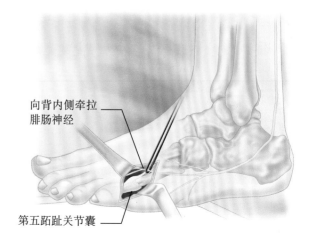

向背内侧牵拉腓肠神经

第五跖趾关节囊

B

图 15.5

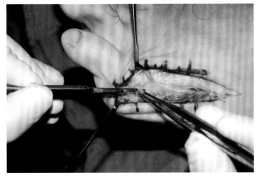

图 15.6

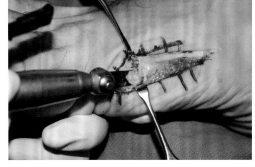

图 15.7

## 手术步骤

### 第 1 步

- 于第五跖趾关节囊外侧行 L 形切口（图 15.6）。腓肠神经一般靠近端，因此需要将其向背侧小心牵拉加以保护。经关节行内侧关节囊松解以矫正第五趾，类似于踇外翻矫形术的外侧松解。
- 切除外侧骨性突起以保证与第五跖骨干平行（图 15.7）。
- 在跖骨外侧用锯片做标记，以准备斜行截骨。
- 术中透视可用于确定近端截骨的范围，以避免损伤第五跖骨近端的分水岭区域，并避免损伤第五跖骨相对稳定的部分，这个部位与第四跖骨通过韧带紧密连接。

### 第 2 步

- 骨膜应该尽量保留完整，这有助于截骨后骨干愈合。
- 微型矢状锯应从骨干背侧近端 2/3 处穿过两层皮质（图 15.8）。不应完全截断跖骨，以便在整个手术过程中固定这两个骨块。
- 从背侧至跖侧置入 1 枚微型螺钉固定，螺钉一般位于近端。
  - 使用实心螺钉时，常规应用拉力技术。
  - 确认实心或空心（双螺距或部分螺纹）螺钉固定后，稍微松开螺钉，用锯片完成截骨（图 15.9）。
  - 截骨时锯片不要完全离开截骨区以保证截骨的连续性（图 15.10）。
- 在近端拉力螺钉的固定下，完成远端部分截骨。
- 使用巾钳小心固定近端骨块的远端部分，并在第五跖骨头处对远端骨块向内侧推移以校正第四、五跖骨间角。
  - 旋紧近端螺钉以完成截骨。
  - 调整巾钳以正确复位。
- 术中正位 X 线透视可以确认复位合适与否。如果发现复位不良，则稍微松开近端螺钉，重复复位后再拧紧螺钉。
- 复位满意后，在截骨的远端置入第二枚螺钉。笔者倾向把这枚螺钉从跖侧向背侧置入（图 15.11）。

**第 1 步要点**

- 尽量少做骨膜剥离。
- 为了保证截骨完整连续，截骨时仅使用锯片的远端一角。
- 如果计划通过纠正内收时同时抬高第五跖骨，则锯片可以同时向背侧成角。

**第 1 步提示**

- 这是骨干切骨术，锯片产生的热量应保持在最低水平（必要时可考虑使用冷盐水冲洗）。

**器械 / 内植物**

- 微型矢状锯
- 空心或实心螺钉
- 巾钳

**第 2 步提示**

- 如果处理小趾囊炎畸形时外侧关节囊存在相当大的张力，则很可能第四、五跖骨间角未得到矫正。

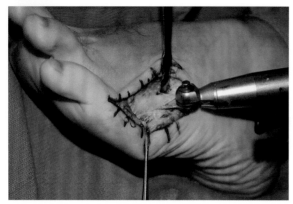

图 15.8

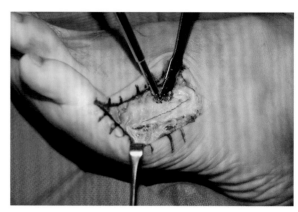

图 15.9

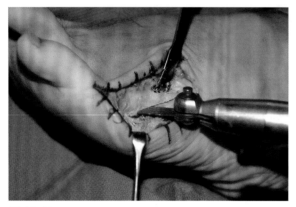

图 15.10

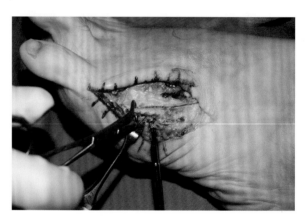

图 15.11

| 第 3 步提示 |
| --- |
| ● 因为这是骨干截骨术，偶尔会出现骨折愈合延迟，应予前足保护下负重，直至有影像学证明骨折已愈合。 |

### 第 3 步

● 使用微型矢状锯将外侧增生骨赘的远端（图 15.12A）和近端（图 15.12B）均匀地切除，以避免穿鞋后局部存在应力集中。

● 在无张力下将外侧关节囊重叠缝合（图 15.13）。可以在第四和第五足趾之间放置外科手术海绵，以减轻缝合时外侧关节囊上的张力。

● 将皮下组织和皮肤尽量无张力缝合（图 15.14）

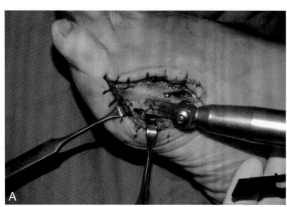

图 15.12

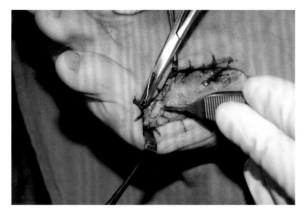

图 15.13

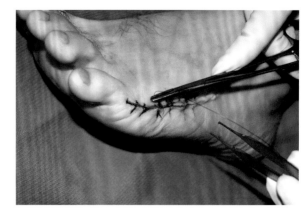

图 15.14

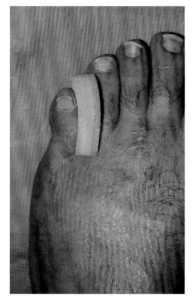

图 15.15

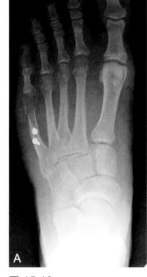

图 15.16

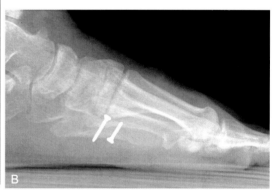

## 术后处理及预后

- 用与跛外翻手术"相反"的敷料包扎方法包裹第五趾，维持轻微外翻，并用支具固定足踝部。
- 如果固定效果好且伤口已愈合，可在术后 10 ~ 14 天时使用步行靴，并允许足跟负重。
- 足趾分隔器应放置在第四、五趾之间 6 ~ 8 周，类似于跛外翻手术（图 15.15）。
- 通常在第 5 ~ 6 周时拍摄前足负重位影像来评估截骨愈合程度，如果愈合延迟，则需要在支具保护下负重。
- 最后一次随访时的正位（图 15.16A）和侧位（图 15.16B）X 线片可以用来评估第四、五跖骨间角的矫正效果和截骨的愈合程度。

（Mark E. Easley　著　喻　健　译　王　晨　审校）

## 参考文献

扫描书末二维码获取。

# 第一跖趾关节跖板修复（草皮趾）

- 磁共振扫描结果阳性但无关节不稳定的情况。
- 单一关节面的骨软骨病变或双侧关节面均受累。

- 关节游离体。
- 运动员群体中合并有关节中度不稳定的撕脱损伤。

- 初始时使用 90°支具，同时抬高患肢，予以冰敷和按压。
- 保守治疗：使用绷带或超趾石膏（toe spica）维持姆趾跖屈位。
- 存在严重关节不稳定、骨折或保守治疗失败时选择手术治疗。

- 第一跖趾（MTP）关节的关节囊及韧带损伤是由于在运动、机动车事故或高处坠落过程中关节突然过伸引起的。
- 传统上，可通过保守治疗来处理过度拉伸和部分撕裂，而手术治疗则适用于完全撕裂或撕脱性骨折。然而，对于运动人群中伴有关节不稳定的治疗存在争议。

## 适应证

- 关节囊大范围撕裂，伴有关节不稳定、Lachman 试验阳性。
- 姆趾复合体（hallux complex）的近节趾骨下缘撕脱骨折或关节不稳定。

## 体格检查 / 影像学

- 应检查第一跖趾关节在过伸损伤后的淤斑和肿胀（图 16.1）。
- Lachman 试验阳性。
- 应评估关节活动范围。
- X 线片显示籽骨相对向近端移位以及在正位片（图 16.2）中籽骨向背侧的移位。
- 排除籽骨骨折、撕脱性骨折和骨软骨病变（图 16.3）。
- 关节的短 TI 反向回旋序列矢状面 MRI 可辅助验证临床表现和 X 线片表现（图 16.4）。

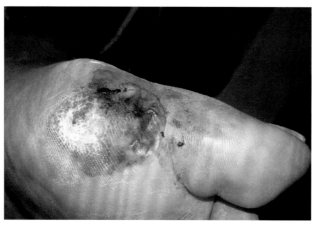

图 16.1

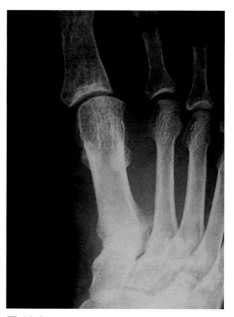

图 16.2

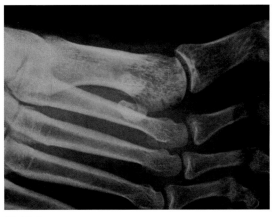

图 16.3

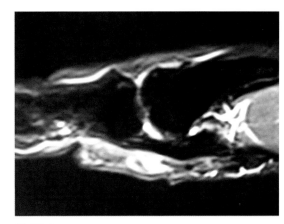

图 16.4

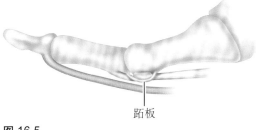

跖板

图 16.5

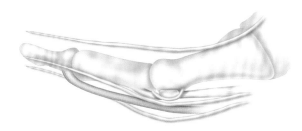

图 16.6

## 手术解剖

- 与籽骨相关的跖板结构：该复合体还包括外侧副韧带、跗短屈肌腱远端止点部分、跗收肌和跗展肌，以及籽骨间韧带。
- 跖板从跖骨颈向近节趾骨的跖侧方向延伸，限制跖趾关节的过伸运动（图 16.5）。
- 跖侧趾神经和血管有损伤风险（图 16.6）。

## 体位

- 建议患者采用仰卧位并在大腿下方垫高，这样便于患肢术中各个体位的摆放。
- 当主刀医生坐下手术时，可采用 Trendelenburg 位（头高脚低位）以方便手术区域的操作。

## 入路 / 显露

- 由于内侧神经血管束位于跖板内外侧缘之间，因此采用足底内侧延长切口（L 形入路）是同时显露跖板内侧及外侧的最佳入路。L 形切口的水平部分正好位于跗趾的近端足底褶皱处，而纵切口位于足底和内侧皮肤的交界处（图 16.7）。
- 当确认病变仅位于一侧时，可单纯使用足底内侧入路或足底外侧入路（图 16.8）。

### 体位要点

- 可以采用俯卧位，踝关节下方垫高。
- 当条件允许时可采用 Trendelenburg 位。

### 体位提示

- 在摆放手术体位之前，评估患者的髋关节和膝关节活动范围。
- 侧卧位将增加术者显露外侧籽骨并进行跖板修复的难度。

### 体位设备

- 可以应用止血带预防出血，但必须在关闭切口前松开。

### 体位争议

- 仰卧位与俯卧位的选择取决于外科医生在三维空间的手术操作能力。

### 入路 / 显露要点

- 标记近节趾骨和第一跖骨远端的皮肤。
- 仔细解剖内侧和外侧趾神经血管束（图16.9）。
- 通常跖板损伤发生在远端，因此从远端开始向近端进行解剖（图16.10）。
- 确保在跗趾中立位时跖板长度足够达到止点（图16.11）。

### 入路 / 显露提示

- 直接切开深层皮肤可能会损伤趾神经血管束。
- 采用该切口时，冠状面的切口应避免过于靠近近端，因其可能影响远端跖板的解剖。

### 入路 / 显露设备

- 需要使用皮肤牵开器和软组织牵开器提供适当大小的皮肤张力。
- 需要采用术中透视。

### 入路 / 显露争议

- 可以采用足底外侧和内侧入路，但必须注意不要损伤血管。
- 对于可能存在隐匿性病变和亚急性病变的情况，在行开放手术之前应行关节镜检查。

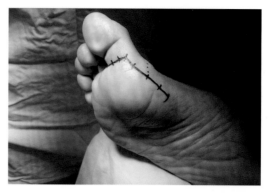

图 16.7

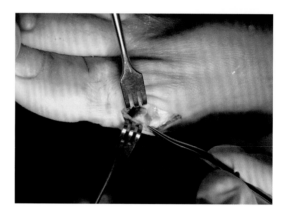

图 16.8

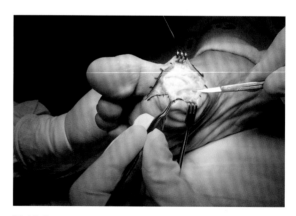

图 16.9

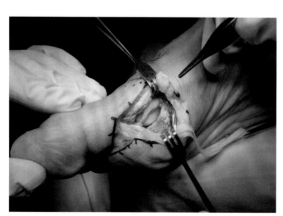

图 16.10

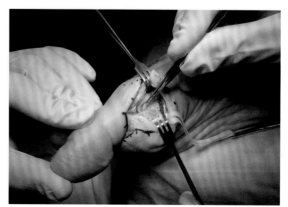

图 16.11

**手术步骤**

### 第 1 步　解剖跖板

- 切开皮下组织，此时将显露趾神经血管束，因此必须小心处理（图 16.12）。
- 在跖板的内侧和外侧从远端到近端区域进行解剖，显示损伤的结构（图 16.13）。
- 然后检查关节活动范围以确保没有游离体阻碍关节运动。
- 必须检查整个关节，以排除骨软骨病变、软骨病变以及籽骨骨折。

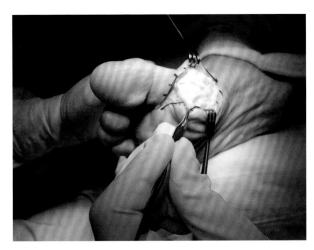

图 16.12

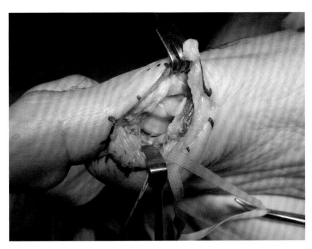

图 16.13

### 第 2 步　修复跖板

- 如果损伤位于跖板内，术者需尝试 Krackow 法或 8 字缝合。
- 如果损伤位于跖板远端，需要采用锚钉，或从背侧到跖侧做隧道钻孔。在止点处可用磨钻处理，直到近节趾骨的跖侧骨面少量渗血，这样反复促进跖板的愈合（图 16.14）。
- 必须反复检查缝合张力，以确保关节正常的活动度（图 16.15）。

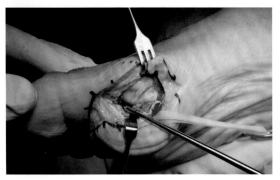

图 16.14

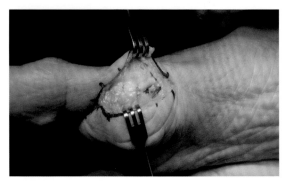

图 16.15

**第 3 步要点**

● 加压包扎有助于术后数日内水肿消退。

● 保持跖趾关节处于 10° 跖屈位，这可使跖板在适当的张力下愈合。

**第 3 步提示**

● 不采用间断缝合，因其可导致出血积聚，并可能引起剧烈疼痛。

**第 3 步器械 / 植入物**

● 可采用 90° 靴子或支具，这有助于防止肿胀。

**术后要点**

● 跖趾关节术后被动康复活动应不超过背伸 10° 位置，同时保持踝关节跖屈位。以降低腓肠肌和足底筋膜张力。

**术后提示**

● 术后 4 周内不能负重。

**术后争议**

● 术后保持绷带固定 8 周。

● 术后 12 周后开始主动活动。

## 第 3 步　关闭切口

● 松开止血带以确保没有大的出血点。

● 间断缝合伤口，避免伤口出血引起并发症。

● 采用神经阻滞麻醉，这可以减少患者对阿片类药物的需求。

● 术中 X 线透视可显示籽骨高度的恢复（图 16.16）。

● 可以通过比较术前术后的 X 线片评估手术效果。

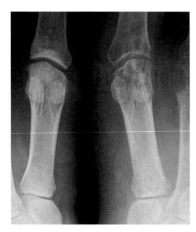

图 16.16

### 术后处理及预后

● 术后敷料必须每 7 ~ 10 天更换一次，必须使用绷带或定制支具，以确保术后 4 周内手术关节处于背伸位。

● 患者可在术后 4 周负重。

● 手术切口拆线后，患者即可开始主动锻炼关节运动度，但活动不应超过中立位。

（Juan Bernardo Gerstner, Andrew K. Sands　著

戴沐明　译　王　晨　审校）

### 参考文献

扫描书末二维码获取。

# 第 17 章

# 通过跖板修复治疗跖趾关节半脱位

## 适应证

- 第二跖趾关节不稳、足趾畸形和转移性跖痛
- 跖板损伤
- 第二跖趾关节半脱位

## 体格检查 / 影像学

- 应仔细进行临床观察和体格检查，并使用临床分期系统进行分级。该分级与术中发现密切相关（表 17.1）。
- 第二跖趾关节抽屉试验是对不稳定程度进行分级的最重要试验之一（图 17.1）：G0，稳定的关节；G1，轻度不稳定（半脱位＜50%）；G2，中度不稳定（半脱位＞50%）；G3，严重不稳定（可脱位）；G4，关节脱位。

| 表 17.1 | 临床分级系统 |
| --- | --- |
| 0 级 | 跖趾关节（MTP）对齐；关节疼痛而没有畸形<br>跖趾关节下方足底软组织疼痛、增厚或肿胀，足趾抓地力量减弱，抽屉试验阴性 |
| 1 级 | 轻度错位，web 间隙扩大，足趾内侧移位<br>跖趾关节疼痛和肿胀，足趾抓地无力，抽屉试验弱阳性（半脱位＜50%） |
| 2 级 | 中度错位；内侧、外侧、背侧或背内侧畸形；足趾过度跖屈<br>跖趾关节疼痛，肿胀减轻，足趾抓地无力，抽屉试验中度阳性（半脱位＞50%） |
| 3 级 | 严重错位，背侧或背内侧畸形，叠趾（crossover toe）或柔韧性锤状趾<br>跖趾关节和足趾疼痛，轻微肿胀，足趾抓地无力，抽屉试验强阳性（可有跖趾关节脱位）和柔韧性锤状趾 |
| 4 级 | 背内侧或背侧脱位，严重畸形，僵硬性锤状趾<br>跖趾关节和足趾疼痛，肿胀轻微或没有肿胀，足趾抓地无力，跖趾关节脱位，僵硬性锤状趾 |

- 第二跖趾关节不稳定是一个新概念，它解释了"叠趾（crossover toe）"这一旧概念所涵盖的内容。
- 足趾可由于跖板不同程度的撕裂呈现或轻或重的不稳定。

第二跖趾关节的抽屉试验

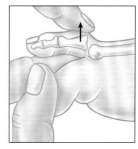

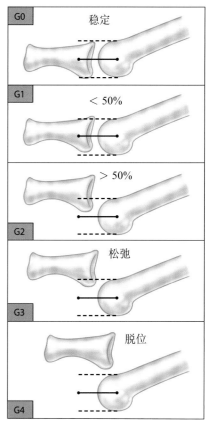

图 17.1

适应证争议

- 目前尚没有研究比较第二跖趾关节不稳治疗方法的效果。
- 单纯跖骨截骨术后很容易出现漂浮趾、持续性疼痛及足趾功能障碍。

治疗选择

- 每种类型的跖板撕裂都有特定的治疗方法。
- 解剖学分级系统是一种用于解决跖板功能障碍并与临床分期系统相匹配的方法。这种解剖学分级有助于制订手术计划并治疗第二跖趾关节不稳（图 17.7）。
- G0 代表跖板退变或变薄，占 23%。
- G1 代表跖板远端横向撕裂（邻近近节趾骨的止点），< 50%；内侧或外侧跖板撕裂，占 12%。
- G2 代表跖板远端横向撕裂（邻近近节趾骨的止点）完全或几乎完全撕裂，占 15%。
- G3 代表跖板横向和纵向联合广泛撕裂；可呈现"7"形、倒"7"形，或"T"形，占 33%。
- G4 代表伴有缺损孔的巨大撕裂（跖骨头在缺损处增生），由跖板横向和纵向联合撕裂产生的广泛撕裂，占 17%。

- 足趾抓地试验用于判断第二跖趾关节的肌肉平衡和功能（图 17.2）。
  - 患者站立，在患趾下方放置一条狭窄的纸条（1 cm 宽、8 cm 长），并要求患者跖屈该足趾。如果患者能够防止纸带从足趾下方拉出，则足趾抓地试验阳性；当患者能够以某种方式阻碍拉出纸带但不能有效地阻止纸张被拉出时，则足趾抓地试验弱阳性；当在纸带上施加很小的力即可以很容易地拉出纸条，则足趾抓地试验为阴性。
- 负重正位片、侧位片和斜位片有助于评估跖趾关节及排除病理性改变。
- 负重正位 X 线片可显示第二跖骨病理性增生，跖骨头排列位置，患趾和邻近足趾之间的关系以及是否存在跖趾关节半脱位（跖趾关节半脱位时近节趾骨与跖骨头部分重叠）（图 17.3A）。
- 负重侧位 X 线片可见足趾抬高，近节趾骨位于跖骨头背侧（图 17.3B）。
- 超声检查是诊断跖板撕裂的较好方法。但与其他超声诊断一样，其准确性和特异性取决于检查者的经验，这是其局限性所在。

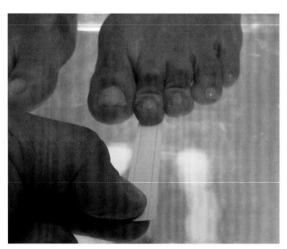

图 17.2

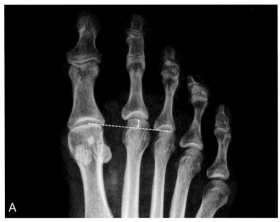
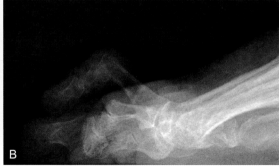

图 17.3

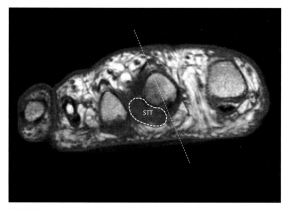
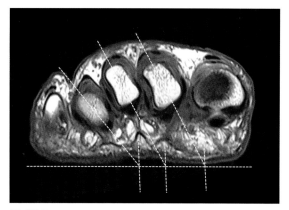

图 17.4　　　　　　　　　　　　　　　　　　　　　图 17.5

- MRI 可以呈现偏心性的关节囊周围软组织增厚（STT；图 17.4）、跖骨旋后（图 17.5）以及矢状位和冠状位影像中跖板（箭头）的破裂（图 17.6）。
- 第 2～5 跖骨旋后 > 36° 或第二跖骨突出 > 4 mm 可能与跖板撕裂相关。第 2～5 跖骨旋后 < 24° 是跖板撕裂的阴性预测因子，第二跖骨突出 > 4.5 mm 是跖板撕裂的阳性预测因子。

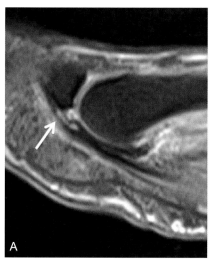
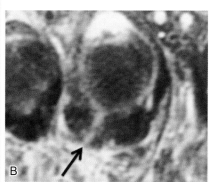

图 17.6

解剖分级系统

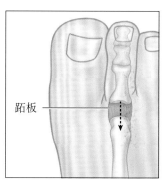
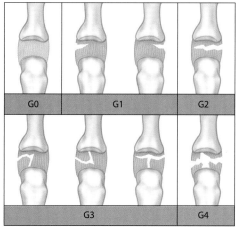

图 17.7

## 体位摆放

- 患者取仰卧位，在胫骨或大腿水平施加止血带，并在驱血后充气至 300 mmHg。
- 手术可在局部阻滞麻醉下进行。

## 手术解剖

- 图 17.8 显示了第 2 ~ 5 跖骨跖趾关节解剖的背内侧观。
- 图 17.9 为第二跖趾关节解剖结构的冠状位视图。

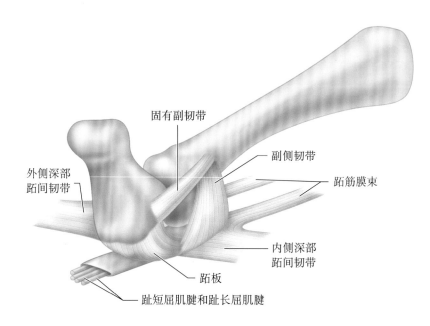

固有副韧带

副侧韧带

跖筋膜束

外侧深部
跖间韧带

内侧深部
跖间韧带

跖板

趾短屈肌腱和趾长屈肌腱

**图 17.8**

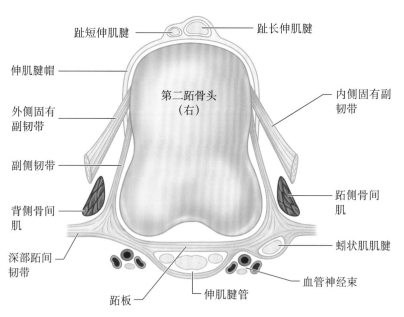

趾短伸肌腱

趾长伸肌腱

伸肌腱帽

第二跖骨头
（右）

内侧固有副韧带

外侧固有
副韧带

副侧韧带

跖侧骨间肌

背侧骨间肌

蚓状肌肌腱

深部跖间
韧带

血管神经束

跖板

伸肌腱管

**图 17.9**

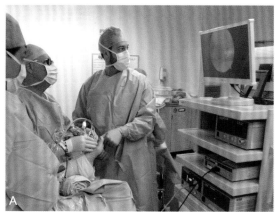

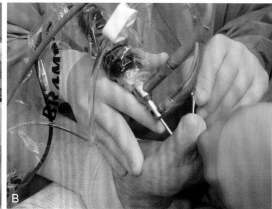

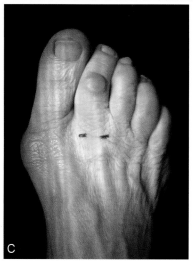

图 17.10

## 入路 / 显露

- 首先完成诊断性关节镜检查，取两个背侧切口（内侧和外侧）（图 17.10）。

- 如果跖板呈现较轻微的撕裂并且关节轻度不稳定（0 级和 1 级），建议采用跖板射频皱缩，同时行 Weil 跖骨截骨纠正跖骨头排列。

- 如果跖板广泛撕裂（2 级或 3 级），需要行切开修复以恢复跖趾关节的稳定性，以及行 Weil 跖骨截骨纠正跖骨头排列。

- 当不需要行关节镜检查时，可在跖趾关节背侧做正中纵向切口。

- 如果关节镜手术涉及多个跖趾关节时，则在接受手术的足趾背侧做一通过一侧关节镜切口的"S"形切口或通过所有关节镜切口的长"S"形切口（图 17.11）。

- 在趾长伸肌与趾短伸肌之间进行解剖，注意保护血管。

- 根据畸形和肌腱挛缩的程度对两条伸趾肌腱向内侧牵开或是行 Z 字形伸长。

- 取纵向背侧切口行跖趾关节囊切开，然后行近节趾骨的外侧副韧带部分松解。

- McGlamry 剥离器有助于显露跖板并松解炎症粘连，且不会损伤局部血管。

**手术入路 / 显露要点**

- 行关节镜手术时取足趾背侧横切口，以便在开放手术切口时能连接它们。

**入路 / 显露提示**

- 背侧纵向切口受到垂直于切口的皮肤张力，因此常在术后造成切口皮肤的挛缩。

- 在采用背侧入路行关节镜手术时必须注意保护背侧肌腱。

**入路 / 显露设备**

- 小镜头
- 水泵系统
- 小关节刨削
- 小关节射频
- McGlamry 剥离器

**入路 / 显露争议**

- 关于选择关节镜检查的术前评估没有达成共识。

- 关于第二跖趾关节的解剖入路的选择以及横向或纵向切口的选择尚无共识。

- 一些文献的作者倾向于采用跖侧解剖入路显露跖板。但究竟是选择跖侧还是背侧入路尚未达成共识。

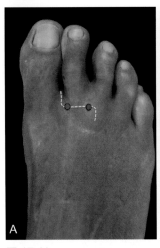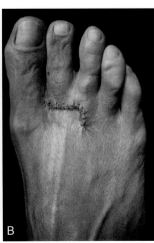

图 17.11

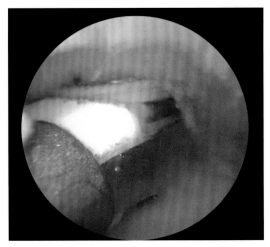

图 17.12

## 第 1 步要点

- 小镜头及细光源线。
- 具有 2.0 mm 全半径刀片的小关节刨削系统以及一套小型手术器械，探针、篮钳、抓钳和刮匙都有很重要的作用。
- 在此过程中应使用高频交流电射频探头（最高温度为 60℃）。

## 第 1 步提示

- 在采用第二跖趾节内侧入路时必须小心，因为腓深神经的足趾背侧分支非常靠近第二跖趾关节内侧缘，走行于第一跖趾间隙内。因此，应首先建立外侧通道。
- 在关节镜进入关节腔后，需行关节牵引，这对于避免跖骨头处的医源性损伤十分重要。

## 第 1 步器械 / 植入物

- Arthro-Care Short Bevel 25 °, 2.3 mm（Andover）
- 一枚可折断自攻螺钉（Integra）

## 第 1 步争议

- 超生理温度下的射频可以通过激发细胞反应促进伤口愈合。在 60℃ 时，组织发生凝固收缩；然而当温度超过 100℃ 时，组织会发生蒸发消融。

## 手术步骤

### 第 1 步　跖趾关节镜手术和跖板射频

- 取两个背侧切口（在跖趾关节关节腔上方的内侧和外侧切口），使用 2.7 mm 或 1.9 mm、30°关节镜（见图 17.10）行关节镜检，评估病变第二跖趾关节的情况。
- 取两个背侧关节镜切口（背内侧和背外侧切口），置入关节镜至第二跖趾关节腔内。这两个切口均位于跖趾关节关节线水平或稍远端，取两切口的位置在趾长伸肌腱内外侧等距处（4 ～ 5 mm）。
- 使用 18 号针头标记穿刺点，并将 2 ～ 3 ml 盐水溶液注入关节以确认关节镜位置正确。使用 11 号手术刀刀片切开皮肤，并使用蚊式钳进入关节，防止对神经血管结构造成损伤。
- 水泵系统用于保持适当的关节内盐水流动和关节扩张。我们设定第二跖趾关节镜的水压为 35 mmHg，流速为 100%。在手术期间可以调节压力和流速，以确保可以清楚地观察关节腔内的解剖结构。
- 对足趾施加轻微的牵引，以便对跖板中央和远端部分的探查，然后用探针触诊。
- 对病变关节行滑膜切除术，用射频（Arthro-Care Short Bevel 25° 2.3 mm; Andover, MA, USA）治疗 0 级和 1 级跖板病变。自动设定该装置温度为 60℃（图 17.12）。
- 在关节镜射频（radiofrequency shrinkage）清理跖板病变后，使用摆锯通过背侧入路行 Weil 截骨。
- 在行 Weil 截骨术后用一个小型可折断式自攻螺钉（旋转螺丝，Integra, Plainsboro, NJ, USA）在所需位置行内固定。

### 第 2 步　跖骨截骨术

- 使用摆锯行远端 Weil 跖骨截骨。
- 锯片方向平行于足底，从跖骨关节面顶部的近端 2 ～ 3 mm 处开始截骨（图 17.13）。

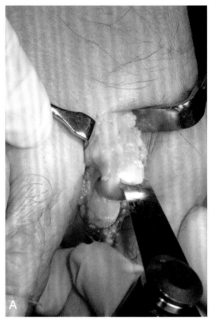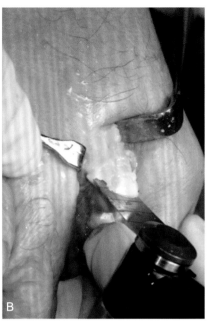

图 17.13

- 在跖骨头下方存在足底胼胝的情况下，截取一小块骨片以实现跖骨头的略微抬高。
- 当通过关节镜治疗跖板损伤时，行 Weil 截骨后用一个小的可折断式自攻螺钉进行固定。
- 如果需要进行开放跖板修复手术，则将远端跖骨头尽可能地向近侧推移 8 ~ 10 mm，并用小克氏针沿垂直方向暂时固定该位置。建议切除 2 mm 或 3 mm 的远端干骺端骨片，这样能够更好地直视跖板（图 17.14）。
- 对足趾的纵向牵引有助于撑开关节间隙，为手术的后续步骤创造空间。

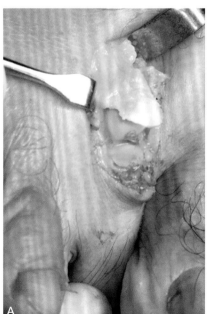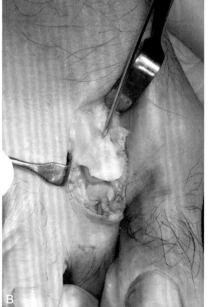

图 17.14

**第 2 步要点**

- 术者需要进行跖骨截骨术来调整跖骨头排列，并在需要进行开放修复时确保可以清楚地观察跖板。
- 术者必须尽可能地保持与地面平行进行截骨，避免跖骨头下移。
- 如果想抬高跖骨头以缓解负重过多的情况，可截取一块薄骨片。

**第 2 步提示**

- 在行截骨术时必须注意摆锯方向，因为不正确的方向会改变截骨目标。
- 注意跖骨缩短不要超过 3 mm。

**第 2 步器械 / 植入物**

- 小矢状锯
- 一枚可折断式自攻螺钉
- 克氏针

**第 2 步争议**

- 采用 Weil 截骨术无可争议。事实上，术者可以进行许多其他类型的截骨术，以避免跖骨头中心旋转及跖趾关节下沉。

## 第 3 步　跖板和趾骨的手术准备

- 在做背侧切口并行 Weil 截骨术后，探查跖板并确认病变的类型。
- 如果跖板和近节趾骨的下边缘仍然存在连接，则小心地进行分离，避免损伤趾长屈肌腱。
- 松解跖板远端的软组织粘连非常重要，这有助于增加缝合的空间。
- 处理近节趾骨的跖侧缘，用小咬骨钳或刮匙将其从残留的组织中分离出来。
- 如果发现跖板纵向撕裂（3 级"T"形或"7"形病变），可以通过不可吸收 3-0 缝线修复。缝合时可借助小持针器，小过线器（Mini Suture Lasso, Arthrex, Naples, FL, USA）或 VIPER 过线器（Arthrex, Naples, FL, USA）。

## 第 4 步　缝线穿过跖板

- 缝合跖板远端边缘有不同的有效方法。所有这些方法的主要目的是将缝线缝合在尽可能靠近跖板游离缘的组织中。
- 关节牵引器有助于更好地显露跖板。用克氏针固定在近节趾骨和跖骨头的上方，用以持续牵引。
- 缝合时可以使用机械过线器或微"猪尾"过线器（Mini Suture Lasso, Arthrex），这样可以安全且方便地进行跖板水平或纵向缝合。可供使用的机械过线器是 Arthrex 的 Mini Scorpion 或 VIPER 过线器（图 17.15）。
- 当没有机械或手动过线器时，可以使用另一种"讨巧"的手术技术。
- 根据这项技术，在将主缝合线缝合至跖板前缘之前，须用 1.0 mm 克氏针自制一个弯头器械，用于勾出跖板下方的缝合线（图 17.16）。
- 将弯头放置于跖板的前下方的外侧或内侧，操作时注意避免屈肌腱损伤。
- 直接手持过线器（Mini Suture Lasso, Arthrex）或用 18 号针头从背侧穿过跖板进入跖侧，进入弯头后穿过跖侧软组织，从足底皮肤穿出。
- 从背侧到跖侧将针或过线器引入软线套环之中。
- 将折叠的 2-0 不可吸收缝线（FiberWire; Arthrex, Naples, FL, USA）穿过线环并穿过跖板向上拉。
- 缝线的环套在 NINJA 器械的手柄上，而缝线尾部由助手牢固拉在患足的跖侧面。在助手释放缝线尾部的同时将 NINJA 器械拉出术野，这样就形成了一个线结。
- 用力拉动缝线将线结牢固地固定在跖板的远端边缘。
- 对跖板的另一半重复相同的序列操作。最后，将两根缝线稳定地穿过跖趾关节跖板的剩余健康组织（图 17.17）。
- 然后，使用 1.5 mm 克氏针或钻头在近节趾骨的基部内侧和外侧从趾骨的背侧骨皮质到跖侧缘做两个垂直骨隧道。
- 与前面步骤中使用相同的软性线环通过趾骨基部的骨隧道从背侧穿到跖侧，然后以此线环穿线并拉动缝线通过骨道穿至背侧面（图 17.18）。

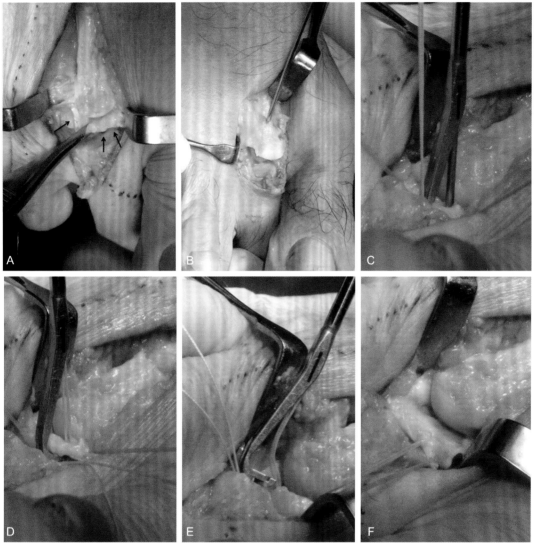

图 17.15

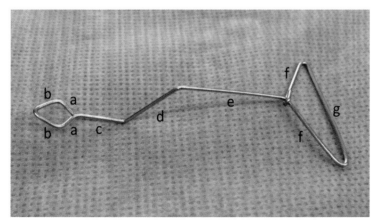

图 17.16

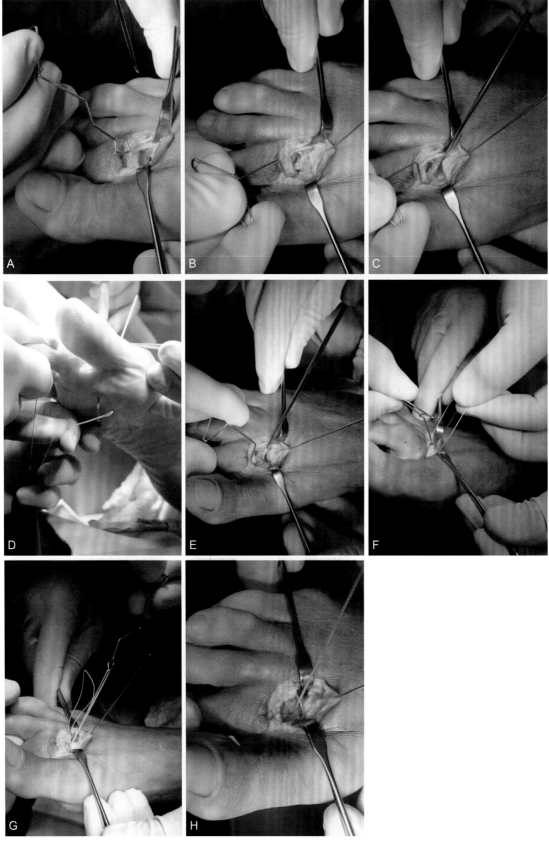

图 17.17

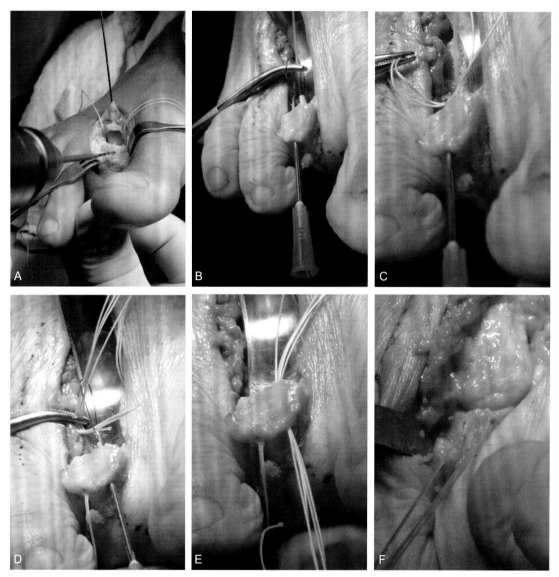

图 17.18

## 第 5 步　Weil 截骨并行内固定，将缝线固定在近节趾骨上，完成手术

- 行 Weil 截骨术后采用 1 枚可折断式自攻垂直螺钉在所需位置进行固定。
- 在术前计划时确定跖骨缩短的长度以恢复正常的跖骨排列。通常，仅需要将跖骨缩短 2 ～ 3 mm。
- Weil 截骨与内固定术完成后，将跖板缝线连接在近节趾骨的背侧骨桥上，将跖板连接在趾骨基底部，同时使足趾保持 20°的跖屈（图 17.19）。
- 必要时用侧方软组织修复外侧副韧带损伤和水平面上的畸形。
- 闭合关节囊，如需行趾长伸肌腱延长术，则按照适当的张力缝合趾长伸肌腱。
- 此时，松开止血带并对跖趾关节的背侧区域进行仔细的止血，这是十分重要的一步。
- 如常规手术一样关闭切口。

### 第 5 步要点

- 在截骨术后行内固定时要小心跖骨头的旋转和移位。必要时可使用 2 个螺钉。

### 第 5 步提示

- 重要的是，背侧小血管可能受到损伤而导致出血，形成血肿，从而影响该区域的皮肤愈合。这可能会导致皮肤和软组织坏死、手术切口的开裂或粘连。
- 在固定螺钉时，拧螺丝刀要轻柔操作，以避免骨折。

### 第 5 步器械 / 植入物

- 可折断式自攻垂直螺钉

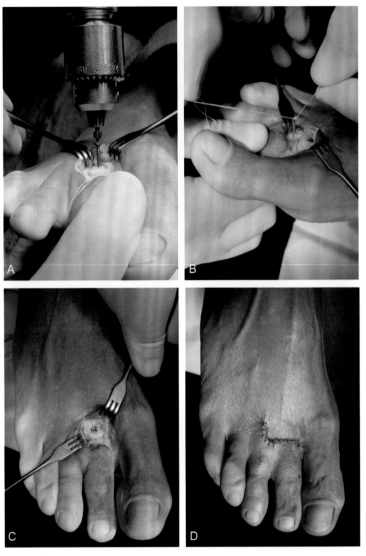

图 17.19

## 术后处理及预后

- 我们建议在术后支具鞋中将足趾保持 20° 跖屈 4 ~ 6 周（图 17.20）。
- 建议患者在术后第 2 周开始积极的康复锻炼，从而减少手术切口的瘢痕形成、增加屈肌腱强度以及保持关节活动度。
- 术后 6 周内避免足趾被动和主动背伸活动至关重要，以防止跖板缝合线的破坏。
- 在手术后 4 ~ 6 个月内应避免高强度的体育活动。恢复运动的过程需小心，应该逐步地进行，从而保护手术部位并防止再次受伤。
- 使用背侧入路进行直接跖板修复的前瞻性研究报告显示其在缓解疼痛方面具有优势。该研究平均随访时间 1.5 年，患者术后足趾力量提高，足趾排列得以改善。最近，有关跖板射频皱缩和 Weil 截骨术治疗轻度跖趾关节不稳定的报道显示其手术效果良好，且优于对严重关节不稳的手术治疗效果。这些结果表明，在早期即对跖趾关节不稳定进行手术治疗可能会获得更好的效果。

### 术后要点

- 我们建议患者术后短期内使用前足减压鞋，以便在行走时使足趾处于跖屈位。

### 术后提示

- 术后穿戴支具鞋行走时可激发足趾的主动背伸活动，而通过足趾绷带固定时主要激活屈肌群而非背伸肌群。

### 术后争议

- 长时间将足趾固定在跖屈位会导致足趾背伸功能的丧失。因此，应在固定期结束后开始积极的康复锻炼。
- 在术后 6 周内，必须避免跖趾关节背伸活动以及对跖骨头有影响的活动。
- 禁止穿着高跟鞋 4 ~ 6 个月。

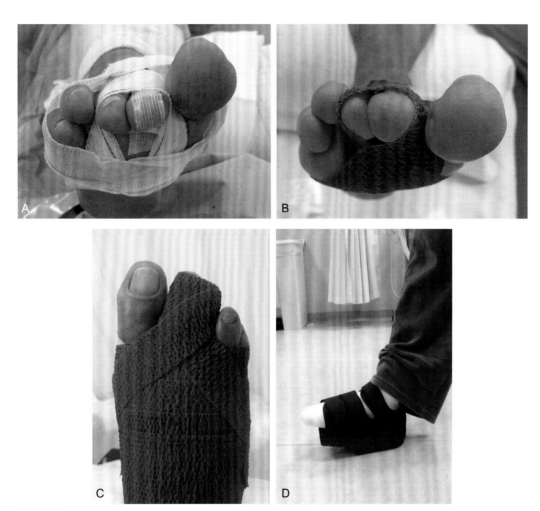

图 17.20

（Caio Nery, Daniel Baumfeld　著　戴沐明　译　王　晨　审校）

## 参考文献

扫描书末二维码获取。

# Morton 神经瘤的治疗

## 适应证

- 保守治疗无效的神经源性前足疼痛，是切除 Morton／趾间神经瘤的手术适应证。Morton 神经瘤：
  - 在女性中更为常见
  - 通常与穿着鞋的种类相关
  - 在第三趾蹼中最常见
  - 在第二趾蹼中不太常见

## 病史 / 体格检查 / 影像学

### 病史

- 与穿鞋相关的疼痛
- 不穿鞋或足部按摩时，疼痛可得到缓解
- 剧烈的神经痛
- 足趾刺痛或麻木
- 负重时偶尔感觉弹响

### 体格检查

- 通常不会有明显肿胀。
- 在第二或第三趾蹼中，跖骨头之间有按压痛，并随着前足侧向受压而疼痛加剧。
- 常出现足趾跖侧神经支配区域的感觉改变。
- Mulder 征阳性（即触及跖骨头之间的圆形神经瘤）。

### 影像学

- 通常结合临床诊断
- 超声
- 磁共振成像（图 18.1）

## 治疗方案

- 穿着宽头的平底鞋
- 使用矫形器与跖骨支撑垫
- 类固醇类药物注射
- 手术

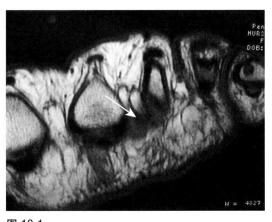

图 18.1

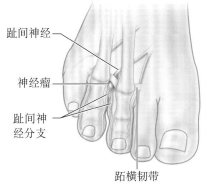

趾间神经

神经瘤

趾间神经分支

跖横韧带

图 18.2

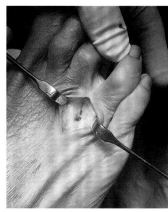

图 18.3

## 手术解剖

- 注意趾间神经，跖横韧带的位置，以及趾间神经分支的分叉处。
- 神经瘤位于足跖侧、跖横韧带的下方（图 18.2）。

## 体位摆放

- 患者应根据需要取仰卧位并垫高臀部，从而使足部处于中立位。

## 入路／显露

- 可以使用背侧或跖侧入路。
- 首选背侧入路，因为该入路切口愈合更快，负重时疼痛更少，并且发生足底痛性瘢痕的风险更小。以跖横韧带为中心做此切口。

## 手术步骤

### 第 1 步

- 应用止血带以便术中清晰观察
- 对应的趾蹼中做 3 cm 背侧切口（图 18.3）。
- 凝闭足背静脉以减少术后出血。
- 通过钝性分离脂肪层保护趾背侧神经并显露远端神经瘤和跖横韧带。
- 在跖骨头／颈部之间插入板状撑开器并进行撑开。
- 纵向分离跖横韧带，进一步撑开，以便更好地观察（图 18.4）。
- 从趾蹼的跖侧施压将神经瘤向背侧推移，从而出现在术野中（图 18.5）。
- 用镊子夹住神经，助手用手指从跖侧施压从而使神经瘤进一步移向背侧。
- 在跖总神经分支处仔细解剖。
- 牢固夹住神经瘤并向远端牵拉，根据切口尽可能在靠近近端的位置解剖神经，这样使得残端位于跖骨头附近（图 18.6）。
- 锐性分离近端神经干并切除神经瘤。
- 切除神经瘤后清理趾蹼（图 18.7）。

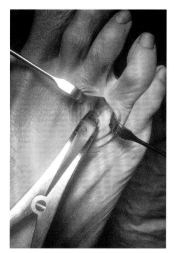

图 18.4

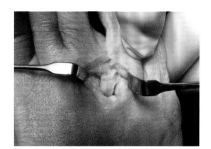

图 18.5

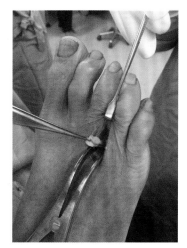

图 18.6

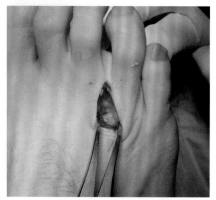

图 18.7

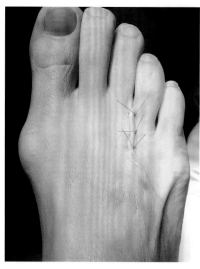

图 18.8

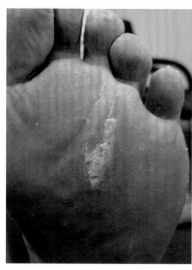

图 18.9

### 争议

- 已经有学者提出单纯松解跖横韧带的方法，但尚缺乏有力的证据。
- 乙醇注射法不可靠，可能会对邻近的软组织结构造成损伤。

### 术后要点

- 我们更倾向于选择背侧入路，这样愈合更快，有利于更早恢复负重以及更少地形成瘢痕。
- 用板状撑开器或牵引装置对趾蹼的牵开是必不可少的。
- 手术时只去除神经和周围组织，避免去除足底脂肪和蚓状肌。
- 对于双（第二和第三趾蹼）神经瘤，仅处理症状较重侧病变。之后按顺序处理症状较轻的病变，而不是同时处理所有病变。
- 分离神经使得近端残端缩回到肌腹水平，这将有助于防止神经残端疼痛。

### 术后提示

- 采用足底切口的手术方式形成痛性瘢痕的风险较大。
- 图 18.9 显示了针对第三趾蹼神经瘤采用跖侧入路切除后发生的痛性足底瘢痕。
- 双趾蹼神经瘤切除时发生血管损伤和继发第三足趾坏死的风险较小。
- 切除足底脂肪垫可能导致跖骨负重过大。

## 第 2 步

- 松开止血带并确保止血。
- 将可吸收缝线缝至相邻跖趾关节的关节囊内。
- 在缝线打结时，让助手轻柔地按压足部。这可"复位"跖横韧带并关闭跖骨间死腔。
- 根据手术医生的偏好缝合皮下组织和皮肤。图 18.8 展示了间断缝合皮肤的方法。

## 术后护理

- 应用衬垫敷料包扎。
- 根据患者承受能力进行术后的保护性负重。
- 在术后第 4 天减少敷料并应用轻质敷料，更换前足减压鞋。
- 术后 10 ~ 14 天后拆除缝线。
- 患者拆线后，在可承受范围内增加活动。
- 瘢痕按摩。

## 预后

- 根据报道显示，预期结果通常良好。
- 患者病变的趾蹼（每个足趾的一半）可能会出现永久性麻木，但此类情况很少发生。
- 一小部分患者可能出现神经残端引起的神经痛，从而恢复较慢。

（Leslie Grujic, Christina Kabbash  著
戴沐明 译  王 晨 审）

## 参考文献

扫描书末二维码获取。

# 第19章
# 足底入路切除复发趾间神经瘤

## 适应证

- 趾间 Morton 神经瘤切除后疼痛持续性存在或复发
- 排除其他原因引起的前足疼痛
- 局部注射封闭以后疼痛能暂时缓解

## 体格检查 / 影像学

- 患者主要症状是前足底局部疼痛，沿着神经分支分布，一般位于第三和第四跖骨头部位。
- 神经瘤一般单侧发病，如果疼痛分布在多个跖间或双侧足，应该怀疑疼痛可能由其他原因引起。
- 趾间神经瘤患者，叩击神经可以引发疼痛症状，并出现该神经分布区域的放电样麻痛感，但并不是所有患者都会出现此体征。另外，最常见的体征是神经末梢的深压痛，但是压痛不具有特异性，也有可能由其他原因引起。
- 评估初次手术切口的长度，是否向近段延伸到足弓非负重区，处理神经残端。
- 排除邻近跖趾关节的半脱位或滑膜炎（特别是第二跖趾关节）、Freiberg 病、跖骨应力性骨折、跖骨痛、关节炎或关节退行性疾病、踝管综合征和复杂性区域疼痛综合征。有时可能会出现相邻跖趾关节附近的神经瘤，但极少见。
- 在疼痛最剧烈部位，沿着神经末梢注射 0.5ml 利多卡因应能使症状完全缓解至少 1 小时，如果封闭不能缓解症状，翻修手术也很有可能无效。
- 足的负重正侧位片、斜位片及磁共振检查有助于排除其他诊断，超声检查也有助于诊断。

## 手术解剖

- 在跖骨头近段可以发现神经残端（图 19.1）。

## 体位

- 患者俯卧位。
- 大腿根部或踝关节处上止血带。

适应证提示

- 趾间神经瘤切除术后，约 10% 的患者会出现持续性前足疼痛不适。
- 需要注意的是要明确前足疼痛的病因：神经瘤没完全切除？神经瘤复发？其他漏诊的疾病？

治疗选择

- 封闭
- 前足减压垫
- 前足宽松的摇椅鞋
- 脱敏疗法
- 止痛膏
- 加巴喷丁等药物

体位要点 / 争议

- 如果患者不能忍受俯卧位，可以采用轻微头高脚低的仰卧位进行手术。但是采用此种体位存在争议。

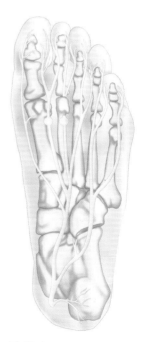

图 19.1

## 入路 / 显露

- 在跖骨头之间，从跖骨头近段离疼痛最剧烈部位 1 cm 处纵向切开（图 19.2）
- 将切口向近端延伸到神经分支的部位。注：足底横向切口或背侧切口无法实现这种良好的显露。

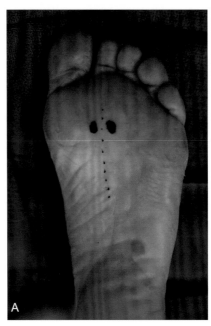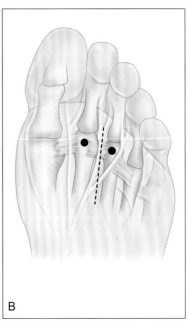

图 19.2

## 手术步骤

### 第 1 步

- 用 15 号刀片将跖筋膜纵行切开，长度跟皮肤切口一致（图 19.3）。
- 探查找到不受初次手术瘢痕影响的趾总神经，并用橡皮带做标记（图 19.4）。

### 第 2 步

- 确定远端的神经瘤：通常神经远端和跖横韧带或跖板粘连在一起（图 19.5），残余神经瘤可能在其近段。
- 无论何种情况，轻轻牵拉趾总神经，分离至切口近段、足的非负重区进行神经切断（图 19.6），让神经缩回正常组织。
- 有些情况下，趾总神经的分支可以分离至更加靠近近段，这种情况下，神经可以缩回到足的非负重区，同时能保护相邻区域的神经支配（图 19.7）。
- 注意，术中一定要确保手术切口延伸至足弓非负重区（图 19.8）。
- 如果患者为扁平足，即使神经残端回缩至足弓区仍有可能受压，所以术中使用 6-0 不可吸收的神经缝合线将神经残端缝合到足深部肌肉埋藏。
- 手术完成时确保足和踝关节的活动范围内神经残端不受张力。

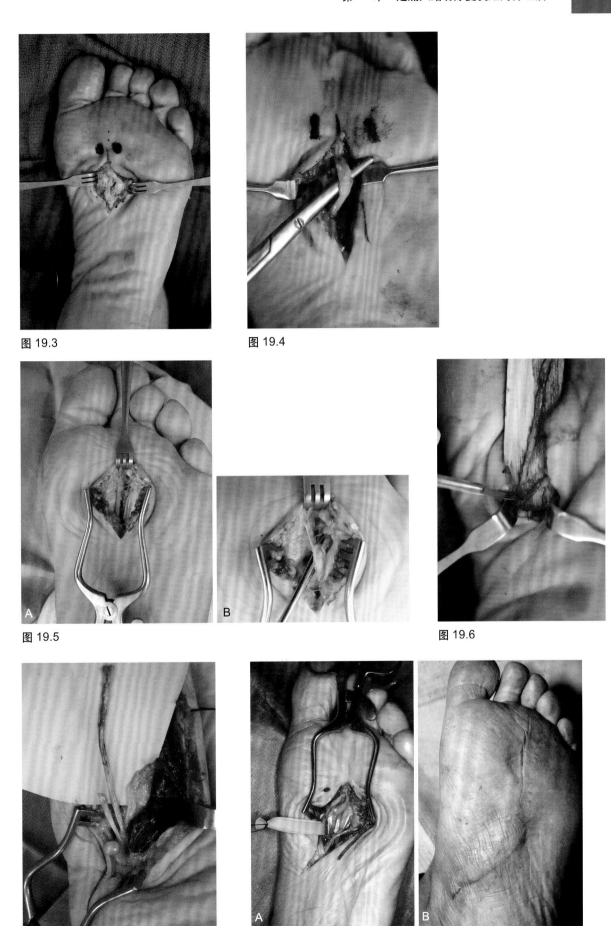

图 19.3

图 19.4

图 19.5

图 19.6

图 19.7

图 19.8

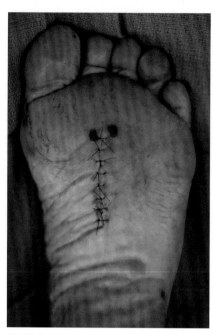

图 19.9

## 第 3 步

- 松止血带，彻底止血，用不可吸收线缝合伤口（图 19.9）；不宜使用皮下缝合。
- 用较厚的无菌敷料加压包扎，石膏短腿托进行保护。

## 术后处理及预后

- 患者术后伤口愈合之前应避免患肢负重。
- 术后 2 ~ 3 周拆线，拆线后应继续使用免缝胶带 2 周，以防止切口裂开。
- 患肢制动有利于伤口愈合，拆线后继续石膏靴固定，直到术后 4 周，其间适当负重康复锻炼。
- 术后大部分患者可以获得明显改善，约 25% 的患者可能持续存在不适感。

（Glenn B. Pfeffer　著

麦麦提热夏提·合力力　译　王　晨　审校）

## 参考文献

扫描书末二维码获取。

# 第 20 章

# 跖骨延长

## 适应证

- 跖骨短小畸形（图 20.1）
- 继发相邻跖骨头的过度负重或跖骨头疼痛
- 第一跖骨短缩合并拇外翻畸形（拇外翻需要手术治疗）

## 体格检查 / 影像学

- 在站立状态下，观察是否有短趾畸形，通过影像学检查判断跖骨长短情况。
  - 拍片检查判断第四跖骨是否过短。
  - 拟行拇外翻矫正术患者第一跖骨是否有短跖畸形（图 20.2）。
- 相邻的跖骨头可能因过度负重而出现疼痛及胼胝等。

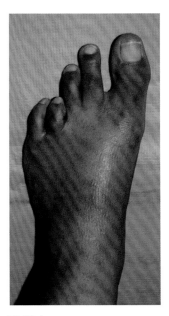

图 20.1

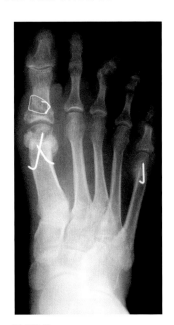

图 20.2

## 手术解剖

- 确定短跖跖骨头的高度。
- 影像学测量确定跖骨短缩量（即所需的延长量）。
- 术前评估术后可能出现的手术瘢痕情况。
- 术前明确第一跖趾（MTP）关节、第一跖跗（TMT）关节的位置并作标记（图 20.3B、C）。根据第一跖骨纵轴调整外固定架位置（图 20.3A）。

### 适应证提示

- 该术式禁用于伴有第一跖骨背屈畸形患者，除非同时进行第一跖骨压低术。
- 该术式禁用于减压垫等对症治疗法可有效缓解症状的患者，以及既往已行跖骨延长术的患者。

### 争议

- 手术方式，我们建议选择短跖延长术，不建议行短跖相邻跖骨缩短术（损伤正常的跖骨）。

### 治疗选择

- 所有出现过度负重的跖骨进行缩短术
- 自体骨或异体骨植骨，行短跖一期延长术

### 解剖要点

- 皮肤切开后用血管钳分离皮下组织，显露骨膜。

### 解剖提示

- 钢针置入部位皮肤不可有张力，所以要确定钢针的准确置入位置后再行切皮。

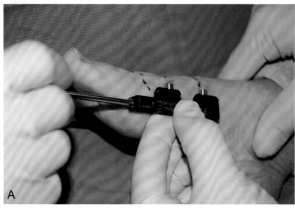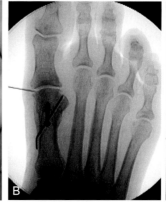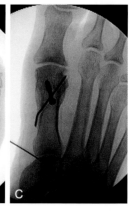

图 20.3

- 手术风险相关的组织结构主要包括：
  - 第一跖骨：踇趾背内侧皮神经和踇长伸肌腱（图 20.4A）。
  - 第四跖骨：腓浅神经的外侧分支和趾长伸肌腱（图 20.4B）。
- 若存在跖趾（MTP）关节畸形（爪形趾或内外翻畸形），单独跖骨延长术不能矫正 MTP 关节畸形，同时需要行矫正术。

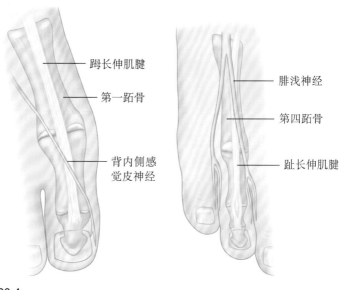

踇长伸肌腱

第一跖骨

背内侧感
觉皮神经

腓浅神经

第四跖骨

趾长伸肌腱

图 20.4

---

**手术入路 / 显露要点**

- 置入第一根钢针的同时确定好外固定支架的最佳位置及第二根钢针的置入位置。
- 外固定支架的轴线必须和术前设计好的跖骨延长方向一致。
- 第一根钢针应位于第一跖骨内侧稍偏低的位置，这样可以避免延长过程中第一跖骨出现背屈。

## 体位

- 患者仰卧位。
- 足放置在靠近手术台末端边缘，便于术中透视。
- 若要行第四跖骨延长：在同侧髋部下方垫高。
- 若要行第一跖骨延长：整体放平，同侧髋部不需要垫高。

## 手术入路 / 显露

- 在透视引导下放入 4 根螺纹钢针。
- 跖骨截骨术：在靠近截骨部位的两根刚针之间做皮肤切口。
- 跖骨截骨术：纵向切口，与跖骨的中心线一致，尽量避开钢针。

## 手术步骤

### 第 1 步　经皮置入第一枚钢针（远端）

- 跖骨延长选用的外固定支架通常为小规格单轨道延长器。
- 4 枚螺纹钢针的位置：需要放置在需要延长的跖骨干上同一平面，置入钢针时需要避开相邻关节。
- 置入钢针必须垂直于骨干，并且要穿过跖骨的双皮质。
- 远端和近端的钢针之间要留足够的空间进行截骨。
- 第一个置入的钢针决定外固定支架的轴线，所以我们建议将外固定支架维持在最理想位置，再置入第一枚钢针（图 20.5A）。
- 通常首先置入最远端的钢针，置入时需注意，不影响跖趾关节的情况下尽量靠近远端放入。第一枚钢针置入完成后，继续在透视引导下，进行剩余钢针置入，注意避开相邻的关节（图 20.5B、C）。
- 第一跖骨延长
  - 在预先确定好的部位置入第一枚钢针（图 20.6A）。
  - 用匹配的电钻拧入第一枚钢针（图 20.6B）。
  - 术中透视足的正侧位，再次确定钢针的位置（图 20.6C、D）。
- 第四跖骨延长
  - 透视定位确定第一枚钢针置入的位置（图 20.7B）；
  - 置入第一枚钢针（图 20.7A）。
- 将外固定支架调整到能双向调整的位置，注意术中不可以固定到最长位置。

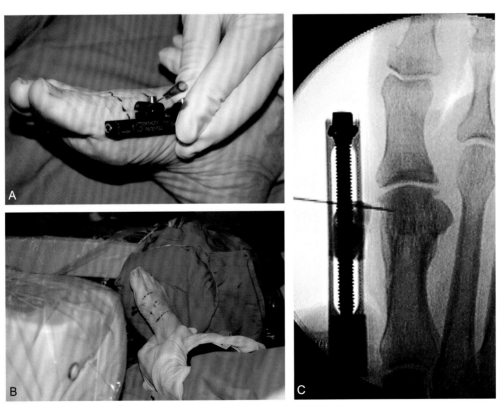

图 20.5

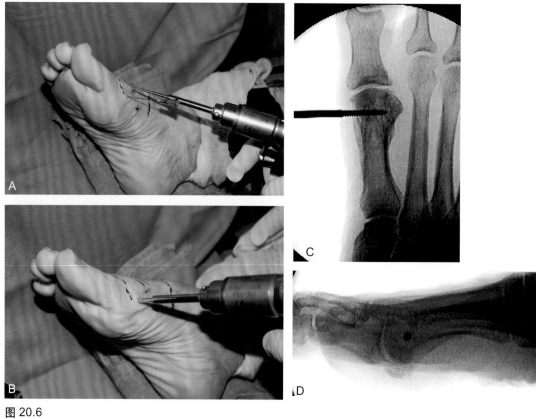

图 20.6

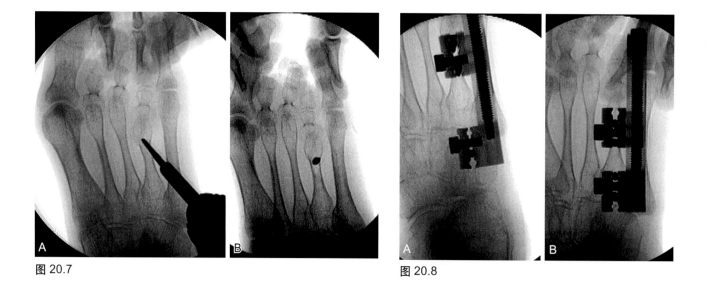

图 20.7

图 20.8

## 第 2 步　置入剩余 3 枚钢针

- 在透视引导下，置入剩余 3 枚钢针。
- 将外固定支架一端固定在第一枚钢针上，然后维持外固定支架处于较理想的位置，置入最近端一枚钢针。
  - 理想情况下，最近端的一枚钢针的位置靠近距跗关节。

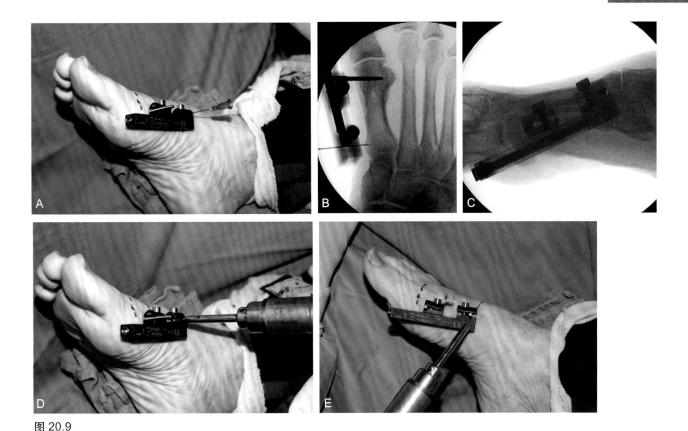

图 20.9

- 在拧紧最近端钢针之前，必须透视确认其位置，同时要保证中间 2 枚钢针置入时能穿透跖骨干双层皮质骨，并且中间要留足够空间进行跖骨截骨术。图 20.8A 演示第四跖骨延长术，在透视引导下，将外固定支架固定到第一枚钢针，并以外固定支架为引导置入剩余钢针的过程。
- 置入近端钢针完成后，以外固定支架为引导置入中间 2 枚钢针；第四跖骨延长术，4 枚钢针置入完成后的术中摄片如图 20.8B。
- 用 4 枚钢针将外固定支架固定牢，注意外固定支架的力线与跖骨干轴线对齐，同时不要夹压皮肤。
- 第一跖骨延长术：置入近端钢针
  - 确定近端钢针合适的置入部位（图 20.9A）。
  - 经术中透视检查确认近端钢针的准确位置（图 20.9B、C）。
  - 于跖骨干的近端置入第二枚钢针（图 20.9D）。
  - 图 20.9E 所示安装好的外固定支架（注意外固定支架相对第一跖骨干略微压低）。
  - 然后依次置入中间两枚钢针，如图 20.10A、B 所示。第一跖骨 4 枚钢针置入完成后的术中透视片见图 20.10C。
  - 另外，外固定支架远端可以放入一枚额外的"浮动钢针"，可以更好地固定外固定架，注意避免远端 2 枚钢针发生折弯（图 20.10D）。

**第 2 步要点**

- 如果有必要，可以选择将近端的钢针斜行置入，这样可以避免距跗关节受损，也不会影响其他钢针（图 20.11）。

**第 2 步提示**

- 如果近端钢针置入的位置不够理想，中间 2 枚钢针可能无法双皮质固定。
- 如果这三枚钢针和第一枚钢针不在一条直线上，将导致外固定支架无法安装。如果采用的是锥形钢针，那钢针一定要拧到准确位置，避免扭转，否则会失效。

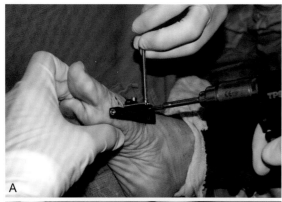

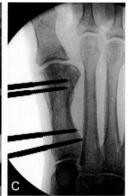

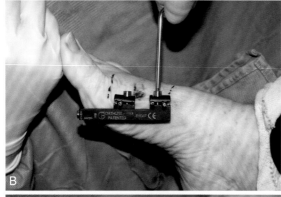

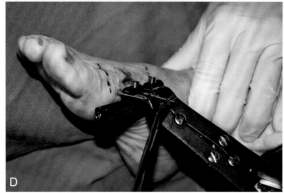

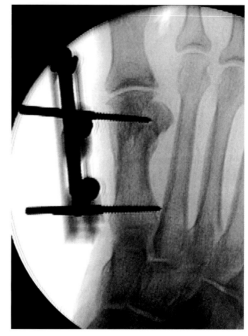

图 20.10

图 20.11

**第 3 步要点**

- 外固定支架预设时要注意确保截骨后可以轻微短缩加压（因为术中还得考虑摆锯的厚度）。

**第 3 步提示**

- 取出外固定支架进行截骨的话，重新上外固定支架难以保证截骨面的解剖复位。

## 第 3 步　跖骨截骨

- 虽然取出外固定支架截骨操作方便，但是截骨完成后重新上外固定支架过程中难以保证力线对齐，所以最好在外固定支架固定情况下进行跖骨截骨。
- 第一跖骨截骨术手术要点如下：
  - 确定骨皮质截骨的正确位置（图 20.12A）。
  - 术中拍摄足的正侧位片，确认合适的截骨部位（图 20.12B、C）。
  - 用持续冷却的微型摆锯横行切开骨皮质（图 20.12D）。也可应用 Gigli 锯。
  - 术中注意尽量避免过多的骨膜剥离（图 20.12E）。
  - 注意截骨面至相邻的两枚钢针的距离至少 2 ～ 3 mm。
  - 截骨完成后用骨凿适当分离截骨面（图 20.12F）。

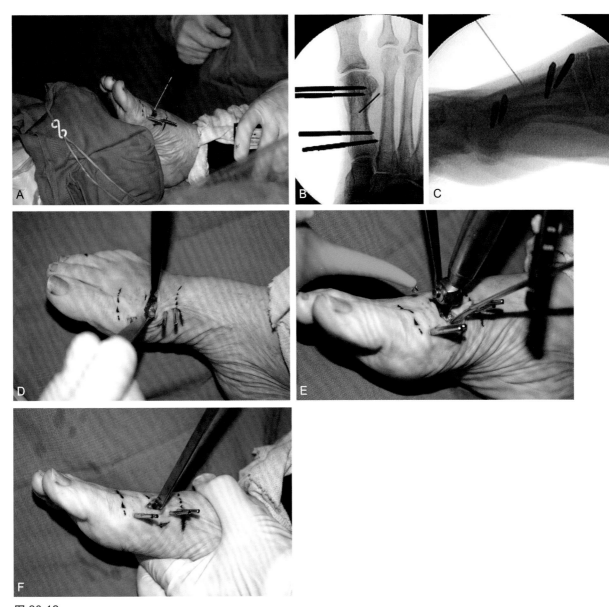

图 20.12

- 轻轻牵开外固定支架，直视下确认截骨端分离（图 20.13A），最后透视确认截骨情况（图 20.13B）。
- 然后完全松开外固定支架牵引器（图 20.14），复原截骨面接触，检查确认外固定支架对皮肤无加压后进行伤口缝合（图 20.15A、B）。
- 第四跖骨截骨术手术要点如下：
  - 图 20.16A，该患者第四跖骨特别短小，所以术中靠近截骨部位的 2 枚钢针皮肤切口和截骨皮肤切口连在一起。
  - 轻轻牵开外固定支架，透视下确认截骨完整情况（图 20.16B）。
  - 完全松动牵引器，复原截骨面使断端接触（图 20.16C）。

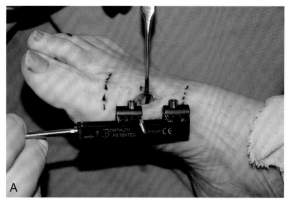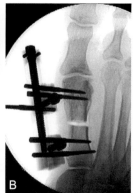

图 20.13

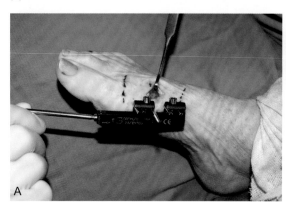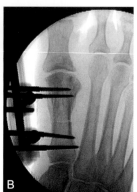

图 20.14

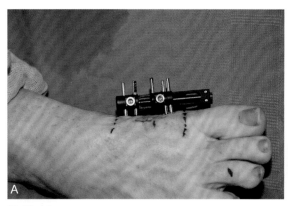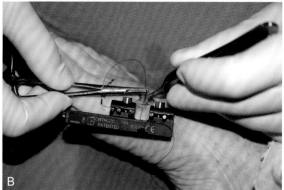

图 20.15

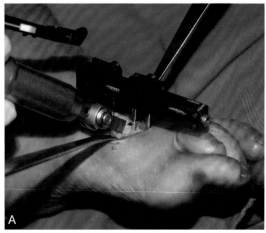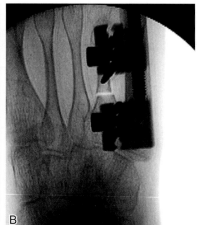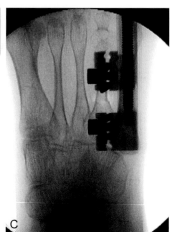

图 20.16

## 术后处理及预后

- 患者完全愈合及外固定架拆除之前，患肢不能负重。
- 外固定架加压状态保持 10 天。
- 术后 10 天开始延长，每次 0.25 mm，每天 2～3 次。
- 必须要跟患者充分沟通，充分说明操作原则，提高患者依从性。
- 每周进行随访，确认延长按计划进行，并拍片检查评估骨痂情况。
- 继续按计划进行延长，一直到实现术前计划的长度。
- 注意针口必须每天进行消毒护理。
- 待延长骨痂完全钙化后去除外固定支架及钢针；拔出外固定钢针后，伤口完全愈合之前 2～3 周可以考虑穿戴踝关节制动支具行走；然后可以逐渐前足完全负重。
  - 第四跖骨延长术后 4 周，无明显的皮肤损伤，患足外观照如图 20.17 所示；
  - 患者术后随访拍片检查如图 20.18 所示；延长 1、3、7 周后的随访 X 线片（图 20.18A、B、C）。延长 10 周后移除外固定支架，随访 X 线片（图 20.18D）。图 20.18E 是患者术后 2 年最后一次随访平片，可以看到患者第四趾外翻畸形没有矫正（图 20.18F）。
- 前文所述的第一跖骨延长患者的随访资料见图 20.19。
- 术前 X 线片（图 20.19A）；延长 14 天后随访 X 线片（图 20.19B）；延长 8 周后随访 X 线片（图 20.19C）；注意与对侧足进行对比，以确定最佳延长长度；最后一次随访（图 20.19D）。

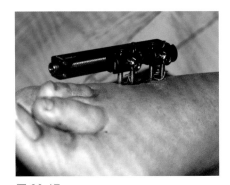

图 20.17

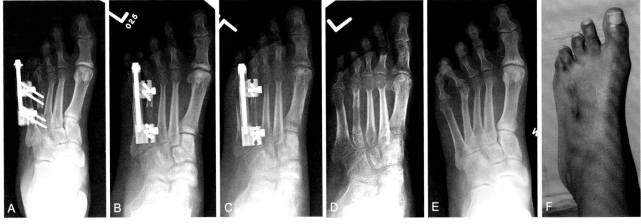

图 20.18

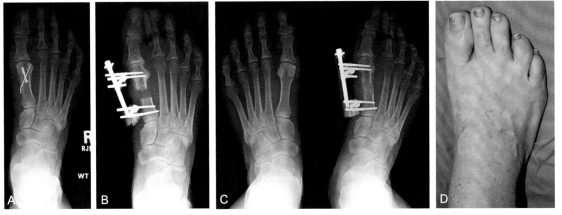

图 20.19

- 另外一例行第一跖骨延长术患者的随访资料（术前评估见图 20.2）：患足外观照（图 20.20A）；延长 3、6、11 周后的随访（图 20.20B、B、D）。

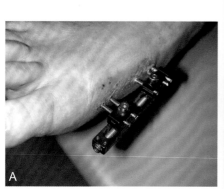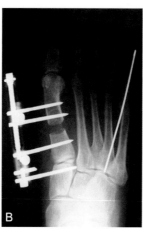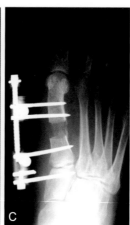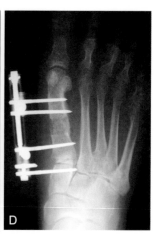

图 20.20

（Mark E. Easley, James A. Nunley Ⅱ　著

麦麦提热夏提·合力力　译　王　晨　审校）

## 参考文献

扫描书末二维码获取。

# 第 21 章

# 跨趾籽骨的内固定

## 适应证

- 有症状的急性籽骨骨折、骨折延迟愈合或骨不连，以及保守治疗6～8 周后仍有症状的先天性二分籽骨。
- 急性籽骨骨折或先天性二分籽骨，骨块分离＞ 5 mm。

## 体格检查 / 影像学

- 足部功能和结构的临床评估
  - 籽骨损伤的危险因素包括高弓足、跖屈畸形足，第一跖骨过长或过短畸形及跨外翻畸形；患趾籽骨部位肿胀和压痛或跨趾被动背伸疼痛往往提示籽骨损伤可能（图 21.1）。
- 影像学检查（图 21.2）
  - 常规 X 线片检查
    - 足的负重正侧位片及踝关节的 Saltzman 位片。
    - 常规平片检查虽然能充分评估足及踝关节的结构异常情况，但是在评估籽骨方面存在局限性。为了更好地显示内外侧籽骨，最好要拍摄足的内侧斜位及外侧斜位片，有助于更好地观察内外侧籽骨。同时，拍摄跨趾籽骨轴位片可以更好地显现籽骨与跖趾关节间的关系及骨折块数量等。
  - CT 检查有助于鉴别籽骨急性骨折和应力性骨折，以及评估骨折部位，以防发生缺血性坏死。另外，在鉴别籽骨急性骨折和二分籽骨方面 CT 检查也很有价值。

- 跨趾籽骨相关疾病较多：跖趾关节囊撕裂；跨长、短屈肌腱炎；趾间神经卡压；腱鞘囊肿；痛风；跨趾外翻；跨趾僵硬；跖痛症；滑囊炎；草皮趾等。
- 直径＜ 3 mm 骨碎片无法螺钉固定，需要取出。
- 大部分引起疼痛的籽骨碎片（骨折、骨不连、先天性二分籽骨）都是分成两块，骨折线往往垂直于跖骨长轴。
- 籽骨纵向骨折或粉碎性骨折内固定较困难。

- 高性能运动员（例如跑步运动员、舞蹈演员）籽骨损伤需要手术治疗。
- 仅靠影像学检查难以鉴别骨不连和先天性二分籽骨，但是，这两种情况治疗策略是一样的，没必要鉴别清楚。

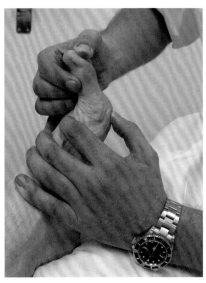

图 21.1

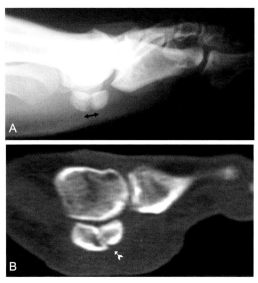

图 21.2

- 骨扫描有助于发现籽骨是否有病理性改变，但是同位素骨扫描不是常规检查。有研究报道，在喜欢运动的人群中，25%的人放射性核素的摄取量增加，但是籽骨没有症状。
- 磁共振检查在评估籽骨周围韧带及肌腱评估方面有参考价值，可以提供有关周围韧带和肌腱的其他信息；例如，草皮趾患者 MRI 检查可评估韧带及肌腱情况。

## 治疗选择

- 非手术治疗：绷带包扎固定；石膏托固定 6 ~ 8 周；改变活动方式；骨不连的患者可以采用物理疗法、超声冲击波等康复治疗，在新鲜骨折及胫骨等长骨骨不连治疗上，物理疗法效果跟手术效果类似。
- 手术治疗
  - 植骨术：陈旧性的籽骨骨折患者，若骨块移位 < 3 mm，可以行跖骨头取骨植骨。
  - 全部籽骨切除术：全部籽骨切除能够有效地解除疼痛，同时，可以让患者尽早恢复活动能力。但是，该术式有一定的并发症，有报道称全部籽骨切除后有 10% ~ 20% 的患者发生踇外翻、踇内翻、踇趾僵硬及抬高畸形等并发症；50% 的病例出现踇趾肌力减弱，并且高达 30% 的患者出现无法脚尖站立等并发症。
  - 部分籽骨切除可用于骨块明显分离及二分籽骨的治疗。
  - 经皮固定或开放复位内固定术。

## 手术解剖

- 正常情况下，踇趾籽骨有内外侧两个，长度为 $13.5 \pm 3$ mm，内侧的籽骨是椭圆形的，外侧的籽骨接近于圆形（图 21.3）。
- 踇趾籽骨被踇短屈肌的两条肌腱包裹组成跖板的一部分。
- 跖板是踇短屈肌腱的延续，籽骨通过跖板与踇趾近节趾骨基底部跖侧连接。
- 踇趾籽骨背面与第一跖骨头跖面形成关节。
- 第一跖骨头的籽骨间嵴将其跖面分成内侧跖面和外侧跖面，对籽骨复合体提供内在的稳定性。
- 踇长屈肌腱从两个籽骨间通过，但与籽骨并无连接。
- 踇展肌腱和踇收肌腱分别在内侧和外侧与籽骨纤维相连，分别提供内外侧的稳定性。
- 跖骨深横韧带附着于外侧籽骨。
- 踇趾籽骨的血供较少，并且多样。大多数情况下，籽骨主要的血运来自近段，部分血供来自于远端。
- 第一和第二趾神经分别靠近内、外侧籽骨的外侧缘。

## 体位

- 患者仰卧位，适合于单独行籽骨内固定或籽骨相关的畸形矫正术。
- 同侧髋部下方垫高可以防止腿部外旋。
- 除了经皮籽骨固定术外，其他术式都需要上止血带。

---

**体位提示**

- 患者的腿固定在手术台上将会影响术中透视。

**体位设备**

- 透视机，需要用无菌单覆盖。

**体位争议**

- 手术过程中，很多医生采用捆扎踇趾，在最大背屈位固定的方法，可以稳定籽骨并使它们更表浅。

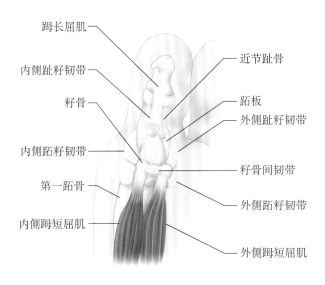

踇长屈肌

内侧趾籽韧带

籽骨

内侧跖籽韧带

第一跖骨

内侧踇短屈肌

近节趾骨

跖板

外侧趾籽韧带

籽骨间韧带

外侧跖籽韧带

外侧踇短屈肌

图 21.3

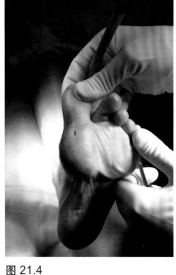

图 21.4

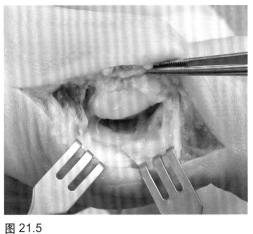

图 21.5

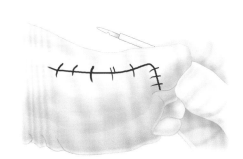

图 21.6

## 入路 / 显露

- 踇趾籽骨内固定手术入路的选择取决于是否有合并症。
- 经皮内固定术适用于不伴有合并症的新鲜或陈旧性籽骨骨折（图 21.4）。
- 第一跖趾关节内侧手术切口适用于陈旧性内侧籽骨骨折合并踇外翻畸形和陈旧性内侧籽骨应力性骨折伴屈肌腱损伤患者。
- L 形扩大切口适用于双侧籽骨骨折脱位以及草皮趾损伤，即关节囊 - 韧带 - 籽骨复合体损伤（图 21.5 和图 21.6）。

## 手术步骤

### 第 1 步

- 维持踇趾背屈以稳定籽骨，这样籽骨位置更表浅（图 21.7）。
- 从患侧籽骨的远端切开皮肤，血管钳分离软组织。

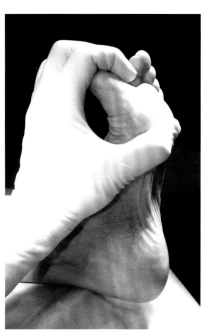

图 21.7

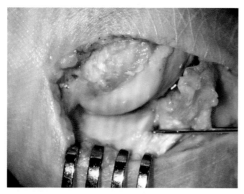

图 21.8

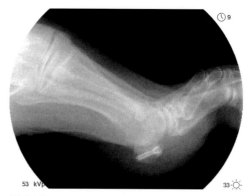

图 21.9

**第 2 步要点**

- 如果因为伴有合并症采用了开放手术方式，螺钉可以以导针为引导穿过关节切口。

**第 4 步提示**

- 螺钉一定要穿过近、远端骨皮质，达到更牢固的固定效果。

**第 4 步器械 / 植入物**

- 常规使用的螺钉为 2.5 mm 空心螺钉或自攻加压螺钉，长度为 12 ~ 16 mm。
- 导针用 0.8 mm 粗的导针。

**第 2 步**

- 在透视定位之下，沿着籽骨关节面软骨下方，垂直于骨折线置入导针（图 21.8）

**第 3 步**

- 从同一切口置入第二根相同长度的导针到籽骨皮质，比较两个导针的长度，判断所需螺钉的长度。

**第 4 步**

- 空心钻扩孔后置入合适的螺钉拧紧（图 21.9）。

**第 5 步**

- 冲洗、缝合伤口。
- 保持踇趾中立位加压包扎。

## 术后处理及预后

- 经皮螺钉固定的术后护理
  - 穿戴前脚掌部分坚硬的鞋子可正常负重，时限 6 周。
  - 限制第一跖趾关节主动及被动背伸活动 6 周。
  - 建议术后 6 周进行门诊随访、拍片。
  - 建议术后 6 周换成普通鞋，正常负重。
  - 术后 8 ~ 12 周之前不推荐恢复全面体育运动。
- 经皮畸形矫正内固定术后护理和畸形矫正术后的护理方法相似。
- Blundell 等（2002）报道，9 名运动员籽骨骨折进行经皮空心螺钉固定，获得非常好的效果。
- Pagenstert 等（2006）报道，对 8 名运动员进行了螺钉固定，2 名非运动员进行了缝线固定，结果都获得良好效果（图 21.10）；其中 3 个病例术后进行了 CT 检查，评估骨折愈合情况较好（图 21.11）。
- 如果术后出现持续性的籽骨疼痛，其原因可能是：
  - 未发现的足部畸形及踇趾籽骨持续受压等情况存在；
  - 术后病情演变为骨关节炎、缺血性籽骨坏死；
  - 螺钉刺激。
- 在这些情况下，畸形矫正、螺钉取出等可以缓解籽骨的持续性疼痛。

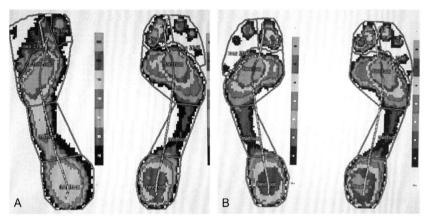

图 21.10

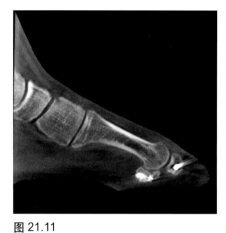

图 21.11

（Jasmin E. Diallo, Beat Hintermann　著

麦麦提热夏提·合力力　译　王　晨　审校）

## 参考文献

扫描书末二维码获取。

# 中 足

# 第 22 章

# Lisfranc /跖跗关节损伤切开复位内固定

- 关节脱位损伤导致的中足关节炎，通常需要二期行中足融合重建。

**适应证争议**

- 切开复位内固定术 *vs* 一期融合。如果一位患者正在接受颈椎 C1-2 单纯韧带损伤的治疗，就会提倡一期融合。同样，中足的单纯韧带损伤可以采用一期融合治疗。相反，切开复位内固定术治疗骨折或者撕脱骨折效果会更好。

**治疗选择争议**

- 已有合并第二跖骨基底部骨折的报道。
- 在中足复位前，一些专家提倡先行第二跖骨基底部的切开复位内固定术。其他学者认为，即使不行特定的复位固定，骨性结构损伤也能获得良好的复位及愈合。

## 适应证

- 有移位的不稳定的 Lisfranc / 跖跗关节损伤

## 治疗选择

- 这种损伤通常伴有踝关节跖屈挛缩，在行切开复位内固定（ORIF）时同时需要行小腿三头肌的延长。一般认为此时行小腿三头肌的延长可以预防中足的退化。
- 治疗方面的新思路包括在单纯韧带损伤的情况下一期行融合手术。手术技术、入路、植入物和螺钉等的选择与 ORIF 相同。由于一期融合而非单纯 ORIF，所以需要进行关节面的处理。
- 在无移位损伤的情况下，可以尝试在严格的非负重情况下通过管形石膏或使用踝关节行走支具（CAM）进行治疗，但需要告知患者未来需要行融合术的可能性很大。

## 体格检查 / 影像学

- 检查时患者会主诉比一般扭伤更剧烈的疼痛，会观察到中足肿胀和淤斑（通常出现在足底内侧）。
- 拍摄 X 线平片。
  - 在患者可以忍受的情况下行负重正位、斜位和侧位摄片。
    - 在正位片上评估第一跖跗关节和第二跖跗关节之间的匹配和分离情况。通常第一跖骨和第二跖骨（图 22.1）基底部之间会存在间隙。
    - 在斜位片上可以评估第三跖跗关节。它应该与外侧楔骨对齐（图 22.2）。同时观察第四跖骨和第五跖骨基底部，第四跖骨应与骰骨边界对齐。
    - 在侧位片上，可以看到跖跗关节的背侧移位，这提示为高能量损伤（图 22.3）。
- 跗骨间损伤和移位也应注意。如果存在，应首先解决。
- 拍摄应力位片
  - 拍摄应力位片时疼痛剧烈，应该在行切开复位内固定前或在踝关节神经阻滞下进行。
  - 可以用对侧手握住足跟，同时用同侧手握住前足，施加轻微的外翻应力（图 22.4）。
  - 在典型的损伤中，中足将移位（摄片记录保留）。

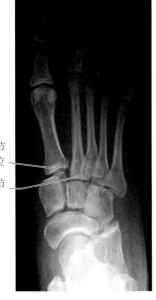

第一跖跗关节
外侧断裂移位
第二跖跗关节
外侧移位

图 22.1

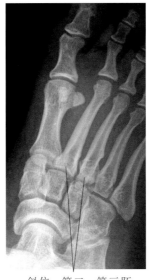

斜位：第二、第三跖
跗关节轻微外侧移位

图 22.2

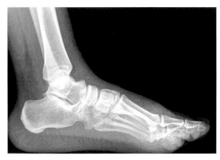

图 22.3

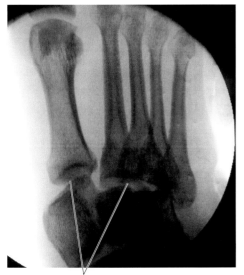

术中透视显示对前足施以外翻应力后，
外侧移位更加明显

图 22.4

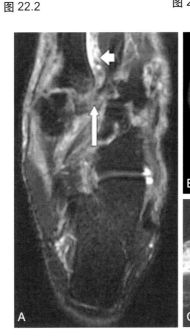

图 22.5

- CT 有助于诊断。
  - 可以帮助评估其他相关的跗骨损伤
  - 提供良好的骨骼分辨率
- MRI 有助于诊断非移位的单纯韧带损伤（图 22.5）。

## 手术解剖

- 中足的稳定主要是依靠跖侧韧带，其走向为从内侧楔骨的基底部到第二跖骨的基底部内侧。损伤这条韧带需要很大的暴力。相反，背侧韧带不够强大而很容易断裂。但在进行切开复位内固定手术时，通常可以在缝合切口前修补背侧韧带以增加稳定性。

• 由于足背软组织薄弱，因此选择手术切口时必须小心。背侧双切口使得术者可以显露到所需的每个区域。除非切口之间的间隔太小，一般情况下切口愈合没有问题。切口之间的背侧皮瓣由足背动脉提供血运。

## 入路 / 显露

### 足背内侧

• 切口位于第一跖骨上方，以跖跗关节为中心（图 22.6）。在踇长伸肌腱和踇短伸肌腱之间进入。
• 切开并剥离第一跖跗关节上的关节囊以及骨膜，尽管这些结构经常在受伤时断裂，后期缝合这一层还是可以促进愈合。
• 在内侧和外侧进行骨膜下剥离，注意避免伤及行于第一跖骨和第二跖骨之间跖侧的足背动脉的交通支。
• 此入路可以显露第一跖跗关节以及第二跖跗关节内侧半（图 22.7）。

### 足背外侧

• 切口位于第四跖骨上方，也以跖跗关节为中心。在两个切口之间尽可能地保留比较宽的距离（见图 22.6）。
• 牵开趾总伸肌腱及趾短伸肌腱。通过这个切口可以显露第二跖跗关节外侧半，以及第三跖跗关节和第四跖跗关节。

### 内侧

• 做一个内侧小切口，以便从内侧切口向第二跖骨基底部置入螺钉（图 22.8）。

足背内侧于第一跖骨轴线行切口

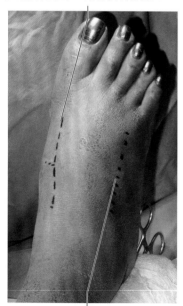

足背外侧于第四跖骨干处行切口

**图 22.6**

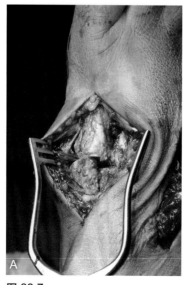

A

**图 22.7**

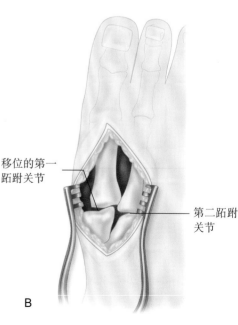

移位的第一跖跗关节

第二跖跗关节

B

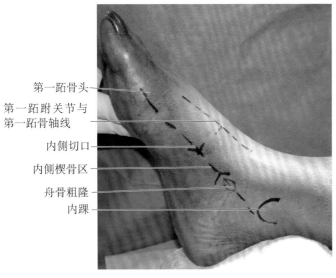

第一跖骨头
第一跗跖关节与
第一跖骨轴线
内侧切口
内侧楔骨区
舟骨粗隆
内踝

图 22.8

## 手术步骤：双背侧入路法

### 第 1 步 复位第二跗跖关节基底部骨折

- 切开后清理关节前后方，去除任何会影响解剖复位的薄骨片或碎骨片。
- 复位并使用克氏针临时固定跖骨间。可以横向置入螺钉，但应瞄准横弓，避免损伤神经、血管。
- 将第二跗跖关节的基底部复位到外侧跗跖关节区域来恢复"拱心石"位置。
  - 使用 Weber 复位钳夹住第二跖骨基底部外侧和内侧楔骨内侧面，维持住复位（图 22.9）。轻轻地施加压力使"拱心石"正确复位。
  - 用 4.0 mm 钻头钻透内侧楔骨，然后用 2.5 mm 钻头钻透第二跖骨基底，拧入一枚 4.0 mm 全螺纹皮质骨螺钉（图 22.9B 和图 22.10）。必要时使用交叉韧带瞄准器帮助瞄准螺钉方向。轻轻拧紧拉力螺钉，复位第二跖骨基底部。

> **第 1 步要点**
>
> - 尽管有许多技术可供选择，但有一个金标准：绝对的解剖复位。这样可以获得最佳手术效果并预防远期关节炎。

> **第 1 步争议**
>
> - 经皮手术 *vs* 切开复位内固定术：因为这种损伤治疗的主要原则是绝对的解剖复位（可以减少术后关节炎退变），所以必须采取切开复位内固定术在直视下进行手术。经皮空心螺钉不能保证这一点。

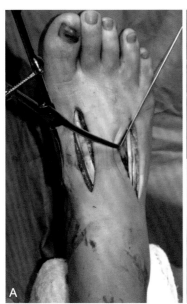
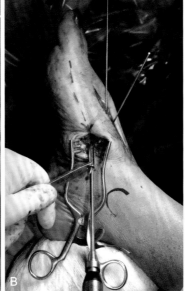
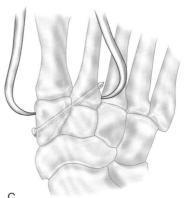

A B C

图 22.9

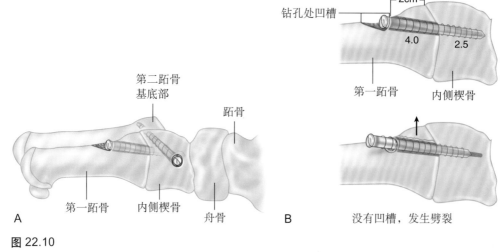

图 22.10

**第 2 步要点**

- 凹槽：为什么和怎样做。就像在制作书柜时一样，如果是端对端连接两个表面，那么凹槽结构可以防止接头处的爆裂。如果没有凹槽，螺钉头部将会紧紧抵住下方的皮质，背侧的扭矩将引起皮质爆裂和内固定失效。使用 6 mm 磨头做一个"斜面"可以让螺钉头部接触跖骨基底部的时候沉到骨面以下（见图 22.9B、C）。

**第 3 步要点**

- 为什么要用长钻头？因为钻孔的角度比较水平（从而保证螺钉可以顺利进入楔骨且不会过于偏向跖侧）。如果使用短钻头，电钻的钻头夹会碰到足趾阻挡。长钻头使得钻头夹远离足趾。

**第 3 步争议**

- 处理顺序：第一跖跗关节 vs 第二跖骨基底部。虽然没有完美的解剖复位重要，但有人认为治疗的第一步并不是将第二跖骨基底部拉入"拱心石"（keystone）位置，而是复位第一跖跗关节。这样可以形成复位和稳定的内侧柱，其他关节可以以此为基础达到复位。
- 第四和第五跖跗关节可能需要行切开复位内固定术。
- 经皮克氏针足以稳定第四跖跗关节和第五跖跗关节，并且更容易取出。另一种方式（在欧洲更常见）是螺钉固定第四跖跗关节和第五跖跗关节。

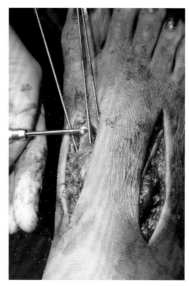

图 22.11

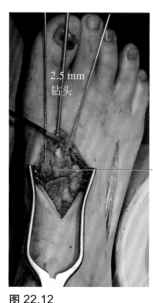

图 22.12

**第 2 步  通过内固定复位第一跖跗关节**

- 复位第一跖跗关节并将 2 根克氏针从第一跖骨的基底部钻入内侧楔骨。克氏针放置时注意留出足够的间隔，以免干扰螺丝。
- 使用 8 mm 磨钻在距离第一跖骨基底部 2 cm 处磨出一个小凹槽（图 22.11）。先用 4.0 钻头钻孔再用 2.5 mm 钻头钻孔，随后将 1 枚拉力螺钉从第一跖骨的基底部置入内侧楔骨的足底内侧（图 22.12）。
- 如果需要更好的稳定，也可以从楔骨背内侧向第一跖骨基底部的跖侧方向置入拉力螺钉。

**第 3 步  复位第三跖跗关节、第四跖跗关节和第五跖跗关节**

- 通过外侧切口，复位第三跖跗关节并置入克氏针，用 4.0 mm 和 2.5 mm 钻头钻孔，从第三跖骨基底部钻入拉力螺钉至中足（可以是中间或外侧楔骨；图 22.13）。
- 第四跖骨和第五跖骨通常跟随第三跖骨向内侧脱位。如果没有内侧脱位，可使用牙科工具（dental tool）使其复位。可以根据需要使用 1 枚或 2 枚克氏针固定（图 22.14）。

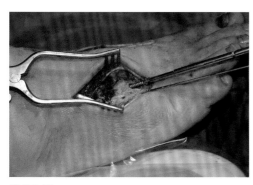
图 22.13

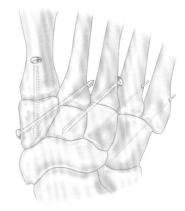
图 22.14

第 4 步器械 / 植入物

- 牙科器械
- 尖头复位钳：大、小两种尺寸
- 前交叉韧带瞄准器
- 长钻头
- 6 mm 磨钻
- 克氏针

## 第 4 步　缝合技巧

- 骨膜和关节囊层如果还存在，并且没有被损伤严重破坏，建议缝合，有助于愈合。
- 由于足部没有皮下层，过度缝合有可能导致神经损伤。使用几根 2-0 缝线间断缝合将皮缘拉拢并减少张力。然后使用可吸收缝合线连续外翻褥式减张缝合皮肤。

### 技术小结

- 第一步：第二跖骨进入"拱心石"位置
- 螺钉和技巧：实心 4.0 mm 全螺纹粗芯 / 小头皮质骨螺钉和拉力钉技术
- 钢板可以提供更好的稳定性和更高的融合率，但花费较多
- 钢板也可用于固定跖骨基底部骨折

### 术后处理及预后

- 术后 2 周，患者保持非负重状态并且使用支具固定，使踝关节处于中立状态，特别是对于行腓肠肌延长术的患者。
- 术后 4 ~ 6 周，使用带有 L 形夜间踝支具的 90°CAM 助行靴，仍需严格非负重。此外，患者应开始关节活动度训练（过屈活动范围，踝关节生物力学平板系统，踝关节活动范围，复合活动范围）。
- 术后 6 ~ 8 周，如果随访 X 线片满意，则拔出克氏针。然后患者可以在助行靴的帮助下开始负重，户外活动需要有手杖辅助，在家中则可赤足负重。患者还可以使用带有缓冲鞋底的"跑步运动鞋"。
- 术后 8 ~ 10 周，如果 X 线片令人满意，患者可以在运动鞋和矫形器的帮助下开始完全负重并开始正规的物理治疗。

（Andrew K. Sands, Michael P. Swords　著
尚江荫子　译　王　晨　审校）

### 参考文献

扫描书末二维码获取。

**第 4 步争议**

- 拉力螺钉 vs 非拉力螺钉技术：拉力螺钉可以加压关节面并导致关节融合。非拉力螺钉操作不当会产生分离力导致关节脱位。由于这些关节大部分是非活动关节，运动的损失不是负面的，反而可能会提供更多的稳定性。
- 实心螺钉 vs 空心螺钉：有人认为空心螺钉更容易置入。虽然最初可能是这样，但如果花一点时间练习在这个区域操作放置螺钉就会发现螺钉的正确置入其实并不困难。这样就不需要使用空心螺钉。这是一个优点，因为空心螺钉力量远弱于实心螺钉（特别是在抵抗弯曲力方面）并且比实心螺钉更昂贵。
- 在粉碎性骨折中，也可考虑背侧钢板。

**术后争议**

- 去除内固定：什么时候固定和什么时候去除？当使用 3.5 mm 螺钉时，留在体内的螺钉断钉率比较高。4.0 mm 实心螺钉，抗弯曲力增加，中足等部位的螺钉失效明显减少。鉴于此，第一跖跗关节，第二跖跗关节和第三跖跗关节的螺钉可以留在体内无须取出。
- 在术后 8 周时取出第四跖跗关节和第五跖跗关节上的克氏针，因为这些区域需要活动度。8 周时取出横跨第四跖跗关节和第五跖跗关节的螺钉。有时欧洲的专家也会在术后 8 周时取出所有跖跗关节螺钉。但是这可能导致内固定失效和骨折移位。

# 第 23 章

# 舟骨和骰骨骨折切开复位内固定

- 检查软组织是损伤治疗的关键。所有的脱位都应急诊处理，尤其要注意即将发生的皮肤坏死。
- 保持骰骨 / 距骨关节的运动非常重要，因为它们是必不可少的关节，保持运动对于正常的足部功能至关重要。
- 应密切注意 Chopart 损伤，因为中足关节病可能会致残，对于骰骨与第四、五跖骨间关节的关节炎没有很好的补救措施。

- 治疗 Chopart 骨折脱位时行一期关节融合术目前仍没有被广泛认可。
- 一期关节融合可能适用于严重粉碎性损伤或伴有严重骨缺损的损伤。

## 适应证

- 距舟关节和跟骰关节（Chopart 关节）的损伤是一种严重的损伤，通常与距舟关节受到的外展力和外侧柱的侧向压缩暴力相关，导致"胡桃夹子"（nutcracker）现象。
- 精确的体检和影像学检查，包括计算机断层扫描，对于确定损伤模式和关节脱位至关重要。
- 需要充分识别关节半脱位和脱位，外侧柱长度的丢失以及较小的撕脱骨折，以确定治疗方案。
- 内侧柱和外侧柱的解剖复位是处理这些复杂损伤的关键所在。
- 想要获得较好的术后效果，复位重建距舟关节、舟楔关节、跟骰关节以及骰骨与第四、五跖骨间关节非常重要。

## 体格检查 / 影像学

- 拍摄患侧及对侧足的 3 张 X 线片，包括正位（图 23.1A）、斜位（图 23.1B）和侧位片（图 23.1C）。对侧足的解剖结构对于确定正常的内侧和外侧柱解剖结构至关重要。
- 影像学检查应准确鉴别内侧柱和骰骨与第四、五跖骨交界处的解剖结构。质量差的成像可能会漏诊撞击伤和关节脱位等情况。
- CT，包括 3D 重建，可以提供一个地形图来详细描述损伤类型、关节嵌插和移位、关节半脱位、粉碎程度和撕脱伤的存在（图 23.2）。
- 在评估 Chopart 损伤时通常不需要 MRI。

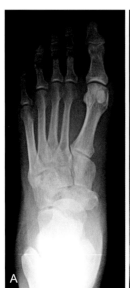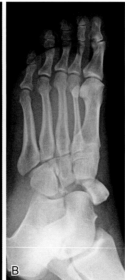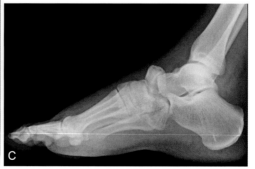

图 23.1

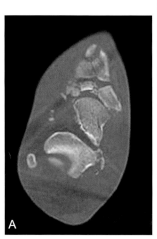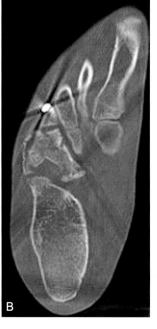

图 23.2

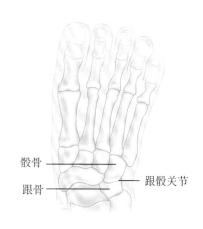

图 23.3

骰骨 —————

跟骨 —————　————— 跟骰关节

## 手术解剖

- 舟骨近端与距骨形成关节，为球窝关节。该关节是后足的一个重要关节，提供了 80% 的距下运动（图 23.3）。
- 在远端，舟骨在 3 个不同的平面与楔骨形成关节，为微动的舟楔关节。
- 舟骨与骰骨横向连接。
- 骰骨在近端与跟骨形成跟骰关节，在远端与第四和第五跖骨形成关节（图 23.3）。
- 骰骨内侧面与外侧楔骨和舟骨相连。
- 骰骨的跖面有腓骨沟，腓骨长肌通过该处。

## 体位

- 患者可以仰卧位，在膝和臀部下方垫一个垫子，便于在足内侧和外侧入路进行操作。
- 如果仅有外侧柱损伤或在分期手术治疗时只处理骰骨，可以使用泡沫的楔形垫来维持侧卧位。
- 如果需要同时治疗内侧柱损伤，放置体位时可减少内旋角度。

## 入路 / 显露

- 内侧切口可用于舟骨体部向内侧分离的骨折及单纯舟状结节骨折，切口位于胫前肌腱和胫后肌腱之间。
- 舟骨的内侧入路可以向近侧和远侧延伸来显露更复杂的损伤。
- 位于舟骨体部外侧 1/3 处的中足外侧切口可用于外侧骨性损伤的患者，此切口位于背侧神经血管束外侧以及腓浅神经外侧支的内侧（图 23.4A）。

### 入路 / 显露要点

- 对复杂的中足骨折脱位进行分期治疗是取得良好结果和避免并发症的关键。
- 使用撑开外固定架可以改善软组织肿胀情况，同时减少关节内碎骨片。这些对治疗非常有帮助。
- 如果软组织情况允许，应首先治疗内侧柱损伤。

### 入路 / 显露提示

- 应提前告知患者，骰骨的外侧入路可能伤及腓肠神经。
- 术前应告知患者足背外侧术后麻木的风险。

### 入路 / 显露设备

- 头灯、骨膜剥离器、有齿镊和术中放置的牵开器可帮助复位。

- 牵开趾长伸肌以显露舟骨的外侧 1/3（图 23.4B）。
- 在整个显露过程中，应保护隐神经和血管以及腓浅神经的所有分支。
- 复合入路可用于更复杂的舟骨骨折。
- 外侧入路可用于治疗骰骨的骨折，纵向切口位于骰骨中线位置（图 23.4C）。
- 从足背外侧向背侧牵开趾短伸肌以显露骰骨（图 23.4D）。
- 显露过程中小心保护腓肠神经，神经通常在切口的跖侧。
- 腓骨肌腱位于足外侧和足底，在显露骰骨的过程中应小心保护。
- 这种方法可以向近端延伸，以便直接观察跟骰关节和跗骨窦，同时保护足底皮瓣中的腓骨肌腱和腓肠神经。
- 此入路可以完全显露骰骨，从外侧到内侧依次显露骰骨与第四、第五跖骨间关节以及跟骰关节的近端（图 23.4E）。

### 手术步骤

第 1 步

- 双侧外固定架可以帮助改善软组织肿胀和复位外侧柱和内侧柱（图 23.5）。

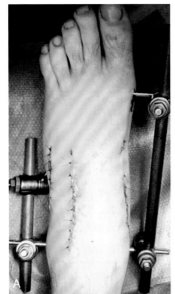
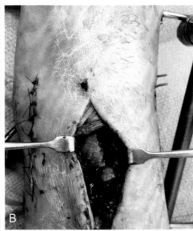
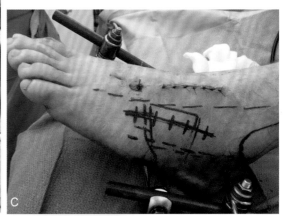
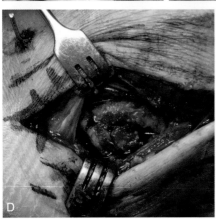
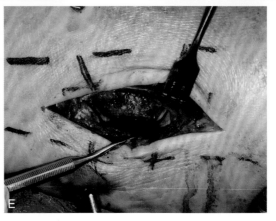

图 23.4

- 骨折类型和外科医生的偏好可以决定是否先显露外侧或内侧柱，以及是否进行分期手术操作。
- 在胫后肌腱和胫前肌腱之间取内侧入路，以显露舟骨体部内侧和舟状结节。
- 对于更复杂的损伤，可以在足背侧神经血管束外侧和腓浅神经外侧支的内侧做第二个外侧切口。
- 在趾短伸肌和腓骨肌腱之间、骰骨表面做外侧切口。该切口可以向近端延伸到跟骰关节，跗骨窦和距下关节。
- 剥离子和骨膜剥离器可以用来显露骨折部位，注意保护周围的软组织和血液供应。
- 检查骨折处的关节脱位和碎骨块。

## 第 2 步

- 外固定器对治疗 Chopart 损伤至关重要。单侧放置或双侧固定都可以帮助复位柱长度并有助于关节牵开。
- 将斯氏针（Depuy Synthes，New Brunswick，NJ）置于跟骨，第一跖骨和第四 / 第五跖骨基部。外固定器的杆可以放置在手术切口的跖侧，以便观察到舟骨和骰骨（图 23.6）。
- 使用牵开器来恢复内侧柱和外侧柱的长度并减少骨折的影响。

**第 1 步要点**

- 骰骨和舟骨骨折常导致关节面嵌插。要从解剖学上减少这些继发于骨缺损的损伤十分困难，应该尝试重建关节面和整个骨骼解剖结构，植骨治疗骨缺损，最后用坚强内固定稳定整个结构。即使治疗最终会导致关节炎，也必须保持内、外侧柱的长度和对位。

**第 2 步要点**

- 如果没有外固定，可以使用钢板固定碎骨块，不需要太多的结构支撑。
- 术中放置的牵开器可以帮助恢复内侧柱和外侧柱的长度。

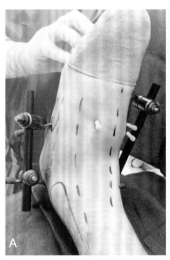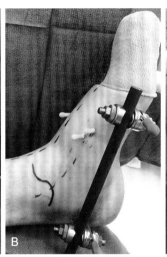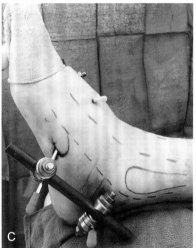

图 23.5

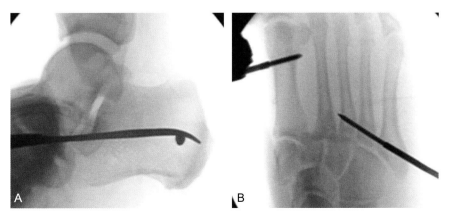

图 23.6

## 第 3 步

- 从舟骨和骰骨的中心碎骨块中取出游离关节面，并通过相邻的关节进行支撑。
- 关节周围碎骨块应使用小克氏针固定，在直视下复位关节面（图 23.7）。
- 可以手动控制内侧和外侧牵张，以改善关节表面的可视性。
- 剥离子可用于评估关节复位，有齿镊可帮助复位皮质骨碎片，从而实现解剖复位。
- 一旦用克氏针完成解剖复位，可以使用适当的植骨来填充骨折空隙。接下来应该复位皮质。

## 第 4 步

- 在克氏针周围放置合适的钢板固定骨折（图 23.8）。
- 透视下用螺钉固定钢板（图 23.9）。
- 克氏针可以保留在较小、不稳定的关节碎骨块内（图 23.10）。

## 第 5 步

- 拍摄最终的术中 X 线片以评估复位效果（图 23.11）。
- 使用改良的 Allgöwer-Donati 缝线缝合切口。

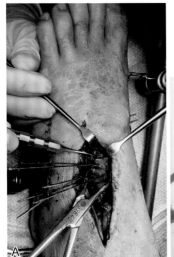
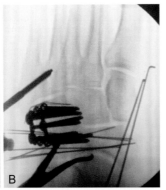
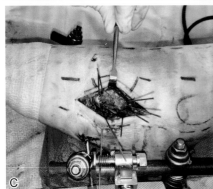
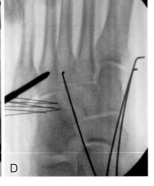

图 23.7

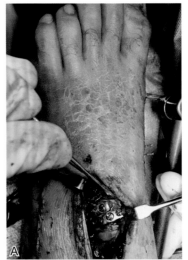
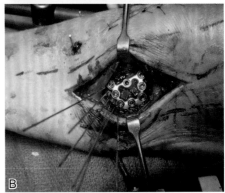

图 23.8

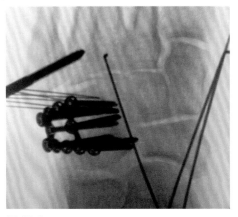

图 23.9

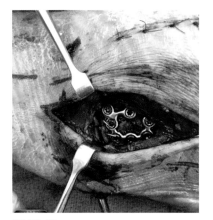

图 23.10

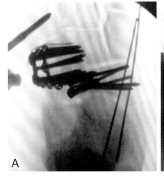

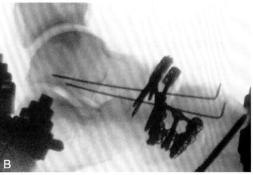

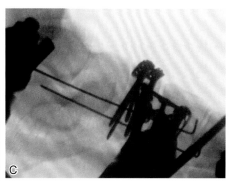

图 23.11

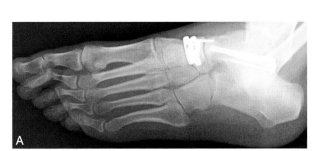

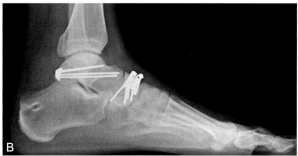

图 23.12

## 术后处理及预后

- 外固定维持复位 6 ～ 8 周。鼓励石膏固定以防止马蹄足畸形。
- 术后 6 ～ 8 周应去除外固定，并连续复查 X 线，以确保复位保持不变（图 23.12）。
- 建议非负重 8 ～ 12 周，并尽早使用 CPM 系统训练踝关节和后足活动度。
- 在承重后，早期物理治疗可以帮助预防关节挛缩和僵硬。
- 3 个月后可以穿戴矫形器或带衬垫的"跑鞋"，逐步开始负重活动。

（John Shank, Andrew K. Sands　著

尚江荫子　译　王　晨　审校）

## 参考文献

扫描书末二维码获取。

# 第 24 章

# 第五跖骨近端骨折切开复位内固定

- 后足内翻导致第五跖骨应力骨折。

## 适应证

- 第五跖骨近端的 Ⅱ 区或 Ⅲ 区骨折（第五跖骨；图 24.1）
- 运动员急性骨折
- 延迟骨愈合

## 治疗选择

- 非手术治疗：石膏保护负重
- 髓内螺钉固定
- 外部骨刺激
- 张力带技术 / 钢板

## 体格检查 / 影像学

- 第五跖骨基底部压痛
- 后足力线
- X 线片显示第五跖骨 Ⅱ 区骨折
  - 正位（图 24.2A）、斜位（图 24.2B）和侧位片（图 24.2C）上第五跖骨基底部的骨折线延伸到第四跖骨和第五跖骨近端关节

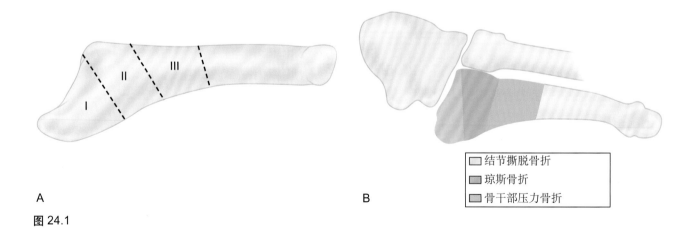

A

B

□ 结节撕脱骨折
□ 琼斯骨折
□ 骨干部压力骨折

图 24.1

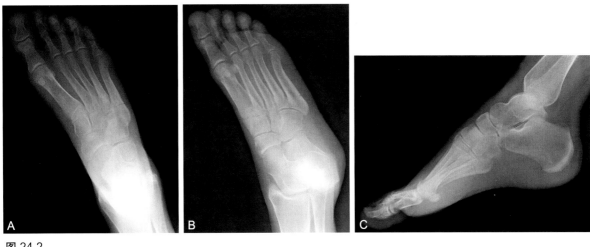

图 24.2

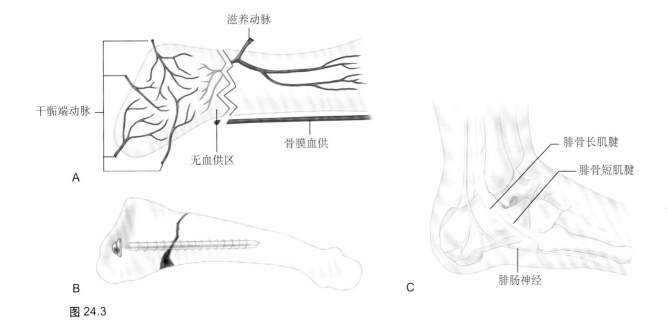

图 24.3

## 手术解剖

- 第五跖骨基底 Ⅱ 区有一个血供相对较少区域的分水岭（图 24.3A）。
- 第五跖骨自带弧度（牵涉到直线形的植入物 [ 螺钉 ] 的固定；图 24.3B）。
- 危险结构包括腓骨长短肌和腓肠神经（图 24.3C）。

## 体位

- 采用改良侧位，足位于手术台的边缘，以便于对外侧足部操作。
- 在同侧髋部下方放垫枕。
- 在术侧足部下方放置衬枕。

- 同侧髋部垫高来改善足外侧的显露情况。
- 将患足放在手术台边缘，便于操作及置入植入物，并允许将足移出手术台边缘，以便于透视检查。
- 垫高患足，有利于操作及植入物置入。

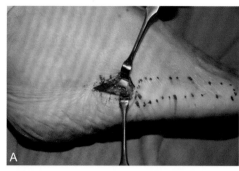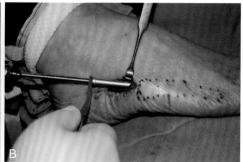

图 24.4

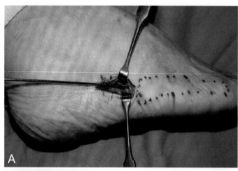

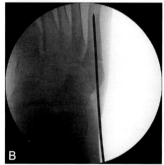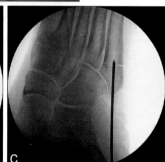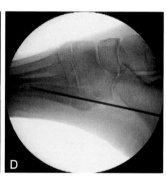

图 24.5

## 入路 / 显露

- 该入路位于第五跖骨基底部近端 2 ~ 4 cm，外侧切口与第五跖骨方向一致（图 24.4A）。这种入路下可以把钻孔导向器放置在最佳位置（图 24.4B）。
- 保护危险结构
  - 识别腓肠神经并小心地牵向背侧 / 上方。
  - 识别腓骨短肌腱并牵向背侧 / 上方。
  - 识别腓骨长肌腱并牵向跖侧 / 下方。

## 手术步骤

### 第 1 步

- 最佳导针位置位于第五跖骨近端顶点略偏上方和内侧，没有软组织阻挡（图 24.5A）。
- 术中拍摄正位（图 24.5B）、斜位（图 24.5C）和侧位片（图 24.5D）来确保导针位于第五跖骨髓腔内。

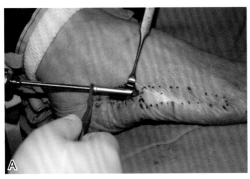
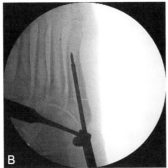

图 24.6

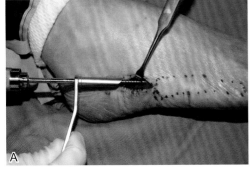
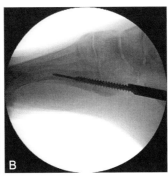

图 24.7

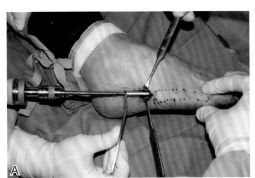
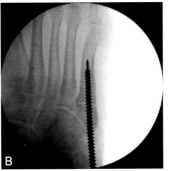

图 24.8

## 第 2 步

- 连续用逐级扩大的钻头和相应的丝攻来钻孔和攻螺纹，确定合适的螺钉直径。
  - 要沿着导针钻孔（图 24.6）。
  - 丝攻要攻入跖骨（图 24.7）。
- 用较小直径的空心钻沿导针扩大钉道。
- 合适大小的丝攻可提供适当的髓内界面，保证足够的螺钉把持力（图 24.8）。
  - 如果直径为 4.5 mm 的丝攻可以把持住骨折远端，那么这就是合适的螺钉；如果不能，用更大直径的钻头和丝攻。
  - 大多数第五跖骨可容纳 5.5 mm 的丝攻，部分需要 6.5 mm 的丝攻才有足够把持力。
- 有刻度的丝攻可帮助确定合适的螺钉长度。

### 第 1 步器械

- 标准钝性牵开器

### 第 1 步要点

- 在第五跖骨基底部顶点，略偏上方和内侧作为进钉点。
- 无须使导针穿过整个第五跖骨；置入深度只需要保证能使螺钉的螺纹穿过骨折线即可。

### 第 2 步提示

- 必须获得所有三个角度的透视图，以确认导针包含在第五跖骨中。
- 每次使用器械或植入物时，必须保护腓肠神经和腓骨肌腱。
- 螺钉拧入太深以及不必要地进入第五跖骨可能会导致骨折部位裂开，是由于直型植入物直接被置入到弯曲的骨性结构。
- 起点必须理想，否则可能会破坏远端骨折块的内侧皮质，从而导致压力上升。
- 钻头须跟随导针，避免导针在第五跖骨内产生剪切或断裂（难以取出）。

### 第 2 步器械 / 植入物

- 满意的透视
- 导针的软组织保护套筒

### 第 2 步要点

- *丝攻 / 螺钉的螺纹只需穿过骨折部位；没有必要用螺钉固定整个跖骨。*
- *当丝攻前进时，固定住远端骨折块；一旦远端骨折块开始跟随丝攻旋转即可确定适当的螺钉直径。*

- 软组织保护套筒，适用于所有钻头和丝攻尺寸
- 准备多个与 4.5 mm、5.5 mm 和 6 mm 螺钉配套的空心钻头和丝攻
- 考虑使用完整的第五跖骨骨折套件
- 实心或空心螺钉
- 平均螺纹长度：16 mm（因此螺钉不需要很长，螺纹完全穿过骨折部位即可）。

- 可以使用空心螺钉；但是，我们建议使用实心螺丝。

- 螺钉的长度应仅允许螺纹穿过断裂部位。
- 螺钉应在完全置入时能扭动远端碎片，以确保达到适当的匹配。

- 太长的螺钉可能会使骨折端分离（在弯曲的骨骼中直接植入直型植入物）并可能造成远端骨块应力骨折。

## 第 3 步

- 根据合适的丝攻直径，选择螺钉直径。
- 用有刻度的丝攻来确定螺钉长度，并用空心或非空心测深器进行确认。
- 拔除导针。
- 在拧入选定的螺钉之前，可以将其紧贴第五跖骨并拍摄 X 线片来大致确定其是否合适，标准是所有螺纹都越过骨折线，并且螺钉完全植入以后不要进入跖骨过长（图 24.9）。
- 放置软组织保护套筒。
- 拧入螺钉的同时要固定住骨折远端（图 24.10）。
- 当螺钉拧入到与丝攻确定一致的深度时，透视检查确认螺钉固定位置是否合适（图 24.11）。螺钉尾部应与第五跖骨基底部完全接触，所有螺纹应穿过骨折线。

## 第 4 步

- 如果存在跟骨内翻，应考虑矫正足弓 / 内翻力线以防止第五跖骨负重过多。
  - 推荐采用合适的跟骨外移 / 外翻截骨。
  - 对前足畸形导致的后足内翻建议采用第一跖骨背侧截骨术。

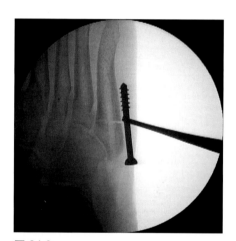

图 24.9

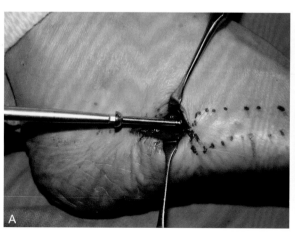

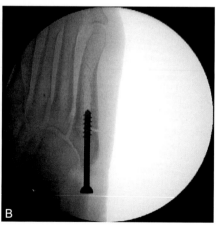

图 24.10

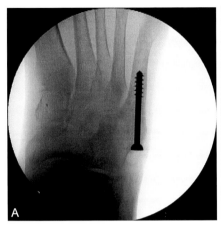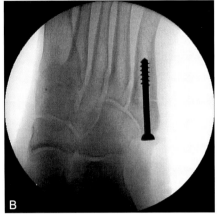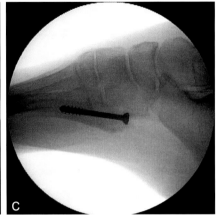

图 24.11

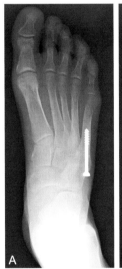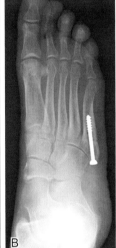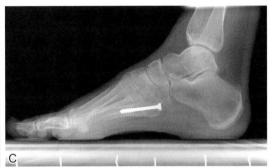

图 24.12

## 术后处理及预后

- 患者需要穿限制踝关节活动（controlled ankle movement，CAM）的行走支具、夹板或石膏，保护负重情况下固定约 4 周。
- 在后面的 3 ~ 4 周仍需继续穿 CAM 行走支具并开始逐步增加负重。
- 如果 X 线片上有第五跖骨基底部愈合的证据，患者可以进展到穿普通鞋完全负重状态。
- 如果有骨折愈合延迟迹象，可考虑外部骨髓刺激。
- 在骨折部位无压痛并且影像学上愈合（10 ~ 12 周）之前禁止患者参加体育活动。
- 图 24.12 显示了术后 4 个月随访时愈合的第五跖骨基底部骨折的正位（图 24.12A）、斜位（图 24.12B）和侧位（图 24.12C）X 线片。

（Mark E. Easley，James A. Nunley II　著

尚江荫子　译　王　晨　审校）

**术后要点**

- 建议使用 CAM 靴或石膏并保持位置在踝关节上方至少支撑 6 周，以限制腓骨肌腱的拉力和第五跖骨基底部被外侧筋膜牵拉的张力。
- 已有外科医生开始关注使用专用的第五跖骨基底部钢板进行固定，特别是在行翻修手术时。

**术后提示**

- 在有 X 线证据表明愈合之前，不建议恢复活动或者提前负重。

## 参考文献

扫描书末二维码获取。

# 第 25 章

# 通过部分融合治疗 Mueller–Weiss 病

## 适应证

- 晚期 Mueller-Weiss 综合征（图 25.1）伴有如下情况：
  - 有症状的骨关节炎
  - 逐步进展的足部不稳
- 因距骨不稳所致的距骨周围及中足的疼痛
- 足正常中立位丢失，通过矫形鞋无法纠正

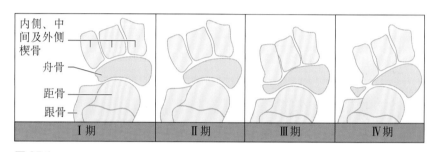

图 25.1

## 体格检查 / 影像学

### 临床评估

- 仔细彻底地评估患者的主诉及病史，尤其注意以下几点
  - 能否参加日常活动及运动
  - 有无疼痛导致的功能障碍
  - 既往保守治疗的效果
- 仔细地进行临床评估，包括以下几个方面：
  - 站立位观察患者的后足力线（后面观，图 25.2A）
  - 观察患者踝关节、中足及前足的力线（前面观，图 25.2B）
  - 评估患足背外侧夏科氏关节有无痛性外生骨赘
  - 患者采取坐立位评估踝关节及距下关节的活动度
  - 患者采取坐立位、足部悬空评估踝关节稳定性
  - 使用视觉模拟量表评分（0 ~ 10 分）评估患者的疼痛程度
- 疼痛区通常位于舟骨外侧（假性骨赘增生）。
- 距骨周围活动度通常有以下变化
  - 外翻旋前活动受限
  - 内翻旋后活动保留

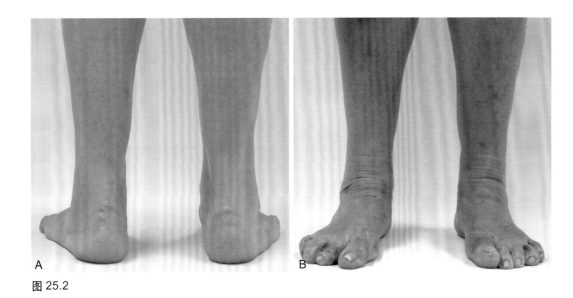

图 25.2

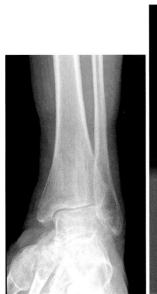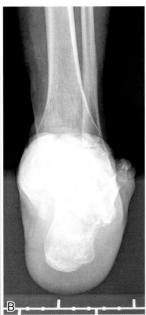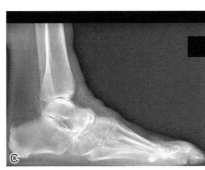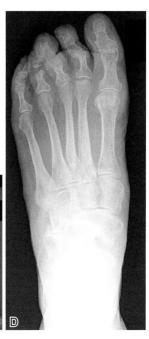

图 25.3

## 影像学评估

- 需摄双侧足踝部负重位正侧位片，评估力线关系，并确定：
  - 距下关节及距舟关节的关节完整性是否存在；
  - 舟骨外侧有无塌陷、有无向内侧倾斜（图 25.3）
  - 距骨在三个平面中有无角度的偏移（如距骨外翻外旋）
  - 踝关节及距下关节有无关节炎表现
- 行负重位 X 线检查后，如有以下情况，建议行 CT 扫描：
  - 进一步评估踝关节、距下关节以及距舟关节的关节形态
  - 进一步评估外侧距舟关节有无塌陷、骨关节炎表现以及骨折
  - 探查有无其他异常骨性改变（图 25.4）

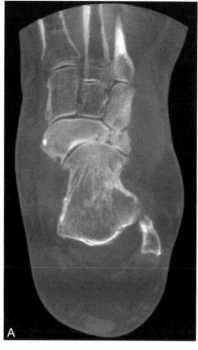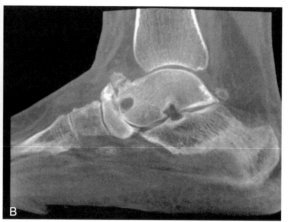

图 25.4

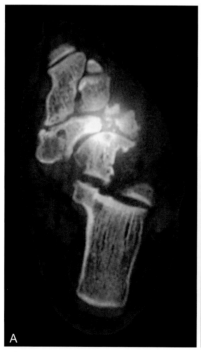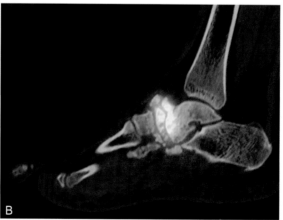

图 25.5

- MRI 适用于以下情况
  - 进一步评估舟骨外侧缺血坏死的程度，例如，观察病灶周围是否有水肿及水肿程度
  - 评估舟骨周围的软组织情况
- 单光子发射计算机断层扫描与叠加骨扫描联合应用有助于评估
  - 病理性形态学特征及进展程度（图 25.5）。

## 治疗策略

- 单纯的距舟关节融合
- 三关节融合
- 扩大三关节融合，包括舟楔关节的融合

## 手术解剖

- 选择内侧及背外侧入路时，应注意保护相关解剖结构
  - 胫后肌腱走行于距舟关节内侧，止于舟骨结节处
  - 胫前肌腱走行于距舟关节背内侧，其止点位于内侧楔骨
  - 趾长伸肌腱和踇长伸肌腱走行于距舟关节背侧，止于相应的足趾
  - 血管神经束位于趾长伸肌腱和踇长伸肌腱之间
- 相关的骨性解剖结构
  - 舟骨与距骨构成球窝关节，二者关节面具有较高的契合度
  - Mueller-Weiss 病患者有典型的骨性结构改变，出现舟骨的内旋，进而导致距骨头半脱位。
  - 舟骨外侧往往可能会出现骨折，导致足的背外侧可触及假性外生骨赘
- 相关的韧带结构包括
  - 距舟韧带起于距骨头，止于舟骨，斜行走行于距舟关节背侧，在 Mueller-Weiss 病的晚期患者中，由于韧带远端止点处舟骨的破坏，常导致距舟韧带与舟骨发生分离
  - 分歧韧带的背侧束起于跟骨前结节，止于舟骨外侧面。在 Mueller-Weiss 病的晚期患者中，由于韧带远端止点处舟骨的破坏，常导致该韧带与舟骨发生分离

## 体位

- 行距舟关节融合术，患者取仰卧位
- 止血带绑于大腿根部
- 必要时可考虑自体髂骨植骨

## 入路 / 显露

- 取内侧切口来显露距舟关节
  - 切口选于距胫后肌腱背侧 1 cm 处，与胫后肌腱走行相平行，长约 4 ~ 6 cm
  - 通过切断胫后肌腱及关节囊，行关节切开。
- 取一背外侧切口来显露距舟关节外侧
  - 切口位于距骨头外侧，长 3 ~ 4 cm
  - 精细切断小趾伸肌腱外侧的软组织结构
  - 分别游离显露舟骨外侧及碎骨块
  - 进一步切开显露外侧距舟关节（图 25.6A）

---

**体位要点**

- 使用射线可透过的手术台有助于术中透视
- 患者下肢是可活动的，因此术中处理内侧或者外侧时，可将足摆放到满意的位置。

**入路 / 显露争议**

- 有学者认为可采用单切口背侧入路来显露距舟关节，但是此切口往往显露外侧部分欠佳，且清创后行内固定较为困难，需严格评估软组织结构的张力

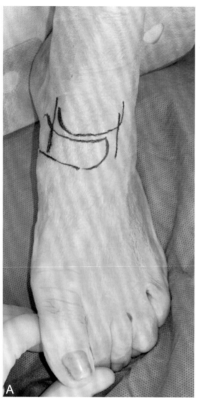
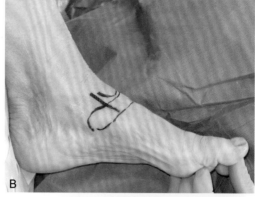
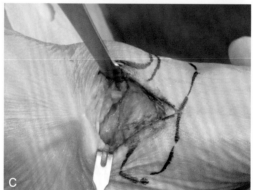

图 25.6

- Hintermann 撑开器可有效解决胫后肌腱收缩所致的操作困难，因此可避免松解胫后肌腱

- 较锋利的骨刀
- 刮匙

- 通常情况下，距舟关节内侧的撑开器撑开已经能充分显露关节外侧面，外侧往往不需要额外的撑开器来撑开。

## 手术步骤

### 第 1 步　内侧距舟关节的清理

- 将一枚直径 2.5 mm 的克氏针置入距骨头内侧，另一枚克氏针以与舟骨总体倾斜角度相反的方向置入舟骨内
- 将 Hintermann 撑开器套入 2 枚克氏针上，将距舟关节撑开分离，进而矫正舟骨的倾斜（图 25.7A）
- 用骨刀和刮匙将距骨侧关节面及舟骨侧关节面的软骨剥离去除（图 25.7B、C）
- 在骨性表面用骨刀或用 2.5 mm 电钻钻孔，破坏软骨下骨板致点状出血，保证有良好的血供（图 25.7D）

### 第 2 步　外侧距舟关节的清理

- 若患者存在舟骨外侧骨折，背侧的碎骨块需清除
- 跖侧的碎骨块主体不需特殊处理
- 在内侧距舟关节撑开的同时，将一枚直径 2.5 mm 的克氏针置入距骨头外侧，另一枚克氏针与舟骨轴线相平行置入舟骨。
- 使用撑开器将距舟关节外侧撑开（图 25.8A）
- 用骨刀和刮匙将距骨侧关节面及舟骨侧关节面的软骨剥离去除（图 25.8B）
- 在骨性表面用骨刀或用 2.5 mm 电钻钻孔，破坏软骨下骨板致点状出血，保证有良好的血供（图 25.8C）。

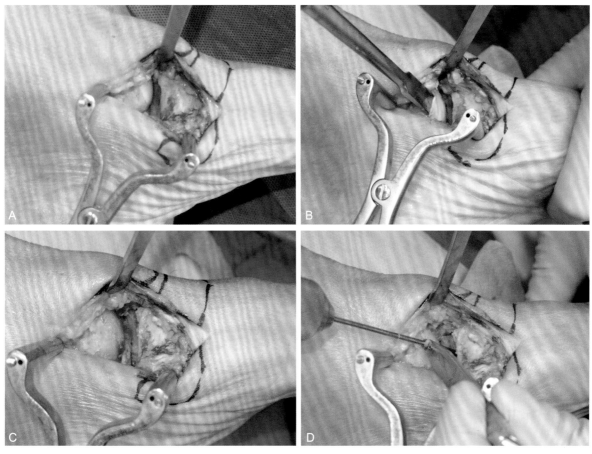

图 25.7

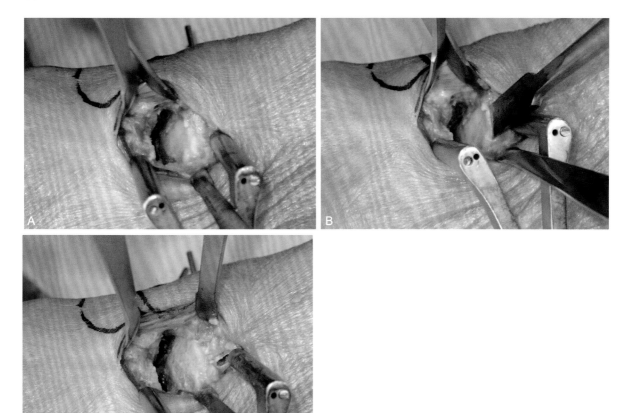

图 25.8

**第 3 步要点**

- 在复位过程中，距骨头会出现内旋，当舟骨与距骨达到正常力线后，通常可以看到足跟处于中立位或者轻度外翻位
- 骨基质材料可用于填充融合处的骨缺损

**第 3 步提示**

- 距舟关节复位不充分可导致足的力线不正，如后足的内翻畸形以及前足的外展畸形

**第 3 步器械 / 植入物**

- 术中透视

## 第 3 步　围绕距骨头的距舟关节复位及内固定

- 最大程度地撑开内侧关节面后，将舟骨推向外侧（图 25.9）
- 上一操作可通过复位钳来实现，即复位钳分别固定于舟骨内侧以及距骨头外侧。也可在置入克氏针后，用撑开器固定于 2 枚克氏针外侧来保持复位（图 25.10）。
- 当距舟关节力线满意时，可使用克氏针进行临时固定。
- 然后，使用同侧的加压钢板进行固定，即先将一个螺钉固定于舟骨外侧，然后将第二枚螺钉固定于距骨颈外侧（图 25.11）。
- 使用特殊的夹钳进行压缩固定（图 25.12）。
- 当取出撑开器及克氏针后，距舟关节的内侧面往往在胫后肌腱的牵拉挤压作用下实现复位固定，也可使用挤压钳进一步增大挤压力，将其套入 2 枚克氏针后坚强复位固定（图 25.13）。
- 留置的克氏针可作为调整前足冠状面力线的操纵杆，例如，可将前足置于严格的中立位。
- 将一枚 1.6 mm 的克氏针从舟骨跖内侧进针，置入距骨头（图 25.14），然后置入一枚 5.5 mm 的空心螺钉进行固定（图 25.15）。
- 运用同样的方法，较前一枚螺钉背外侧置入第二枚螺钉。

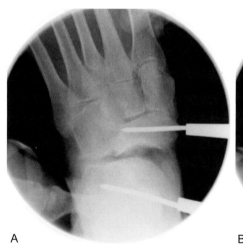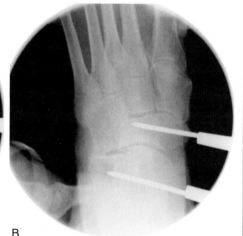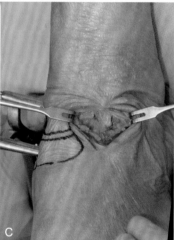

A　　　　　　　　　　　B　　　　　　　　　　　C

图 25.9

**第 3 步争议**

- 有学者提倡额外加做舟楔关节或者距下关节的融合，但是，依我们的经验看来，距舟关节充分复位后，同样可以使舟楔关节和距下关节实现良好复位，不影响关节功能。尤其是我们所治疗的患者队列中，并没有因继发性的舟楔关节或距下关节退行性改变而需要进一步手术处理。

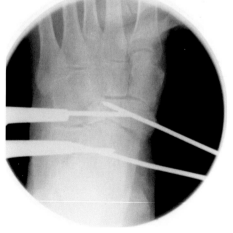

图 25.10

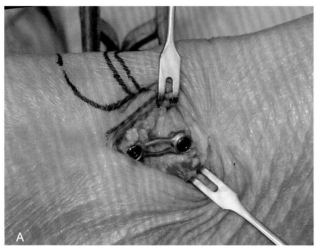
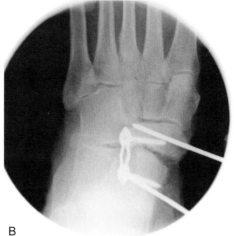

图 25.11

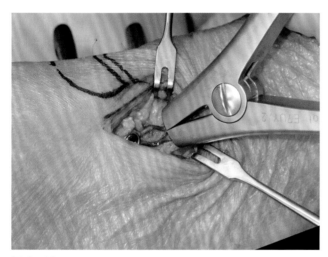

图 25.12

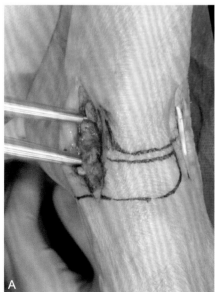

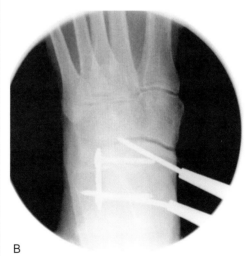

图 25.13

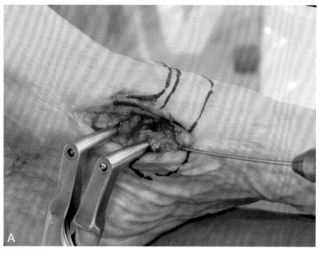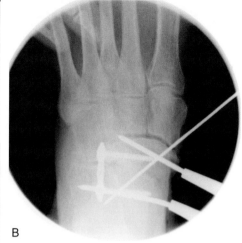

图 25.14

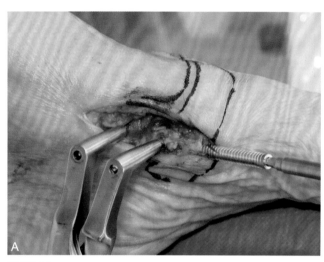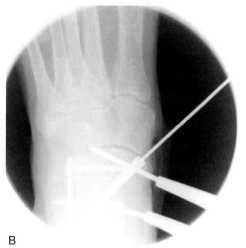

图 25.15

## 第 4 步 伤口缝合

- 用 3-0 缝合线间断缝合伤口皮肤（图 25.16）
  - 伤口敷料加压包扎
  - 将足置于中立位

### 术后处理及预后

- 休息时佩备可穿戴式夹板固定踝关节 8 周，在行走时，要穿保护
  靴。对于依从性较差的患者，可选用 Scotchcast（3M, Rüschlikon,
  Switzerland）支具来代替保护靴。
- 当伤口愈合后，在自身耐受情况下可逐步负重。
- 术后 8 周复查 X 线片（图 25.17），若怀疑骨愈合不良时，可在术
  后 4 个月行 CT 扫描进一步复查。
- 通常关节融合术 8 周后，方可允许自由活动。
- 康复训练计划包括主动及被动活动，肌肉的拉伸锻炼，本体感觉训
  练，然后开始逐步进行步态训练。

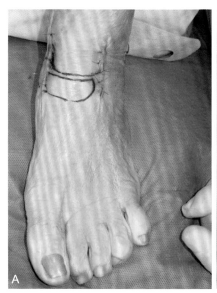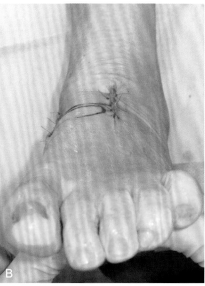

图 25.16

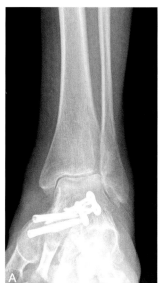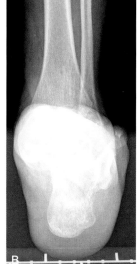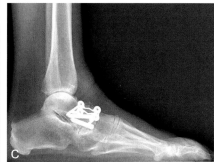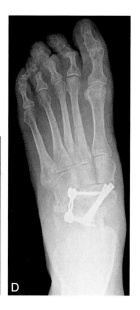

图 25.17

- 对于办公室工作者来说，术后 2 ~ 3 周即可返回工作岗位，但对于重体力劳动者而言，需术后 3 ~ 4 个月才可继续工作。
- 完全恢复体育活动取决于个人和所喜爱的运动，但一般在术后 3 ~ 6 个月即可完全恢复体育活动。

（Roxa Ruiz，Beat Hintermann　著
王之枫　译　王　晨　审校）

**术后要点**

- 在术后佩戴支具的前几个月内建议穿弹力袜

### 参考文献

扫描书末二维码获取。

# 第 26 章

# 围舟骨扩大融合治疗 Mueller-Weiss 病

## 适应证

- 中足部慢性疼痛，支具治疗无效
- 晚期 Mueller-Weiss 病伴有明显的疼痛和畸形
- 舟骨骨折
- 围舟骨的广泛关节炎

## 体格检查 / 影像学

- 患者的主诉是关节炎表现，还是足部畸形，或者两者都有？
- 评估后足和中足的力线。在 Mueller-Weiss 病的晚期病例中，由于舟骨的塌陷以及距骨头外移，可出现扁平足畸形和后足内翻。
- 足的负重正位片可清楚地显示晚期 Mueller-Weiss 病的特征，即舟骨外侧塌陷（图 26.1）。
- 足负重侧位片可显示舟骨的小碎骨片（图 26.1B）。
- 足部 CT 扫描可评估舟骨的骨质情况及碎骨片（图 26.2）。
- MRI检查可显示围舟骨的广泛关节炎，同时发现无出血性的碎骨块，晚期的舟楔关节炎只能在 MRI 上才能很好地观察判断（图 26.3）。

## 治疗策略

- 单纯距舟关节融合
- 双关节融合
- 三关节融合
- 以上三种手术方式没有考虑舟楔关节的改变，也没有保留内侧柱的长度

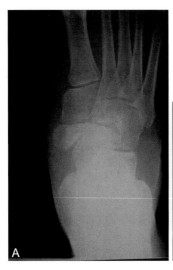
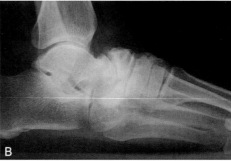

图 26.1

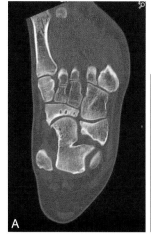
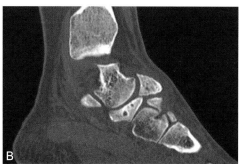

图 26.2

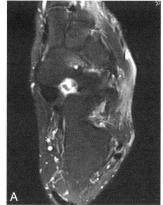
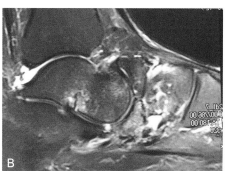

图 26.3

## 手术解剖

- 见第 25 章。

## 体位

- 患者取仰卧位，常于患侧髋关节下垫高
- 将止血带绑于大腿根部

## 手术步骤

### 第 1 步

- 手术麻醉方式为全身麻醉结合胭窝阻滞麻醉
- 使用一台小型 C 臂机进行术中透视
- 术中备一个放大镜是很有帮助的
- 将新鲜冰冻的三皮质同种异体移植物解冻
- 做背侧切口，显露距舟关节及舟楔关节（图 26.4）
- 分离并保护腓浅神经的分支
- 从胫前肌腱和蹑长伸肌腱之间进行相关关节的清理，手术切口要足够长以保证清楚地显露距骨颈远端、内侧楔骨和中间楔骨，腓深神经和足背动脉向外侧牵拉，避免术中损伤。
- 将克氏针置入舟骨后行术中透视，有助于相应关节的定位。

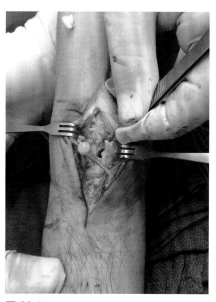

图 26.4

### 第 2 步

- 距舟关节和舟楔关节都要准备融合
- 用小刮匙将软骨刮除，然后用低速磨钻在冷生理盐水的冲洗下行微骨折，显露软骨下骨板，或者也可使用小型电钻进行多处钻孔。
- 舟骨较小的坏死部分需要被清除，但在彻底地清理后，需保留舟骨的主体部分，即使其有骨折的发生。

### 第 3 步要点

- 可以把此手术方式当做是距骨和楔骨的融合，为了维持内侧柱的长度，把发生骨折破坏的舟骨通过自体髂骨移植的方式来替代。

### 第 3 步争议

- 自体髂骨移植与新鲜冷冻同种异体骨移植相比，其疗效尚未得到证实。
- 本术式采用新鲜冷冻髂骨移植，但也可选择其他移植骨。

### 第 4 步要点

- 关键点在于所取的髂骨移植物要足够长，以保证嵌于所建骨槽内。
- 矫正畸形且保留内侧柱的长度是至关重要的。
- 在植入移植物后，注意维持矫正效果。

### 第 4 步提示

- 可能造成内侧柱的短缩
- 未能纠正内侧柱在矢状面的塌陷

### 第 3 步

- 在冷生理盐水的冲洗下，使用一个小型摆锯建一骨槽，以进行新鲜冰冻髂骨的移植（图 26.5）。
- 足部存在的任何畸形须行矫正，同时保证内侧柱的合适长度。
- 所建的骨槽要有足够的宽度来容纳三皮质骨移植物。
- 骨槽的长度应从距离距骨头 0.5 cm 处延伸至内侧 - 中间楔骨关节处 0.5 cm。
- 骨槽的深度应达舟骨的跖侧面，若舟骨是完整的，需保留其跖侧骨皮质。

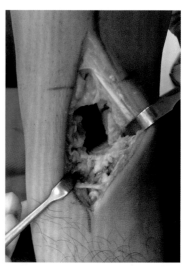

图 26.5

### 第 4 步

- 在生理盐水冲洗下使用微型摆锯切除部分髂骨皮质壁，减小新鲜冷冻髂骨移植体的宽度。在移植骨皮质上钻多个小孔，促进骨的内生长（图 26.6）。
- 另一种可取的方法是将移植骨劈开，并将骨松质外露（图 26.7）。
- 使用骨刀和骨锤将移植骨填充进所建的骨槽内（图 26.8）。
- 从同侧胫骨近端取新鲜同种异体移植物（详见第 77 章）
- 将疏松细碎的自体松质骨包覆于同种异体移植物周围，将其填充于距舟关节和舟楔关节的内、外侧（图 26.9）。

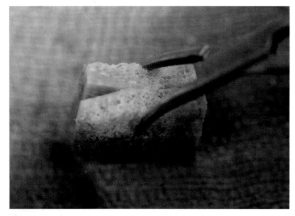

图 26.6

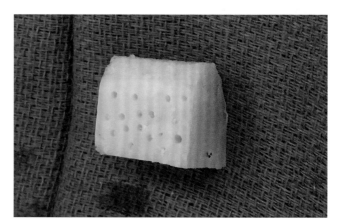

图 26.7

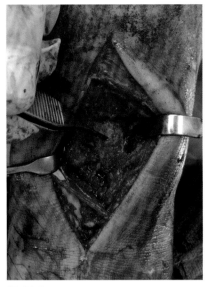

图 26.8

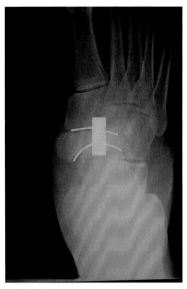

图 26.9

## 第 5 步

- 可采取多种方式进行移植物的固定，几枚横向的 4.0 mm 空心螺钉可将移植物固定于舟骨的内、外侧，防止舟骨的纵向劈裂，这些螺钉通常需要在舟骨内侧逐个钻孔置入。若舟骨已经发生劈裂，这些螺钉可增强其内、外侧的固定作用，保证坚强内固定。
- 1 枚较大的空心螺钉从内侧楔骨钉入距骨，可提供良好的稳定性及固定作用（图 26.10）。
- 数枚小螺钉或者是钢板固定也可作为另一种选择。然而，背侧钢板固定往往体积较大，且在融合术后需取出内固定物。

### 术后处理及预后

- 在手术后的前 2 周内使用大量厚实的敷料进行包扎或者用夹板固定，术后 2 周可拆除伤口缝线。
- 术后的前 6 ~ 8 周内佩戴非负重短腿石膏支具，此后，改换为可负重石膏支具，继续固定 1 个月。
- 当足正侧位及斜位 X 线片证实骨性融合后方可允许足部完全负重。

（Glenn B. Pfeffer　著　王之枫　译　王　晨　审校）

### 参考文献

扫描书末二维码获取。

第 5 步要点

- 在进钉的过程中，确保足处于跖屈的位置，可用 0.62 mm 的克氏针进行暂时的复位固定。
- 进钉时不要加压骨性融合处，注意保留内侧柱的长度。

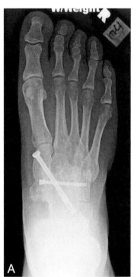

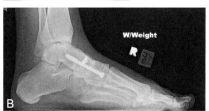

图 26.10

# 第 27 章

# 中足夏科氏神经关节病的治疗

## 夏科氏神经关节病

### 定义

- 19 世纪 80 年代夏科（Charcot）最早描述了一例晚期梅毒所致的典型神经关节病。

- 虽然目前大多数夏科氏神经关节病是因糖尿病引起的，但也有 20%～30% 的病例是由其他神经病变所致，如：酒精性神经病变、风湿性神经病变、遗传性神经病变、激素性神经病变、脊髓损伤、脊髓肿瘤、脊柱裂（脊髓空洞症）等多种并存的疾病。

- 夏科氏神经关节病通常由于反复的微创伤、确认的或未确认的急性创伤、关节炎或缺血性坏死而导致的骨关节的侵袭性破坏。通常有一外伤情况未被察觉，继而因反复的微创伤导致侵袭破坏性过程逐步加重。

- 夏科氏神经关节病：
  - 可能急性起病，也可能是慢性病程。
  - 可累及足踝部任一部位。
  - 可导致足踝部严重的畸形，有溃疡和感染的风险，甚至发生骨髓炎。

### 病理改变

- 患者通常伴有急性创伤（骨折、韧带损伤、肌腱断裂或脱位），也会因反复微创伤所致距骨或舟骨的自发性缺血性坏死。关节炎可能是夏科氏关节病的前驱症状，进一步炎症加重或骨质破坏会导致夏科氏关节形成。

- 上述病变起初是由于患者的日常活动，加之其未察觉足部的肿胀和畸形。

- 相关伴随疾病，如肥胖、肾病、维生素 D 缺乏症和血管疾病，会加重这些易损骨关节的机械生物应力，从而使病情加重。

- 溃疡和感染继发炎性微环境，并进一步导致骨关节的破坏。

- 滑膜在病变过程中可产生相关细胞因子，减缓骨关节的破坏。

### 病情进展

- 若足踝部所受的外界机械应力未能减轻，骨关节的破坏会逐步加重。

- 患足会出现畸形及不稳，中足可逐步发展为"摇椅足"畸形，前中足可能会出现外展或内收畸形，后足可能出现内翻或外翻畸形。

- 骨性突起往往出现在畸形的顶端，或者是发生骨折、脱位或移位的骨块位置。

- 后足及中足关节的塌陷，可出现马蹄足畸形，即跖骨近端中部或跗横关节处的距骨及楔骨发生相对于距骨的背侧移位。
- 进展性的跟腱挛缩。
- 足部易损的骨性突起往往是因与鞋或地面直接接触摩擦导致。
- 这些受压的局部区域往往会有溃疡发生。
- 溃疡的出现会进一步导致浅表或深部感染。
- 感染进一步加重可导致骨髓炎或关节内感染。
- 感染若无法控制，最终只能截肢。

## 适应证

- 反复发生的溃疡
- 深部感染
- 结构性不稳
- 严重的力线畸形
- 支具治疗无效的畸形
- 无法穿鞋

## 体格检查 / 影像学

### 临床表现

- 急性起病
  - 可观察到足踝部的红肿，伴皮温升高。
  - 严重的足部畸形包括摇椅足畸形及严重的外展、内旋畸形，很少见到内收和外旋畸形。
  - 畸形可以是柔韧性的且不稳定。
  - 跟腱的挛缩可导致马蹄足畸形。
  - 骨性突起往往出现在畸形的顶端。
  - 骨性突起处容易出现溃疡。
- 慢性起病
  - 畸形包括摇椅足畸形（图 27.1A），以及严重的外展、内收、外旋和内旋改变（图 27.1B）。
  - 畸形为僵硬性。

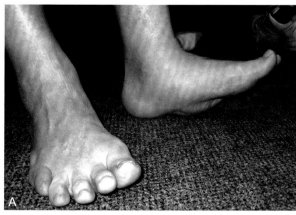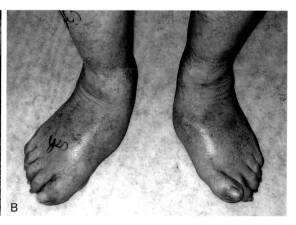

图 27.1

- 若发生骨折导致相应骨块的破坏，畸形往往是僵硬且稳定的。
- 若是由于脱位所致的畸形，畸形往往是不稳定的。
- 其他的阳性表现包括
  - 足部轻度肿胀。
  - 皮温轻度升高。
  - 轻度或者没有红斑。
- 由于软组织和骨性结构的改变，患侧足往往比健侧更肥厚。

## 体格检查

- 全身情况
  - 评估患者全身感染情况。
    - 评估周围血管情况，检查脉搏的搏动状况。
    - 心脏、肾脏以及肺功能是否良好。
- 专科体检
  - 夏科氏足的类型：病变部位，即哪个关节受累及
  - 夏科氏足的分级：临床畸形的严重程度
  - 夏科氏足的分期：急性期、亚急性期、慢性期
  - 神经病变：点距辨识能力下降，对光刺激、振动和温度的敏感性下降。
  - 局部缺血
    - 足背动脉和胫后动脉搏动减弱，可与对侧相比较。
    - 其他的症状和体征包括：足部发凉、痛性溃疡、皮肤发黑、有无焦痂、有无特殊臭味、动脉搏动减弱或消失
  - 溃疡以及感染的深度
  - 需排除以下疾病
    - 深静脉血栓
    - 骨髓炎（检查溃疡是否深达骨头）

## 影像学表现

- 急性夏科氏神经关节病
  - 可出现中后足任何部位的半脱位、全脱位和或骨折，并且难以和正常的急性创伤影像学表现相鉴别。
- 慢性夏科氏神经关节病
  - 畸形：是由骨折或者脱位所致
  - 骨质增生性关节炎
  - 骨质的缺血性改变伴硬化、碎裂和畸形（失去正常形状）
  - 小的碎骨块的固结
  - 骨重建影像学致密带
  - 关节半脱位 / 脱位
  - 骨折伴增生性畸形愈合及不愈合

## 夏科氏关节病的定位

- 前足：跖骨头和跖趾关节处、近节趾间关节
- 跗骨中部

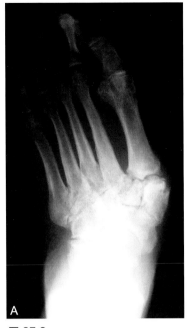
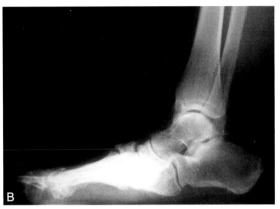

**图 27.2**

- 常见位置：常涉及下文描述的中足分类系统中的复杂类型。
- 图 27.2 所示为 I 型畸形，伴有前足外展，累及整个跗骨中部所致的足弓塌陷。
- 距骨周围区域：距骨缺血性坏死，距下关节破坏所致的后足内翻或外翻。
- 跟骨：跟骨后结节的撕脱骨折。
- 踝关节：相关的骨折可导致创伤性踝关节炎以及远端胫骨的缺血坏死。
- 胫骨。

## 鉴别诊断：感染 *VS* 夏科氏神经关节病

- 夏科氏足的临床表现因不同阶段而有所不同。急性夏科氏关节病是一个具有挑战性的难题，由于缺乏单一的研究很难将其与急性骨髓炎相鉴别。临床医生应全面评估患者的临床表现、影像学检查及实验室检查结果，以便做出更准确的诊断和决策。
- 评估溃疡
  - 神经性溃疡：是由于外界应力的反复刺激
    - 溃疡基底部呈粉红色
    - 皮温正常，脉搏搏动可
    - 通常不伴疼痛
  - 血管性溃疡（因局部缺血）
    - 溃疡或焦痂基底部呈灰黄色
    - 足部变冷，脉率减少
    - 常有疼痛
- 伤口探查：若溃疡基底部有骨感者，诊断为骨髓炎

**诊断提示**

- 血糖控制不佳的患者伴有夏科氏关节病，需要进一步评估以排除隐性的足部感染。如果患足有胼胝、溃疡或焦痂，清除之后可能会有脓肿形成。若患足没有皮肤问题，也不排除位于足弓处深筋膜间隙或沿肌腱走行位置的脓肿，此时，行 MRI 检查或针吸穿刺可以判断有无脓肿。

**治疗选择**

- 术后针对足趾溃疡或前足底溃疡可穿戴特殊的鞋子（加装一个非负重的矫正支具）。
- 对于稳定性畸形的患者，可选用踝足矫形器（AFO）来适应畸形状态。
- 切除溃疡。
- 可考虑行跟腱延长或牵引手术来缓解前足的过度负重以及溃疡，纠正踝关节的挛缩。
- 对于未愈合的溃疡、急性或亚急性期的夏科氏关节病，若合并支具治疗无效的畸形，可行石膏固定。
- 症状较轻的夏科氏关节病的治疗。
  - 石膏制动。
  - 使用拐杖、助行器和轮椅来避免足踝部的负重。
- 维持足部稳定性，避免溃疡的发生。
  - 更换舒适的鞋子：改穿前足部较宽厚、有厚鞋底的鞋。
  - 宽松的鞋垫。
  - 定制的踝足矫形器（AFO）或 Charcot 足摇椅支具助行器。
  - 佩戴具有钢柄及摇椅底的双金属直立踝足矫形支具，考虑使用 Steven Craig 矫形器来增加矫形强度（添加额外的 L 形支架支持踝足连接部的金属直立支具）

- 触诊有无深部脓肿，如果不确定是否有脓肿，可行针刺抽吸该区域，穿刺过程中尽可能避免在蜂窝组织或严重感染处进针。
- 探查有无感染扩散的征象
  - 蜂窝织炎：局部红肿热痛，以及条纹样改变。
  - 全身情况：有无发热、寒战、不适、恶心、呕吐、神志不清、血糖升高，白细胞数、血沉及 C 反应蛋白有无增高。
- 抬高试验：当足部抬高时，夏科氏神经关节病患者的红斑会减少，但感染患者的足部则无明显变化
- 机械制动试验：夏科氏关节病患者随着抬高患肢、避免负重、休息、支具或石膏固定，其局部的红肿热痛症状会逐渐缓解，但对于感染患者来说，上述情况并不能改善其症状
- 对于感染的患者，其影像学表现通常有较大区域的溶骨性改变（较大卵圆形区域），或伴有蚀骨样改变、骨膜的毛刺样变及软组织内气体影。
- 骨扫描：若临床诊断不确定者，可行骨扫描
  - 应用锝 -99m 和铟 -111 扫描可诊断骨髓炎。
  - 锝 -99m 硫胶体扫描显示骨髓炎患者白细胞计数升高，骨髓象检查无明显升高。
  - 锝 -Tc99m 及依沙美肟联合应用对于鉴别诊断有一定帮助。
- MRI：感染引起的骨髓象改变和骨质破坏与夏科氏神经关节病在 MRI 上的表现无明显异常；MRI 适用于发现软组织脓肿。
- 急性夏科氏关节病的 MRI 表现与急性骨髓炎基本相同，但也存在一定的差异：
  - T2 像信号的改变不伴有 T1 像信号改变，并不能鉴别夏科氏关节病与骨髓炎。
  - 软骨下骨髓水肿伴强化多提示是急性夏科氏关节病。
  - 软骨下骨囊肿、T1 和 T2 像都呈低信号、较大区域的骨折碎片以及关节内游离体多提示为慢性夏科氏关节病。

## 手术解剖

- 骨性解剖
  - 跗楔关节参与构成足弓，在夏科氏神经关节病中易受损伤
  - 第二跗楔关节相对于第一和第三跗楔关节较为凹陷
  - 第四、第五跖骨与骰骨形成的关节比第一、第二和第三跗楔关节具有更大的活动度
  - 3 块楔骨位于舟骨与内侧 3 块跖骨之间，呈楔形样
  - 距舟关节、跟骰关节以及距下关节参与调节足部的内翻和外翻，夏科氏结节由以上关节形成
- 软组织解剖
  - 胫前肌止于内侧楔骨
  - 腓骨短肌止于第五跖骨结节处
  - 踇展肌起于舟骨，走行于内侧楔骨和第一跖骨内侧
  - 胫后肌腱止于舟骨内侧
  - 足背动脉位于第二跗楔关节的背侧

- 内侧和外侧足底神经在跗骨中部跖侧走行。当骨性结构出现脱位或变形时，站立或行走过程中，这些神经因受足底骨性隆起和地面之间的压迫而受损伤
- 腓深神经和腓浅神经走行于内侧楔骨和中间楔骨的背侧

## 中足夏科氏神经关节病的分型

- 分为 I ~ IV 型畸形（图 27.3）
  - I 型为跖楔关节内侧以及第四、第五和骰骨关节的外侧畸形
  - II 型为距舟关节内侧以及第四、第五和骰骨关节的外侧畸形
  - III 型主要为舟骨周围区域的畸形，伴有足底中央或外侧的骨性突起
  - IV 型为跗横关节处的畸形，伴有不同程度的骨性突起
- I 型畸形往往出现典型的前足外展，常伴内侧楔骨跖侧的骨性突起
- II 型畸形常在骰骨的跖外侧出现一骨性突起
- III 型畸形常在骰骨或第五跖骨的下方出现骨性突起，可伴足外旋内收畸形
- IV 型畸形常有足的内旋畸形，骨性突起多位于舟骨和远端跟骨的下方

### 影像学的严重程度（Schon 继发性跗骨中部畸形分型系统）

- 若有以下几种情况，则属于 B 型：
  - 发生脱位
  - 侧位片上距骨 - 第一跖骨角 ≥ 30°
  - 侧位片上跟骨 - 第五跖骨角 ≥ 0°
  - 正位片上距骨 - 第一跖骨角 ≥ 35°
  - 若无上述四种情况出现，则属于 A 型
- A 型畸形进展缓慢，B 型畸形有较高的不稳、溃疡发生率，往往需要行手术治疗

**分型要点**

- 对于 A 期的夏科氏关节病，保守治疗效果佳。而 C 期夏科氏关节病，往往有较高的溃疡、感染甚至骨髓炎的发生率，支具等保守治疗效果不佳，常常需要行手术治疗
- B 期夏科氏关节病治疗争议较多，但严格遵守指南行保守治疗，也有相当高的成功率。

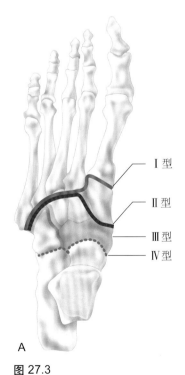
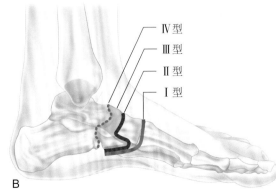

A　　　　　　B

图 27.3

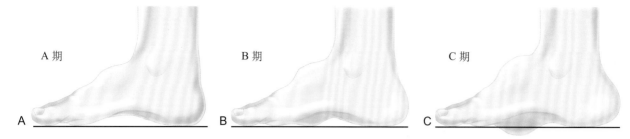

A 期                    B 期                    C 期

A                      B                      C

图 27.4

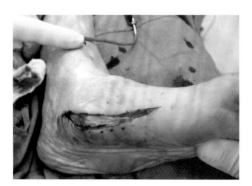

图 27.5

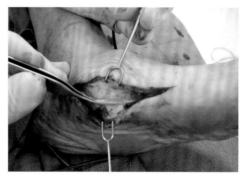

图 27.6

### 基于畸形严重程度的临床分期

- 临床工作中通过评估摇椅足畸形的严重程度，来进一步指导预后（图 27.4）
  - 临床分期为 A 期的患者，其跗骨中部要高于距骨 - 跟骨平面
  - B 期患者，其跗骨中部平于距骨 - 跟骨平面（此时可出现轻度到中度的摇椅足畸形）
  - C 期患者，其跗骨中部低于距骨 - 跟骨平面（此时出现严重的摇椅足畸形）

### 入路 / 显露

- 沿中足夏科氏畸形内侧骨性隆起的跖侧缘做弧形切口（图 27.5）。保留完整的皮瓣，继续向深面游离到达姆展肌筋膜。
- 将肌肉向跖侧牵拉，以显露第一跖骨、内侧楔骨、舟骨和距骨（图 27.6）。
- 用电刀将内侧柱内侧与跖侧连接部的骨膜切断，向上提起，然后使用剥离子沿中足将跖侧软组织与骨性结构分离（图 27.7）。
- 胫前肌腱和胫后肌腱的止点应当被保留，可以将整个较厚的软组织束保留下来，但应避免完全离断。
- 有时候需加一个外侧切口来显露外侧柱，尤其是对于合并有第四、第五跖骨与骰骨关节脱位的患者。
  - 在第四、五跖骨与骰骨相关节处背外侧做一切口（图 27.8；左侧为跖骨基底部，近端即为骰骨）。
  - 经背外侧入路，将骨膜剥离子插入第四、五跖骨与骰骨关节内。
  - 将骨膜剥离子撬拨倾斜，使其到达已脱位的第四、第五跖骨基底部（图 27.9；左侧即为跖骨基底部）。松解骰骨的远端关节面并向上撬拨复位，纠正其向跖侧脱位的状态。

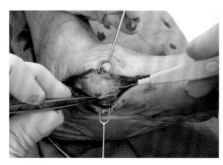

图 27.7

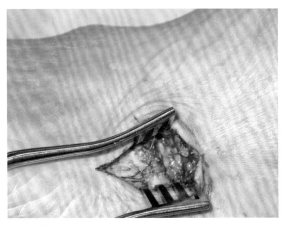

图 27.8

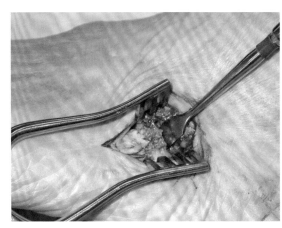

图 27.9

## 手术步骤

### 术前准备和原则

- 可考虑行跟腱延长术
- 确定畸形所处的平面
- 使用的技术包括：解剖复位关节融合术、去旋转截骨术和闭合楔形截骨关节融合术
- 采用坚强固定（螺钉、钢板或外固定架）

### 内固定 *vs* 外固定

- 临床工作中对于治疗夏科氏关节病，使用内固定还是外固定没有统一的共识或指南，目前尚缺乏相关的随机临床试验。
- Lee 研究团队在一项 meta 分析文献综述中得出结论，认为内固定组相较于外固定组而言，具有更高的感染率、截肢率以及伤口并发症等情况，但是，外固定组的骨性不愈合率是内固定组的 8 倍。本章作者针对最佳固定技术提出明确的指南，以提高骨性刚度和愈合率，降低感染和并发症的发生率。

### 中足夏科氏关节畸形矫形的一般原则

- 轻到中度的畸形：中足部的解剖复位融合，切除相关关节面，无须楔形截骨往往即可纠正畸形
  - 若患足无感染及溃疡出现：行跖侧钢板内固定。
  - 伴有未感染的浅表溃疡或有浅表感染（感染史或可疑感染史）：行螺钉内固定，加行中立位外固定环形支架。
  - 若为急性感染期或有较深的溃疡：仅行外固定支架治疗。
- 严重的畸形：常需行楔形截骨来矫正畸形
  - 若患足无感染及溃疡出现：行跖侧钢板内固定伴或不伴螺钉固定。
  - 伴有未感染的浅表溃疡或有浅表感染：行螺钉内固定，加行中立位外固定环形支架。
  - 若为急性感染期或有较深的溃疡：仅行外固定支架治疗。此类情况下，可考虑使用硫酸钙抗生素浸渍珠。

第 1 步要点

- 在处理 Ⅲ 或 Ⅳ 型畸形时，可将 6.5 mm 的空心螺钉从距骨后外侧置入舟骨或楔骨内。导针从跟腱外侧置于跟骨背侧面近端 2 ～ 4 cm 处，注意牵拉软组织以保护腓肠神经。进钉处要位于足部中线的外侧，这样可减小胫神经损伤的风险。术中常常需要在透视引导下进行内固定。
- 如果患者既往有踇趾截趾术史，可使用 6.5 ～ 8.0 mm 的空心螺钉从第一距骨头置入，进钉至内侧楔骨。必要的话，可进钉至距骨内。

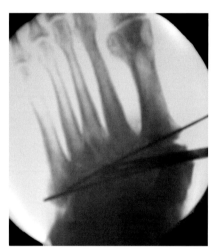

图 27.10

# 第 1 步　楔形截骨矫正畸形

- 经内侧入路行中部跗骨相关骨关节的楔形截骨时，注意保护相关的软组织。
- 将克氏针置入畸形的顶端，并行术中 C 臂机透视，确认进针位置的准确性
  - 图 27.10 中可以看到克氏针位于距骨基底部以及楔骨和骰骨的远端关节面，此为 Ⅰ 型夏科氏关节病的畸形平面。
  - 使用摆锯截骨，抵达畸形部位的边界，行一个基底向内侧的楔形截骨
  - 在矢状面上，所行的截骨应尽可能保证一个较宽的基底，以纠正摇椅足畸形
  - 保留尽可能多的距骨基底是至关重要的。
- 楔形截骨是为了矫正摇椅足畸形及足外展畸形
  - 如有两种畸形都存在，需行跖侧基底楔形截骨和内侧基底楔形截骨
  - 若只存在摇椅足畸形，需行跖侧基底楔形截骨
  - 若只有足外展畸形，需行外侧基底楔形截骨
- 图 27.11 ～图 27.14 为跨关节楔形截骨的过程
  - Ⅰ 型畸形的夏科氏足（另见图 27.2），将摆锯调整到垂直于后足的方向进行近端的楔形截骨（图 27.11）。
  - 所截的楔形骨，其近端使用骨刀进行截骨，远端用摆锯锯片进行截骨（图 27.12），远端截骨线与前足轴线垂直，行楔形截骨来纠正摇椅足畸形和前足的外展畸形。
  - 图 27.13 为楔形截骨的背侧观，注意观察背外侧切口，可在直视下使用摆锯切除远端骰骨，或经背侧入路，用微型矢状位摆锯行楔形截骨。
  - 图 27.14 为所截的楔形骨块，其包含受损的关节面。

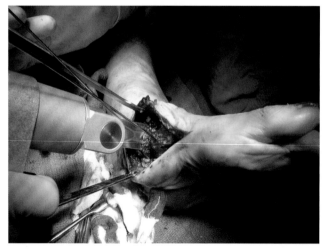

图 27.11

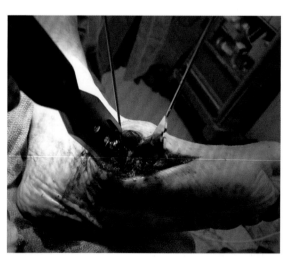

图 27.12

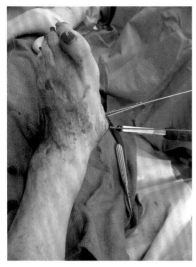

图 27.13

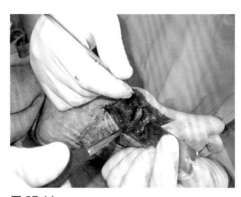

图 27.14

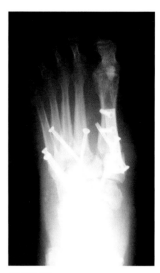

图 27.15

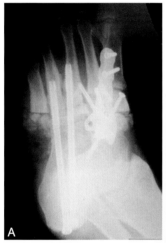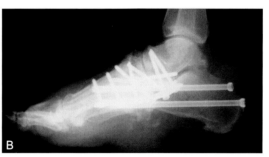

图 27.16

## 第 2 步　螺钉置入

- 每个需要融合的关节均应使用 1 ～ 2 枚 4.0 ～ 5.0 mm 空心或实心螺钉来进行固定。螺钉的进钉点要尽可能与关节面垂直。
- 对于内侧柱的固定，将 1 枚螺钉从第一跖骨干背内侧置入，进钉至内侧楔骨甚至置入舟骨内
- 我们通常在第 1 枚螺钉的跖侧额外加置第 2 枚螺钉，但是第 2 枚螺钉以直接朝向中间楔骨的方向进钉。
- 第 3 枚螺钉从内侧楔骨或舟骨进钉，置入到第二跖骨基底，甚至可达到第三跖骨基底部。
- 可能还需 1 枚螺钉来固定第三跖骨和外侧楔骨。
- 外侧的 2 枚螺钉从第五跖骨的跖外侧皮质向骰骨置入，2 枚螺钉中相对远端的一枚可能经由第五跖骨和第四跖骨才能置入骰骨（图 27.15）。
- 若要融合跟骰关节，可用 1 ～ 2 枚 6.5 mm 的轴向螺钉从跟骨后结节处进钉，经由骰骨，置入到第四跖骨内（图 27.16）。

### 第 2 步要点

- 尽管跖侧更多情况下使用管型钢板进行固定，但是若需要固定舟骨或距骨时，可使用较大尺寸的钢板，以方便螺钉的置入。也有其他适合此种固定方式的钢板类型（图 27.16）

## 第 3 步　钢板的应用

● 若要融合内侧柱的关节，可选用跖侧钢板，钢板位于关节的张力侧，这样可保证坚强固定。
  ● 在 Ⅰ 型畸形中，钢板通常置于内侧楔骨和第一跖骨的跖侧，常用四孔或六孔钢板，其中 2 枚螺钉置于内侧楔骨，剩余 2 枚置于第一跖骨（见图 27.15）
  ● 在 Ⅱ 型畸形中，将钢板置于内侧楔骨和舟骨内侧面的下方。
  ● 在 Ⅲ 型畸形中，将钢板置于距骨头和剩余舟骨的下方，远端止于内侧楔骨下方。
  ● 对于 Ⅳ 型畸形，钢板置于距骨和舟骨的下方。
● 有时需要跨越所有的内侧柱关节进行固定，以保证稳定性（见图 27.16）。
● 虽然有跖外侧钢板应用于骰骨及第四、五跖骨的固定（置于其跖侧面），但作者在过去 15 年中一直使用背侧钢板。由于背侧钢板不在关节的张力侧，所以其提供的固定刚性并不及跖侧钢板。一般来讲，当螺钉提供的稳定性不够时，可加行背外侧钢板固定以增加稳定性。

## 第 4 步　外固定架

● 一种细型线性框架可作为外固定支架，尤其是合并有活动性溃疡或骨髓炎时（图 27.17）。此外，当截骨较多或者行螺钉固定后，也可使用外固定架。
  ● 当外固定架用于活动性感染的治疗时，不应使用内固定螺钉。
  ● 慢性骨髓炎或溃疡切除后行外固定架治疗，可根据外科医生的术中判断来决定是否需放置内固定螺钉。
● 橄榄形导针从第一跖骨头内侧进针，朝向第五跖骨头外侧穿出。术者应保持 5 块跖骨位于同一力线上，以使导针尽可能穿过每一块跖骨的头部。然后将环形框架置于导针上方，用固定组件固定。确保框架的两端到足的距离是相等的，且框架与足底处于同一平面。
● 接下来，将一橄榄形导针从框架下方跟骨后外侧（腓骨肌腱远端）进针，向内侧穿出，走行于血管神经束的后方。连接于环形框架上的固定组件可协助确定导针的进针及出针位点。
● 第 3 根导针（非橄榄形）从框架上方内侧楔骨内侧进针，根据骨质情况或手术技巧，向第五跖骨基底或第五跖骨头出针，导针应通过框架上的固定组件，以便其与环形框架平行。
● 第 4 根导针从后内侧即胫侧血管神经束后方进针，直接朝向后外侧出针。此根导针与第 2 根导针分别位于环形框架的两侧（上下侧）。
● 将导针收紧，使其具有一定张力。收紧导针的过程中要先在一侧牢牢固定，然后从对侧将固定组件固定好。导针较短的一头置于环形框架的一侧（首先被收紧的那侧），较长的一头置于框架的另一侧（进行固定施加张力的那侧）。
● 若已行截骨手术，需要在手术部位施加额外的内固定，那么应当在收紧固定组件之前，将导针固定组件向截骨术区靠近一个孔位。当固定组件收紧时，在截骨术区会产生较为可观的固定作用。

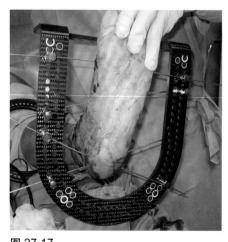

图 27.17

## 并发症

- 矫正不足
- 硬件破损
- 固定失败
- 夏科氏神经关节病向邻近关节扩展
- 距骨坏死
- 钉道感染
- 深部组织感染
- 不愈合或延迟愈合

## 术后处理及预后

### 术后处理

- 术后 3 个月内禁止患足负重。
- 若行外固定架固定，3 个月后方可拆除。
- 使用支具固定 3 ～ 12 个月。
- 在完全康复之前，使用拐杖、助行器或者手杖往往是有帮助的。

### 预后

- 手术矫形的良好预后结果是基于合适的适应证、严格的手术计划以及适当的固定方式。
- 在我们的研究中，共计有 60 例患者行跨多关节融合术，且有良好的预后结果，包括穿鞋的改善，在 5 ～ 8 年的随访中未有截肢的情况，足部更加稳定。
- 回顾我们在过去 18 年中所做的 250 例（包括这 60 例）夏科氏中足及后足病例，很少出现手术失败情况。大多数患者的足部功能得到提高，穿鞋情况改善，因足部问题导致的溃疡或住院次数也大大减少。
- 大约 10% 的患者将在 10 年内出现患侧肢体邻近关节的夏科氏神经关节病。
- 夏科氏神经关节病患者截肢的风险仍在增加，特别是合并有周围动脉疾病、感染、既往感染史、创伤、视力受损、血糖控制不佳的老年男性。

（Lew C. Schon，Su-Young Bae，Alireza Mousavian　著

王之枫　译　王　晨　审校）

## 参考文献

扫描书末二维码获取。

# 第28章

# 足副舟骨痛：采用趾长屈肌腱转位行 Kidner 加强术

### 适应证

- 出现足副舟骨痛，伴或不伴平足畸形。
- 足副舟骨痛伴马蹄挛缩，这类患者往往胫后肌腱功能完好，但副舟骨痛会逐渐损害胫后肌腱功能。
- 后足内侧增宽，由此不能适应日常穿戴的鞋具，如不能穿滑雪靴。

### 治疗方案

- 初始治疗考虑制动踝足，观察是否能够由此产生可接受的副舟骨骨联合。

### 体格检查 / 影像学

- 存在副舟骨时，患者后足内侧突起，由此造成鞋具穿戴不适及运动时不适。尤其在穿戴过紧的靴子时，例如滑雪靴或者溜冰鞋时，这种不适感更明显。即使先前副舟骨的位置较为牢靠，一次意外的扭伤累及副舟骨的骨面，也会导致副舟骨痛。
- 足部平片
  - 负重位正位片（图 28.1A）和侧位片（图 28.1B）能够显示副舟骨畸形。
  - 副舟骨可以通过骨性或者纤维组织与舟骨内侧相连，或者游离于舟骨而仅仅被胫后肌腱包绕。

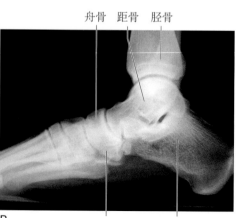

图 28.1 足负重正位及侧位 X 片

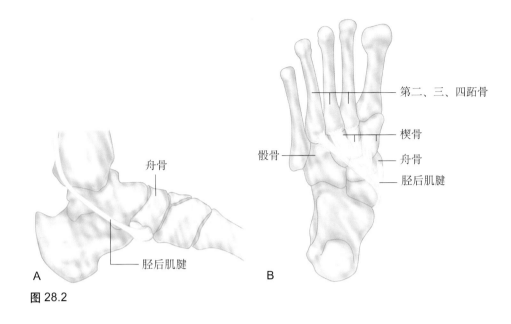

图 28.2

A
舟骨
胫后肌腱

B
第二、三、四跖骨
楔骨
舟骨
胫后肌腱
骰骨

## 手术解剖

- 胫后肌腱于内踝后方下行，进入足部。
- 胫后肌腱走行由垂直方向变为水平方向时，肌腱转弯拐角较陡（图 28.2A），此处肌腱易产生血供障碍，由此导致肌腱病变。
- 肌腱向足远端走行至舟骨内侧区，继续走行于足跖面，然后分出若干分支止于足底，形成足部的内侧支撑结构。胫后肌腱止于舟骨、楔骨、骰骨和第二、三、四跖骨基底部（图 28.2B）。
- 目前主流观点认为，副舟骨存在时，胫后肌腱远端的分支减少、远端收缩功能减弱。
- 在进行胫后肌腱修复时，必须小心保持胫骨后肌腱腱鞘的完整性。可以用螺钉和垫片将腱鞘重新铆接于舟骨内侧面。将腱鞘剥离的胫骨后肌腱附着在舟骨上难以形成良好的愈合。
- 常用的足内侧切口可以很好地显露胫后肌腱和趾长屈肌腱以及骨性结构。

## 体位

- 患者取仰卧位，对侧的骨盆下垫高。
- 这种"过度旋后位"使得足内侧通用切口能够得到很好的显露。

## 手术切口 / 入路

- 足内侧切口可以顺利显露手术野。在舟骨内侧突起明显处、内踝尖以下 1 cm 处和第一跖骨头部中心分别做标记，然后可以画一条线连接这三个点。这一标记线大致为足底内侧边界。标记线的近端一半即为手术所需的足内侧切口。
- 切开皮下组织（图 28.3），沿路所碰到的足内侧垂直静脉电凝止血。
- 趾长屈肌位于胫后肌腱后下方。用血管钳置于后方挑起肌腱，活动足趾，看到肌腱在钳子上滑动即可确认为趾长屈肌腱。

- 趾长屈肌确认后,需游离趾长屈肌腱至亨利结节(master knot of Henry, MKH)处(图 28.4),即游离趾长屈肌至跨过蹈长屈肌处为止。足内侧深面存在较大的静脉,游离时需小心解剖,逐一烧灼烫凝。
- 一旦找到亨利结节后,再次确认趾长屈肌腱并切断(图 28.5)。剥离腱旁组织,待骨性手术完成后留作肌腱加强转位。

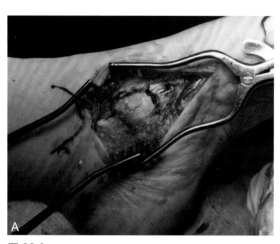
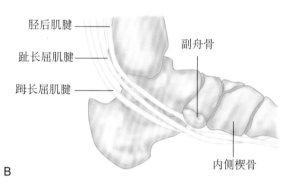

胫后肌腱

趾长屈肌腱

蹈长屈肌腱

副舟骨

内侧楔骨

图 28.3

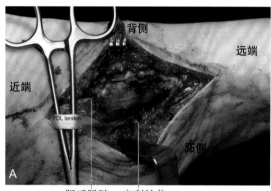
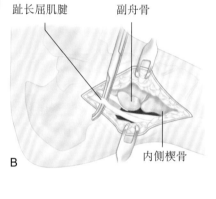

背侧

远端

近端

FDL tendon

蹈侧

胫后肌腱    亨利结节

趾长屈肌腱

副舟骨

内侧楔骨

图 28.4

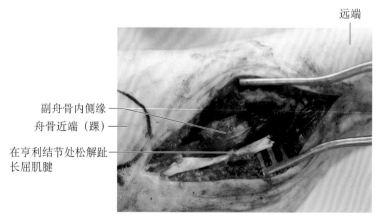

远端

副舟骨内侧缘

舟骨近端(踝)

在亨利结节处松解趾长屈肌腱

图 28.5

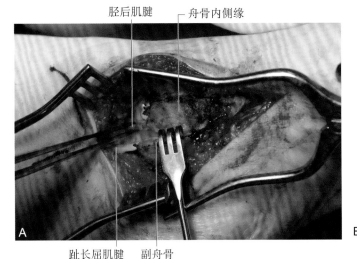

图 28.6

## 手术步骤

### 第 1 步　显露胫后肌腱腱鞘

- 切开皮肤及皮下组织，直达腱鞘。
- 打开腱鞘，但是注意避免损伤胫后肌腱，将胫后肌腱向远端游离至副舟骨。
- 使用锋利的骨凿或骨刀，沿着舟骨与副舟骨的间隙切断两骨之间的连接。如果副舟骨与舟骨相融合，截骨平面选择平楔骨的内侧缘。然后向外翻转胫后肌腱及其所附着的副舟骨，注意尽量保留胫后肌腱的跖侧面附着点（图 28.6）。

### 第 2 步　副舟骨切除和胫后肌腱止点加强重建术

- 用咬骨钳去除骨突，注意保留胫后肌腱上附着的皮质骨（图 28.7）。
- 舟骨内侧可以修剪至舟楔关节内侧缘处。这样在重建完成后，足内侧面平整，没有明显的骨突。
- 在皮质骨骨片的中部预先钻孔，同样在舟骨上也钻孔，注意不要打入距舟关节（图 28.8）。
- 使用带垫圈螺钉将肌腱附着的皮质骨铆接于舟骨上，直至皮质骨与舟骨内侧面相接触（图 28.9）。肌腱走行应与内侧楔形楔方向一致。
- 然后，趾长屈肌可以转位至舟楔关节下方的骨槽中，进一步增强胫后肌腱（图 28.10）。
  - 可以用咬骨钳在舟楔关节内侧嵴的下面制成骨槽。在楔骨体上钻一个 2.5 cm 的孔，形成足背到足底的隧道。
  - 缝线（使用大针带线单根 0 号可吸收线）向下穿过钻孔。然后使用缝线从远端向近端交叉锁扣缝合约 2 cm。
  - 另一个钻孔方式是通过舟骨体钻孔进入骨槽。然后向上穿同一条缝线，将趾长屈肌向上拉入骨槽，将其固定。

| 第 2 步要点 |
| --- |

- 用钻头在舟骨上打孔时，请注意打孔点偏远端。距舟关节呈半球形，如果直接从舟骨内侧边缘钻孔，那么会进入距舟关节，并损伤该关节。钻孔可以在透视下进行，通过小型透视机来控制钻孔的轨迹和深度（图 28.11）。

| 第 2 步争议 |
| --- |

- 骨槽 + 缝线与钻孔 + 界面螺钉的比较：
- 肌腱走行于舟楔关节底面时，可以通过缝线缝合于骨槽上，或者通过钻孔进入骨内，并用界面螺钉固定的方式。作者的偏好是使用缝线缝于骨槽上，因为这样不会出现螺钉脱出的情况。Levy 等提出了相似的概念，用于肱二头肌的修复。将肱二头肌锚定、附着于腱旁组织之上。
- 采用大面积的穿骨隧道结合界面螺钉的方法价格昂贵，不必要。

副舟骨胫骨后肌腱

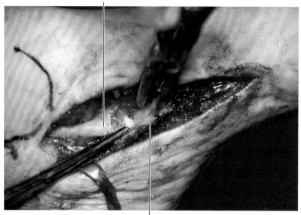

用咬骨钳在副舟骨上显露出松质骨

图 28.7

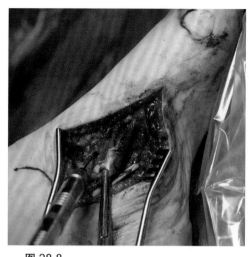

图 28.8

把副舟骨放回原位

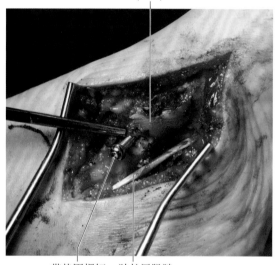

带垫圈螺钉 趾长屈肌腱

图 28.9

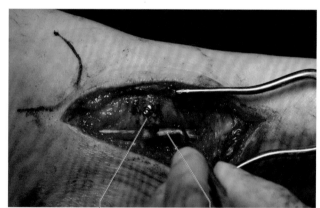

使用螺钉／垫圈将副 趾长屈肌腱转位
舟骨嵌回原位 至骨槽中

图 28.10

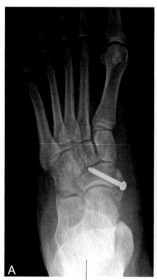

术后负重侧位片

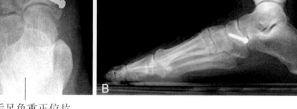

术后足负重正位片

图 28.11

- 可以顺着趾长屈肌走行添加补充缝线，以进一步确保肌腱转位的可靠性。
- 如果重建后骨或肌腱的质量不理想，可以考虑使用锚钉缝合肌腱。附着的缝线可以采用交叉锁扣方式缝合趾长屈肌以及胫后肌腱，以便获得更牢靠的重建。然而，这必须与植入物增加的成本进行权衡。

## 术后处理及预后

- 手术足用三面石膏夹板固定，保证踝关节及后足处于中立位。
- 患者术后第一次就诊时，可更换石膏或者使用 CAM 行走靴。患者应不负重，但只要足踝部受到夹板或 CAM 行走靴的保护，可以在刷牙等活动时轻轻地将脚放下。
- 患者 6 周后可开始负重较小的关节运动，此后负重逐渐增加至全负重。从术后 12 周开始可以行更积极的理疗等。

（Andrew K. Sands, Edward Southard　著
邱小锋　译　陈　立　审校）

## 参考文献

扫描书末二维码获取。

# 第 29 章

# 足副舟骨痛：软骨联合融合术

- 副舟骨需有足够的大小，能接受螺钉固定而不会碎裂。如果出现后足外翻畸形，则应增加跟骨截骨术式。

- 据报道，Ⅱ型副舟骨中副舟骨骨块较大的病例做单纯副舟骨切除术，无论术后胫后肌腱病变有无进展，术后症状复发率较高。痛性副舟骨的融合术，保留了足部相对正常的解剖结构和胫后肌腱功能，因而无需额外的术式。
- 副舟骨切除术后，跟骨外翻的病例应加做跟骨内移截骨术矫正后跟外翻畸形。

## 适应证

- Ⅱ型副舟骨疼痛；
- 保守治疗失败。

## 体格检查 / 影像学

- 体格检查的典型表现是副舟骨区局部疼痛。
- 胫后肌腱功能可能因副舟骨疼痛而受损，而趾长屈肌往往不受累（可以主动屈趾）。
- 在病程进展后，患者可能出现平足，伴后跟外翻畸形。
- X 线片检查应当包括足负重正位片、侧位片和斜位片（图 29.1）。
- CT 扫描有助于确定副舟骨尺寸大小，判断其是否能够匹配螺钉。
- MRI 检查有助于判断胫后肌腱是否存在病变。

## 治疗方案

- 支具可能有助于缓解轻度症状。
- 在手术干预之前，应尝试 4 ~ 6 周的管型石膏。
- 理疗对于部分副舟骨痛患者有益。

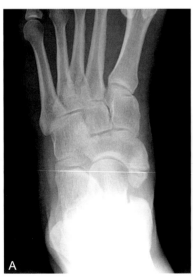
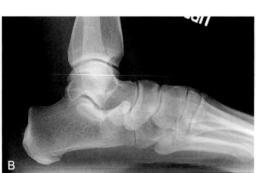
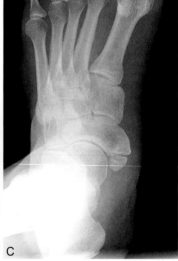

图 29.1

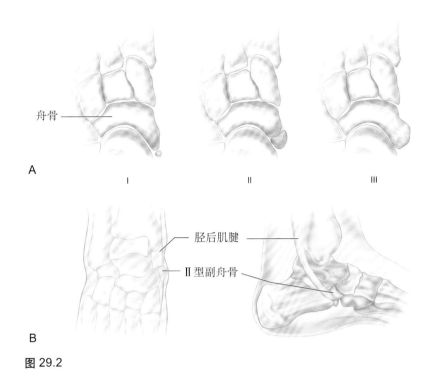

图 29.2

## 手术解剖

- 副舟骨分为 3 型（图 29.2A）；
- 副舟骨融合术适用于 II 型副舟骨（图 29.2B）。

## 体位

- 患者取仰卧位。
- 将患肢对侧臀部下方垫高抬起，这样将有助于患肢腿部的外旋。
- 可以使用踝关节止血带，但更推荐大腿止血带，因为它在工作过程中不会对胫骨后肌及肌腱施加张力。

## 手术切口 / 入路

- 自内踝前缘远端 1.5 cm 处，至副舟骨区，行一个 2 cm 纵向切口（图 29.3）。

## 手术步骤

### 第 1 步

- 沿着胫后肌腱腱鞘上缘打开腱鞘（图 29.4）。
- 患者可能存在轻度滑膜炎，应进行清理。

### 第 2 步

- 定位副舟骨的软骨联合。
- 用圆头刀片沿着舟骨边缘分离，以识别舟骨体和副舟骨之间的连接（图 29.5）。

**手术切口 / 入路要点**

- 切口无须随胫后肌腱的走行弯曲。在纵向切口放置克氏针及空心螺钉是很方便的。

**手术切口 / 入路提示**

- 手术显微镜有助于操作。

**第 2 步要点**

- 从术前影像学资料上评估软骨联合的倾斜角度是至关重要的。否则，当副舟骨从舟骨体上分离时，有可能误认假性的舟骨平面。
- 胫后肌腱的附着必须保持完整，注意操作不要损伤弹簧韧带。
- 这一术式的基本操作与手舟骨的骨不连术式相似，包括去除纤维组织和硬化骨，移植骨填充缺损，以及应用坚强内固定。

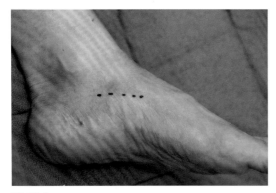

图 29.3

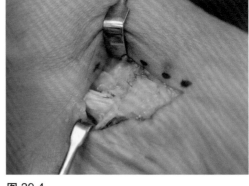

图 29.4

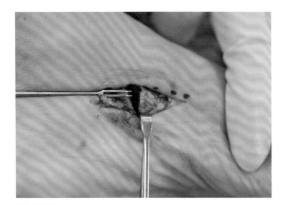

图 29.5

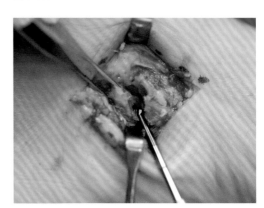

图 29.6

## 第 3 步

- 清除舟骨与副舟骨上连接的纤维软骨组织。
- 硬化骨通常会盖住骨的末端，用 3 mm 的磨钻轻轻地去除硬化骨，同时用冷生理盐水冲洗（图 29.6）。

## 第 4 步

- 用 2 ~ 3 mm 的刮匙清理骨面直至显露健康的松质骨（图 29.7）。
- 必须注意保持副舟骨的皮质骨完好无损。
- 必须在副舟骨的尖端保留足够的松质骨，以固定空心螺钉的近端部分（图 29.8）。

## 第 5 步

- 取松质骨咬碎，并放入凹槽中。
- 移植填充的松质骨应易于压缩，以便能更好地成形（图 29.9）；
- 跟骨外侧或者胫骨近端都是良好的取材点。

### 第 6 步要点

- 胫后肌腱上的小切口为加压螺钉提供了良好的通道，从而无须将副舟骨上附着的胫后肌腱切除（图29.11）。

## 第 6 步

- 使用微型电钻，将一枚 0.045 英寸的导针穿过复位的骨块用以打入合适大小的固定空心螺钉（图 29.10），通过透视确认导针位置。
- 确定合适的螺钉长度，螺钉不必深入至舟骨远端皮质骨，因为螺钉在舟骨的致密松质骨中具有极好的加压力。

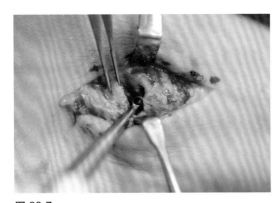

图 29.7

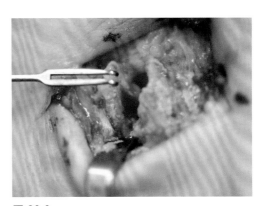

图 29.8

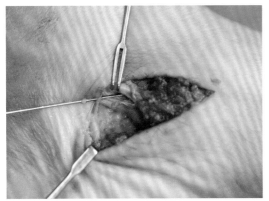

图 29.9

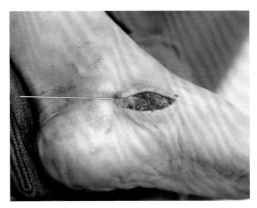

图 29.10

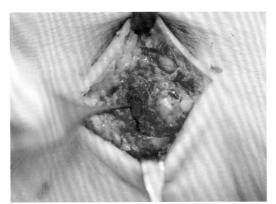

图 29.11

## 第 7 步

- 用布巾钳给骨块加压，并根据需要在副舟骨上钻孔，通常只是副舟骨的皮质骨需要钻孔。
- 打入 Acutrak 2 型微型（无头加压）螺钉，并通过透视确认螺钉位置。
  - 螺钉置入后，骨块明显被加压（图 29.12）；
  - 在放置螺钉时，将踝关节跖屈，并将足部置于旋后位，以放松胫骨后肌腱并减少对副舟骨的拉力。
- 肌腱可以用 2 根 3-0 缝线，线结包埋于肌腱中，采用同样的方式缝合腱鞘。
- 关闭止血带，止血，缝合皮肤。
- 夹板固定足部于足旋后位，伴踝关节轻度跖屈位。

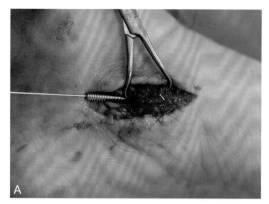

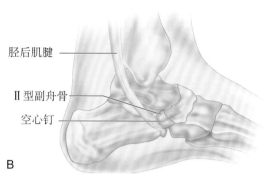

胫后肌腱

Ⅱ型副舟骨

空心钉

图 29.12

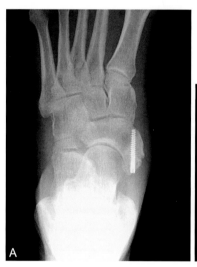

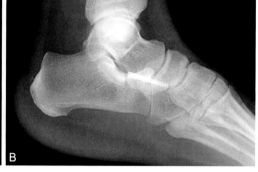

图 29.13

## 术后处理及预后

- 术后 10 ~ 12 天拆线，用非负重石膏固定足部于足旋后、踝关节中立位。

- 术后 1 个月更换石膏，将足部置于中立位；术后 6 周内手术足不负重；在术后 6 周时，如果临床无不适主诉，复诊足正侧位 X 线片示恢复满意（图 29.13），可以去除石膏。理疗可能有助于恢复关节活动度和肌力。

- 绝大多数患者都能有较好的疗效，副舟骨痛症状能够消失，除非存在副舟骨未融合。

（Glenn B. Pfeffer　著　邱小锋　译　陈　立　审校）

## 参考文献

扫描书末二维码获取。

# 第 30 章

# 胫后肌腱功能不全的治疗

## 适应证

- 患者必须在经至少 3 ~ 6 个月的保守治疗失败后考虑手术治疗。
- 胫后肌腱功能不全 (posterior tibial tendon dysfunction, PTTD) Ⅰ 期，包括不伴畸形的腱鞘炎，对于保守治疗效果不佳者考虑手术治疗。
- PTTD Ⅱ ~ Ⅳ 期患者存在足内侧和 (或) 外侧疼痛，并伴平足畸形者，考虑手术治疗。
  - 足外侧疼痛源于后足外翻，产生腓骨下撞击症状。
  - 需注意在较晚期的 PTTD 中，患者可能出现胫后肌腱的慢性撕裂，而不再主诉足内侧痛。

## 体格检查 / 影像学

- 体格检查
  - 多趾征。
  - 患足提踵试验阳性 : 单足站立，患足提踵不能。
  - 患足木块试验阳性 : 仅前脚掌站立于木块上、后足悬空时，后足不能内翻或置于中立位。
  - 胫后肌腱走行区疼痛 (尤其在内踝周围)。
  - 腓骨下撞击痛。
  - 足部畸形进展史。
- 图 30.1 示 PTTD Ⅱ b 期患者的足正位片，注意该片上存在距舟关节距骨头未全被舟骨覆盖，以及前足外展。
- 图 30.2 示 PTTD Ⅱ b 期患者的足侧位片，注意该片上 Meary 角增大，跟骨倾斜角 (Pitch 角) 减小，内侧楔骨高度降低 (低于第五跖骨基底部)。

## 手术解剖

- 图 30.3 示严重病变的胫后肌腱 ;
- 图 30.4 示弹簧韧带断裂 ;
- 图 30.5 示腓骨肌腱覆盖外侧柱延长术的截骨部位。

## 体位

- 取仰卧位 ;
- 用沙袋垫高外侧，并保证手术足于内旋 25°~45° 的休息位。

- 确保拍摄负重位 X 线片时足部完全负重，以精确测量足正位片上距舟覆盖角。
- 临床病史采集时需注意鉴别先天性扁平足，PTTD 是一种获得性的进行性畸形，具有专门的病因和治疗流程。
- 畸形必须是可复性的 (在查体时畸形能完全被动纠正)，才考虑保留关节的术式。
  - 僵硬性平足畸形需行后足关节融合术。

- PTTD Ⅰ 期病例 : 胫后肌腱鞘膜切开术是否足够? 趾长屈肌代胫后肌腱转位术是否必要?
- PTTD Ⅱ a 期病例 : 什么情况下跟骨内移截骨是必要的?
- PTTD Ⅱ b 期病例 : 关节功能保留术式与后足关节融合术选择的抉择点是什么?
- PTTD Ⅲ 期病例 : 三关节融合术是否是唯一术式?
- PTTD Ⅳ 期病例 : 胫距跟关节融合术是否是唯一术式?

- 推荐大腿止血带。
- 患足放在手术床边缘。

## 治疗方案选择

- 每次手术前均应先行斯氏征试验，并根据需要行松解腓肠肌或延长跟腱。
- 一般地，治疗方案遵循 Johnson & Strom（1989）分类系统。
- PTTD Ⅰ 期：腱鞘切除术
  - 我们不推荐此期行趾长屈肌转位术；
  - 手术很少用于 PTTD Ⅰ 期病例。
- PTTD Ⅱa 期：PTT 清理术；必要时加做如下术式：
  - 趾长屈肌转位术；
  - 弹簧韧带修补或重建术；
  - 跟骨内移截骨术；
  - 如若必要，行 Cotton 截骨（内侧楔骨背侧截骨术）。
- PTTD Ⅱb 期：PTT 清理术；必要时加做如下术式：
  - 趾长屈肌转位术；
  - 弹簧韧带修补或重建；
  - 外侧柱延长术；
  - 跟骨内移截骨术；
  - 如若必要，行 Cotton 截骨术；
  - 如若必要，行腓骨短肌腱转位至腓骨长肌腱。
- PTTD Ⅲ 期：三关节融合术；
  - 单关节融合术对少数病例可能有用。
- PTTD Ⅳ 期：胫距跟关节融合术；
  - 也可以考虑三关节融合术＋三角韧带重建术。
  - 本章着重讨论 PTTD Ⅱa 及 Ⅱb 期病例的手术选择。

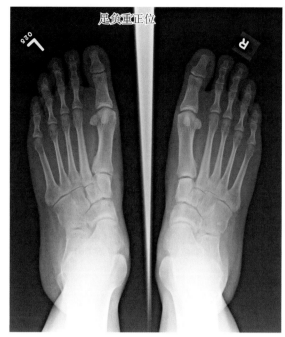

图 30.1

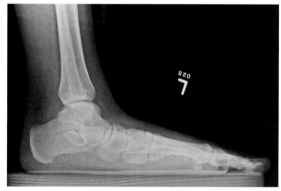

图 30.2

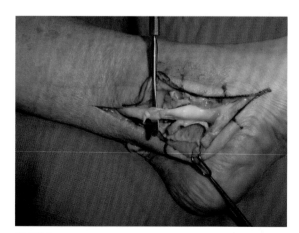

图 30.3

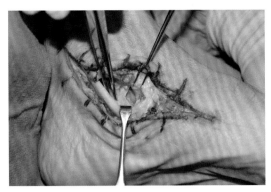

图 30.4

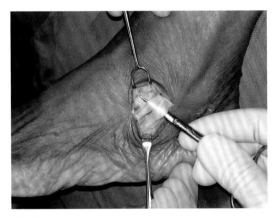

图 30.5

## 手术切口 / 入路

- PTTD Ⅱa 期手术：
  - 足内侧切口，显露胫后肌腱：自内踝后方下行，沿足内侧柱方向走行。
  - 跟骨截骨术切口：在跟骨外侧做一斜切口，走行与显露胫后肌腱的走行一致。
  - Cotton 截骨手术切口：中足足背内侧切口，显露内侧楔骨。
- PTTD Ⅱb 期手术：
  - 与Ⅱa 期相同，在跟骨颈部有单独的跗骨窦切口。

## 手术步骤

- 每次手术前均应先行斯氏征试验，并根据需要松解腓肠肌或延长跟腱。

### 第 1 步（内侧入路）

- 采用内侧入路显露胫后肌腱。
  - 切口起自内踝后，并沿着足底、足内侧柱的内侧表面向远端走行。
  - 切口一般 8 ～ 10 cm 长。
- 注意避免损伤大隐静脉和隐神经大的分支。
  - 切口应位于足内侧偏前方与远端，以避免显露神经血管束。
- 检查胫后肌腱，根据胫后肌腱的病变以决定做胫后肌腱的修复、清

### 患者体位提示

- 采用硬性的垫衬物抬高手术足，不足以较好地显露手术足外侧的手术野（衬垫应选用一定可塑形的物体，如沙袋或枕头，在贴合手术足下方的同时起到较好的防滑动作用）。

### 手术设备 / 器械

- 手术中可能会使用大型或小型 C 臂机。
- 我们术中使用小型 C 臂机。

### 手术切口 / 入路要点

- 手术前应先行斯氏征试验，并根据需要松解腓肠肌或延长跟腱。
- 首先行内侧入路操作，评估胫后肌腱病变情况，但在行截骨术之前，不要修复、重建或是转移肌腱。
- PTTD Ⅱb 期：行外侧柱延长术时，若需行腓骨短肌转腓骨长肌术，可以在腓骨短肌止点处离断腓骨短肌，以显露清楚结构。

### 手术切口 / 入路提示

- 我们倾向于在行外侧切口与截骨术前评估弹簧韧带功能。分析具体病情，必要时行关节融合术。
- 在行外侧柱延长术与跟骨内移截骨术时，确保各自的切口不相连。

### 手术切口 / 入路设备

- 椎板牵开器和 Hintermann 牵开器应用于外侧柱延长术与 Cotton 截骨术的骨性撑开。

### 手术切口 / 入路争议

- 手术操作步骤的先后顺序存在争议。我们倾向于先行内侧入路，评估胫后肌腱和弹簧韧带功能。其他医生也会从外侧入路开始，先行骨性结构的矫正操作，这样后续行内侧入路操作时，后足的位置就已经固定了。

**第 1 步要点**

- 肌腱转位术中，肌腱最终固定在骨性结构上的操作，应留待所有骨性操作结束后再进行。
- 确保胫后肌腱远端残端保留 2 cm，便于趾长屈肌转位的缝合固定。
- 清理病变的弹簧韧带，将其修剪成椭圆形。

**第 1 步提示**

- 在清理病变的胫后肌腱后，评估胫后肌腱近端残端的滑动度。如果胫后肌腱近端无滑动，那么不要将趾长屈肌转位至与胫后肌腱近端缝合；否则，趾长屈肌转位术则变成趾长屈肌固定术，失去代胫后肌腱功能。

**第 1 步植入物**

- 如果将趾长屈肌移位至舟骨内侧，术中会使用锚钉；
  - 在某些病例中，可以在舟骨上钻孔形成骨道，将转位的肌腱自背侧向跖侧穿过骨道，肌腱出口与舟骨后方的肌腱体自身缝合，形成扣住舟骨的环形结构。

**第 1 步争议**

- 是否行修复 / 重建弹簧韧带的抉择上存在争议。

理或者切除术式。

- 我们通常切除胫后肌腱病变的部分，远近肌腱残端至少保留 2 cm（图 30.6）。

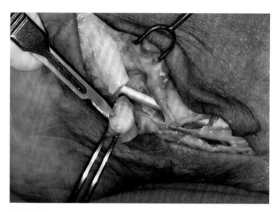

图 30.6

- 评估胫后肌腱近端的活动度
  - 胫后肌腱的活动度将决定是否需要行趾长屈肌腱代胫后肌腱术。
- 如图 30.7 所示，向远端游离肌腱至亨利结节。

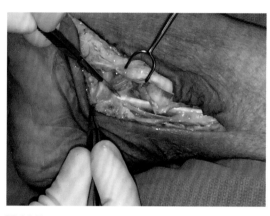

图 30.7

- 检查弹簧韧带是否可以修整，将缝线穿过韧带备用，此时不要打结。
  - 重建的方案包括自体肌腱移植、同种异体肌腱移植或者人工肌腱移植；
  - 如图 30.8 及图 30.9 所示，完成主要的修复工作；

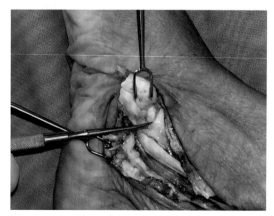

图 30.8

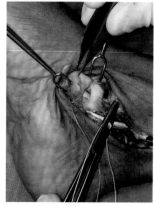

图 30.9

- 请注意：此时暂停内侧胫后肌腱的相关操作，转而进行外侧切口术式的相关操作。待外侧切口术式的操作结束后，再行内侧胫后肌腱的最终固定操作。
- 趾长屈肌转位术
  - 目前我们倾向于采用不分离趾长屈肌的远端，而直接行趾长屈肌原位端端转位、代胫后肌腱术。
    - 趾长屈肌腱位于内踝远端，胫后肌腱下方。
    - 在亨利结节的远端离断肌腱。
    - 纵向切开胫后肌腱的远端残端，使其分叉，然后使用不可吸收缝线将趾长屈肌腱缝合到胫后肌腱远端残端的中央分叉上（图30.10）。

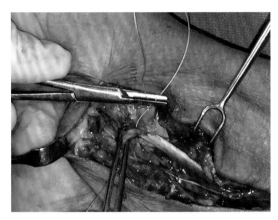

图 30.10

  - 传统的趾长屈肌代胫后肌腱转位术，是在转位点远端离断趾长屈肌。
    - 传统的趾长屈肌代胫后肌腱转位术是在亨利结节处离断肌腱，并把离断近端用铆钉缝合于舟骨上（手术效果见图30.28）。

## 第 2 步　外侧柱延长术（Evans 术）

- 跗骨窦入路。
  - 切口自腓骨末端开始，沿着足外侧柱延伸至跟骰关节。
  - 切口一般长约 3 cm。
- 牵开腓骨肌，显露外侧跟骨颈。
- 在透视下，用摆锯在跟骰关节后方 1.5 ~ 2 cm 处行垂直截骨。
  - 图 30.11 为术中透视图。注意穿过跟骰关节的克氏针，用来帮助维持正确的足部力线。此外，还应注意后续截骨部位近端的克氏针，用来指引合适的截骨轨迹。
  - 图 30.12 为截骨术示意图。克氏针位置及注意事项与透视图中相同。
  - 我们建议在 Gissane 角顶点的下方进行截骨。
  - 避免切断内侧皮质骨。
- 使用椎板牵开器或者 Hintermann 牵开器，将外侧皮质骨撑开至足部矫形效果满意（经临床和透视评估）。
- 在撑开处放置三皮质植骨块（自体移植物或同种异体移植物）或金

第 2 步提示

- 如果楔形撑开物楔面太过尖锐，有可能刺入距下关节，造成距下关节撞击痛。
- 如果钢板直接顶在支撑物上，患者术后可能感受到明显的硌痛。
- 外侧柱延长术切口应尽可能小，以免干扰跟骨内移截骨术的切口（图 30.16）。

第 2 步植入物

- 三皮质植骨块（自体或同种异体），或者采用楔形金属填充物。

第 2 步争议

- 一些医生认为外侧柱延长术矫枉过正。毫无疑问，这一手术能够较好地纠正前足外展畸形。但是患者的畸形矫正效果满意，并不一定意味着患者不适症状能够得到较好的改善。

属填充物，以维持撑开间隙（图 30.13、图 30.14）。

- 术者可以考虑在填充物上放置一小块钢板，以防止填充物移出。

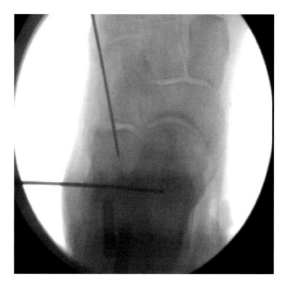

图 30.11

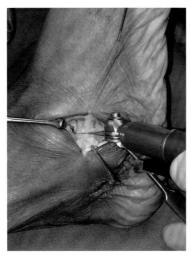

图 30.12

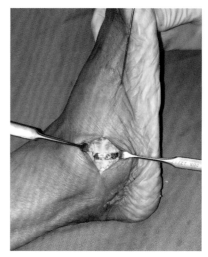

图 30.13

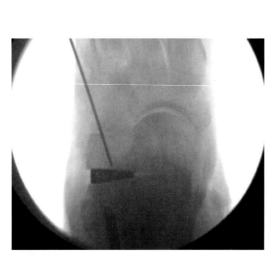

图 30.14

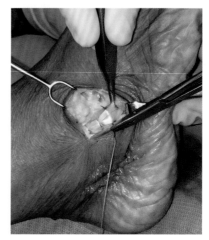

图 30.15

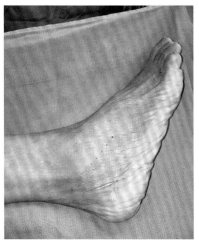

图 30.16

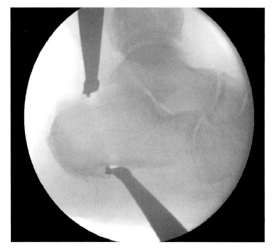

图 30.17

## 第 3 步　跟骨内移截骨术

- 在外侧柱延长后，分析前足畸形矫正和后足外翻畸形残余情况。
- 如果后跟外翻仍存在，推荐跟骨内移截骨术。
- 斜向切口位于跟骨外侧，切口方向与后续跟骨截骨术方向相同。通常长约 4 ～ 5 cm。
- 解剖时必须注意不要损伤腓肠神经及其分支。
- 切口深部位于腓骨肌腱的跖侧与后侧。
- 骨膜的出现往往提示跟骨外侧面得到显露。
- 小型 Hohmann 牵开器放置于跟骨后结节的上下表面。这些将标记截骨术的截骨轨迹。
  - 透视确认截骨轨迹（图 30.17）。
- 然后使用小型摆锯进行大部分的截骨术（图 30.18）；
  - 用骨刀完成截骨，以免损伤内侧面结构。
- 手法移位截骨块，形成至少 1 cm，但往往有 2 cm 的向内滑移。
- 自后下面向前上面穿一克氏针经过截骨面（图 30.19）。

### 第 3 步要点

- PTTD Ⅱb 期病例中，跟骨内移截骨术不是总是必要的。
  - 首先行外侧柱延长术，然后评估后足是否残存外翻畸形。如果存在，再行跟骨内移截骨术。
- 尝试向跖侧移动跟骨结节，以增加跟骨倾斜角。
- 可以放置临时的克氏针来固定截骨位置。
  - 这里的一个技巧是克氏针先固定后下方跟骨骨块，撬拨克氏针至跟骨结节骨块内移位置满意，再将克氏针穿入前上方跟骨骨块，从而固定。
- 注意不要将螺丝拧得太深，以免干扰外侧柱延长术。
- 确保螺钉完全穿过截骨面，从而形成良好的加压效果。

### 第 3 步提示

- 不要让截骨部位太靠跟骨远端，以免干扰外侧柱延长术；
- 将螺帽埋入跟骨内，确保其不突出于跟骨。

### 第 3 步植入物

- 我们通常使用 2 根 6.5 mm 空心螺钉。
- 可以是无头或者带头螺钉。
- 可以通过带螺纹螺钉或者其他结构螺钉实现加压固定。
- "台阶"型结构的钢板可以用于固定跟骨内移骨块。

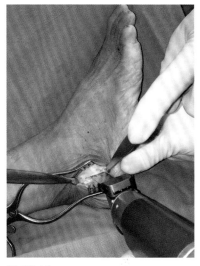

图 30.18

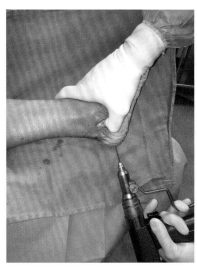

图 30.19

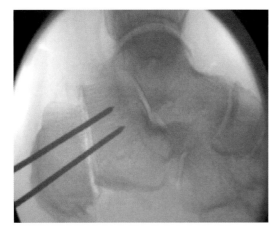

图 30.20

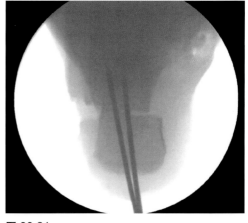

图 30.21

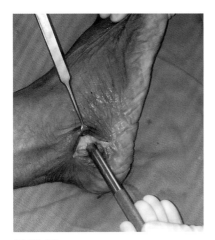

图 30.22

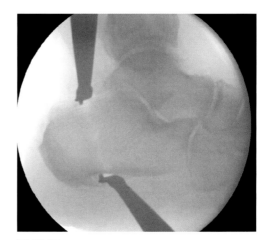

图 30.23

### 第 3 步争议

- 可以使用不同的截骨术式，最常见的包括斜行截骨与阶梯式截骨。
- 我们建议在完成跟骨内移截骨术后，返回内侧术区，完成肌腱韧带的修复与必要的肌腱转位术。

### 第 4 步要点

- 可以先于截骨术的投影路径上固定一标志针，通过透视确认截骨的矢状面和轴面正确。
- 对于内侧楔骨截骨术和外侧柱延长术，我们建议不要凿破远端皮质骨，撑开近端皮质骨面，形成"青枝骨折样"间隙。
- 在透视下行截骨术。
- 必须在模拟负重状态下，观察足部力线与足部位置，评估足部矫形效果。

- 足侧位及跟骨轴位片将确认截骨位置及内移滑动的幅度。
- 术中透视图（图 30.20）显示放置的克氏针位置。注意跟骨后结节向跖侧移位从而加大跟骨倾斜角。
- 术中透视图（图 30.21）显示跟骨内移。
- 一旦截骨固定，将突出的跟骨边缘夯实修正平顺（图 30.22）。
- 术中透视图（图 30.23）显示跟骨内移截骨和外侧柱延长。

### 第 4 步　Cotton 截骨术

- 术中纠正前足外展、后跟外翻后，术者需检查前足是否存在残余的前足旋后畸形。
- 如果在足部没有跖屈的情况下，足第一跖列抬高，建议行内侧楔骨背侧撑开截骨术（Cotton 截骨术）（图 30.24）。
- 切口位于足背，内侧楔骨上方，长约 3 cm。
- 在进行解剖和使用截骨器材时，注意保护踇长伸肌、踇短伸肌、胫前肌腱和神经血管束。
- 在内侧楔骨中间行自背侧至跖侧的截骨术。
- 使用椎板牵开器或拉钩手动牵引，牵开内侧楔骨背侧皮质骨，调整牵引间隙大小至矫形效果满意（经临床和透视评估；图 30.25）。

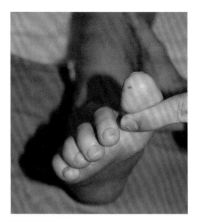

图 30.24

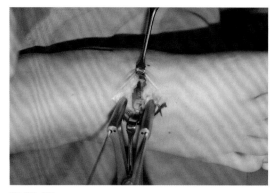

图 30.25

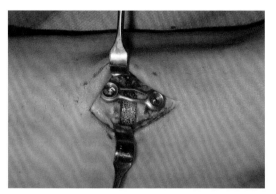

图 30.26

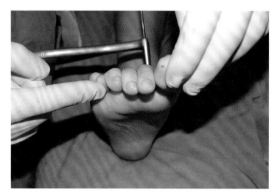

图 30.27

- 放置三皮质植骨块（自体或同种异体）或者金属替代物，以维持撑开截骨。
  - 通常采用一块钢板来支撑植骨块（图 30.26）。
- 必须通过模拟负重来评估足部力线和位置矫正效果，以确认矫形效果满意（图 30.27）。

## 术后处理及预后

- 图 30.28 示典型的跟骨内移截骨 + 外侧柱延长 +Cotton 截骨术后 6 个月的足侧位片。
- 图 30.29 示典型的双足外侧柱延长 + 趾长屈肌代胫后肌腱转位术的术后正位片。图中可见左足三皮质楔形植骨块，右足楔形金属撑开器，趾长屈肌代胫后肌腱转位术可见趾长屈肌固定的锚钉。未行第一楔骨 Cotton 截骨术。
- 切口采用间断缝合，逐层缝合各层组织。
- 术后用夹板固定手术足，夹板内衬衬垫。
- 通常引流管放置 24 小时。
- 术后 2 周随访，更换短腿石膏，短腿石膏佩戴 4 周。
- 术后 6 周随访，患者更换限制踝关节运动的靴子，开始逐步下地负重，逐步行康复锻炼。
- 术后 3 个月患者开始穿戴日常鞋具。
- 我们建议患者随访及康复锻炼的时间为 1 年。

**第 4 步提示**
- 在正交视角摄片，确认截骨未进入关节内。

**第 4 步植入物**
- 三皮质植骨块（自体或同种异体），或者采用楔形金属撑开器。

**第 4 步争议**
- 跖面闭合楔形截骨术在生物力学上更稳定；但背侧入路相对较容易，因而首选背侧入路。

**术后要点**
- 长期使用半硬性足弓垫将有益于患者术后康复。
- 推荐在术前即与患者、矫形师协商术后康复措施。

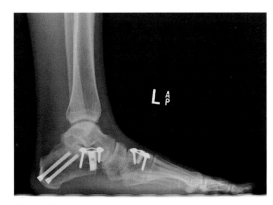

图 30.28

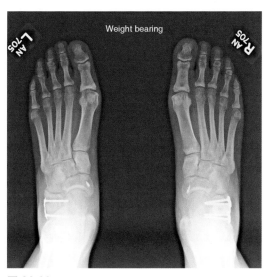

图 30.29

（Mark E. Easley, Andrew Harston 著

邱小锋 译 陈 立 审校）

## 参考文献

扫描书末二维码获取。

# 第 31 章

# 弹簧韧带宽线带加强修复

## 适应证

- 平足需接受胫后肌腱重建者同时伴弹簧韧带撕裂
- 距舟关节松弛
- 作为内侧柱截骨和外侧柱延长的附属手术（在适应证范围内）

## 体格检查 / 影像学

- 拍摄足正、侧位及斜位片用以评估距舟关节面未覆盖及突起的程度。亦推荐踝关节正侧位摄片评估三角韧带完整性（图 31.1）。
- 如果有条件可行 MRI 检查。
- 如果有条件推荐行术中检查。

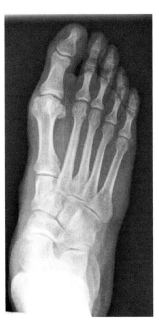

图 31.1

## 手术解剖

- 弹簧韧带限制了距舟关节过度活动。
- 前内跟舟韧带是其最大和最强的部分，内含内侧距舟关节囊。起于上内侧载距突和跟骨前方平面，止于舟骨边缘。
- 下方（跖侧）跟舟韧带是一狭窄纤维性结构。起于载距突前方，止于舟骨中间下方平面。
- 第 3 条韧带是协同韧带。起于跟骨前中面的凹处，止于舟骨粗隆。

- 并发的舟楔关节松弛或不稳定
- 非常明显的距骨头显露

### 适应证争议

- 任何需要外侧柱延长的情形
- 矫正的长期效果不确定

### 治疗选择

- 非手术治疗：支具、康复锻炼
- 修复
- 重建
- 距舟关节融合

### 体位要点

- 将术侧腿用垫子、泡沫等垫高，更好地显露足内侧。
- 保证透视时足正位片易于获得，以清楚观察舟骨。

**手术切口 / 入路提示**

- 慢性弹簧韧带损伤多伴有撕裂和胫后肌腱回缩，进而导致"空巢征"，即胫后肌腱可能不在手术预期的位置。这会导致术者误把跚长屈肌腱当成胫后肌腱，从而认错边界使操作更靠近血管神经束。"空巢征"在无弹簧韧带撕裂时几乎不出现。

**第 1 步要点**

- 跚长屈肌腱在胫后肌腱下面和深面

**第 1 步提示**

- 在弹簧韧带撕裂情况下获取跚长屈肌腱时应小心谨慎，因为经常出现慢性撕裂和胫后肌腱的回缩，导致解剖上的"空巢征"等误区。

**第 2 步要点**

- 趾长屈肌腱在亨利结节处位于跚长屈肌腱跖侧。
- 注意跚长屈肌腱和趾长屈肌腱之间的交通支。

## 体位

- 患者仰卧位于手术台。
- 大腿根部止血带。

## 手术切口 / 入路

- 触及距骨、舟骨、内侧楔骨和第一跖骨构成的骨嵴，沿其下缘做内侧切口。切口的体表标志即为距骨、舟骨、内侧楔骨和第一跖骨的骨 - 软组织界面。用此入路并且不要向跖侧延伸，从而避免了肌肉组织阻碍视线，获得良好的术野显露。

## 手术步骤

### 第 1 步

- 通常情况下，手术需要获取趾长屈肌腱，所以切口沿距骨、舟骨、内侧楔骨和第一跖骨大约 10 cm 长。注意保护隐静脉和血管神经束。
- 找到胫后肌腱检查其有无撕裂。
- 找到跚长屈肌腱。
- 检查弹簧韧带有无撕裂（图 31.2）。

### 第 2 步

- 获取趾长屈肌腱。在亨利结节处找到该肌腱并切断。在亨利结节处还需保护内侧及外侧跖神经。编织缝合肌腱断端待之后转位至舟骨时用，同时测量肌腱以决定舟骨上钻孔大小，通常直径为 4.75 ~ 5.5 mm（图 31.3）。
- 必要时胫后肌腱可做清理，如果缺乏活动度的话也可以切断。

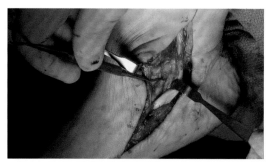

图 31.2

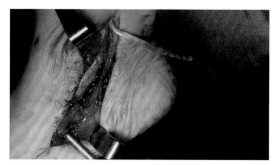

图 31.3

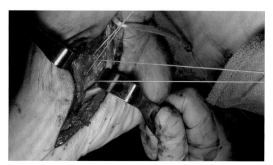

图 31.4

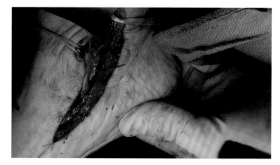

图 31.5

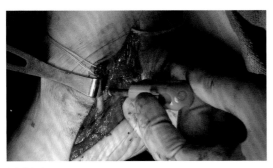

图 31.6

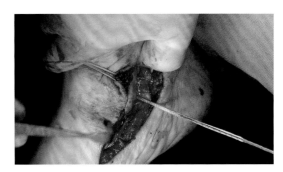

图 31.7

## 第 3 步

- 处理弹簧韧带。
- 韧带用 0 号不可吸收线例如 Ethibond 或 FiberWire（Arthrex，Naples，FL）重叠缝合（图 31.4）。
- 置入编织好的宽线带如 Arthrex FiberTape，其功能类似一个载距突的"内置支具"。用克氏针在透视下确定"内置支具"的位置（图 31.5）。
- 根据器械的特性，编织好后植入（图 31.6）。
- 后面再将缝合桥的引线置入即将钻出的舟骨钻孔中（图 31.7）。

## 第 4 步

- 上述舟骨钻孔用以趾长屈肌腱转位（图 31.8）。
- 趾长屈肌腱同"内置支具"的引线一起放入钻孔中，从背侧穿出（图 31.9、图 31.10）。

| 第 3 步要点 |
| --- |
| • "内置支具"放置在中关节面稍靠后方和距侧，避开距下关节并使其植入骨实质。 |

| 第 3 步提示 |
| --- |
| • 在上述向后方距侧瞄准时不要将"内置支具"置入距下关节中。 |

| 第 4 步要点 |
| --- |
| • 钻孔直径多为 4.75 ~ 5.5 mm，罕见超过 5.5 mm 的。 |
| • 避免穿刺到楔舟关节或距舟关节中，也避免突破舟骨内侧壁，可通过透视判断。 |

| 第 4 步提示 |
| --- |
| • 不要穿透舟骨内侧壁。 |
| • 不要进入楔舟关节或距舟关节中。 |

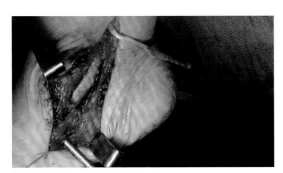

图 31.8

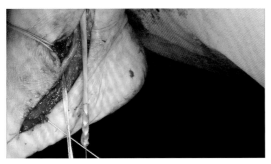

图 31.9

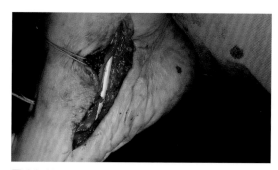

图 31.10

- 转位的肌腱和"内置支具"在足内翻和跖屈位置收紧，之后植入大小合适的肌腱固定螺钉。
- 如果还需进行其他平足手术方式（如 Cotton 截骨、跟骨移位等），可在此时进行。

## 术后处理及预后

- 术后短腿夹板固定。
- 术后 1 周更换夹板并检查伤口，之后继续夹板固定。
- 术后 2 周拆线，并更换为石膏固定。
- 术后 6 ~ 8 周移除石膏，允许患者佩戴带足弓支撑的 CAM 行走靴部分负重。此时非负重下踝关节和三关节的活动可以开始进行。
- CAM 行走靴佩戴至术后 12 周。

（Timothy Charlton, Danielle Thomas　著

张弓皓　译　陈　立　审校）

### 参考文献
扫描书末二维码获取。

# 第 32 章

# 平足外展外翻畸形行跟骨 Z 形延长和多样性截骨

## 适应证

- 作为获得性平足双截骨的替代方案
- 当需要同时延长跟骨前突并且内移跟骨结节时（通常应用于在负重位摄片时有距骨周围背外侧半脱位的病例）
- 畸形是可复的 / 柔软的

## 体格检查 / 影像学

- 存在后足平足外翻畸形，可能伴中足外展
- 提踵时无后足内翻
- 多伴中足不稳定和腓肠肌挛缩的临床表现
- 站立负重位足部摄片时可见平足伴距骨周围背外侧半脱位
- 无距下关节继发退变
- Chopart 关节水平的内翻接近正常（足部畸形可复位）
- 负重位摄片通常可见跗骨不稳定

## 手术解剖

- 跟骨和距骨之间通过距下关节在前方和后方联结。跟骨亦通过跟骰关节和骰骨构成关节。在前后距下关节之间为跗管，向外开口连接位于外踝远端的跗窦。
- 随着平足畸形的发展，无论病理机制如何，可发生距骨周围背外侧半脱位。
- 足部髋臼窝是生物力学演变发展的中心。
- 足部髋臼窝包括舟骨关节、跟骨距下关节前方和二者之间强壮的弹簧韧带。弹簧韧带在获得性平足畸形中可能撕裂。
- 图 32.1 所示为尸体足在距骨移除后的跟骨关节面上面观。

### 重建目标

- 通过改变足部髋臼窝的形态和受力，以对获得性平足畸形进行矫正和力线重排。
- 延长远端跟骨（包括从跗管的部分跟骨到跟骰关节），产生旋转位移使得距骨头进入距舟关节。
- 通过截骨内移，进而使跟腱和跖筋膜的止点内移，最终矫正力线。
- 图 32.2 为跟骨 Z 形延长和多样性截骨（Z-shaped enlongating and varisating osteotomy，ZEVO）示意图。

- 保持截骨后跟骨各部分对线及避免植骨

适应证提示

- 不可复平足不适合该手术，例如晚期病例出现关节退变，或者合并固定畸形如骨联合。
- 合并有糖尿病和血供差的患者需作为危险因素进行评估。
- 跟骨内侧有很多重要结构，故避免将植入物或者器械穿透到内侧。

适应证争议

- 该手术的临床应用未超过 20 年。这种手术是其他术式的变体：Hintermann 于 1999 年提出的外侧柱延长截骨和 Koutsogiannis 跟骨结节滑移截骨的组合。
- 该术式主要作为平足外展外翻畸形重建手术的一部分，很少单独应用。

治疗选择

- 这是一种保留关节的手术，包括跟骨截骨（跟骨结节滑移或远端跟骨 / 外侧柱或双截骨）同时行内侧肌腱替代转位（趾长屈肌腱）、弹簧韧带或三角韧带紧缩以及可能的腓肠肌延长和中足稳定手术（Lapidus或舟楔关节融合）
- 三关节或更多采用两关节融合包括距下和距舟关节以及必要时行该区域的软组织平衡手术

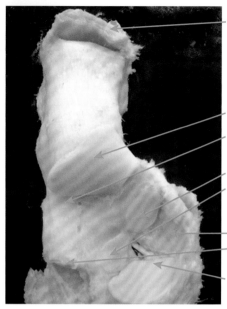

跟腱

距下后关节

Glssane 角

距下中、前关节 (在
跟骨载距突上)

弹簧韧带
跟骰关节

舟骨

图 32.1

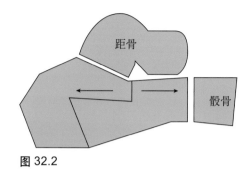

图 32.2

距骨

骰骨

## 体位要点

- 患者放置于侧卧位垫枕，既平整又
  稳定，该体位便于畸形矫正并获得
  后足正确的力线。
- 经过训练后也可以仰卧位行该手
  术，从而有利于完成整个手术重建
  过程。

## 体位提示

- 仰卧位时比较难以观察跟骨力线的
  改变，也不易于在新的力线上植入
  植入物。
- 植入物穿透至内侧风险高。
- 截骨完成后患者体位翻至仰卧，可
  在铺巾覆盖时翻转体位。

## 体位设备

- 如果侧位摆放，可利用枕头并同时
  用骨盆架固定患者的前后侧。
- 当体位翻至仰卧位时上述辅助设备
  均移除。

## 体位争议

- 术中更换体位会带来很多不便，特
  别是对于体重大的患者需保证良好
  体位。

## 手术切口 / 入路要点

- 为了避开腓肠神经，需大致估计其
  位置。
- 通常位于外踝尖后方一指宽位置。

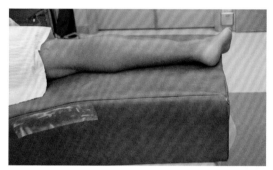

图 32.3

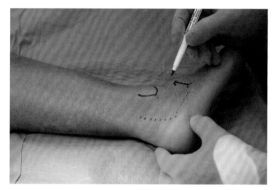

图 32.4

## 体位

- 患者多采用侧卧位同时足部垫枕头 (图 32.3)。
- 采用全身麻醉并使用止血带，在皮肤表面做标记。

## 手术切口 / 入路

- 可采用两种入路：
  - 外侧延长切口 (充分显露易于截骨)。
  - 跗骨窦短切口加背侧垂直切口 (通过皮下软组织间隙操作)。
- 标记外踝尖、跟骰关节及切口 (图 32.4)。

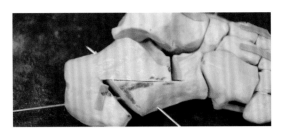

图 32.5

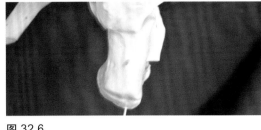

图 32.6

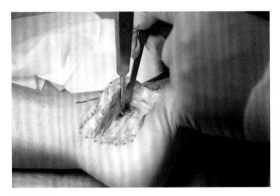

图 32.7

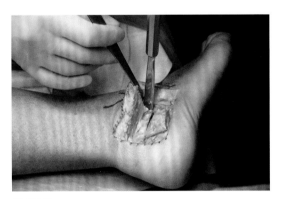

图 32.8

- 皮瓣应从骨和骨膜间分离，以保证皮瓣筋膜的血供。

手术切口 / 入路设备

15 号小圆刀，锋利的骨刀、骨锉或小的 Hohmann 撑开器

手术切口 / 入路争议

- 如果皮瓣处理不当可能有伤口裂开的风险。

第 1 步要点

- 截骨通常从水平部分开始。摆锯推向内侧皮质控制力度恰好截通透。这一步可能损伤足趾的肌腱，所以需小心谨慎。
- 近端截骨采取类似手术步骤。
- 远端截骨通过短窄的锯片完成，意味着并不能将所有地方锯通透。因此需要用骨凿完成全部截骨。在这个截骨水平，很难将所有地方凿通透。为了避免截到距下关节，一个钝性的剥离子从跗管内挡住距骨，截骨从剥离子向远端进行（图 32.7、图 32.8）。

第 1 步提示

- 目的是沿着距下关节中距骨前方的跗管。
- 力线通过长水平截骨已经纠正，故远端前方截骨无难度。

第 1 步器械 / 植入物

- 前两部分截骨需要（45 ~ 50）mm× 20 mm 锯片的摆锯。
- 远端截骨需要（25 ~ 30）mm× 12 mm 的锯片。
- 任何钝性有柄的器械均可放于距骨的远端引导远端截骨。
- 一个窄的 10 ~ 12 mm 骨刀在 Gissane 角处破开截骨块。

## 手术步骤

### 第 1 步 外侧延长皮瓣

- 皮瓣从皮肤深至骨面，并且沿骨膜下剥离，将肌腱和腓肠神经在皮瓣内一起拉向跗骨窦 Gissane 角。
- 切开至距骨前方便于视野显露。
- 电刀烫出计划截骨的标记。
- 远端垂直截骨最大不超过该平面跟骨高度的 50%。
- 近端垂直截骨实际为与距平面夹角 45° 截骨，起于距筋膜距侧止点后方，止于其远端。
- 水平截骨连接上述两段垂直截骨，其从近端向远端轻稍微向下倾斜（图 32.5、图 32.6）。

第 1 步争议

- 穿透到内侧的风险较小。
- 如果远端截骨向跖侧过多的话，可能导致截骨块断裂。在这一截骨面至少保留 50% 的高度。

第 2 步要点

- ZEVO 延长的作用效果：
  - 扭转前足内侧，进而导致第一距骨（MT1）跖屈。
  - 将足绕距骨头推移，结果可使垂直的距骨恢复至接近水平位。
  - ZEVO 保证了力线，因为水平截骨纠正了跟骨力线。
- 截骨通过撑开器撑开直至获得理想的位置。
- 通过扭转撑开器控制并加压水平截骨。
- 给予恰当的牵张 / 移位，通常可以获得足够的矫形。
- 为撑开并滑移近端截骨块，可以用 Hohmann 撑开器、骨刀或第二把薄叶撑开器。

第 2 步器械 / 植入物

- 骨撑开器在截骨时是必备的。

第 2 步争议

- 结节部分的移位无法达到双截骨的水平，但这个问题很少出现。

第 3 步要点

- 大的螺钉是位置螺钉，维持了新的力线。在钻孔时向跟骰关节外侧和远端瞄准。
- 第二枚加压螺钉向距下关节后方瞄准。

第 3 步提示

- 避免穿入关节或穿透内侧壁。

第 3 步器械 / 植入物

- 大的 6.5 mm 全螺纹松质骨螺钉（可能埋头）
- 3.2 mm 钻头和埋头钻
- 4.0 mm 皮质骨螺钉
- 4.0 mm 拉力孔和 2.5 mm 加压钻孔在远端

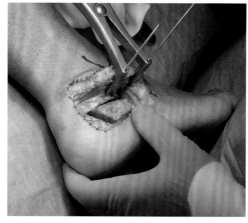

图 32.9

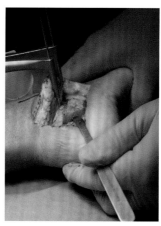

图 32.10

## 第 2 步 远端垂直截骨

- 远端垂直截骨由骨刀完成。
- 如果操作得当，可在远端垂直截骨周围安装叶片形或针形的撑开器或牵拉装置（图 32.9）。
- 撑开器撑开合适距离可以达到矫形效果。
- 通过扭转撑开器的臂，来控制水平截骨线的分离或加压。
- 为了进一步内移跟骨结节，可在近端垂直截骨处应用小型 Hohmann 撑开器，从而使跟骨旋转成一个更像"弯曲的豆子"的形状。

## 第 3 步 固定

- 在水平部分完成加压且截骨达到所需的撑开时打入 2 枚螺钉
- 第一枚是植入 6.5 mm 全螺纹松质骨埋头螺钉。螺钉方向从跟骨结节指向跟骰关节外侧。避免穿透至内侧。螺钉可根据足大小选择（70±5）mm 长度（图 32.11）。
- 第二枚为拉力螺钉：4.0 mm 皮质骨螺钉加压截骨的水平部分，这枚螺钉亦从距下关节后方跖侧向背侧埋头植入（图 32.12、图 32.13）。
- 通过 C 臂机透视检查固定情况并移除撑开器（图 32.14、图 32.15）。

## 第 4 步 完成截骨

- 结节部分移向内侧，由此产生跟骨结节内翻，然而，外侧骨皮质将会突起形成骨性台阶。
- 用咬骨钳去除骨性台阶（如果太大，可咬除皮质下骨，然后把上方皮质骨推平），然后将咬下的碎骨头填入垂直截骨的间隙中加速愈合。
- 无须除此之外其他的植骨方式。
- 用间断可吸收缝线小心关闭骨膜，然后覆盖皮瓣。
- 可间断缝合皮下以便于缝皮，注意不要张力过高（见图 32.15）。

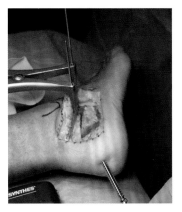

图 32.11

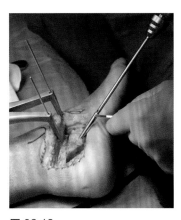

图 32.12

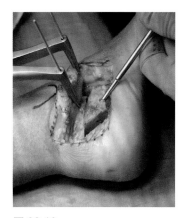

图 32.13

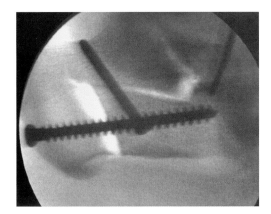

图 32.14

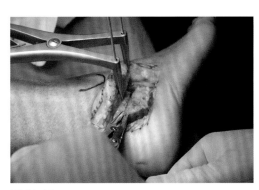

图 32.15

## 可选的双切口技术

- 做跗骨窦切口，切开 Gissane 角显露跟骨外侧壁，显露 50% 高度的跟骨远端部分。
- 用克氏针标记远端垂直截骨线的远端 / 跖侧点。
- 近端做结节截骨的直切口。
- 骨膜下剥离连通两个切口。

### 截骨

- 首先做水平截骨。
- 从近端切口瞄向远端定位克氏针。
- 克氏针可用来引导截骨。
- 与开放入路相同方式实施垂直截骨。

**第 3 步争议**

- 其他植入物技术也可以应用。

**第 4 步要点**

- 骨成形术使外侧跟骨恢复平整。
- 最终外侧间隙会愈合。
- 逐层关闭皮瓣；关闭骨膜很重要，目的是减小皮缘张力。

**第 4 步提示**

- 如果皮瓣处理不仔细，可能出现一系列伤口问题。

**第 4 步器械 / 植入物**

- 2-0 或 3-0 可吸收线关闭骨膜，尼龙丝线关闭皮肤。

**第 4 步争议**

- 双切口皮肤桥接技术（尽管无证据）可能减少皮肤问题。

**要点**

- 矫正 - 操作 - 复位 - 固定等一系列手术步骤可在同一延长切口内完成。

**争议**

- 同样的切口可行双截骨，而不必取骨植骨，行一个纵向截骨，这样可实现免植骨。

- 6 周内避免负重
- 之后仍需在保护下负重 6 周（共 12 周）
- 伤口愈合后行康复治疗（3 周）

术后处理提示

- 伤口愈合问题会延缓康复进程。

术后处理器械 / 植入物

- 如果疼痛是植入物产生的，则可在完全牢固愈合后移除植入物，通常 6 个月后。

术后处理争议

- 我们没有尝试过早期负重。
- 术后康复至少进行 6 个月，通常达 12 个月。

## 伴随的其他手术

- 常规关闭切口后其他伴随手术在足内侧施行。
- 将患者体位翻至仰卧位。
- 通常我们施行以下操作：
  - 如弹簧韧带松弛的话，行弹簧韧带紧缩术
  - 如胫后肌腱存在腱病，行趾长屈肌腱转位
  - 在不稳定处行跗骨融合 [ 舟楔关节 / 楔骨间关节 / 跖楔关节（Lapidus 术）]，同时纠正踇囊炎症状
  - 如术后足不能放于 90° 位（根据斯氏试验），则行腓肠肌延长

## 术后处理及预后

- 手术结束后，无菌干燥敷料包裹伤口，使用带软垫的夹板固定。使用背侧固定夹板或背侧石膏夹板固定 3 周至伤口愈合。
- 拆线后穿戴弹力袜，并采用支具固定，如膝下尼龙搭扣固定的支具靴。
- 术后 6 周允许负重。鼓励早期主动活动，越早越好。
- 多数患者可借助行走辅助装置或拐杖在术后前 6 周行走。
- 术后 6 周可行康复锻炼，并在忍受范围内（无痛）借助支具负重。
- 伤口愈合后可行水上运动治疗。
- 术后前 6 周睡觉时仍需佩戴石膏或支具。
- 术前（图 32.16）、术后（图 32.17）相关影像资料如下。

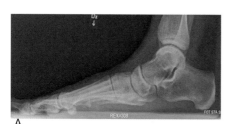

A

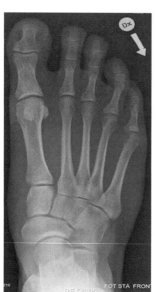

B

图 32.16

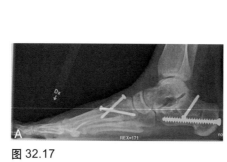

图 32.17

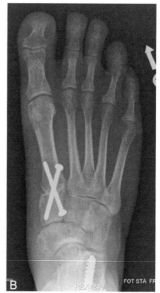

B

（Per-Henrik Ågren　著　张弓皓　译　陈　立　审校）

## 参考文献

扫描书末二维码获取。

# 第33章

# 外侧跟骨延长截骨治疗成人柔韧性平足

## 适应证

- 胫后肌腱功能不全（PTTI）：Ⅱ期或Ⅱ～Ⅲ期
- 内侧踝关节不稳
- 必须同时伴有柔韧性平足外展外翻畸形，伴前足旋前和腓骨下撞击，伴有完好的距下及距舟关节

## 体格检查 / 影像学

- 对需要行外侧跟骨延长截骨患者的标准的临床体格检查包括：
  - 通过病史鉴别诊断：胫后肌腱功能不全（女性＞40岁，进展性畸形伴胫后肌腱炎等）和内侧踝关节不稳（创伤史，伴外侧踝关节不稳 / 旋转性踝关节不稳等）
  - 疼痛量化评估（如视觉疼痛评分量表，0～10）
  - 足弓塌陷
  - 胫后肌腱肿胀（图33.1）

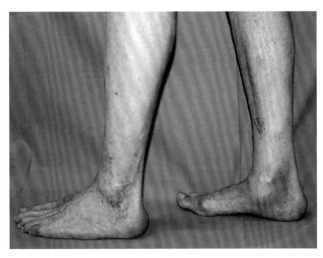

图 33.1

- 平足外展外翻畸形（图33.2A）
- "多趾征"（外展畸形）
- 明确的压痛点
- 胫后肌腱肌力测试（减弱）
- 功能测试
  - 单足提踵试验：足趾踮地站立时后足仍外翻，可作为胫后肌腱功能不全的证据

- 跟骨延长截骨不适用下列情况：
  - 僵硬平足伴外展畸形（PTTI Ⅲ或Ⅳ期）
  - 距下关节或Chopart关节骨关节炎
  - 单独的外翻畸形不伴外展

**适应证争议**

- 目前公认外侧柱延长截骨可导致跟骰关节的负重增加进而引起退变（Phillips，1983）。但最近的研究没有发现关节压力的增加（Benthien et al.，2007）。我们亦没有观察到12年随访期间任何随时间发生的退变疾病。

**治疗选择**

- Myerson跟骨内移截骨：适应证为单独的跟骨外翻畸形
- Hintermann外侧跟骨延长截骨：截骨沿平行距下关节后关节面进行
- Evans截骨：距跟骰关节近端10 mm，位于距下关节中间和前方关节面之间。多用于儿童先天性平足
- Hansen跟骰关节植骨融合：关节融合兼具外侧柱延长效果

- 双足提踵试验：足趾踮地站立时后足外翻，可作为胫后肌腱功能不全的证据（图 33.2B）
- 踝关节不稳测试 [ 外侧（内翻应力试验和抽屉试验）和内侧（外翻应力试验）]
- 影像学评估包括
  - 负重位摄片
  - 足正位片：外展畸形，距舟关节半脱位，病理性的前后位距骨 - 第一跖骨角，踇外翻畸形（图 33.3A）
  - 足侧位片：平足畸形，距舟关节跖侧半脱位，病理性的侧位距骨 - 第一跖骨角（图 33.3B）
  - 踝关节正位片：距骨外翻倾斜，内侧踝关节不稳定，外侧腓骨撞击（图 33.3C）
- 后足 Saltzman 位片：定量测量后足力线角度
- MRI：发现肌腱退变并累及韧带（弹簧韧带、三角韧带）；排除后足可能的软骨、骨软骨或骨性关节炎相关改变
- CT：评估可能的骨缺损、撞击（跗窦、跟腓）和骨性关节炎

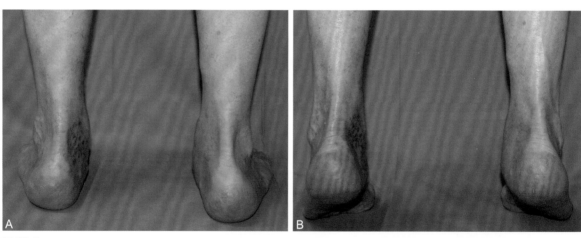

图 33.2

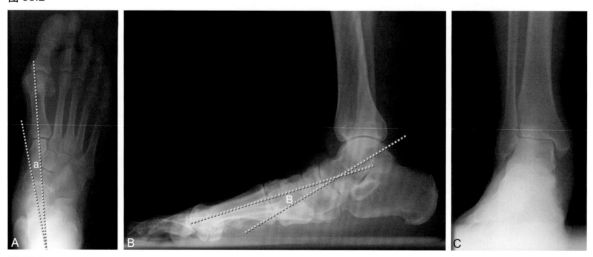

图 33.3

## 手术解剖

- 外侧后足解剖（图 33.4A）：
  - 跗窦
  - 腓骨肌腱
  - 腓肠神经
  - 距下后关节面
  - 跟骨前突
- 内侧中足解剖（图 33.4B）：
  - 弹簧韧带
  - 胫后肌腱
  - 屈肌腱
  - 血管神经束

## 体位

- 仰卧位且同侧臀部垫高，使腿和足部内旋
- 大腿根部放置止血带（350 mmHg）
- 铺单不要覆盖髂嵴以获得自体移植骨（也可选用新鲜干燥异体骨）
- 准备无菌铺单覆盖透视机器，以进行术中透视

## 手术切口 / 入路

- 做一 5 cm 略带弧形的切口，起自外踝尖沿腓骨肌腱止于跟骨前突。

**体位要点**

- 足跟在手术台边缘

**体位提示**

- 未在同侧臀部下方垫高导致下肢外旋

**体位设备**

- 体位垫子

**体位争议**

- 同侧髂嵴取自体骨和新鲜干燥异体骨移植。

**手术切口 / 入路要点**

- 体表标志：腓骨尖、腓骨肌腱、跗窦、跟骰关节

**手术切口 / 入路设备**

- 透视装置

**手术切口 / 入路争议**

- 是全层切开至跟骨外侧壁骨膜还是延长切口入路寻找腓肠神经存在争议

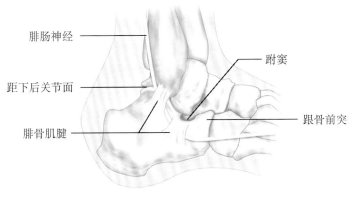

A

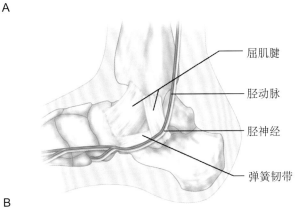

B

图 33.4

### 第 1 步要点

- 利用截骨位点的撑开器术中明确外侧柱延长程度。

### 第 1 步提示

- 避免截骨到内侧皮质。
- 由于骨块质量不佳导致移植骨块移位（如骨质疏松骨块）。

### 第 1 步器械 / 植入物

- 牵开器
- 撑开器
- 摆锯
- 骨刀

### 第 2 步要点

- 依从性好的患者，在正常体重指数且无危险因素（吸烟、糖尿病）情况下，可以功能性地应用行走靴或支具。

### 第 2 步提示

- 并发症风险大的患者：
  - 吸烟者
  - 糖尿病患者
  - 维生素 D 缺乏患者
  - 骨质疏松患者
- 并发症：
  - 感染
  - 植骨块移位
  - 畸形愈合
  - 骨不连
  - 植入物失败
  - 腓肠神经相关问题
  - 腓骨肌腱损伤 / 功能不全
  - 复杂区域疼痛综合征

## 手术步骤

### 第 1 步　显露

- 在腓骨肌腱上方做一切口显露跗窦。
- 放一小的 Hohmann 撑开器于跗窦中将软组织牵开至背侧。
- 用剥离子在跟骨外侧壁行骨膜下分离，并在跖侧放置小的 Hohmann 撑开器，保护腓骨肌腱和腓肠神经（图 33.5）。
- 辨认距下关节后关节面前方边界。

### 第 2 步　截骨

- 用摆锯沿着后关节面并平行该关节面截骨，保持内侧皮质完整（图 33.6）。
- 于计划截骨面前后 5 mm 的位置打入 2 枚 2.5 mm 克氏针，然后放置一个双针撑开器（Hintermann 撑开器）（图 33.7）。
- 用撑开器撑开截骨（图 33.8A），直至前足外展和内侧纵弓得到重塑（图 33.8B）。
- 测量间隙（通常 8 ~ 12 mm），并同时取一块对应形状的包含三面皮质的自体髂骨移植骨块（也可选用新鲜干燥的异体移植骨）。
- 将移植骨块放入截骨处（图 33.9）并移除撑开器。

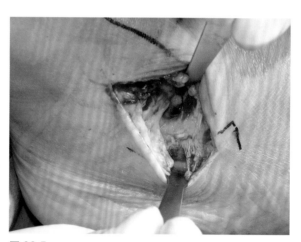

图 33.5

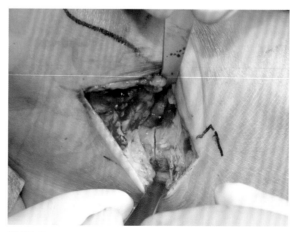

图 33.6

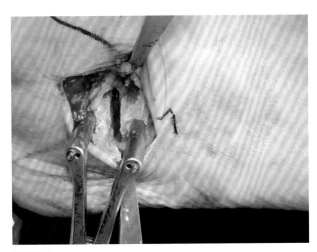

图 33.7

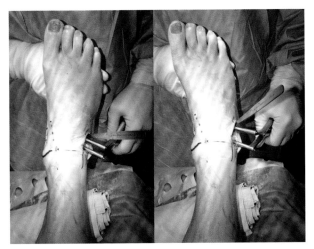

图 33.8

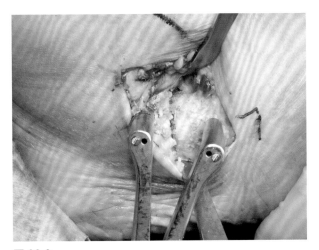

图 33.9

- 存在内在加压力，通常无须内固定。但可从前到后穿过移植骨块打入 3.5 mm 皮质骨螺钉，防止骨块跖侧脱位，特别是在骨质疏松患者。
- 透视下检查矫正情况和植骨块及螺钉位置（图 33.10）。
- 冲洗伤口，逐层关闭皮下和皮肤组织。

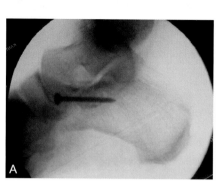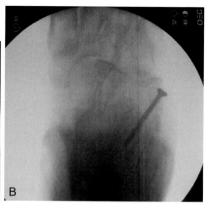

图 33.10

## 第 3 步  内侧软组织重建

- 在胫后肌腱功能不全和内侧踝关节不稳患者中，接下来施行内侧软组织手术，包括：
  - 胫后肌腱重建：
    - 清理和短缩
    - 趾长屈肌腱转位
  - 三角韧带修复或弹簧韧带修复

### 术后处理及预后

- 患者短腿石膏托或短腿支具固定 6 周，15 kg 部分负重，血栓预防。
- 术后 6 周影像学随访，评估愈合情况。排除移植骨缺损、畸形愈合、植入物失败（特别是吸烟、糖尿病、维生素 D 缺乏等患者）。
- 之后可行强化康复锻炼。

（Victor Valderrabano, Beat Hintermann  著
张弓皓  译  陈  立  审校）

### 参考文献

扫描书末二维码获取。

# 第三篇

# 后 足

# CMT 病患者的马蹄高弓内翻足矫形

- Charcot-Marie-Tooth（CMT）病包括广泛的遗传性运动和感觉神经病。这些疾病通常是进行性的，这可能损害手术重建后的长期疗效。
- 年长的青少年和成年人的畸形足通常需要同时进行截骨、肌腱转移和软组织平衡手术。少年儿童可能仅受益于软组织手术，特别是在疾病的早期阶段。

- 早期手术干预可以预防畸形的进展并最大限度地减少损伤。但是，没有确定的指导方针可以解决适当的手术年龄问题。每个病例都应该单独处理。
- 对于年龄 < 14 岁的儿童，通常采用渐进式手术，而不是一次性纠正所有畸形。本章探讨适合年龄较大的青少年和成人 CMT 病的手术方案。
- 轻度至中度受累的患者通常可以通过非手术方法成功治疗。用减震的缓冲鞋、跖骨软垫、高跟鞋和用于足踝不稳定的系带足踝支具以及足下垂支具，可以帮助避免手术。物理治疗对关节活动范围、力量和本体感觉也很有帮助。
- 手术的首要目标是保留关节运动，建立跖行足和平衡肌肉力量。

## 适应证

- 慢性疼痛或畸形，干扰日常生活活动
- 保守治疗失败，包括支具、矫形鞋和物理康复治疗
- 相对可复的畸形，相关关节无关节炎变化

## 体格检查 / 影像学

### 体格检查

- CMT 病还可以影响髋部（发育不良）、脊柱（脊柱侧凸）和上肢（图 34.1）。手背第一骨间肌无力是上肢受累的最早迹象之一。
- 需要对下肢进行完整的骨科检查。患者经常伴有小腿前侧和外侧筋膜室的肌肉萎缩。

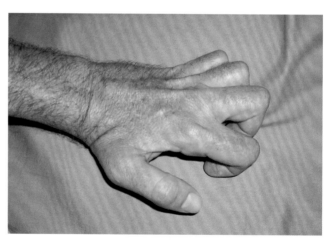

图 34.1

- 患者站立时，从各个方向检查足部（图 34.2）。
  - 仔细检查足的侧位以评估矢状畸形的顶点（图 34.3）。
  - 记录足底部的胼胝（图 34.4）。
  - 确定爪形趾是否可被动矫正（图 34.5）。
- Coleman 木块试验（Paulos 等，1980）可以帮助鉴别前足所致的足跟内翻。
  - 当患者站立在足外侧边缘下方的一个木块上时，内侧柱无支撑，第一个跖骨头减低至木块侧缘（图 34.6A）。
  - 如果距下关节是柔韧的并且足跟没有固定的内翻畸形，则从后面看时后足将不再处于内翻状态（图 34.6B）。

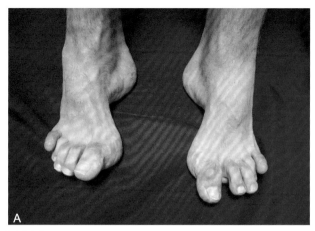
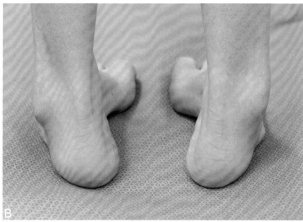

图 34.2

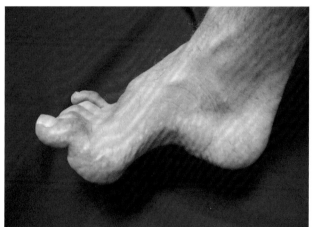

图 34.3

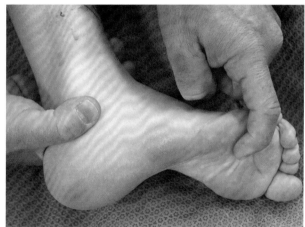

图 34.4

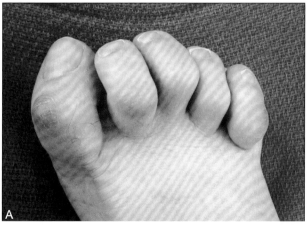
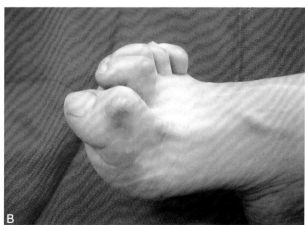

图 34.5

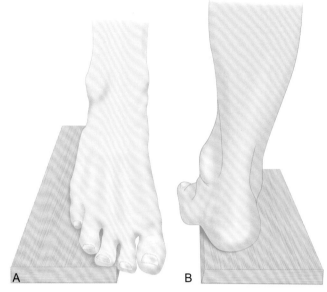

图 34.6

- 记录活动肌力，包括膝关节屈伸。衡量敏感度。
  - 通常情况下，在足内在肌、腓骨短肌和胫骨前肌肌力下降后，腓骨长肌、趾长伸肌和后筋膜室肌群仍会在较长时间里保持肌力。
  - 评估动作肌和拮抗肌（即腓骨长肌和胫骨前肌；胫后肌和腓骨短肌；趾内在屈肌和趾外在伸肌）之间的不平衡。
- 应仔细评估胫骨后肌腱的过度拉伸，并且通常必须在手术时进行矫正。
- 观察患者的步态。通常用踝足矫形器有效地治疗足下垂。添加胫骨支具壳通常为患者提供更好的平衡。如果非跖行足畸形妨碍有效支撑，则仍需要手术。
- 在评估术前是否需要肌腱转移时，动态肌电图可能特别有用。
- 经常需要多个切口，这可能会导致皮肤愈合问题。在先前已做过手术的患者中，确保足背动脉和胫后动脉搏动可扪及。如果不可触及，则提示需要多普勒超声评估。
- 痉挛、不对称反射或明显的反射亢进不是典型的 CMT 病。如果发现这些症状，应该获得脊柱的磁共振成像。
- 神经内科会诊肌电图／神经传导研究和基因检测（Athena Diagnostics，Worcester，MA，USA）通常是需要的。通常认为特发性马蹄高弓内翻足畸形可能是一种 CMT 病。
- 记录足踝关节松弛情况。虽然患者经常抱怨步态不稳定，但通常不会出现客观的踝关节松弛。极端内翻松弛可以表现成正常的距下关节运动。
- 足是否柔软？在非负重检查时，距下关节、跗横关节和距跖关节应有适度的柔软性。固定畸形最常需要三关节融合术，这对于后足有一定活动度的病例是不合适的。
- 评估腓肠肌和比目鱼肌紧张度。通常，腓肠肌和比目鱼肌都必须在跟腱水平上手术延长。

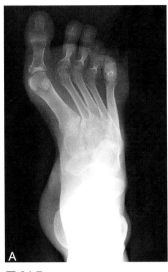
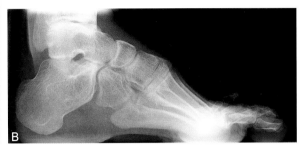

图 34.7

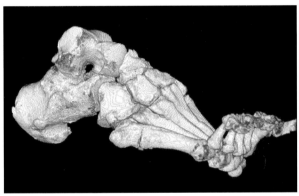

图 34.8

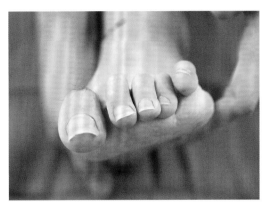

图 34.9

## 影像学

- 仔细检查站立位足和踝的正位片（图 34.7A）及侧位片（图 34.7B），评估是否存在关节炎改变，是否需要做截骨矫形。应使用 Coleman 木块重复行站立位前后位和侧面片，这样可以获得更精确的足部影像及其真正的畸形。
- 跟骨倾斜角（正常 < 30°）和距骨 - 第一跖骨角（Meary 线；正常 =0°）在术前规划中特别有用。如果 Coleman 木块可以纠正跟骨倾斜角，则跟骨截骨矫形可能是不需要的。
- 在侧位片上，确定高弓足的顶点是在跖 - 楔关节还是中足。畸形应通过其顶端进行手术矫正。
- 三维 CT 重建有助于评估复杂畸形和翻修手术（图 34.8）。

## 手术解剖

- 后足内翻（图 34.10A）
- 前足外翻（图 34.10B）
- 跟骨倾斜角增高（图 34.11A）
- Meary 线（图 34.11B）

治疗选择

- 许多手术方法可以用来解决一系列的畸形和运动不平衡。本章介绍了最常见的手术方法，包括跟腱延长、三平面跟骨截骨术、足底 Steindler 跖腱膜松解、腓骨长肌至腓骨短肌转位、闭合楔形跖骨或中足（Cole）截骨术、爪形趾矫形、蹈趾趾间关节融合、伸肌腱转位到跖骨颈。虽然通常可同时进行，但是也可以通过单独的手术重建前足。
- 将后足保持在中立位，通过用力收缩腓骨长肌腱屈曲内侧跖骨评估前足高弓（外翻）（图 34.9）。通常，仅涉及第一跖骨，尽管第二和第三跖骨也可能受累。第四和第五跖骨受累并需要手术矫正是罕见的。如果跖骨屈曲畸形未获得纠正，手术结果将很差。

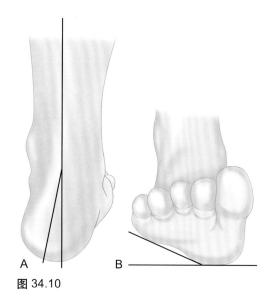

图 34.10

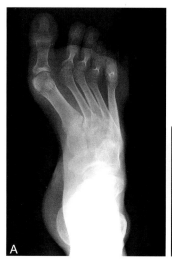

图 34.11

**手术切口 / 入路要点**

- 一旦患者处于麻醉状态，对踝关节进行透视检查松弛程度。可根据检查结果调整手术入路。
- 如果必须纠正踝关节松弛，最好使用两个切口：一个用于韧带重建和肌腱转移，另一个用于跟骨截骨术。一个切口，必须解剖较大的皮瓣以显露跟骨结节和前踝。然而，在这些患者中发现病理性踝关节松弛是不常见的，通常可以使用一个切口来显露足跟和腓骨肌腱。

## 体位

- 将患者置于半侧卧位，以便显露足外侧。放置柔软的沙袋在同侧髋关节后面，以帮助患者维持体位。在手术过程中可以很容易地去除沙袋，让患者下降到仰卧位。
- 使用大腿止血带。
- 股骨 - 坐骨神经或腘窝阻滞有助于术后疼痛控制（图 34.12）。CMT 病不是区域性阻滞的禁忌证。

### 手术切口 / 入路

- 如果有适应证，使用 11 号刀片对跟腱进行三切口延长，在止点处保留外侧部分跟腱纤维不离断（图 34.13）。行 Strayer 手术延长腓肠肌通常是不够的。
- 用 15 号刀片划皮，切口始于腓骨尖近端。
- 沿着腓骨肌腱鞘的后缘在跟骨结节上向远端延伸。切口直行部分用于跟骨截骨。

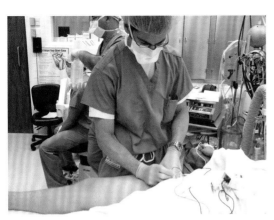

图 34.12

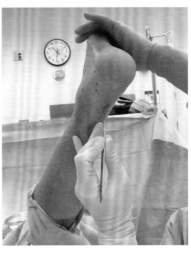

图 34.13

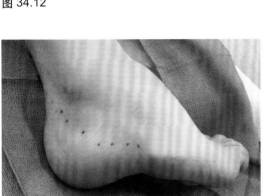

图 34.14

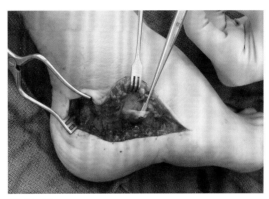

图 34.15

- 跨过腓骨肌腱向远端延伸切口，最后止于腓骨短肌（图 34.14）。如果需要行中足截骨，切口向远侧延伸至骰骨外侧。
- 识别并保护腓肠神经（图 34.15）。

## 手术步骤

### 第 1 步

- 显露跟骨的外侧壁。在透视引导下，确定截骨的适当位置。这通常就在腓骨肌腱鞘后面。
  - 在冷水灌洗下，使用微型摆锯垂直于结节轴线截骨（图 34.16A）。截骨的上端从距下关节后方 1 cm 处截出。
  - 截骨应倾斜成角（图 34.16B、C），从上近端到下远端，以允许足跟从内翻旋转（与矫正平足时使用的内侧移位截骨术相反，更接近胫骨的轴线）。避免损伤上方距下关节。
- 如果只需要一个单纯的闭合楔形截骨（不常用），保持内侧皮质完整；加压截骨块，打入 3 枚 16 mm × 25 mm 的骑缝钉（图 34.17）。无须加压螺钉即可获得出色的坚强固定。
- 许多患者需要通过三平面截骨术矫正足跟内翻和高跟骨倾斜角（后

### 第 1 步要点

- 跟骨截骨的位置尽可能靠前，以便最大程度地矫正足跟畸形。截骨术通常位于腓骨肌腱鞘的后缘。
- 通常可以从跟骨移除最多 1 cm 的骨而不会过度缩短足跟。由于切口的倾斜，结节向上位移增加了跟骨的长度。
- 当跟骨向上移位时，跟腱有效延长，可能不需要额外的三切口延长。
- 如果胫后肌腱有 4+ 强度，但腓骨短肌或腓骨长肌肌力很弱，一个很好的手术选择是距下关节（矫正后足内翻）的闭合楔形融合，以及将胫后肌腱通过骨间膜转位到足背（外侧楔骨或骰骨）。仍可能需要同时进行跟骨截骨术。

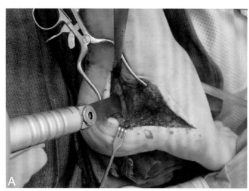
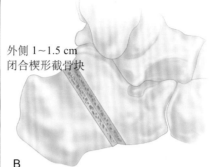

外侧 1~1.5 cm
闭合楔形截骨块

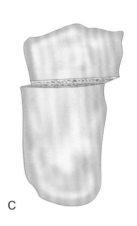

图 34.16

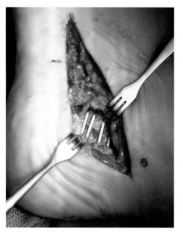

图 34.17

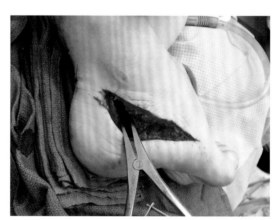

图 34.18

### 第 1 步提示

- 单纯外移截骨或 Dwyer 截骨术通常是不够的。后结节应向上、向外侧移位，并旋转纠正内翻。也可能需要长达 1 cm 的闭合楔形截骨。

### 第 2 步提示

- 在解剖过程中紧贴跟骨，以避免无意中损伤足底外侧神经。
- 为了避免损伤内侧神经血管结构，锯片进入的时候确保不会倾斜并保持垂直于跟骨侧壁。

足高弓）。在这种情况下，继续截断内侧皮质，小心不要损伤神经血管束。

- 首先仔细行远端截骨，因为有损伤前方解剖结构的风险（腓骨肌腱、神经血管束和距下关节）。第二条截骨线位于第一条截骨线的后方并与之平行。去除适量的骨（通常为 7 ~ 10 mm）。
- 使用椎板撑开器轻柔地撑开截骨块助于移动跟骨结节（图 34.18）。这一操作不会过度拉伸内侧神经。
- 推移截骨块，向上方约 1 cm，向外约 1 cm，使负重轴位于足跟的中央。
- 外移截骨块并在透视下用 1 枚或 2 枚 6.5 ~ 7.3 mm 空心螺钉固定（图 34.19A）。如果获得良好的把持力，一枚螺钉即足够（图 34.19B）。
- 使用电动摆锯修平跟骨侧壁（图 34.20）。

### 第 2 步

- 如果计划进行腓骨肌腱转移，则将切口延伸到腓骨肌腱上，如前所述（图 34.21）。使用皮肤标记记录两个肌腱的静止长度，这将有助于将长肌腱放置在适当的休息长度。保护斜行穿过的腓肠神经。

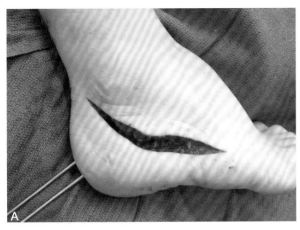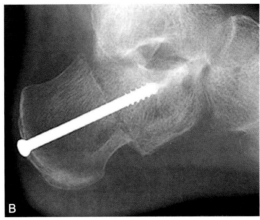

图 34.19

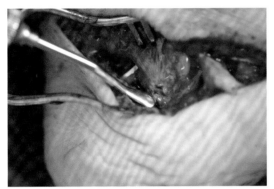

图 34.20

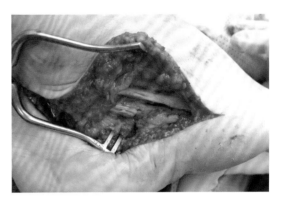

图 34.21

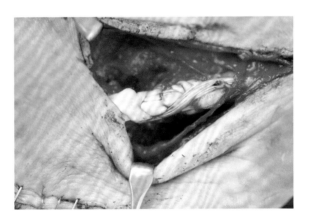

图 34.22

- 在腓骨长肌腱穿过骰骨下方处将其离断。使用 Pulvertaft 编织法将长肌腱转移到短肌腱的最远端。三股编织的肌腱产生非常强的转移力量。使用 3-0 Ethibond 缝合线（图 34.22）。必须切除远端腓骨肌腱鞘的纤维隧道，并且滑车隆突需要修整平滑，以促进转位的肌腱无障碍运动。

- 如果不需要中足截骨，冲洗伤口并逐层关闭。使用可吸收线缝合皮下和 3-0 尼龙缝线间断褥式缝合皮肤。

- 此时评估胫后肌腱，它通常是畸形的病因之一。如果胫后肌腱具有 4/5 的肌力，则不考虑行简单的离断松解。为什么要在 CMT 病患

**第 3 步要点**

- 如果第一跖骨没有得到充分矫正，可以同时行内侧楔骨闭合楔形截骨术。
- 有时，需要对第二跖骨进行截骨术（约 10% 的病例）。如果预计有 2 个截骨术，则在跖骨之间更向外侧行初始切口。如果需要 2 个以上的基底截骨术，中足截骨术可以获得更好的矫正效果（见后文）。中足截骨术也有助于矫正内收畸形。

**第 4 步要点**

- 小钢板也可用于 Cole 中足截骨术固定，尽管它们往往体积较大，将来更有可能需要移除。

者身上浪费功能正常的肌肉？肌腱可以通过靠近踝关节的单独切口延长，或者转位以帮助踝背伸或后足外翻。

## 第 3 步

- 取下沙袋，将患者放在仰卧位置，足稍微向外旋转。
- 在足跟内侧跖筋膜附着处做一个 3 cm 的斜切口。此切口可避免损伤内侧跟骨神经支，该神经支容易受到纵向切口的损伤。
- 分离外展肌浅筋膜，剥离外展肌及其在跟骨内侧深筋膜的附着点（图 34.23）。避免损伤足底外侧神经的第一支，它一直延伸到外展肌的深处。
- 定位足底筋膜的内侧边缘，并从内向外用小的肌腱剪将筋膜分离。使用一个小的骨膜剥离器剥离足底固有肌肉的跟骨附着点。
- 冲洗并用尼龙缝线缝合皮肤。

## 第 4 步

- 最常见的是，前足高弓（外翻）可以通过在第一跖骨基底部进行闭合楔形截骨术来矫正。
  - 以第一跖骨基底部为中心做一个 4 cm 的切口（图 34.24）。找到踇长伸肌并牵开。
  - 确定第一个跖楔形关节，并用微型摆锯在跖骨远端 1.5 cm 处平行于关节面截骨（图 34.25）。使用电锯时，用冷水灌洗。截骨时，在远端跖骨跖侧轻度加压，这样，在跖骨完全离断前，铰链样打开截骨块。保持跖侧皮质完整至关重要。
  - 在第一截骨线的远端几厘米处进行第二次斜行截骨（图 34.25B）。最初，只应移除少量骨（3 ~ 5 mm）。如果移除超过 7 ~ 8 mm，则难以完成截骨块闭合。

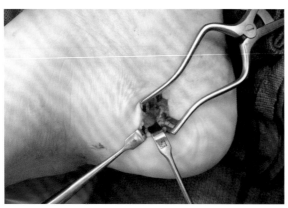

图 34.23

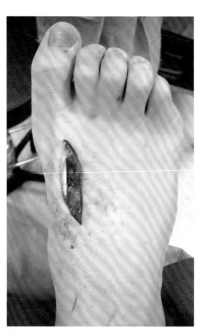

图 34.24

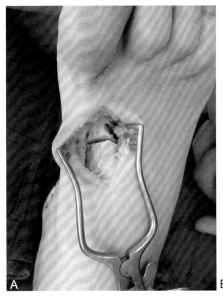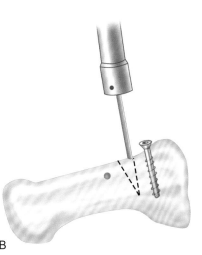

图 34.25

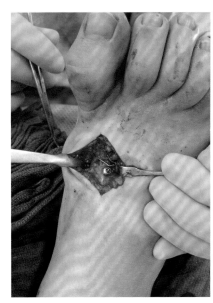

图 34.26

- 将 4.0 部分螺纹螺钉打入近端骨块（图 34.25B）。不要完全拧入。
- 使用 0.062 英寸克氏针或相应大小的钻头在截骨远端 1 cm 处做一个横向孔，仅在跖骨纵轴背侧（图 34.25B）。从内侧到外侧将 20 号钢丝线穿过孔。使用小号止血钳在第一个跖骨间隙夹住钢丝线，将钢丝线 8 字形环绕螺钉头。使用部分螺纹螺钉可使钢丝牢固地固定在螺钉头下方。
- 小心地闭合截骨，收紧钢丝，然后拧紧螺钉（图 34.26）。不要过度拧紧螺钉，否则会导致钢丝断裂。仔细检查跖骨头的横向排列。根据需要在其他跖骨上重复类似的截骨术。

## 第 5 步

- 如果畸形的矢状面顶点位于中足，最好的矫正方法是采用 Cole 截骨术，通过内侧的舟楔关节和外侧的骰骨。
  - 这种去顶的闭合楔形截骨术提供了良好的多平面畸形矫正。它还将切口置于足的两侧，远离可能需要矫正爪形趾的多个背侧切口。
  - 如果超过 2 个跖骨需要截骨术，或者中足内收需要矫正，则应使用该截骨术。
- 外侧切口应向骰骨的纵轴方向延伸。在内侧，切口位于舟楔关节，在胫后肌腱和胫前肌腱之间的平面上。保护上述两条肌腱，特别是胫前肌腱，其在截骨时非常易损。
- 在透视引导下，从内侧到外侧间隔 1.5 cm 置入 2 枚 0.062 英寸克氏针（图 34.27A）。
  - 斜行进针，因为骰骨位于内侧舟楔关节的下方。
  - 更远端的克氏针穿过内侧楔骨，远端从骰骨穿出，近端克氏针内侧穿过舟骨从近端骰骨穿出（图 34.27B、C）。
  - 避免穿透第四和第五跖骨 – 骰骨关节。
- 使用小型剥离子钝性分离，完全剥离中足骨块周围的软组织包裹。用小型 Hohmann 拉钩保护足背和足底的血管神经。

第 5 步争议

- 一些医生担心这种截骨术的不愈合率。然而，广泛的松质骨表面几乎不存在愈合的问题。如果在手术时获得良好的截骨面对线，则骨不连是非常罕见的。
- 其他人担心由于截骨切口期间的无意伤害而导致邻近关节的潜在关节炎。在透视引导下仔细放置克氏针可完全避免这种潜在的并发症。由舟骨楔形关节融合引起的运动减少是微不足道的。

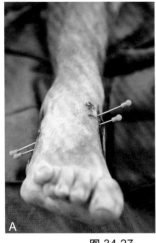
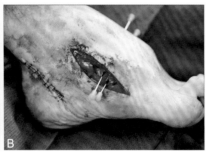
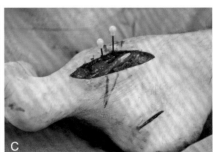

图 34.27

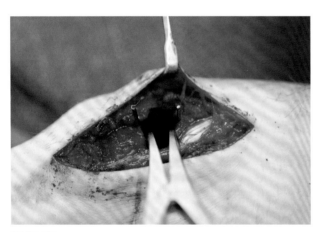

图 34.28

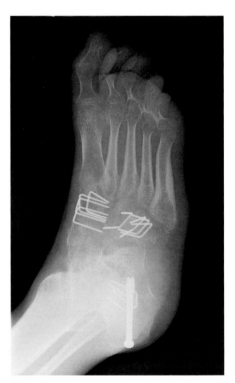

图 34.29

- 沿置入的克氏针进行截骨，去除包括舟楔关节的楔形骨块（图 34.28）。用冷盐水灌洗。
  - 尽可能创造平顺的截骨线，避免反复多次进锯。设想楔形的顶点位于足底筋膜处，可以切除一块梯形骨块。
- 适当的截骨可以纠正中足的内收。
- 取下克氏针。
- 现在前足可以背伸并旋转到正确的位置。确保足横弓对位良好并且前足外翻得到纠正。
- 打入 2 根克氏针临时固定截骨块，并在截骨部位内侧和外侧放置 3 枚 16×20 mm 3M 骑缝钉。以这种方式可以获得优异的固定（图 34.29）。

- 松解止血带。止血并将伤口两层缝合，使用 3-0 尼龙线间断褥式缝合皮肤。

## 第 6 步

- 应使用标准技术矫正爪形趾畸形，包括切除近节趾骨的远端部分（见第 14 章）。使用穿骨膜缝合将每个趾长伸肌腱转位到远端跖骨（图 34.30）。可以使用骨骼中钻孔，但其耗时并且是不必要的，因为足部将在中立位置固定至少 6 周。
- 如果存在拇趾的爪形趾畸形，则趾间关节应通过横切口融合。拇长伸肌通过横向钻孔转移到远端跖骨。
- 通过跖骨或中足截骨术矫正前足畸形可以产生外在的屈肌紧张，特别是在小的足趾。即使在纠正了爪形趾之后，足趾的过度弯曲也可能持续存在。对足趾的屈肌腱闭合或开放性肌腱切断术可纠正这个问题（图 34.31）。

## 术后处理及预后

- 在通过透视检查所有截骨后，在手术室中应用大量敷料覆盖和三面夹板固定。
- 患者在手术后 10 ~ 12 天复查随访，更换为短腿非负重石膏。如果伤口完全愈合，则此时拆线。在石膏固定下拍摄前后位（图 34.32A）和侧位（图 34.32B）X 线片。
- 手术后 6 周，拆除石膏并拍摄 X 线片。更换第二个短腿不可拆卸石膏。患者在可以耐受下开始承重。第二次石膏在术后 10 周拆除。此时应开始物理治疗，以及开始穿戴合适的鞋子。
- 可以预期对畸形有良好且持久的矫正（图 34.33；右足进行了手术）。

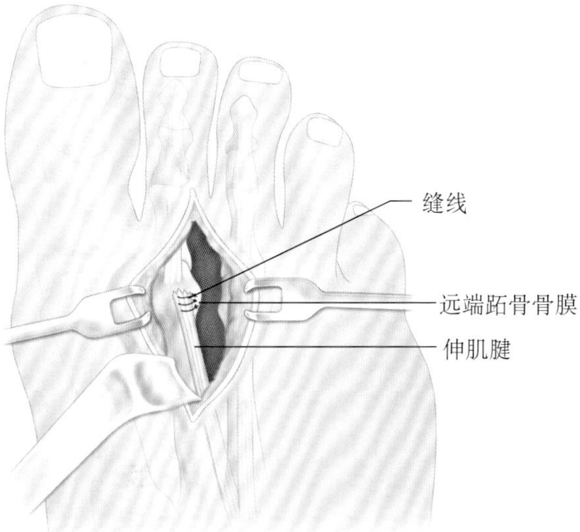

缝线

远端跖骨骨膜

伸肌腱

图 34.30

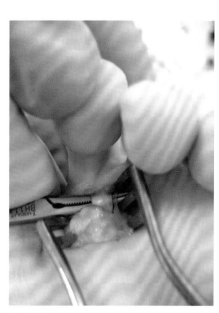

图 34.31

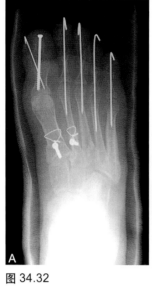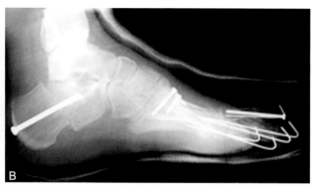

图 34.32

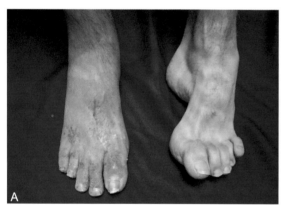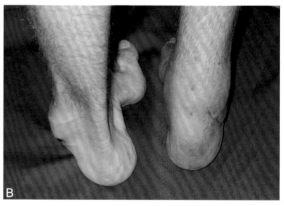

图 34.33

（Glenn B. Pfeffer  著  袁承杰  译  陈  立  审校）

## 参考文献

扫描书末二维码获取。

# 第 35 章
# Z 形截骨治疗后足内翻

## 适应证

- 僵硬性后足内翻畸形

## 体格检查 / 影像学

- 分析患者的步态并评估下肢的整体力线（图 35.1）。
- 行侧方 Coleman 木块测试，以区分前足诱发（柔性）和真实（刚性）后足内翻畸形。
- 询问患者有无行走时外侧打软腿或不稳定。
- 当患者取坐位双足自由下垂，进行前抽屉试验和距骨倾斜测试以评估踝关节稳定性。此外，评估内翻 / 外翻力（胫后肌和腓骨肌的功能）和距下关节活动范围。
- 拍摄负重位 X 线片（正位、侧位和 Saltzman 位）（图 35.2）。
- 为了分析畸形，还可以进行（负重位）CT 扫描。

## 手术解剖

- 腓肠神经的外侧背侧皮支在跟骨的外侧行进。腓骨肌腱位于后方，可能在皮肤切口处受损。
- 应注意不要损害内侧软组织结构。内侧神经血管束位于后内侧角。

## 体位

- 患者仰卧在手术台上，在臀部侧下方放置沙袋，使后足的外侧面向上。
- 可以在对侧髂嵴上放置支撑，以方便手术显露。
- 下肢驱血。

### 适应证提示

- 如果怀疑存在潜在的神经系统疾病，应在手术前进行神经系统评估。

### 适应证争议

- 如果后足内翻是由第一跖列跖屈引起的，则考虑距骨背屈截骨术。
- 如果前足过度内翻，可考虑将腓骨长肌腱转位至腓骨短肌腱。

### 治疗选择

- 在进行手术前应始终考虑保守治疗（即止痛药、矫形鞋、矫形器）。
- 如果选择支具治疗，建议使用带有外侧（内翻矫正）T 形带的短腿踝足矫形器。跟腱和足底筋膜的拉伸也同样有用。

### 体位摆放要点

- 手术侧腿抬高、对侧腿降低可为医生提供更多操作空间。此外，可以更容易地拍摄侧位 X 线片。

### 体位摆放提示

- 医生应控制铺单以确保手术顺利进行。
- 术中 C 臂进行射线摄片评估时铺单是必不可少的。

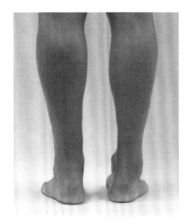

图 35.1

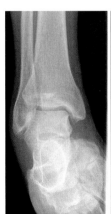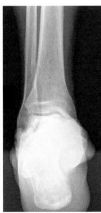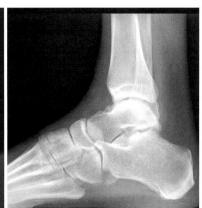

图 35.2

- 可透射线的手术台。
- 止血带可用于确保理想的手术视野。

**体位摆放争议**

- 为了评估术中足部和踝部的力线情况，可以对对侧踝关节另行铺单。

**手术切口／入路要点**

- 为避免损伤腓肠神经，应进行跟骨骨膜下显露。

**手术切口／入路提示**

- 如果腓肠神经受伤，可能会出现术后神经瘤和持续性疼痛。

**手术切口／入路装备**

- 小 Hohmann 拉钩。

**手术切口／入路争议**

- 不要损害内侧软组织结构。

**第 1 步要点**

- 后部垂直截骨不应过于向后，以免损伤跟腱止点，用 Hohmann 拉钩牵开保护跟腱。
- Hohmann 拉钩也用于保护足底结构。

**第 1 步提示**

- 在截骨的同时灌洗，减少热损伤引起的骨坏死。

**第 1 步器械／植入物**

- Hohmann 拉钩，用于保护跟腱和足底结构。
- 克氏针用于标记楔形骨块的顶点。

**第 1 步争议**

- 跟骨截骨术并非毫无损伤风险。它会潜在地危及腓肠神经的背外侧皮支、腓骨肌腱和内侧软组织结构

**第 2 步要点**

- 与其他技术相比，足的长度没有缩短。
- 可以在冠状面进行矫正（楔形切除）同时外移跟骨结节。

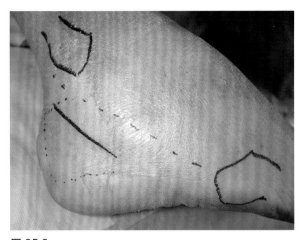

图 35.3

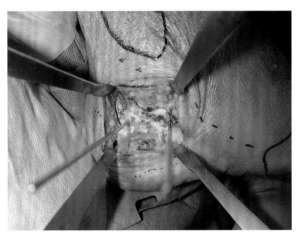

图 35.4

## 手术切口／入路

- 在腓骨肌腱后方 1 cm，平行腓骨肌腱行弧形切口，显露跟骨外侧壁（图 35.3）。
- 骨膜从跟骨侧壁剥离。

## 手术步骤

### 第 1 步  跟骨截骨

- 截骨术的水平部分长约 2 cm，平行于足底筋膜。
- 前部垂直切口位于结节的前方。Hohmann 拉钩用于保护足底结构（图 35.4）。
- 后切口位于结节凹陷的后半部分。
- 克氏针用于标记楔形骨块的顶点。使用摆锯进行截骨术（图 35.5）。
- 去除楔形骨块。

### 第 2 步  移动截骨块和固定

- 截骨块采用撑开器移位，如椎板撑开器（图 35.6、图 35.7）。

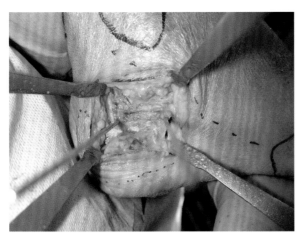

图 35.5

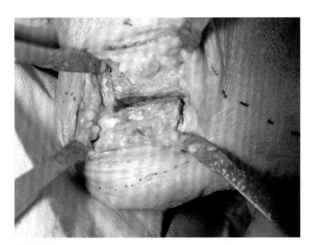

图 35.6

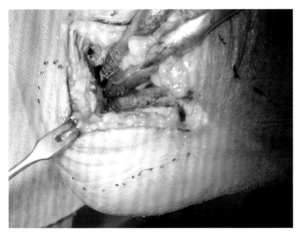

图 35.7

**第 2 步提示**

● 注意螺钉长度，以免损坏距下关节。

**第 2 步器械／植入物**

● 椎板撑开器。
● 克氏针和空心螺钉。

**第 2 步争议**

● 许多跟骨畸形同时包括冠状面和水
　平面畸形。因此，我们改良了现有
　的手术方法，增加了跟骨结节的旋
　转，必要时还可背侧延长。

● 跟骨结节移向外侧，同时间隙在所需位置闭合（图 35.8）。
● 也可以选择向后移动结节来延长跟骨。
● 也可以旋转（图 35.8）。
● 然后移除 Hohmann 拉钩，并用 1 根或 2 根克氏针固定截骨块。
● 在 C 臂机和直视下检查位置。经克氏针上方打入 1 ～ 2 空心螺钉
　（图 35.9）。

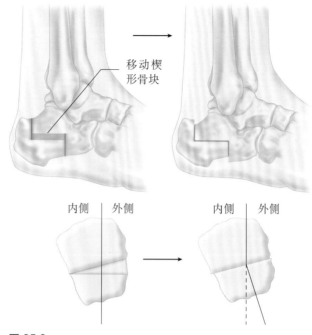

移动楔
形骨块

内侧　外侧　　　内侧　外侧

图 35.8

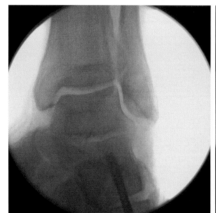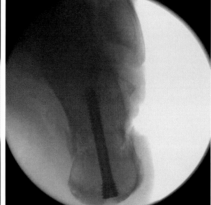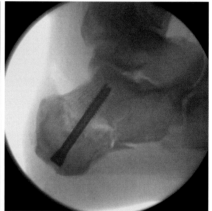

图 35.9

| 第 3 步要点 |
| --- |

- 建议严格止血，以避免因血肿引起的伤口愈合问题。

| 第 3 步提示 |
| --- |

- 为了避免因截骨移位而产生的骨突，可以修平骨突部位。
- 楔形截骨移除外侧移位的组合可最大限度地减少周围软组织的张力。

| 第 3 步器械 / 植入物 |
| --- |

- 皮下组织的可吸收缝线和皮肤的不可吸收缝线。

## 第 3 步　关闭皮肤切口

- 严格止血，逐层关闭切口（图 35.10）。
- 敷料加压包扎，可拆卸夹板固定患足。
- 止血带放气。

### 术后处理及预后

- 短腿行走石膏固定 6 周开始完全负重，除非相关伴行手术需要不同的处理。
- 术后 6 周进行临床和影像学评估（图 35.11）。如果骨愈合已足够充分，患者可接着采用定制鞋。

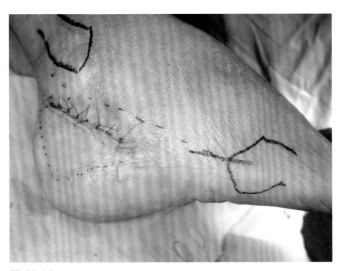

图 35.10

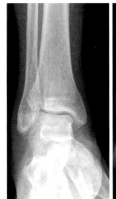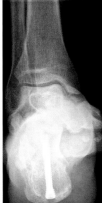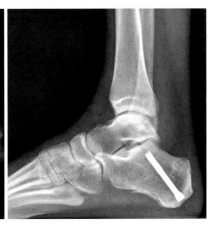

图 35.11

**第 3 步争议**

- 术后前 2 天可对伤口进行持续的加压包扎。
- 如果踝关节不稳，可能需要进行外侧韧带重建或腓骨肌腱转移（长肌腱至短肌腱）。

**术后处理要点**

- 在我们的系列研究中，所有患者术后 6 周均在 X 线片中可见固定稳定。
- 中期随访显示结果良好，疼痛减轻，功能改善。

**术后提示**

- 截骨后因为皮肤张力导致的切口愈合问题

**术后器械和植入物**

- 可拆卸的组合支具以及短腿行走石膏。

**术后争议**

- 术后可能需要矫形鞋。
- 如果植入器械突出，可在骨愈合后进行移除。

（Nicola Krähenbühl, Markus Knupp　著

袁承杰　译　陈　立　审校）

## 参考文献

扫描书末二维码获取。

# 第 36 章

# 跟骨骨折：外侧延长入路和切开复位内固定治疗

- 在手术干预前使用压力泵减轻水肿
- 年龄、吸烟、工伤补偿、药物滥用、广泛粉碎、血管供应不足以及各种医学合并症，包括未控制的糖尿病、心脏病可能是切开复位内固定的相对或绝对禁忌证

### 治疗选择

- **闭合骨折**
- 跟骨骨折可采用带厚重 Jones 敷料的夹板进行舒适的非手术治疗。足应保持水平抬高而避免下垂。足与踝部功能运动锻炼应在可耐受范围内自 1 ～ 3 周尽早开始进行从而避免僵硬。另外，凉的硫酸镁浸泡可以进一步减少肿胀。负重从 3 个月开始。
- 非手术治疗的并发症包括距下关节僵硬，疼痛，创伤后关节炎，足背伸受限，足跟增宽或轴线偏移，腓骨肌腱脱位，跟骨外侧壁撞击，跟骨腓骨撞击，以及在不平的地面上行走困难。
- 可以采用外侧延长切口立即手术治疗闭合性骨折，或者待消肿后手术（皱纹试验阳性）。
- 如果行经皮或微创复位技术应在 1 周内进行，此时骨折块仍易于复位。一些外科医生使用外侧跗骨窦切口或内侧切口，这将在其他章节中讨论（见第 38 章和第 39 章）。
- **开放性骨折**
- 开放性骨折应急诊行冲洗和清创。应根据需要重复冲洗和清创。
- 如不能选择一期闭合，一期复位固定，采用克氏针或内侧三点撑开，直至进行最终固定和伤口闭合。
- 在 Gustilo Ⅲ 型骨折中，早期软组织覆盖局部或游离皮瓣可预防感染和功能不良。

## 适应证

- 关节内跟骨骨折，关节面 ≥ 2 mm 的台阶，跟骨关节内骨折伴踝足侧位片 Böhler 角 < 15°
- 禁忌证：血管功能不全，糖尿病控制不佳，吸烟者和不能耐受者
- 相对禁忌证可能包括各种医学合并症
- 在肿胀发生之前，或可以在肿胀和骨折水泡消退后 1 ～ 3 周内进行外科手术干预

## 体格检查 / 影像学

- 检查足部是否有闭合性跟骨骨折，通常会发现明显的肿胀、淤斑和骨折水泡，这些水泡可能是血清来源的。患者不能足跟负重。开放性骨折往往意味着更大的冲击能量。开放性骨折通常位于内侧，但也可能位于外侧或足底。足趾被动运动引起的疼痛可能预示着即将发生的筋膜室综合征，这可以通过监测跖深和跟骨筋膜室压力来证实。骨筋膜室综合征的晚期症状包括苍白、感觉异常和脉搏丧失。多达 10% 的跟骨骨折与脊柱骨折伴发，25% 的跟骨骨折与下肢骨折伴发。应进行彻底的体格检查。

### X 线平片

- 应在受伤侧和对侧足部拍摄跟骨和足部的侧面片。侧位 X 线片可显示跟骨骨折，在距下关节水平或以下出现双轮廓征，Böhler 角变平（正常为 25°～ 40°），跟骨倾斜角减少（图 36.1）。如果怀疑或在侧位片上看到跟骨骨折，应进行 CT 检查以分析骨折病理并制订治疗计划（图 36.2）。其他可选的影像学摄片检查有：Harris 位可显示通过后关节面的骨折线，跟骨增宽以及外侧壁撞击并且跟骨高度丢失。倾斜 20° 的前后位视图可显示跟骰关节的骨折。前后 Brodén 位伴足内旋 45°、跖屈 10°～ 40° 将显示移位的后关节面，有助于术中透视下复位。

### CT

- 采用 1 mm 间隔轴向扫描并按以下方向进行重建：
  - 垂直于后关节面重建可见缝隙或台阶，找到包含载距突的恒定骨折块（图 36.3A、B）。
  - 平行于地面重建，以获得垂直于跟骰关节的切面（图 36.3C）。
  - 矢状面重建可观察后关节面骨折块的方向（图 36.3D）。

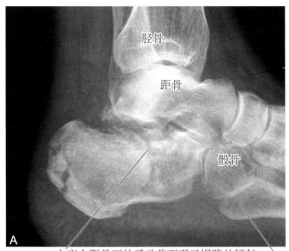

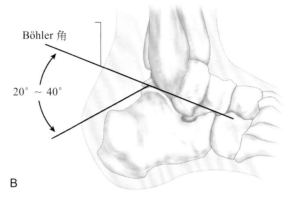

图 36.1

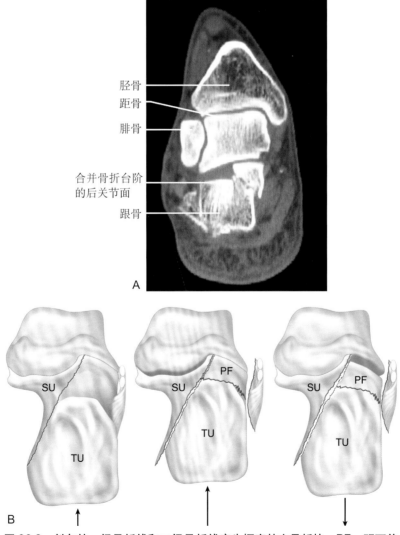

图 36.2　斜向的一级骨折线和二级骨折线产生恒定的主骨折块；PF：距下关节后关节面外侧部分；SU：载距突骨块（负载内侧部分距下关节）；TU：跟骨结节

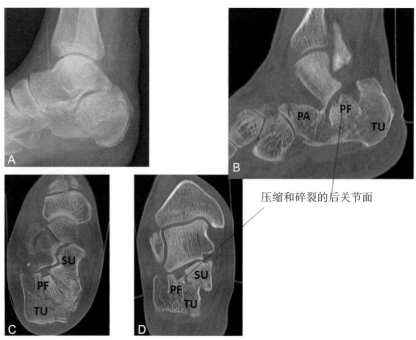

图 36.3　跟骨前突是第四块可复位的骨折块，纵行劈裂形成第五骨折块，即前内侧骨折块。SU：载距突骨折块；TU：跟骨后结节

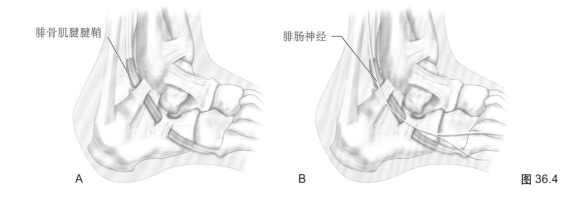

图 36.4

## 体位要点

- 腿的摆放不要干扰透视。
- 虽然大型 C 臂机可以提高分辨率，但可能很难获得 Harris 位和斜位视图。
- 相比之下，小型 C 臂机可提供更大的灵活性，但分辨率更低，视野更小。

## 体位摆放设备

- 手术台，带有射线可穿透的延伸部分
- 侧卧位髋关节定位器
- 泡沫垫块
- 大型 C 臂机或小型 C 臂机
- 大腿止血带

## 手术解剖

- 跟骨外侧动脉、腓骨肌腱和腓肠神经穿过跟骨外侧面，如果小心剥离全层皮瓣，则外侧延长切口没有风险（见图 36.5）。腓骨肌腱走行于腓骨后下方的腓骨肌腱腱鞘内（图 36.4A）。然后腓骨短肌腱止于第五跖骨结节而腓骨长肌腱穿过骰骨止于第一跖骨基底部。
- 腓肠神经位于腓骨肌腱后，沿足外侧走行（图 36.4B）。在外侧延长切口的近端和远端往往会显露腓肠神经。当必须要切断神经时，应尽可能在近端离断神经以避免残端神经瘤。

## 体位

- 患者侧卧位。腋下垫枕同时膝关节 / 腓总神经下方放置额外衬垫。应用大腿止血带。在腿之间使用枕头或大泡沫块使得表面稳定。如果使用大型 C 臂机，则将其定位在前方。三维透视对检查术中复位最有用。这需要可透射线的手术台。

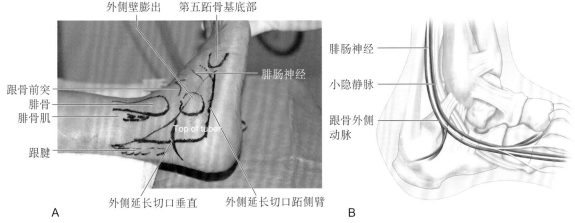

图 36.5

## 手术切口 / 入路

- 外侧延长切口，如图 36.5 所示。

- 远端腓骨和整个跟骨都应标记轮廓。对于跟骨，要特别注意其后部和足底外侧突、跟骰关节、外侧颈部和跗骨窦。腓骨肌腱和腓肠神经的近似走行也应被详细画出。手术切口从踝关节水平开始，走行于跟腱前方，沿着跟腱在跟骨结节的止点向前行弧形切口至跟骨的跖侧面（见图 36.5A）。如果跟骰关节需要复位，切口的远端可以向上转向以更好地显露跟骰关节。

- 从踝关节水平开始，在跟腱前外侧做一个平行于跟腱的切口，沿着跟腱在跟骨结节的止点向前行弧形切口至跟骨跖侧面。然后切口沿着跟骨的足底方向向远侧延伸，刚好超过跟骰关节。切口通过皮肤锐性切开，然后显露到跟骨结节上方。在切口的近端和远端仔细解剖，以避免损伤腓骨肌腱和腓肠神经。

## 手术步骤

### 第 1 步

- 从切口弧形拐角起始，从跟骨外侧壁游离一个全厚皮瓣，显露跗骨窦、跟骨颈部和后关节面。克氏针（1.6 mm）钻入距骨，弯曲以轻柔地牵开皮瓣。骨折相关的腓骨肌腱移位可能被注意到。

### 第 2 步

- 以骨膜为轴，掀开跟骨外侧壁或者移除外侧壁，待术后重新回纳。用手术刀或骨圆撬锐性切除软组织，以便能够充分显露距下关节后关节面。

- 识别骨折骨块，清除血肿，并用骨圆撬或 Cobb 骨膜剥离器撑开，以便进行操作和复位。探查关节内骨块，并从骨块中清理后关节面（图 36.6A）。

- 将 4.5 mm 斯氏针插入跟骨后结节突的侧面或后部，以减少骨块的活动和控制主要的结节骨块（图 36.6B）。

第 1 步提示

- 松解腓骨肌腱可能很困难。
- 腓骨肌腱与腓骨结节和远端支持带脱离，并与凸起的软组织瓣一起被轻柔地推动。
- 如果可能，避免将手术切口穿过骨折水泡，因为这可能会增加围手术期感染的风险。

第 2 步设备

- 4.5 mm 斯氏针
- T 形柄手持钻头
- 骨圆撬
- Cobb 骨膜剥离器
- Freer 骨膜剥离器

第 2 步要点

- 必须充分显露和松解断裂碎骨片以便复位。
- 在移除外侧壁前标记方向

第 2 步提示

- 骨折块可能会粉碎，软骨损伤，骨质疏松或部分愈合的陈旧性骨折。必须移除无法可靠固定的小骨折块，以避免存在可松动的骨折块。未能恢复内侧壁将不利于关节内骨折块的解剖学复位。

第 3 步设备

- 椎板撑开器
- 牙科钩针
- 1.6 mm 克氏针
- 骨圆撬

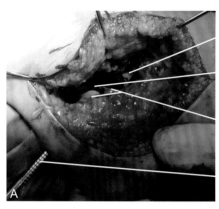

跟骨前突骨折块

负载后内侧关节面的载距突骨折块

后关节面骨折块

置入跟骨后结节骨折块的斯氏针

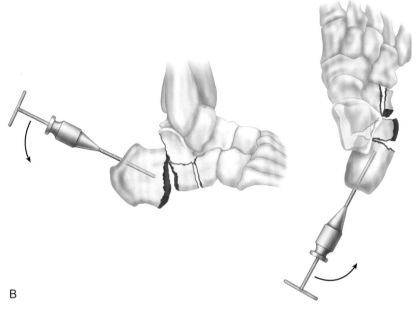

B

图 36.6

- 对斯氏针施加纵向牵引力和外翻力，以矫正足内翻错位，缩短和加宽足跟。首先，结节骨块在载距突下面复位，遂跟骨内侧壁复位。这为侧后方关节面的解剖复位创造了空间（图 36.7A）。从足底方向插入克氏针（1.8 mm）以临时复位固定（图 36.7B）。

第 3 步

- 将钝性椎板撑开器插入跗骨窦并撑开，以复位跟骨外侧颈部和 Böhler 角。在插入椎板撑开器时，应该直视后关节面的前半部分。距下关节从内侧到外侧逐步复位（图 36.8）。骨圆撬和骨膜剥离器可用于解剖复位。可以将克氏针部分地钻入骨块，通过操作克氏针复位骨折块。如果中间存在碎骨块（Sanders Ⅲ ~ Ⅳ型骨折），首先将其复位至内侧关节的承重骨块上。一旦骨块复位，从内侧皮肤打入 1 枚克氏针直到与外侧面骨块末端齐平。然后复位外侧关节骨块，并通过抓住另一端使克氏针回拉固定所有关节骨块（图 36.8）。

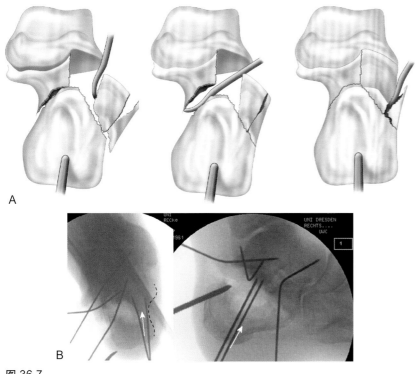

图 36.7

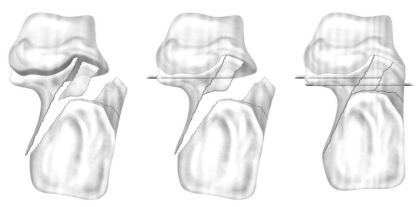

图 36.8

- 通过钝性椎板撑开器显露距下关节并去除跗骨窦中的脂肪。
- 如果手术视野仍不充分，可以在关节面上插入骨膜剥离器以确认是否复位。
- 从最内侧骨折块开始重建后关节面，并与载距突保持连续。
- 使用牙科钩针可能有助于复位较小的骨折块。
- 由于距下关节面的凸起形状，一旦外侧骨折块复位，直接直视下控制复位有一定困难。
- 引入小关节关节镜是一种快速可靠的手段，可以充分控制关节复位（图 36.10）。

- 关节软骨的缺失可能使解剖复位变得困难。
- 跟骰关节粉碎可能使恢复和维持 Böhler 角变得困难。

- 后关节面粉碎可能使解剖复位无法进行。
- 在这种情况下，是否首选进行距下关节融合术或钢板和螺钉固定是有争议的。
- 固定顺序也存在争议。
- 一些医生更愿意从前路入路开始复位，而大多数外科医生更喜欢"关节优先"策略。
- 跟骨骨折的 ORIF 需要相当长的学习曲线，每位外科医生都应该采用他／她所熟悉的技术。

- 在这个阶段，用一个小的螺钉固定关节骨折骨块，该螺钉被打入到载距突，以获得最大的抓持力和稳定性（图 36.9A）。如果骨块太小而无法固定螺钉，则克氏针可与外侧壁齐平切断，并保留为"在体内的克氏针"（图 36.9B）。或者，可以使用可吸收针。

## 第 4 步

- 如有必要，可在本阶段借助斯氏针螺钉将结节性骨块精确复位至重建后的后关节骨块。
- 跟骨后部的复位可逐渐缓解前突复位的压力。如果跟骰关节处仍有不一致的地方，跟骨前关节面的复位可在直视下进行，并用克氏针从外侧到内侧固定。跟骨前突在椎板撑开器或牵引钩的帮助下向距侧复位，以抵消分歧韧带的拉力。
- 利用从结节向前突打入的克氏针临时固定跟骨后部和前部。

### 第 4 步争议

- 用骨形态发生蛋白、骨移植物或骨移植替代物填充空隙是非常有争议的。
- 一些医生主张用含有 / 不含抗生素的骨水泥填充空隙，让患者在 3 周时负重。
- 其他医生可能根本不使用骨移植或骨形态发生蛋白，而是借助于松质骨的再生能力。
- 据报道，使用磷酸钙骨替代物可能形成骨窦。
- 锁定与非锁定板：在尸体或者仿真骨的实验表明，这两种钢板的负载效果没有差异。
- 如果使用锁定钢板，则应以非锁定方式打入第一个螺钉，以将板压至骨面，从而增加骨与板之间的摩擦，并避免覆盖钢板对软组织的刺激。

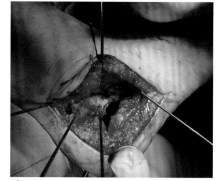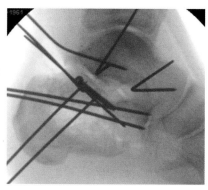

A

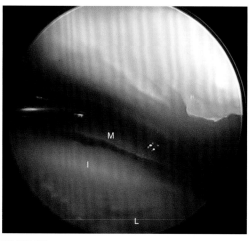

螺钉

载距突

复位的骨折块

1. 复位关节 < 2 mm 误差；
2. 导向螺钉打到载距突

B

图 36.9

图 36.10

- 拆下斯氏针。
- 盖回外侧壁，在跟骨形状适当复位后应符合解剖结构。适当大小的跟骨钢板适用于跟骨的外侧面，并调整形状合适妥帖。至少有 1 个螺钉穿过钢板后拉住载距突骨块。在前突和结节骨块中至少放置 2 个螺钉（图 36.11）。

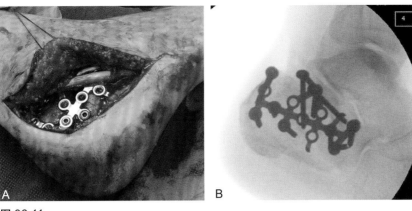

图 36.11

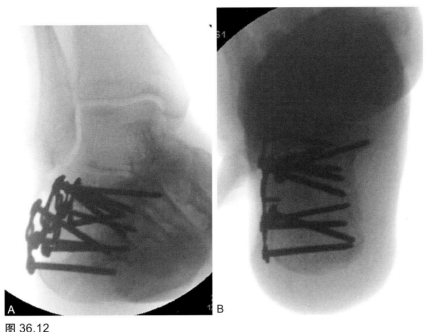

图 36.12

- 通过侧位片、轴位片和 10°～ 40° Brodén 位视图对解剖复位、植入位置和螺钉长度进行透视检查（图 36.12）。或者，用三维透视扫描检查这些指标。

## 第 5 步

- 目标是实现皮肤和皮下组织的无张力闭合，以减少弧形切口坏死和开裂的可能性。皮瓣的深层筋膜层由切口任一端开始，利用可吸收编织 0 号缝线闭合，每针向前推进皮瓣。这确保了弧形切口处的闭合并且无张力。皮下组织和皮肤根据医生的偏好关闭缝合。使用无菌敷料和三面夹板固定足部使其处于中立位。

## 术后处理及预后

- 手术敷料保持完整 2 周，并在术后第一次就诊时取出。
- 放置一个可控的踝关节运动步行靴；或者，依从性高的患者穿着自己的鞋子进行活动。

- 皮肤变白表明皮肤张力增加。如果皮瓣深层的对合不足难以实现无张力皮肤闭合，这时可以对皮肤进行"馅饼皮技术"缝合处理。通常情况下，跟骨的解剖复位会消除外侧的肿胀，并允许无张力的伤口闭合。

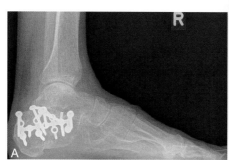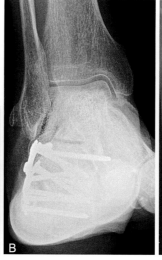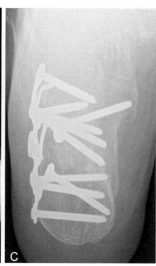

图 36.13

- 患者不负重；或仅允许将受影响的腿放在地面上而无须负重（其相当于 20 kg）。使用两个拐杖或步行器，持续 6 ~ 12 周，直到肿胀消退、侧位 X 线片上出现愈合迹象。
- 尽早开始早期的主动踝关节和距下关节的活动度训练，以避免瘢痕产生。
- 最常见的术后并发症是组织坏死和弧形切口裂开。闭合性跟骨骨折伴 ORIF 感染率为 5%。而跟骨开放性骨折的感染率增加。
- 如浅表伤口边缘坏死，使用 30% ~ 50% 过氧化氢溶液、杆菌肽和无菌敷料进行局部伤口护理。
- 腓肠神经切断或收缩可能导致术后感觉异常。
- 导致疼痛的内固定器械、复位不良或距下关节炎可能需要进行二期融合术或移除内固定。
- 在运动范围受限的情况下，可在术后约 1 年对距下关节进行植入物移除和关节松解。
- 改善恢复将持续 2 年。
- 随着解剖结构的复位和仔细的软组织处理，65% ~ 80% 的病例（如大型患者队列的临床研究所示）有望获得优良的结果（图 36.13）。

（Stefan Rammelt, Michael P. Swords, Andrew K. Sands 著　袁承杰　译　陈　立　审校）

## 参考文献

扫描书末二维码获取。

# 第 37 章

# 跟骨关节内骨折的治疗

## 适应证

- 非手术治疗适应证是无移位的跟骨骨折或关节外跟骨骨折，后足力线接近生理性（建议行 CT 检查确认）。
- 跟骨骨折的手术治疗适用于移位的关节内和开放性跟骨骨折。

## 体格检查 / 影像学

- 后足周围的软组织必须适宜手术：水肿和（手术部位）水泡必须已经处理。
- 应拍摄足和踝关节平片（正位、侧位和斜位；跟骨轴位；跟骨 Broden 位；以及踝关节 CT，排除伴随的踝关节骨折）。
  - 图 37.1 中的足部侧位片提示后关节面塌陷。
  - 图 37.2 中踝穴正位片提示跟骨外侧壁移位，从而导致跟骨增宽。
- 考虑到跟骨和腰椎骨折的关系，相关的腰部疼痛和压痛需要行腰椎 X 线检查。
- 术前薄层 CT 是必需的，可了解关节内（后关节面）骨折类别，如图 37.3 所示后关节面关节内粉碎性骨折。
  - 使用 Sanders 分型，在冠状面上确定骨折类别。
  - 矢状面和横切面图像提供了骨折的更多细节。

适应证提示

- 当软组织条件允许时，应在骨折畸形愈合前，即损伤后 2 ～ 3 周内进行手术治疗。
- 手术治疗应延迟至皮肤皱纹试验阳性（即踝关节背伸且后足外翻时皮肤应起皱纹），凹陷性水肿已消退后。

### 适应证争议

- 相对禁忌证：
  - 周围血管疾病
  - 1 型糖尿病
  - 手术禁忌的并发症 / 危及生命的外伤
  - 软组织受损 / 严重水肿
  - 长期卧床患者

### 治疗方案选择

- 保守治疗。
- 切开复位内固定（ORIF）。
- 微创手术：采用有限的皮肤切口进行闭合复位内固定；尤其适用于舌型骨折（关节内骨折块远离跟骨结节），可采用 Essex–Lopresti 术式。
- 闭合复位外固定。

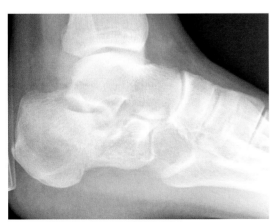

图 37.1

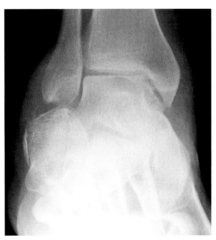

图 37.2

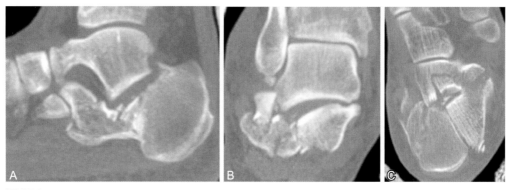

图 37.3

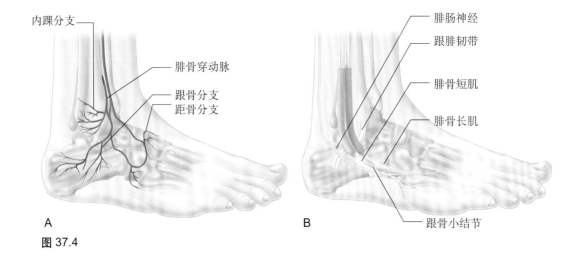

图 37.4

## 手术解剖

### 相关血管解剖

- 包含后足皮肤和皮下组织的外侧软组织皮瓣必须在外侧延长入路中直接从跟骨分离。
- 该皮瓣由位于外侧的跟骨、踝关节和距骨动脉供血（图 37.4A）。
- 常用于跟骨的 L 形切口保护了该皮瓣的血管解剖结构（血供区域）。
- 外侧延长入路显露跟骨时需要保护的相关外侧结构如图 37.4B 所示。
- 显露期间，腓骨肌腱和腓肠神经均包含在外侧软组织皮瓣中被翻起。外侧壁包括腓骨结节，其将腓骨短肌和腓骨长肌所走行的沟一分为二；腓骨短肌腱位于结节前方。
- 跟腓韧带位于腓骨结节后侧，在肌腱深处。通常，跟腓韧带随跟骨的一侧软组织皮瓣被翻起（尽管如此，跟骨骨折手术治疗后罕见踝关节不稳）。
- 腓肠神经于腓骨肌腱后侧伴行，经过腓骨肌下支持带表面后沿着足外侧缘走行。

### 相关骨性解剖

- 粉碎性跟骨关节内骨折通常会形成 4 个不同的骨折块（图 37.5）：（1）载距突（恒定骨折块），（2）外侧壁骨折块（通常附有后外侧

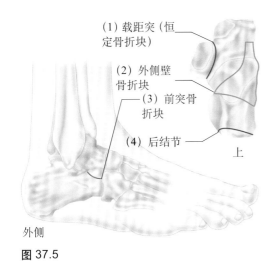

（1）载距突（恒定骨折块）

（2）外侧壁骨折块

（3）前突骨折块

（4）后结节

上

外侧

图 37.5

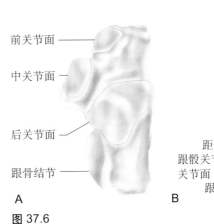

前关节面

中关节面

后关节面

跟骨结节

A

图 37.6

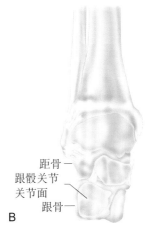

距骨

跟骰关节关节面

跟骨

B

关节面），（3）前突骨折块，（4）后结节。

- "恒定骨折块"包括载距突及其中间关节面。内侧韧带结构包括距跟骨间韧带、内侧韧带和三角韧带复合体，通常保持骨折块相对于距骨和踝关节的位置，因此该骨折块称为恒定骨折块。

## 关节面

- 上表面（图 37.6A）包括跟骨结节和前、中、后关节面。在 60% 的患者中，前关节面和中间关节面是融合的。后关节面最大，支撑着距骨体。
- 前表面（见图 37.6B）完全覆盖软骨，形成跟骰关节。
- 跟部软组织垫由高度分化的脂肪组织和纤维隔组成，可能因高能量创伤而受损。

## 体位

- 采用外侧延长 L 形入路的 ORIF 可在患者位于俯卧或侧卧位的情况下进行。
- 我们倾向于采用完全侧卧位，患者的躯干用沙袋安全固定，手术肢体小心支撑在折叠的手术铺巾上。
- 膝关节屈曲，患者足跟放在手术台的后角。

## 手术切口 / 入路

- 通过延长外侧入路显露跟骨。
  - 切口的垂直臂靠位于腓骨尖近端约 2 cm，位于跟腱前缘和腓骨后缘的正中。
  - 切口的角呈圆直角或直角。
  - 切口的跖侧臂平行并稍近于足跟的增厚皮肤与外侧足跟的较薄皮肤之间的分界线。
- 保护腓肠神经，并在骨膜下翻起跟骨外侧所有组织。
  - 跟腓韧带随着皮瓣和包含在鞘内的腓骨肌腱一起翻起。
  - 然后使用"无接触"技术拉开全层皮瓣，用 0.062 英寸（约 1.5 mm）

克氏针固定于腓骨干、距骨颈和骰骨（图 37.7），露出跟骨外侧壁。如果难以显露后关节面，则可以在距骨体中再固定一根克氏针。

- 将短的斯氏针固定在跟骨结节的后部或跟骨的后下角，用作复位跟骨结节的撬拨杆。

## 手术步骤

### 第 1 步　骨折复位

- 薄的外侧壁翻折或移除并放在手术台上（图 37.8）。
  - 伤口的灌洗和血凝块的清除将利于显露后关节面的骨折线。
  - 后关节的关节面升高，凹陷的关节碎片便可见，并可旋转出跟骨体（图 37.9）。可以移除松散的关节碎片并将其放置在湿润的纱布中。
- 为了移动骨折块，恢复跟骨高度，并开始内翻畸形的矫正，在"主要骨折线"处放置骨膜剥离器，大多数常见的关节内跟骨骨折，主要骨折线在跟骨结节和支撑（恒定）骨折块之间。骨膜剥离器用于将结节骨折块向下、向内拉，并将其重新固定在载距突下方。
  - 一旦开始移动骨折块，可将斯氏针放置在跟骨结节中，用于将结节拉到相对于恒定骨折块的适当位置（图 37.10）。
  - 然后将 1 根或 2 根克氏针从内侧结节穿过复位后的主要骨折线打入恒定骨折块中，而不要阻挡外侧关节和外侧壁骨折块的后续复位。如果需要更大的支持力，可以将克氏针打入距骨体中（但是，必须注意避免在手术的其余过程中弄断这些克氏针，否则几乎无法从距骨上取下断针）。

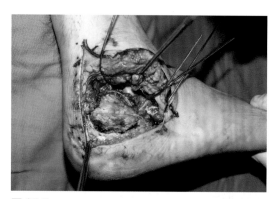

图 37.7

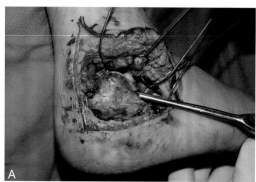

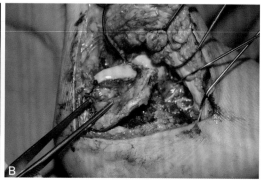

图 37.8

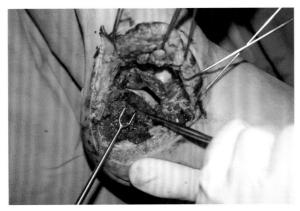

图 37.9

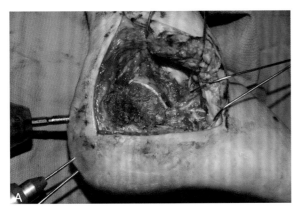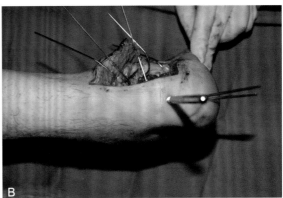

图 37.10

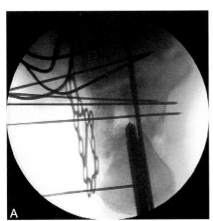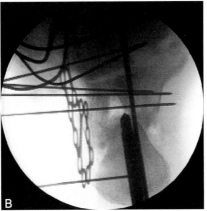

图 37.11

- 使用 Harris 跟骨轴位确认结节位置和内侧壁的复位。通常，可能需要多次尝试来解剖复位跟骨内侧壁。图 37.11A 显示了内侧壁的复位不良，图 37.11B 显示进行了纠正。
- 一旦内侧壁复位并且跟骨的高度重建，关节碎片可能会复位到载距突骨折块。所有血凝块已被清除以允许解剖复位。
  - 如果有超过一个外侧关节骨折块，这些骨折块可利用克氏针（图 37.12）或生物可吸收针在操作台上复位，随后作为一整个单元复位到载距突骨折块。

### 第 1 步设备

- 使用无接触技术，避免用镊子来翻起外侧皮瓣。在骨膜深处用一个尖锐的双齿皮肤钩于骨膜下拉开皮瓣。

### 第 1 步要点

- 在尝试复位之前积极活动主要骨折线（特别是如果骨折时间 > 10 ~ 14 天）。
- 从外侧放置斯氏针时，请记住跟骨已处在了一个内翻的位置，因此将斯氏针略微偏向头侧而不是垂直于足跟。
- 在跟骨内侧壁（主要骨折线）解剖复位之前，不要进行下一步骨折复位。
- 如果关节复位困难，有时可能需要临时重新拼装外侧壁骨折块以指导关节复位。
- 简单来说，Brodén 位是踝关节的踝穴视图，可用于观察距下关节的关节面。

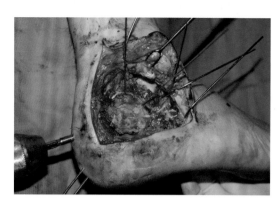

图 37.12

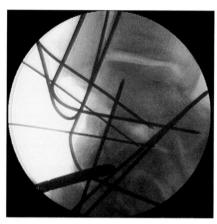

图 37.13

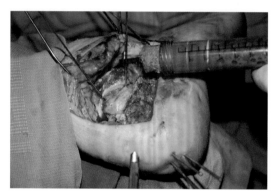

图 37.14

- 外侧关节骨折块应固定在恒定骨折块上，并至少双针固定以防止骨折块旋转（但是，这些针必须打在最终固定骨折块的螺钉的预留路径之外）。
  - 如果外侧壁包括了后侧关节面的外侧关节骨折块（即，具有外侧壁的骨折块），则同时进行关节和外侧壁的复位。
- 外侧关节骨折的前方复位（无论有或没有外侧壁骨折块相连）必须确认 Gissane 角的解剖恢复（外侧关节前关节面和前突关节之间的骨折复位），这种复位步骤重新建立了跟骨前后骨折块之间的正确关系。在侧位透视上确认复位。
- 后关节面复位不仅应在直视下确认，还应使用 Freer 剥离器确认关节对合，以及 Brodén 位的术中透视确认（图 37.13）。
- 使用从外侧骨折块打入恒定骨折块的拉力螺钉将关节骨折块彼此固定。或者，外侧壁骨折块复位后应用外侧钢板，拉力螺钉通过上方钢板放置到关节骨折块（参见第 2 步）。

## 第 2 步　钢板和螺钉放置

- 移植骨可被放置到骨折线中，填充以前被移位的关节骨折块占据的空间（图 37.14），但不是必需的。
- 外侧壁骨折块相对于外侧关节和前部骨折块解剖复位，并临时用克氏针固定。
- 大多数医生更喜欢使用专为此设计的跟骨外侧多孔钢板（图 37.15）；

**争议**

- 目前的研究兼有支持和反对使用移植骨或移植骨替代物的观点。在严重粉碎的情况下，我们通常采用松质同种异体骨，可添加或不添加富血小板产品。

**第 2 步要点**

- 在关节固定期间，将后方的拉力螺钉打向稍远端和跖侧方向，以固定住载距突（恒定）骨折块并避开后侧关节的关节面。（外科医生可以小心地将未用电钻手的手指放在载距突的内侧面上作为引导）

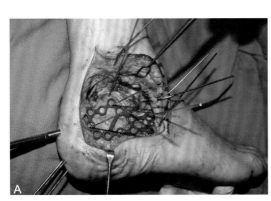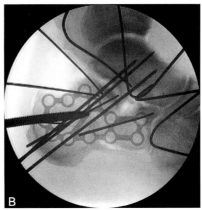

图 37.15

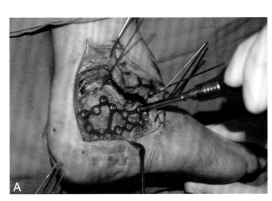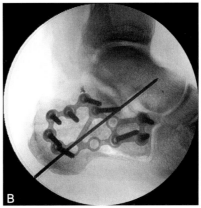

图 37.16

市场上有多种钢板设计可供选择。

- 关节骨折块可以应用拉力螺钉在钢板上方或通过钢板固定。
- 对于关节骨折块的固定，3.5 mm 皮质拉力螺钉沿略微向远端、跖侧方向，从外侧皮质打到载距突骨折块中。
  - 以标准拉力螺钉方式放置的全螺纹螺钉可以更好地对关节骨折块的软骨下骨进行抓持。
- 通过钢板放置的螺钉可以进一步稳定跟骨骨折。
  - 将几个螺钉置于前部和结节骨折块中；通常情况下，直接放置在后关节面下方的螺钉抓持力很弱（我们通常会将这些孔留出）。
  - 皮质骨螺钉通常可用于跟骨前突；松质骨螺钉可以在结节骨折块中提供更好的抓持力。
- 将钢板固定到前部，载距突和结节骨折块上之后，可以移除临时克氏针（图 37.16）。

## 第 3 步　腓骨肌腱复位

- 有时，高能量跟骨骨折会使腓骨肌腱移位，若跟骨外侧力足以破坏腓骨肌上支持带时，可导致腓骨肌腱脱位。
  - 通常，腓骨肌腱脱位可在术前查体时诊断。当腓骨肌上支持带被破坏时，肌腱在腓骨前半脱位或脱位（图 37.17）。

第 2 步提示

- 如果临时克氏针穿过距下关节，则在钻孔或螺钉放置过程中必须避开。如果克氏针断裂，可能无法从距骨中取出。
- 记住在术前查体和术前 CT 扫描中寻找潜在的腓骨肌腱脱位。

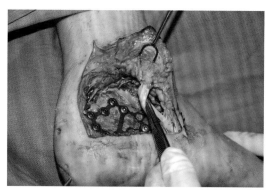

图 37.17

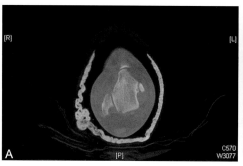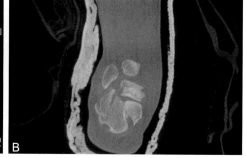

图 37.18

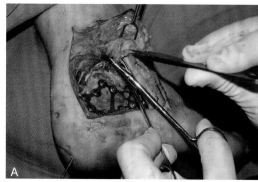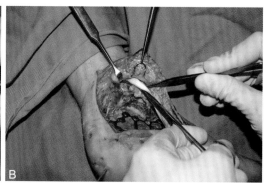

图 37.19

- 这可以在术前横截面（图 37.18A）和冠状面（图 37.18B）CT 扫描中显示。
- 推荐的常规方法是在跟骨骨折切开复位内固定完成时检查腓骨肌腱复位情况。
- 跟骨骨折切开复位内固定结束，解剖对位完成后，腓骨下凹陷恢复，允许腓骨肌腱的复位。
  - 切口的垂直臂取稍微近端一些，腓肠神经受到保护，同时可见空的腓骨肌沟，肌腱向前方脱位（图 37.19）。
  - 肌腱与软组织小心分离，在不损害软组织皮瓣的完整性前提下翻起并显露肌腱，并复位到腓骨肌腱沟内。
  - 然后利用纵行组织和骨膜重建至少一部分腓骨肌上支持带（可以使用缝合锚；图 37.20）。

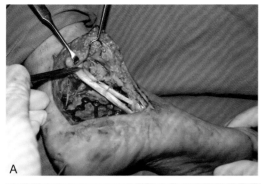
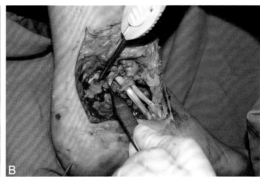
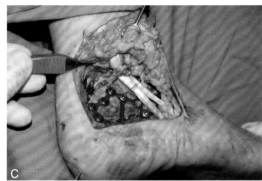

图 37.20

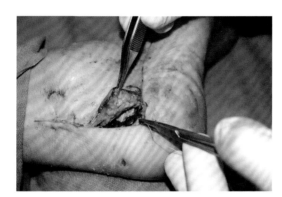

图 37.21

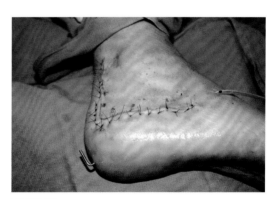

图 37.22

## 第 4 步　关闭切口

- 使用 2-0 Vicryl 缝合线将伤口关闭，深部引流放置于骨膜深层附近，使其从跟腱前方的外侧皮肤（腓肠神经后方）或足背外侧（腓肠神经背侧）穿出。
  - 深层首先在伤口的近端和远端缝合，以减少伤口尖端的张力（图 37.21）。
  - 用 4-0 尼龙线间断 Allgöwer-Donati 缝合法（改良褥式缝合）缝合皮肤（图 37.22）。
- 在伤口上放置无菌敷料。髋关节和膝关节屈曲以便踝关节处于中立位，在适当的衬垫上打后托 /U 形石膏。
- 放置引流，止血带在伤口关闭后放松。

### 第 4 步要点

- 从伤口末端到逐渐关闭到伤口转角，可以使伤口转角处的皮肤张力最小化。
- 保持止血带扎紧，直到敷料和石膏被包扎好并且引流通畅，可减少形成有害血肿的可能性。
- Allgöwer-Donati 缝合法将缝合线的打结点远离皮肤和皮下组织的侧翼，从理论上减少打结带来的缺血压力（见图 37.22）。

### 第 4 步提示

- 为防止潜在的皮肤坏死，不应用镊子夹住皮肤边缘，止血带时间不应超过 2.5 小时（最好 < 2 小时）。

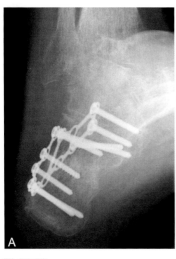 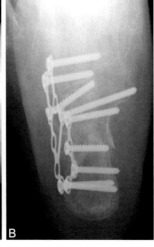 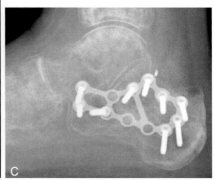

图 37.23

## 术后要点

- 跟骨骨折切开复位内固定后伤口常常延迟愈合。在没有感染证据情况下，继续固定和保护性负重通常会进展到满意的伤口愈合。
- 如果伤口和骨折稳定，可以通过踝关节和足部的早期活动来增强功能，同时继续严格的非负重状态。

## 术后提示

- 无改善或表现出感染迹象的伤口应在特定情况下进行早期感染检查，冲洗和清创，以及感染科和整形外科会诊。
- 应限制负重，直到术后 X 线片显示骨折愈合良好。

## 术后处理及预后

- 我们通常在术后 2 ～ 3 周内拆线，必要时可以推迟拆线时间至多 3 周。
- 如果跟骨骨折的固定足够稳定，在伤口愈合的前提下，我们建议使用可穿脱的行走靴，以便患者可以进行踝关节和足部的活动练习。如果对伤口有任何疑虑，最好使用短腿石膏固定，缝线保留至 6 周随访。
- 如果 X 线片显示足够的骨折愈合，则允许在 10 ～ 12 周内进行负重训练。
- 图 37.23 展示了术后 X 线片，包括 Brodén 位（图 37.23A）、Harris 跟骨轴位（图 37.23B）和侧位（图 37.23C）分别显示后侧关节、内侧壁和 Böhler 角的解剖复位。

（Matthew DeOrio, Mark E. Easley　著

石家齐　译　陈　立　审校）

## 参考文献

扫描书末二维码获取。

# 第 38 章
# 跟骨骨折手术的非延长切口技术

## 适应证

- 有移位的跟骨关节内骨折
- 骨折形式简单
- 早期固定
- 伤口并发症风险高的患者，包括吸烟者、糖尿病患者和有合并症的患者

## 体格检查 / 影像学

- CT 图像显示移位的粉碎性跟骨关节内骨折（图 38.1、38.2）。

## 手术解剖

- 沿距下关节外侧的腓骨肌腱稍远端和上方显露跟骨（图 38.3）。

## 体位

- 患者取侧卧位，患肢在上并位于手术台边（图 38.4）。

## 手术切口 / 入路

- 切口始于腓骨尖端下方 1 cm、远端 1 cm 处，长度为 3 ~ 4 cm（图 38.5）。
- 将腓骨肌腱从跟骨侧壁直接翻起。
- 腓骨肌腱在腓骨结节处直接松解。

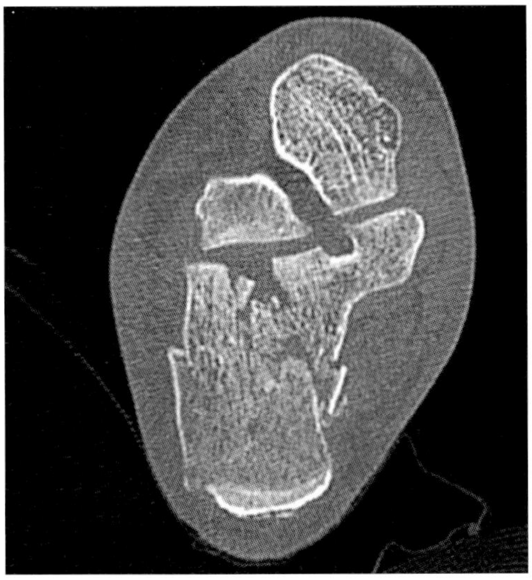

**适应证提示**

- 对跟骨骨折复位技术缺乏经验
- 骨折超过 2 ~ 3 周后治疗

**适应证争议**

- 哪种骨折最适合用这种治疗?
- 这种技术可以用于所有骨折类型吗?

**治疗方法选择**

- 非手术治疗
- 经皮固定（参见本章末尾的替代技术）
- 使用外侧延长切口方法进行手术固定

**体位要点**

- 应注意保护下面腿的腓总神经。
- 放置泡沫枕头或毯子可用于抬高患肢，方便 C 臂拍摄。
- C 臂监视器位于手术台的对侧，便于观看。

**体位提示**

- 确保手术台边射线可透。

**体位争议**

- 俯卧位或侧卧位可用于双侧骨折。
- C 臂机可提供更好的图像，但小型 C 臂机产生的辐射较少，并可由手术团队操作。

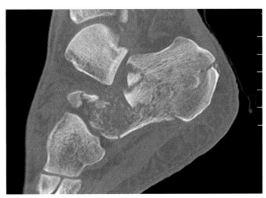

图 38.1

图 38.2

## 手术切口/入路要点

- 可以去除跗骨窦脂肪垫以改善术野。
- 外侧距下关节囊可从关节内部锐性切开，以改善术野。
- 使用小吸引器或咬骨钳去除血肿块将改善术野并易于复位。

## 手术切口/入路提示

- 应注意避免切口后方的腓骨肌腱损伤。
- 应避免腓肠神经损伤。

## 手术切口/入路器械

- 小型撑开器
- 冲洗装置
- 锋利刀片

## 第1步要点

- 骨质疏松症患者应使用宽大的骨膜剥离器，以避免切割松质骨。
- 结节的移位可能带有旋转，可能需要通过斯氏针旋前或旋后来纠正。
- 如果存在严重的内侧壁粉碎性骨折，可以使用螺纹克氏针以维持高度。

## 第1步提示

- 结节的复位不良会导致后关节面复位不良。
- 重建高度可以提供后关节面外侧部分的复位空间。

## 第1步器械/植入物

- 光滑和螺纹克氏针
- 斯氏针
- T柄钻头
- 骨膜剥离器

## 第1步争议

- 对于复杂/粉碎性骨折和陈旧骨折，使用跗骨窦入路优于外侧延长入路

## 第2步要点

- 撬拨克氏针可用于操作骨折块。
- 直视下关节复位使用头灯进行手术视野最好。

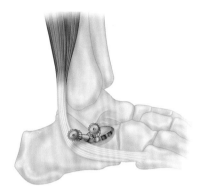

图 38.3

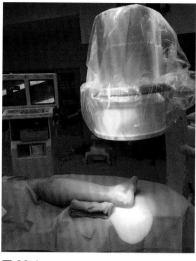

图 38.4

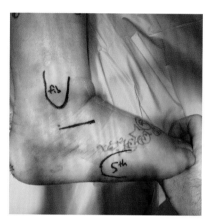

图 38.5

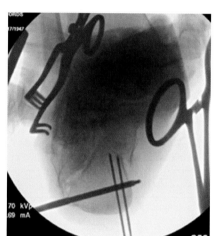

图 38.6

## 手术步骤

### 第1步　内侧壁复位并恢复高度

- 2 根克氏针从内侧壁内部的结节打入骨折处（图 38.6）。
- 使用结节中的斯氏针复位骨折，并通过跟骨骨折处放置骨膜剥离器（图 38.7）。
- 复位后，克氏针继续深入，穿过骨折线进入载距突，以维持复位和跟骨高度（图 38.8）。

### 第2步　后关节面复位

- 通过复位更多的外侧骨折块到已经复位的关节面内侧面来复位后关节面（图 38.9）。

### 第3步　前突复位

- 将额外的克氏针经皮打入前突（图 38.10）。
- 关节面转角处复位前突并前进克氏针以保持复位（图 38.11）。

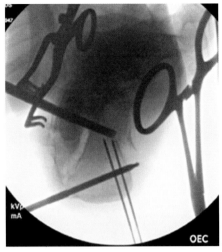

图 38.7

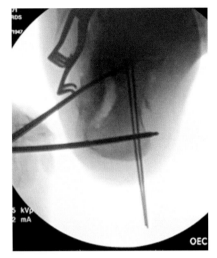

图 38.8

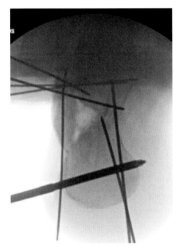

图 38.9

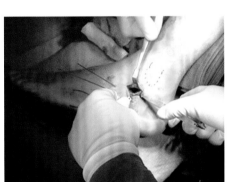

图 38.10

**第 2 步器械 / 植入物**

- 克氏针
- 电钻套筒

**第 3 步要点**

- 关节面转角处的骨骼非常致密，通常可以对复位提供准确判断。
- 至少需要 2 根克氏针才能维持复位。

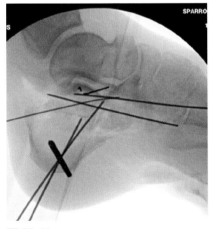

图 38.11

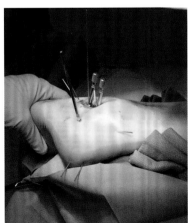

图 38.12

**第 3 步器械 / 植入物**

- 克氏针
- 小刮匙或剥离子

**第 4 步要点**

- 确保钢板位于外侧壁上。
- 如果关节复位后仍存在间隙，应首先使用拉力螺钉。

**第 4 步提示**

- 应注意确保腓骨肌腱不在钢板下方。

**第 4 步器械 / 植入物**

- 钢板
- 电钻
- 锁定和非锁定螺钉

## 第 4 步　放置钢板

- 钢板随后沿关节的外侧边缘插入，打入克氏针以固定钢板，同时用 C 臂检查位置（图 38.12）。
- 用螺钉将钢板固定在骨上（图 38.13）。

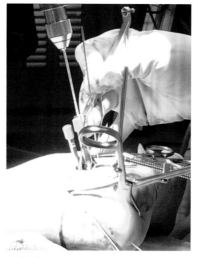

图 38.13

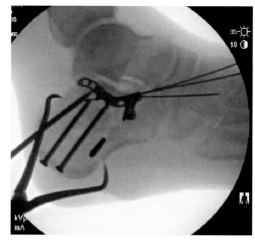

图 38.14

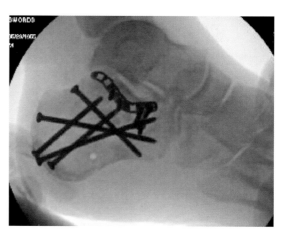

图 38.15

**第 5 步要点**

- 2 个螺钉应打在内侧壁内，以获得最大的稳定性。

**第 5 步提示**

- 始终保持跟骨结节的两点固定，以防止复位丢失。

**第 5 步器械 / 植入物**

- 螺钉

**第 6 步要点**

- 通常打 2 个螺钉。一个螺钉用于在关节面转角处进行复位，另一个螺钉用于从结节到前突的桥接，以获得额外的稳定性并防止旋转。

**第 6 步提示**

- 避免在跟腱内入钉以防止刺激症状。若必须在跟腱走行区入钉，可考虑将螺钉些许埋头。
- 后结节的后缘应避免凸起的螺钉。

### 第 5 步  沿内侧壁放置螺钉以固定跟骨结节

- 将 4 mm 皮质骨螺钉打入结节内侧壁内（图 38.14）。

### 第 6 步  将螺钉从结节打入前突

- 从跟骨结节到前突打入长螺钉（图 38.15）。

**替代技术：经皮复位和关节镜下 / 透视下辅助固定**

- 在简单的 Sanders II 型骨折中，没有后侧关节骨折块的严重塌陷，可以通过完全的经皮操作实现解剖复位，进一步减少手术影响。这在舌型骨折（Sanders II C 型）中最容易实现，该型骨折中跟骨的后关节面作为整体移位。在这些情况下，通过改进的 West-hues / Essex-Lopresti 方法实现复位，即：具有 T 柄的斯氏针沿前后方向打入移位的骨折块中，平行于结节的上边缘。螺钉向下移动，舌型骨折块复位（图 38.16）。
- 在 Sanders II A 型或 II B 型骨折中，关节复位是在关节镜下实现的（图 38.17）。在这些情况下，关节和关节内骨折的小的撕脱骨片通过关节镜清理。延伸到关节中的舌型骨折复位如上所述。在关节面塌陷

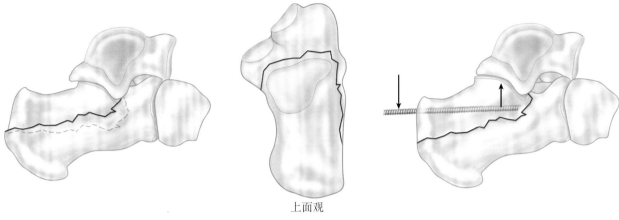

上面观

图 38.16

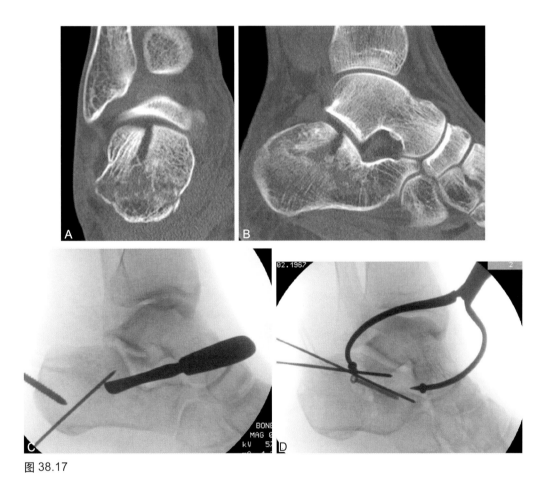

图 38.17

性骨折中，用克氏针或骨膜剥离器经皮操作塌陷的外侧骨折块。弯曲的复位钳可以经皮放置在载距突和外侧壁上，以实现对骨折块的加压。

- 依据如上所述的各种骨折模式，螺钉固定在透视下完成（图 38.18）。
- 如果使用经皮方法无法实现解剖复位，可能需要转成包括关节镜入路的跗骨窦入路，特别是在外侧关节骨折块严重撞击或手术延迟超过 10 天的情况下。

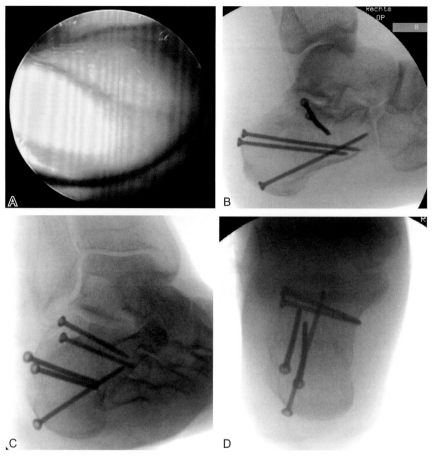

图 38.18

## 术后处理及预后

- 患者术后患肢夹板固定。
- 距下关节运动练习从术后第 2 天开始。
- 2 周后拆线。
- 骨折愈合前避免负重，通常为 9 ~ 12 周。
- 依从性好的患者可以采取部分负重（15 ~ 20 kg）训练。相当于穿自己的鞋后脚接触地面，但未负重。

（Michael P. Swords, Stefan Rammelt, Andrew K. Sands 著　石家齐　译　陈　立　审校）

### 参考文献

扫描书末二维码获取。

### 术后要点

- 早期关节活动度训练对于减少术后关节僵硬很重要。

### 术后提示

- 活动度训练的延迟可能导致关节过度僵硬。
- 当伤口稳定后，活动度训练开始。如果训练开始得太早，可能会出现伤口愈合问题。

### 术后器械 / 植入物

- 经皮或微创固定跟骨骨折后，很少需要取出内固定。
- 仅在螺钉突出、腓骨肌腱刺激或距下关节运动受限的情况下有适应证取出。
- 在这些情况下，内固定取出与腓骨肌腱松解、关节镜检查和距下关节松解相结合。

# 第 39 章

# 跟骨骨折的跗骨窦入路

## 适应证

- 有移位的舌型骨折
- 大关节外骨折块（> 1 cm），伴有跟腱脱位和 / 或 > 2 mm 移位
  - 如果皮肤受损，则急诊手术
- Sanders Ⅱ 型和Ⅲ型骨折
  - 后侧关节移位 > 2 ~ 3 mm，Böhler 角扁平或跟骨结节内翻畸形
- 前突骨折，跟骨关节受累 > 25%

## 体格检查 / 影像学

### 体格检查

- 症状
  - 疼痛
- 查体
  - 触诊时有弥漫性压痛
  - 淤斑和肿胀
  - 短缩、加宽的足跟，伴有内翻畸形

### 影像学

- X 线片
  - 必需：侧位（图 39.1A）和跟骨轴位（图 39.1B）
  - 可选：Brodén 位
    - 可观察后关节面
    - 有助于评估术中、术后后关节面复位
    - 踝关节处于中立位背屈状态，在 40°、30°、20° 和 10° 内旋下拍摄 X 线片。
  - 可选：Harris 位
    - 可观察跟骨结节骨折变宽、缩短和内翻位置
    - 将足置于最大背屈并使 X 射线束呈 45° 角
  - 可选：踝关节正位（图 39.1C）
    - 可显示外侧壁塌陷导致的腓骨撞击
  - 影像学发现
    - Böhler 角减小
    - Gissane 角增大
    - 跟骨短缩
    - 跟骨结节内翻畸形
  - 影像学测量

### 适应证提示

- 重度吸烟者
- 血管疾患

### 适应证争议

- 初始 Böhler 角 < 0°
- Sanders Ⅳ 型主要行距下关节融合。

**治疗选择**

- 切开复位内固定通过
  - 延长入路
  - 有限的跗骨窦入路
- 经皮复位和固定
- 保守治疗

- Böhler 角（正常为 20°～ 40°）
  - 在足侧位 X 线片测量
  - 塌陷（角度减小）表示后关节面塌陷
  - 双阴影凸提示距下关节不匹配
- Gissane 角（正常为 130°～ 145°）
  - 增大提示后关节面塌陷
- CT
  - 金标准
  - 视图
    - 30° 半冠状面（图 39.2A）
      - 显示后方和中间关节位移
    - 横截面
      - 判断跟骰关节是否受累（图 39.2B）
    - 矢状面
      - 显示跟骨结节移位（图 39.2C）
- MRI
  - 仅用于在放射学检查正常和 / 或诊断不确定的情况下诊断跟骨应力性骨折。

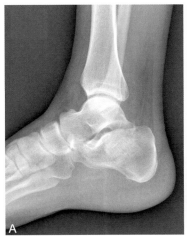
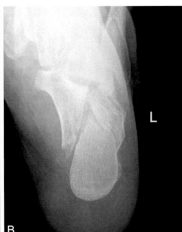
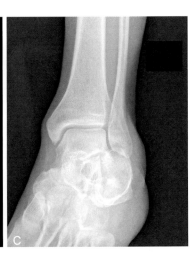

图 39.1

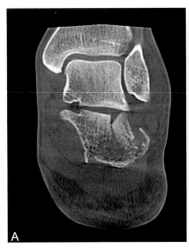
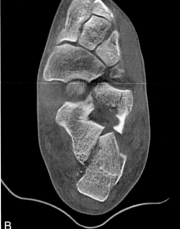
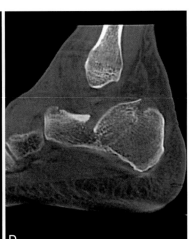

图 39.2

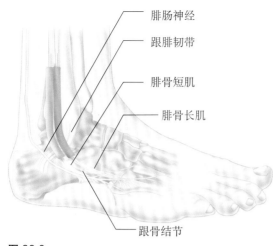

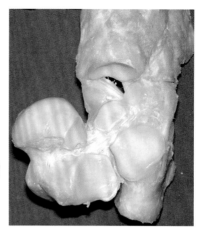

腓肠神经

跟腓韧带

腓骨短肌

腓骨长肌

跟骨结节

**图 39.3**

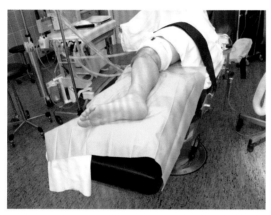

**图 39.4**

## 手术解剖

- 外侧和后外侧入路中需要保护的相关外侧结构
  - 腓骨肌腱越过后外侧距下关节。
  - 跟腓韧带位于腓骨结节后方，位于肌腱深处。
  - 腓肠神经伴行并位于腓骨肌腱后方，而后经过腓骨肌下支持带表面（图 39.3A）。
- 相关的骨性解剖
  - 跟骨的上表面包括前、中、后关节。在 60% 的患者中，前关节面和中关节面是融合的。后关节面最大，支撑了距骨体。
  - 距骨的下表面包括相应的关节面，后关节面具有高度对合性，中间关节面和前关节面具有低对合性。
  - 距骨头部与舟骨形成球窝关节（图 39.3B）。

## 体位

- 侧卧位进行跟骨骨折的切开复位内固定。
- 我们倾向于采用完全侧卧位，患者的躯干用沙袋安全固定，手术肢体小心支撑在折叠的手术铺巾上。
- 膝关节屈曲，患者的足跟放在手术台的后角（图 39.4）。

**手术切口 / 入路要点**

- 在透视下定位跗骨窦有助于确定切口位置。

**手术切口 / 入路提示**

- 当外侧入路向后延伸时，可能会损伤跟腓韧带。
- 腓肠神经可能受损；因此，在皮下准备过程中找出它可能是明智的。

**手术切口 / 入路器械**

- Hintermann 撑开器

**第 1 步要点**

- 复位后的后关节面骨折块可以通过从足底打入的克氏针临时固定到距骨上（图 39.6C）。

**第 1 步提示**

- 不适当地复位中间碎片可能导致后关节面复位不足，如 Brodén 位所示（图 39.6D）。
- 不适当复位后关节面可能导致 Böhler 角度不足。

**第 1 步争议**

- 使用移植骨支持后关节面的复位和稳定。
- 我们同意其他人认为的移植骨不会带来额外的好处；它还有可能导致内侧骨折块移位的风险，这可能会损害踝管的神经血管束。

**第 2 步要点**

- 使用解剖板可以使固定容易。
- 使用非锁定螺钉可以将板压在骨上并进行骨折间加压，从而增强了结构的稳定性。

**第 2 步提示**

- 非解剖板可能在固定时使复位的骨折块移位。

**第 2 步争议**

- 使用锁定螺钉没有任何收益。

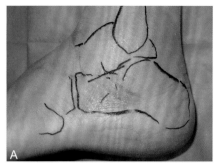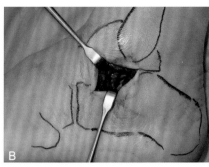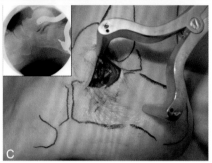

图 39.5

## 手术切口 / 入路

- 从腓骨尖到跗骨窦做一个略微弯曲的切口（长 4 ~ 6 cm）（图 39.5A）。
- 显露跗骨窦（图 39.5B）。
- 去除血肿。
- 用一根 2.5 mm 的克氏针打入距骨颈，另一根则打入跟骨的外侧结节中。
- 将 Hintermann 撑开器安装在克氏针上。
- 距下关节可逐渐撑开（图 39.5C）。

## 手术步骤

### 第 1 步  关节面复位

- 关节面逐步复位（图 39.6A）。
- 内侧骨折块可用骨膜剥离器抬高并复位到距骨表面。
- 如果存在中间骨折块，则复位。
- 外侧壁骨折块复位。
- 可以使用克氏针将复位的骨折块保持在适当的位置（图 39.6B）。
- 前骨折块在骨折处复位到后骨折块。
- 克氏针用于初步固定。

### 第 2 步  关节面的固定

- 2.5 mm 钢板的一端轮廓设计成跟骨后方的圆形（图 39.7A）。
- 首先用 2 ~ 3 个螺钉将钢板固定在其后方位置（图 39.7B）。
- 然后，将钢板固定到跟骨的前部骨折块上。
- 通过跗骨窦稍后方向载距突打入螺钉完成内固定。

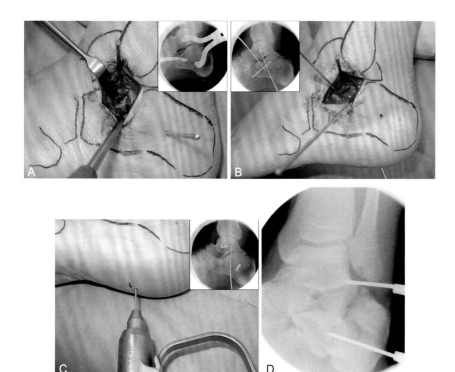

图 39.6

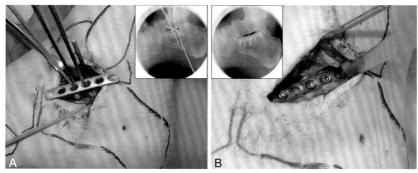

图 39.7

## 第 3 步　复位和固定跟骨结节

- 通常，在恢复 Böhler 角和后关节面后，跟骨结节已经良好复位（图 39.7B）。
- 在残留内翻和 / 或缩短的情况下，可以通过外侧牵引或应用斯氏针操作跟骨来进行复位。
- 将一根克氏针自跟骨结节打入跟骨前突（图 39.8A）。
- 将一根克氏针从跟骨下结节沿倾斜方向打入后关节面的软骨下骨。
- 通常使用 4.5 mm 或 5.5 mm 全螺纹的空心螺钉（图 39.8B）。

## 第 4 步　伤口关闭

- 逐步完成伤口关闭，3-0 缝线间断缝合皮肤（图 39.8D）。
- 敷料加压包扎。
- 中立位夹板固定（图 39.8E）。

### 第 3 步要点

- 为了增强对抗内翻和短缩的稳定性，可以将第二个螺钉从跟骨下结节打入跟骨的下前突。
- 通过经皮施加的复位钳复位伴有跟腱分离和 / 或 > 2 mm 位移的大关节外骨折，并通过螺钉固定，方向从后上部结节指向下部和向远端（图 39.8C）。

### 第 3 步提示

- 缺少螺钉支撑后关节面可能发生继发性关节面塌陷，从而导致 Böhler 角的损失。

### 第 3 步器械 / 植入物

- 复位钳

### 第 3 步争议

- 从跗骨窦放置一块指向后侧、远端并固定至后下结节的额外钢板可增强结构的稳定性（参见图 39.8C）。
- 这种方法仅适用于高度粉碎的骨折。

### 第 4 步争议

- 我们不使用引流管，以防骨创面持续出血。

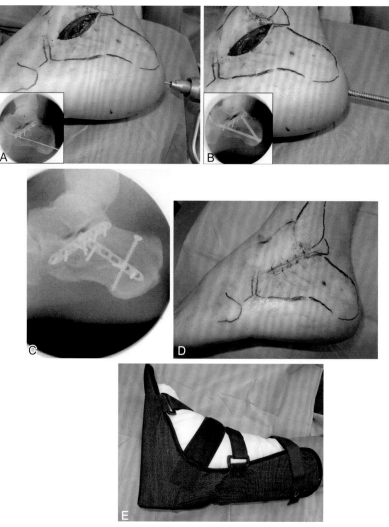

图 39.8

- 使用包括旋前 / 旋后在内的被动连续运动将支持功能恢复。
- 强烈建议在固定后的头几个月穿着弹力袜并拉伸跟腱。

- 可能的并发症包括
  - 皮肤感染和伤口愈合问题
  - 过激的移动 / 负重可导致伴 / 不伴植入物问题的矫正失败
  - 骨不连
  - 畸形愈合

## 术后处理及预后

- 可拆卸的中立位夹板保护 8 周，行走时通过行走靴保护。在依从性差的患者中，使用 Scotchcast（一种高分子石膏，译者注）（3M, Rueschlikon, Switzerland）代替行走靴。
- 在最初的 8 周内，只允许部分负重（例如 15 ~ 20 kg）。
- 术后 X 线随访（图 39.9A、B）8 周，并在术后 4 个月进行 CT 对照（图 39.9C ~ E）。
- 关节融合术完全愈合后，通常在 8 ~ 12 周后，允许完全负重和自由行走。
- 然后开始康复计划，包括主动和被动运动（图 39.9F）、肌肉力量、本体感觉和步态训练。
- 2 ~ 3 周后，久坐的工作者可以恢复工作，3 ~ 4 个月后重体力劳动者可恢复工作。重体力劳动者可能需要持续使用硬防护鞋。
- 恢复全部体育活动取决于个人和所需的运动，但通常需等到手术后 3 ~ 6 个月。

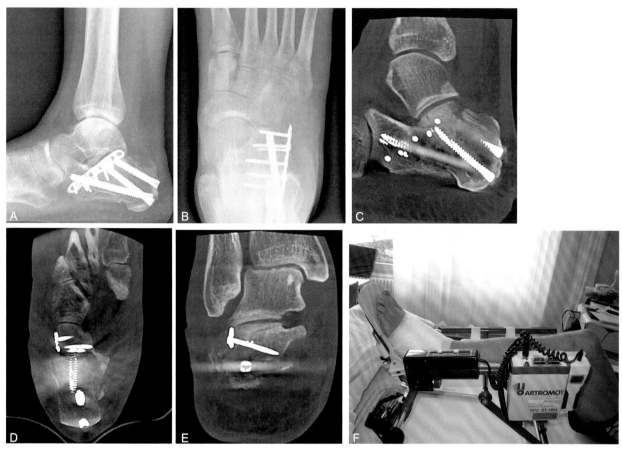

图 39.9

（Roxa Ruiz, Beat Hintermann　著　石家齐　译

陈　立　审校）

## 参考文献

扫描书末二维码获取。

# 第 40 章
# 经皮内固定治疗距骨骨折

## 适应证提示

- 无法闭合复位（如：关节镜无法去除嵌插的骨碎片）
- 距骨颈前方大的骨缺损（需切开直视下复位和植骨）

## 适应证争议

- 开放性骨折
- 距下关节粉碎性骨折

## 治疗选择

- 无移位骨折的保守治疗（如：免负重支具固定 8 周）
- 一期行切开复位内固定术

## 适应证

- 急性距骨颈骨折（Hawkins Ⅰ～Ⅲ型）
- 距骨颈骨折不愈合（伤后时间＜ 9 个月）

## 体格检查 / 影像学

- 检查是否存在血管神经损伤及皮肤条件
- 排除骨筋膜室综合征
- 排除可能合并其他损伤（如：合并踝关节骨折或肌腱损伤）
- 适合的影像学检查，以评估距骨骨折，并排除周围其他骨性结构的损伤（图 40.1）
- 要求患者行 CT 检查，以充分了解骨折类型及关节结构的损伤程度，以及潜在的嵌插游离骨碎片（图 40.2、图 40.3）
- 罕见情况下，临床不能排除周围软组织损伤的患者行 MRI 检查。

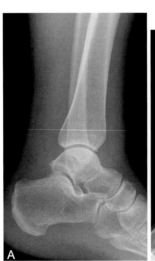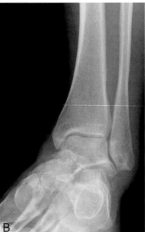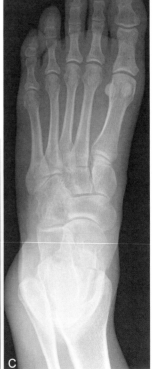

图 40.1

## 手术解剖

- 不广泛松解踝关节及距下关节周围韧带组织难以直视踝及距下关节关节面。
- 由于距骨表面 60% ~ 70% 被软骨覆盖，应尽量减少过度显露，以避免继发性关节功能障碍。
- 距骨主要的血供是从外侧到距骨头部（通过外侧关节囊的传入血管）和距骨颈部及体部（通过跗骨窦的传入血管），以及从内侧到距骨体（通过后内侧关节囊 / 三角韧带的传入血管）。
- 内侧（深、浅层三角韧带）和外侧（踝关节外侧副韧带）韧带复合体覆盖于距骨体部和颈部。
- 对于跗骨窦韧带复合体（骨间韧带及项韧带）的认识目前还非常有限。

## 体位

- 仰卧位，患足置于手术台边缘。
- 同侧大腿根上止血带。
- 一种商用的膝关节支架用来支撑股骨远端，并使足处于悬吊状态（图 40.4）。
- 此体位可在术中自由调整足部和下肢位置以利于进行闭合复位，可以经踝关节、距下关节前侧入路进行操作。

**体位要点**

- 使用不固定腿的膝关节支架，使膝关节可以伸展，患足可按需要摆放合适体位
- 如果术中需要可稍抬高患侧利于关节镜进入距下关节

**体位提示**

- 强行固定患肢可能妨碍骨折复位及空心螺钉的置入

**体位设备**

- 膝关节支架

**体位争议**

- 侧卧位更利于关节镜进入距下关节

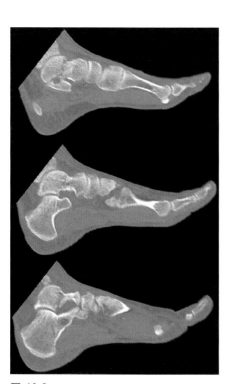

图 40.2

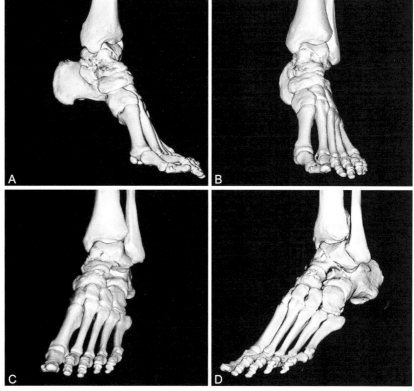

图 40.3

### 手术切口 / 入路要点

- 如有任何疑问（如：肿胀对周围软组织的影响）可用透视检查确定理想的入路位置。
- 在关节内注入生理盐水，以便更好地观察关节内情况，避免插入内镜时损伤周围组织。
- 选择外侧入路时检查腓浅神经，以避免损伤。
- 如有必要可扩大前正中入路，以利于更好地直视骨折区（如：距骨颈内侧粉碎性骨折）。

### 手术切口 / 入路提示

- 入路位置不当影响术中踝关节周围视野。
- 腓浅神经损伤。

### 手术切口 / 入路设备

- 刨刀清除血肿并观察骨折情况。

### 手术切口 / 入路争议

- 如需切开直视下复位，在前内侧或前外侧入路后还需辅助前正中入路。

### 第 2 步要点

- 可从内侧经皮置入 2 枚克氏针于距骨体部和头部，用于复位骨折。
- 一种特殊撑开器（Hintermann 撑开器）可能有助于加压复位后的骨折。
- 尽可能增加螺钉间距，以便提高内固定抗旋转的稳定性。
- 粉碎性骨折时使用全螺纹螺钉，以维持距骨颈的长度（通常为内侧）。
- 在粉碎性骨折的区域（如颈部背内侧游离骨碎片去除后）可以用纤维胶进行填充。

### 第 2 步提示

- 使用加压螺钉可能会缩短距骨颈部，从而导致畸形愈合和内侧柱短缩和旋后畸形。

### 第 2 步器械 / 植入物

- 根据距骨体尺寸选取 4.5 ~ 5.5 mm 空心螺钉。

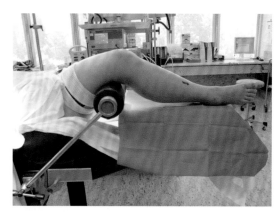

图 40.4

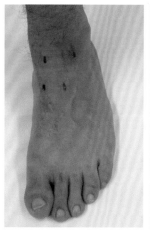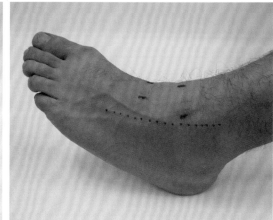

图 40.5

## 手术切口 / 入路

- 通过正中入路使关节镜进入踝关节（如胫前肌腱外侧）（图 40.5）。
- 根据需要可选择一或两个辅助入路（如：前内侧和前外侧入路）进行清理和骨折复位。
- 额外的入口可以用来显露跗骨窦或距下关节后关节面。

## 手术步骤

### 第 1 步 原发性骨折处理

- Hawkins Ⅰ 和 Ⅱ 型骨折：夹板固定。
- Hawkins Ⅲ 型骨折：闭合复位并使用夹板固定。
- 支具固定和抬高患肢至肿胀消退。

### 第 2 步 骨折复位内固定

- 置入内镜后清除血肿，仔细观察关节内结构和骨折形态。
- 通过外展和内旋患足来复位骨折。
- 如果骨折复位受到嵌插骨碎片阻碍，则需内收和旋后患足张开骨折断端，并用适当的器械去除骨碎片。
- 如关节镜及透视下见复位满意后，由距骨头部背内侧向距骨体后内侧置入 1 枚克氏针（图 40.6A）。

- 由距骨头部背外侧向距骨体后外侧置入另一枚克氏针（图 40.6B）。
- 确定了螺钉的长度后，依次置入 2 枚 4.5 mm（在距骨尺寸较大时选择 5.5 mm）空心螺钉（图 40.6C ～ F）。
- 图 40.7 为关节镜下显示距骨复位前（图 40.7A）及复位后（图 40.7B）。

**第 2 步争议**

- 距下关节可以通过跗骨窦入路单独进入，也可以不单独进入，但只要达到了足够的复位，进一步通过该入路可能会损伤距骨颈不稳定的血供，应小心放置 / 预防。

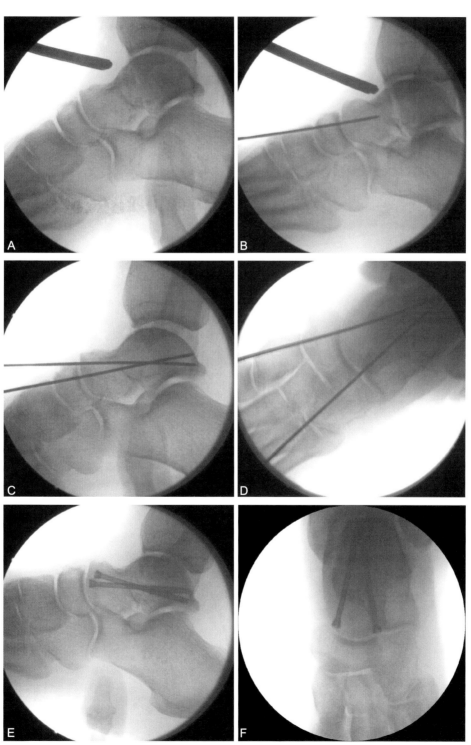

图 40.6

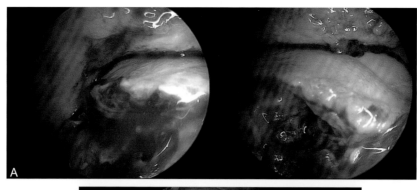

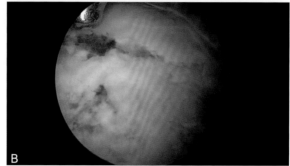

图 40.7

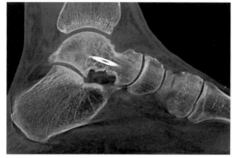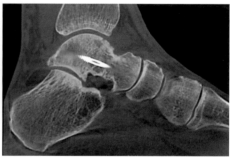

图 40.8

### 第 3 步 无法闭合复位

- 取出关节镜，沿足中轴扩大切口至 4 ~ 5 cm。
- 切开伸肌支持带。
- 切开显露骨折断端。
- 直视下复位骨折。
- 骨折采用克氏针和 2 枚空心螺钉进行固定，类似于关节镜技术。

**术后要点**

- 持续被动活动可能是恢复踝关节及距下关节功能的关键。

**术后提示**

- 不适当的康复计划可能导致患肢功能受损（如关节僵硬）。

**术后争议**

- 制动与早期活动的利弊。

## 术后处理及预后

- 术后敷料加压包扎及支具固定踝关节于中立位 48 小时。
- 术后第 3 天，分别用软支具和功能靴进行保护，包括背伸 / 跖屈和外翻 / 旋转运动。
- 术后 8 周部分负重（15 ~ 20 kg）。
- 比较术后即刻及术后 8 周的 CT 检查结果。
- 如果已达到骨性愈合，8 周后允许完全负重，并开始新的康复计划。
- 根据康复情况逐步恢复体育运动。
- 图 40.8 为术后 12 个月负重 CT 检查结果。
- 图 40.9 为术后 6 个月患肢踝关节负重正侧位 X 线检查结果。

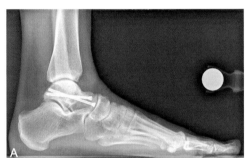
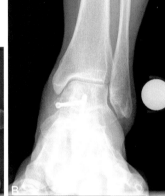
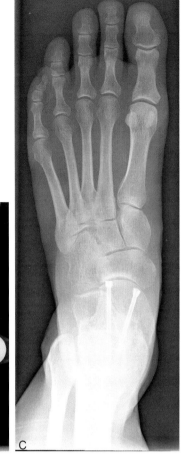

图 40.9

（Joe Wagener, Beat Hintermann　著

赵宏谋　梁景棋　李　毅　译）

## 参考文献

扫描书末二维码获取。

# 第41章

# 关节镜下治疗距骨骨折

### 适应证提示

- 距骨颈骨折伴有外侧部粉碎
- 距骨体骨折不能闭合复位
- 距骨颈骨折伴有距骨体脱位，且不能通过牵引复位

### 适应证争议

- 至今没有临床报告的数据支持
- 可能会更好地保留距骨骨折块的血供

### 治疗选择

- 移位不明显的骨折可以闭合复位后支具固定
- 闭合复位外固定
- 切开复位内固定

## 适应证

- 能闭合复位的距骨颈骨折，无须切开处理，仅需要牵引操作
- 距骨外侧突骨折
- 距骨内侧骨折
- 距骨体后侧骨折
- 距骨体粉碎性骨折

## 体格检查 / 影像学

- 须检查是否有皮肤开放伤
- 须检查明确后足和前足的内翻（图 41.1）
- 须明确骨折移位的程度
- 距骨颈骨折的影像学表现（图 41.2）
- 采用远端神经学评估，包括 CT 扫描（图 41.3）

## 手术解剖

- 距骨本身没有肌腱附着（图 41.4）。
- 距骨体的背侧、内侧、外侧以及后侧均为软骨关节面，主要血供来自于距骨颈前部区域。

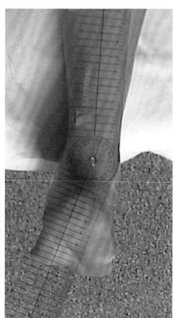

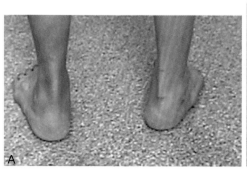

图 41.1

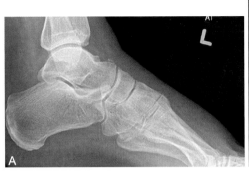

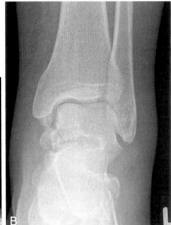

图 41.2

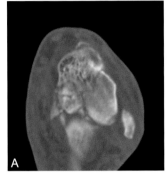

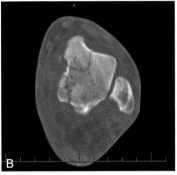

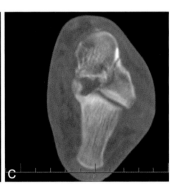

图 41.3

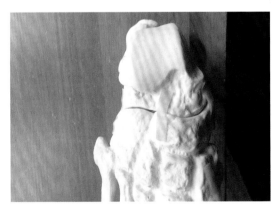

图 41.4

- 术中容易损伤的重要结构主要包括位于距骨后内侧的胫神经和胫后动脉，以及距骨前侧中线附近的足背动脉和腓深神经。
- 距骨的血液供应主要来自于跗骨窦动脉、足背动脉以及有限附着的软组织，包括三角韧带和后侧关节囊。
- 紧邻距骨后突的内侧和后侧有踇长屈肌腱鞘，鞘内有踇长屈肌腱通过，鞘外还被纤维 - 骨所形成的支持带所约束。

## 体位

- 将患侧髋关节垫高，患足置于手术台底端（图 41.5）。

**体位要点**

- 将患侧腿交叉放置于健侧腿上，术者坐于手术台另一侧进行距骨内侧的固定（图 41.5、图 41.6）
- 确保关节镜显示器放置于对侧。
- 使用大腿止血带防止腿部肌肉收缩。

**体位提示**

- 术中体位摆放不佳以至于难以接近骨折的部位。

**体位设备**

- 沙袋（垫子）的使用能够允许在术中变更患者的手术体位。

**体位争议**

- 一些医生认为若距骨骨折需要前后双入路，则患者应先仰卧后俯卧。

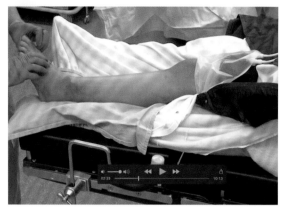

图 41.5

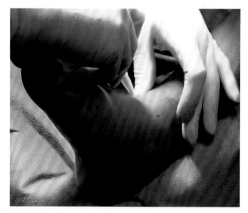

图 41.6

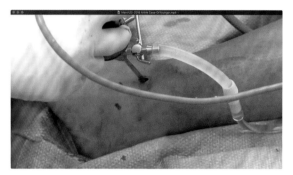

图 41.7

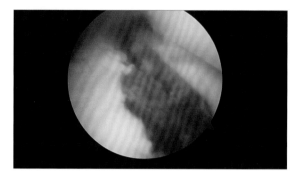

图 41.8

### 手术切口 / 入路要点

- 对于距下关节镜，跗骨窦对于肿胀的踝关节骨折是一个很好的体表标志。
- 须触诊关节，通过移动关节两侧的两块骨来正确识别关节镜的入路水平。

### 手术切口 / 入路提示

- 使用画线和延伸的方法来标记所有的围距骨入路是不当的，原因是在踝关节周围的皮神经变异很大。

### 手术切口 / 入路设备

- 2.9 mm 关节镜可以用于大多数距骨体骨折，较大的套管允许更大的进水量，以便冲走关节内的凝血块。
- 足踝关节镜的专用器械在此类手术中使用价值很高。

### 第 1 步要点

- 应用关节镜观察距骨颈骨折，通过牵引和调整足的位置来帮助复位。
- 一旦骨折复位后，骨折的固定可以采用内侧距骨螺钉从距骨颈区域置入。距骨外侧螺钉可以从距骨体前侧置入，确认螺钉的位置可以采用后侧入路。

- 根据手术部位的需要，或多或少都会将患足内旋。
- 有时也取俯卧位（主要是对于距骨体后侧骨折）。
- 若术中所有的操作只要求在距骨前侧或外侧进行，也可以将患者置于侧卧位。

## 手术切口 / 入路

- 经踝关节背内侧入路可以看见距骨颈骨折部位（图 41.6）。
- 踝关节背外侧入路，应用手术器械复位距骨颈骨折。
- 距骨体骨折也可经同样入路观察到，但可能需要单独的入路来固定。
- 距骨外侧突骨折可以使用单个或多个跗骨窦入路以及距下关节外侧入路来观察和复位。
- 距骨体后侧骨折可以经跗骨窦入路显露，从距骨内侧置入螺钉。

## 手术步骤

### 第 1 步　距骨颈骨折复位

- 距骨颈骨折可以经前内侧和前外侧入路显露（图 41.7）
- 在镜下关节内直视下确认骨折复位后，即可置入螺钉（图 41.8）
- 须拍摄足正位 X 线片来确认螺钉的位置（图 41.9 和图 41.10）

### 第 2 步　距骨后内侧骨折复位

- 只要距骨后内侧骨折块不是特别粉碎、移位很大或是存在旋转，那

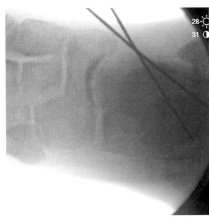

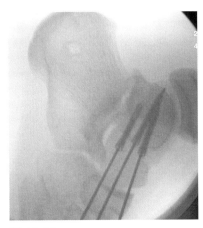

图 41.9　　　　　　　　　　图 41.10

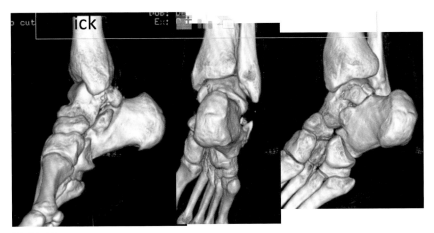

图 41.11

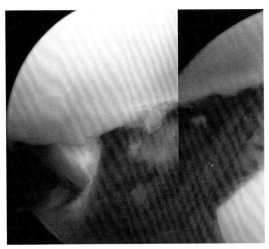

图 41.12

么骨折块就能够被复位，并且能被稳定住（图 41.11）

- 无论是从跗骨窦入路还是后外侧入路，都能从距下关节内看见骨折块（图 41.12）
- 如果能看见踇长屈肌腱并且术中操作保持在此肌腱的前方区域，那么胫神经就不会被损伤（图 41.13）

### 第 1 步提示

- 如果骨折移位很大，那么复位就变得非常困难。
- 如果骨折非常粉碎，那么将不再适合经皮螺钉固定，而需要钢板固定。

### 第 1 步器械 / 内植物

- 通常需要全螺纹空心螺钉系统。
- 大号复位钳和骨盆复位钳可用于辅助复位。
- 须使用刨刀在直视下来清理血块和受损的关节囊。
- 流体泵不是必须使用的。

### 第 1 步争议

- 关节镜下距骨骨折复位的临床报告资料很少。因此，术者应该确认内固定是坚固的，复位是达到解剖要求的。如果存在问题，那么骨折部位可能需要开放性手术来检查或放置内植物。

### 第 2 步要点

- 尽量在骨折后 1 周内进行手术，以降低复位难度。请记住，伤口开裂的风险并不是推迟手术的理由。

### 第 2 步提示

- 如果骨折过于粉碎、移位过大或者旋转以至于不能复位，那么内踝截骨也不能显露这些骨折块

### 第 2 步器械 / 内植物

- 2.4 mm 或者 2.9 mm 关节镜

### 第 2 步争议

- 体位将会成为距骨后内侧骨折复位的阻碍，因为关节镜须经前内侧和前外侧入路进入关节腔，而固定骨折却需要从后内侧置入内固定物。
- 可以通过一个小切口显露骨折，但是这样可能会切除部分组织，一旦显露屈肌腱后就得修补腱鞘，并且还须将足跖屈之后才能进入。

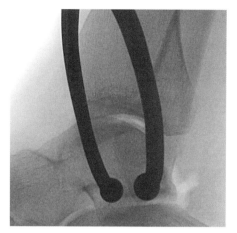

图 41.13

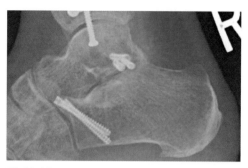

图 41.14

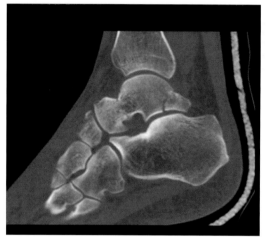

图 41.15

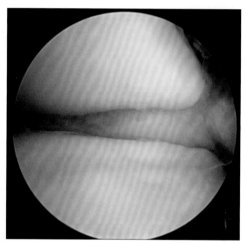

图 41.16

**第 3 步要点**

- 尽可能地不要切除后侧关节囊，以便能保留骨折块的血运。

**第 3 步提示**

- 由于距骨的后部很窄，难以用螺钉固定。

**第 4 步要点**

- 将患者置于侧卧位，能够方便地显露跗骨窦区域。
- 骨折块粉碎或细小时，可以用小空心螺钉固定。

**第 4 步提示**

- 对于骨折块很小或者过于粉碎难以固定者，切除骨折块也许是更好的选择。

- 在对骨折区域进行镜下清理之后，可以使用骨盆复位钳经皮钳夹复位骨折。
- 骨折复位之后使用克氏针和无头螺钉固定骨折。

**第 3 步  距骨后侧骨折的复位**

- 仰卧或俯卧位都能显露距骨后侧骨折。如若所有骨折块都位于后侧，那么取俯卧位更加便于显露（图 41.14）。
- 经踝关节或距下关节都能显露骨折（图 41.15）。
- 由于距骨后部较为狭窄，所以当使用克氏针和 / 或复位钳复位骨折后，就能在关节镜的引导下置入螺钉进行固定（图 41.16、图 41.17）。

**第 4 步  距骨外侧突骨折的复位**

- 可以经跗骨窦入路显露距骨外侧突骨折。
- 足在背屈时受外翻暴力可导致单独的距骨外侧突骨折。
- 关节镜治疗距骨外侧突骨折可以保留外侧突血运；同时也能评估距骨后关节面剩余关节软骨受损情况，这对患者的预后至关重要。
- 关节镜下也能显露和复位距骨内侧突骨折。此类骨折通常合并有显

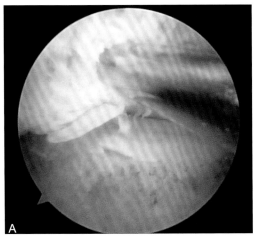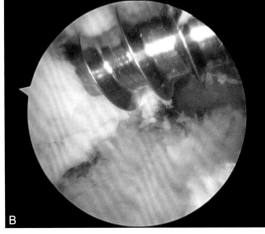

图 41.17

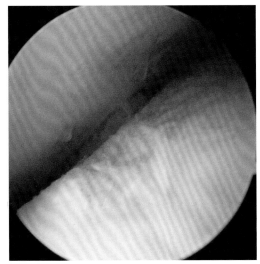

图 41.18

著的距骨软骨损伤，内侧固定骨折也是具有挑战性的（图 41.18、图 41.19）。

## 第 5 步 距骨体骨折的复位

- 距骨体骨折可以在关节镜下治疗（图 41.20）。
- 有移位和旋转的距骨体骨折块在关节镜下复位可能是比较困难的（图 41.21）。
- 关节镜治疗距骨体骨折能够评估骨折复位情况，并且经皮固定相比开放性手术来说更能保护距骨血供。
- 应当在术后 1 周内进行 CT 扫描，以便进一步确认良好的骨折复位；如若出现复位不良也能进一步修正。

## · 术后处理及预后

- 分别于术后 2 周、6 周和 3 个月进行复查随访。
- 术后 2 周伤口拆线。
- 术后 6 周内不负重，然后拍摄 X 线片。

**第 4 步器械 / 内植物**

- 2.4 mm 或 2.9 mm 关节镜
- 微型空心螺钉系统，这类骨折更适用单头空心螺钉，而非无头空心螺钉

**第 4 步争议**

- 判断是否保留骨折块的尺寸标准还不明确

**第 5 步要点**

- 使用外固定牵引踝关节可以帮助骨折复位
- 在关节镜术中确认无法复位骨折时，应当考虑截断内踝或改用开放手术治疗。这一情况须术前告知患者并征求同意。

**第 5 步提示**

- 骨折块过于粉碎以至于不能经皮固定
- 使用经皮复位技术不能复位骨折

**第 5 步器械 / 内植物**

- 2.9 mm 关节镜
- 踝关节外固定牵引装置
- 小型、微型有头和无头空心螺钉系统

**第 5 步争议**

- 目前还没有明确的文献报道关节镜治疗距骨体骨折的适应证和禁忌证

**术后要点**

● 确保患者已经知晓正确的术后康复
方法。由于关节镜术后肿胀轻微，
踝关节没有不适感，这就可能造成
患者过早地下地负重。

**术后提示**

● 没有进行术后康复教育，患者过早
下地负重。
● 没有劝告患者戒烟。
● 未能确保所有维生素 D 缺乏风险
的患者得到维生素 D 的补充。

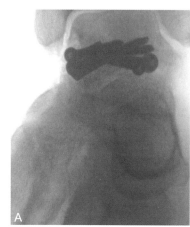
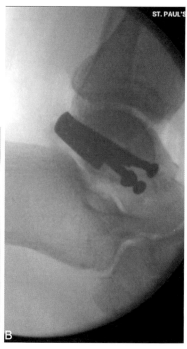

图 41.19

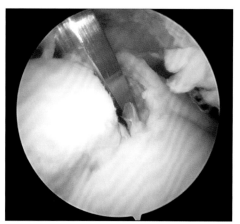

图 41.20

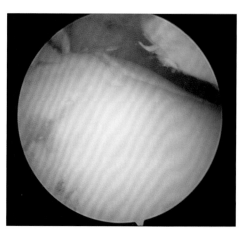

图 41.21

● 术后 3 个月拍摄 X 线片，评估骨折愈合情况。

（Alastair Younger  著  梁晓军  张  言  赵宏谋  译）

## 参考文献

扫描书末二维码获取。

## 适应证

- 距后三角骨导致有症状的距下关节后侧撞击综合征
- 跨长屈肌腱腱鞘炎
- 关节纤维化
- 跟骨 / 距骨骨折辅助复位
- 骨软骨损伤

## 体格检查 / 影像学

- 须检查距下关节活动度并与对侧比较；还须分别在查体时和麻醉后评估疼痛的剧烈程度（图 42.1）。
- 踝关节正侧位和斜位（Brodén 位）X 线片有助于评估距下关节结构（图 42.2）。

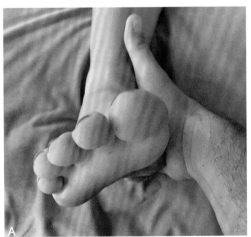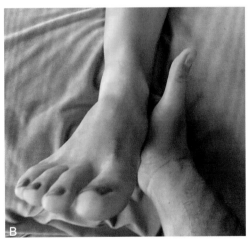

图 42.1

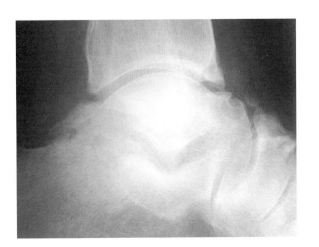

图 42.2

- 若跟距骨桥能够用开放式内侧入路给予处理，则患者可取仰卧位，同侧膝关节下垫沙袋。
- 若病区位于关节后部或跟腱需要修复加强，则取俯卧位。

**体位提示**

- 在距下关节另一侧无法辨别的病灶会妨碍到理想体位的摆放。
- 同侧髋关节活动范围的减少不利于转动体位。

**体位设备**

- 当实施距下关节融合术需定位螺钉位置时，应采用可透 X 线手术床。
- 需使用充气式止血带。

**体位争议**

- 当需要联合中足内侧柱手术时，侧卧位并不理想。
- 手动牵引会干扰后侧入口。如果确需牵引，骨牵引会有所帮助。

**手术切口 / 入路要点**

- 须体外标记腓骨、跗骨窦、腓骨肌腱、跟腱的解剖标志。
- 可通过注射生理盐水来确定关节平面，若局部存在瘢痕或软组织增生的情况，则采用 C 臂透视来确定。
- 入路方向应当与切开手术入路方向一致。

**手术切口 / 入路提示**

- 关节镜入路略高于关节面。
- 关节镜入路之间距离过小，容易导致皮肤撕裂。

**手术切口 / 入路设备**

- 4.0 mm 关节镜既可以用于前侧入路，也可以用于后侧入路；
- 通常情况下，使用 1.9 mm 和 2.7 mm 的关节镜有助于关节内观察，但操作要小心，以免损坏设备。
- 如果需要持续牵引（如在跟距联合中），可以将椎板撑开器通过前内侧入路放置在跗骨窦中给予持续撑开，这也不会影响到其他伤口的愈合。
- 有时也会用到手动牵引和骨牵引。

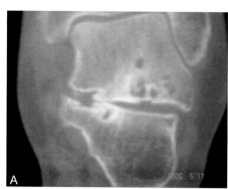
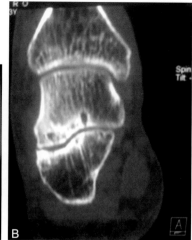

图 42.3

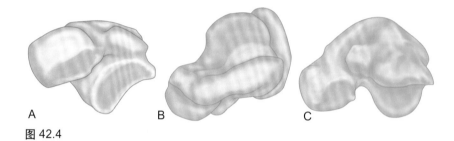

图 42.4

- 须进行 CT 扫描后在冠状位以及轴位层面对距下关节的三个关节面进行评估（图 42.3）。
- MRI 能够发现软组织病理改变，也能更好地评估软骨下骨病变。

## 手术解剖

- 距下关节有 3 个关节面：前关节面、中关节面以及后关节面 [ 图 42.4A（距骨侧）、图 42.4B（跟骨侧）]。
- 距下关节呈斜形和弧形（图 42.4C）。
- 腓骨肌腱、跛长屈肌腱以及骨间韧带（图 42.5）。

## 体位

- 取侧卧位，对侧膝关节屈曲，沙袋置于踝关节下方以便内翻（图 42.6）。
- 关节镜显示器在对侧（图 42.7）；C 臂位于距下关节同侧。

## 手术切口 / 入路

- 前侧（内侧和外侧）入路和标准外侧入路（图 42.8）；
- 后外侧入路（腓骨肌与跟腱之间）以及后内侧入路（跟腱内侧）避免了损伤腓肠神经（图 42.9）。

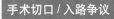

## 手术步骤

### 第 1 步　标记体表解剖标志和入路

- 前外侧入路（图 42.10）
- 后侧入路（图 42.11）

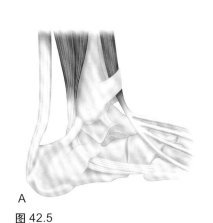

A

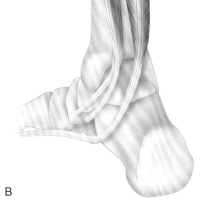

B

图 42.5

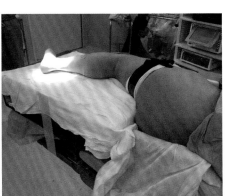

图 42.6

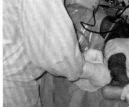

图 42.7

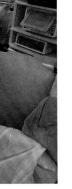

A

B

图 42.8

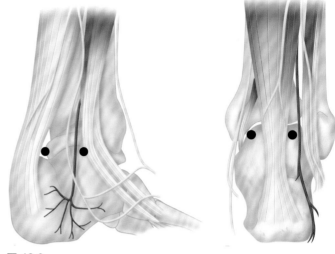

图 42.9

- 一旦关节前侧清理结束，那么内侧和前侧关节面也能被清理。
- 滑膜切除完成后要探查关节外侧。

第 2 步提示

- 暴力操作关节镜会对设备造成损害：轻柔地移动和术者的耐心是关键。
- 在关节前侧的操作时间过长导致关节液外渗过多，会进一步加剧术后疼痛。

第 2 步器械 / 植入物

- 若椎板撑开器置于跗骨窦，则需要 3 个手术入路。

第 2 步争议

- 关节镜下三关节融合术。
- 跗骨窦综合征清理术后继发距下关节不稳。

第 3 步要点

- 在关节模型里使用小关节镜、轻柔地操作。
- 椎板撑开器或牵引都能帮助维持关节镜操作的关节间隙。

第 3 步提示

- 暴力进入关节腔会损害关节镜和相关设备。
- 横向的外侧入路会损伤在其下方的腓骨肌腱。

第 3 步器械 / 植入物

- 小环形刮匙能刮除软骨，便于关节融合。
- 小号骨凿能经后侧入路来破坏跟距骨桥。

第 3 步争议

- 跗骨联合切除术
- 距下关节骨不连翻修术

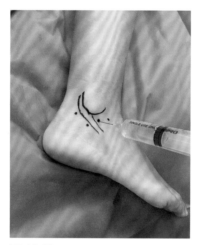

图 42.10

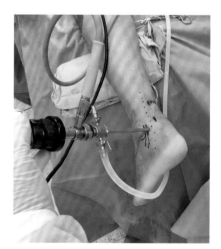

图 42.11

## 第 2 步  前侧关节镜

- 交替使用各个入路能更好地使用设备、更全面观察到关节内病变情况（图 42.12）。
- 前侧撞击的清理（跗骨窦综合征；图 42.13）。
- 在滑膜切除或距下关节融合术的病例中进行前侧骨赘或游离体的清理。

## 第 3 步  外侧关节镜

- 探查前侧和后侧关节内病变（图 42.14）。
- 设备的备用入路：前侧入路和后侧入路（图 42.15）。

## 第 4 步  后侧距下关节镜

- 避免损伤腓肠神经（图 42.16）。
- 将入路定位于距下关节水平（图 42.17）。
- 若踝关节需同期探查，则应将入路定位稍高于距下关节水平（图 42.18）。

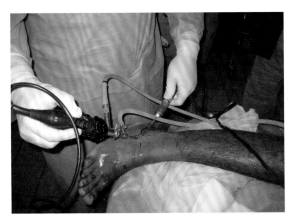

图 42.12

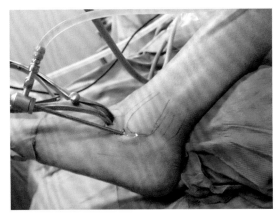

图 42.13

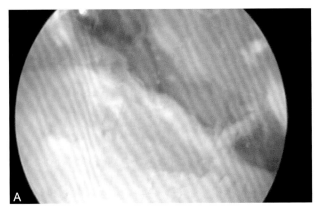

图 42.14

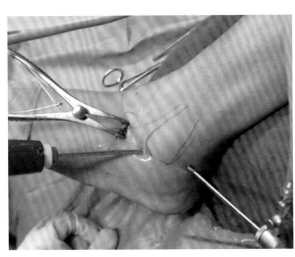

图 42.15

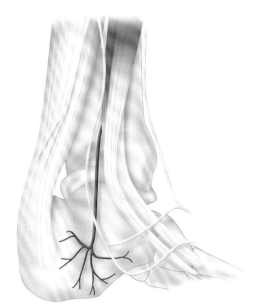

图 42.16

## 第 4 步要点

- 将关节镜经后外侧入路进入作为手术开始。
- 对于足部呈高弓外翻畸形的病例要避免使用后内侧入路：因为在此类病例中，胫后血管神经束将会向中线轻偏，后内侧入路容易造成损伤。
- 操作中需保持紧贴骨面，这样就会保护操作者，降低肌腱、神经、血管等重要解剖结构损伤的风险。

## 第 4 步提示

- 如果生理盐水没有被注射入关节内，将导致跟骨后滑囊水肿。
- 清理通往关节腔的通路需要花费时间；任何暴力穿刺进入都可能导致神经血管束和肌腱受损。

## 第 4 步器械 / 植入物

- 磨钻和刨刀应该刀面朝下放置，以避免损伤。
- 高频电刀和刨刀交替使用来切除滑膜、剥离囊肿。
- 使用小号骨凿有助于减少切除距后三角骨或骨赘的时间。

## 第 4 步争议

- 腓骨肌腱修复
- 姆长屈肌腱转位

## 术后要点

- 术后穿戴弹力袜有助于防止术后水肿和血栓形成。
- 早期进行髋关节和膝关节活动将减少肌肉萎缩。

## 术后提示

- 早期去掉支具会产生疼痛而不是舒适感，至少 1 周后症状才会缓解。

## 术后器械 / 植入物

- 在软组织病理学观点中，负重 1 周可减轻残余水肿。
- 关节融合术至少需要 4 周的非负重期。

## 术后争议

- 关节融合术后早期少量负重。
- 抗凝预防血栓形成。

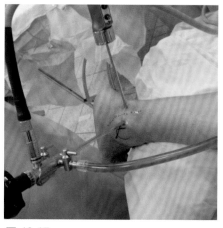

图 42.17

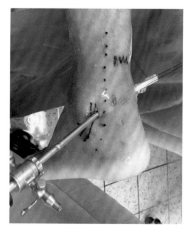

图 42.18

## 术后处理及预后

- 局部麻醉会减少术后阿片类药物的使用。
- 术后穿戴良好的支具，会提供意想不到的舒适感。

（Juan Bernardo Gerstner　著　梁晓军　张　言　赵宏谋　译）

### 参考文献

扫描书末二维码获取。

# 第43章

# 距下关节撑开植骨融合术

## 适应证

- 有症状的距下关节骨关节炎
  - 跟骨骨折后
  - 距骨周围不稳定
- 水平距骨导致的有症状的前踝撞击或踝关节骨关节炎
- 距骨周围不稳定中的有症状的踝关节外翻不稳
- 有疼痛的跗骨联合

## 体格检查 / 影像学

### 临床检查

- 仔细和彻底地评估病史及主诉，尤其注意以下几点
  - 既往伤病史和手术史
  - 日常活动及体育运动中的功能障碍
  - 疼痛引起的活动障碍
  - 既往保守治疗的效果
- 仔细的临床评估
  - 站立位后足力线
  - 患者坐位时踝关节和距下关节的活动度
  - 患者坐位足部下垂时踝关节的稳定性
  - 使用 VAS 评分表评估疼痛情况
- 疼痛典型位置在腓骨下方沿着距下关节，也常位于前踝处
- 距下关节的活动可以表现为
  - 受限（如骨关节炎）
  - 增加（如距骨周围不稳定）

### 影像学

- 应当拍摄双侧负重位 X 线片，包括踝足正位、足侧位以及后足力线位，同时需要注意以下几点
  - 踝关节和距下关节的形态及完整性
  - 与健侧相比距骨在三个平面上的角度偏差
  - 踝关节和距下关节关节炎的表现（图 43.1）
- CT 检查，尽可能进行负重位拍摄
  - 评估踝关节、距下关节和距舟关节的结构
  - 评估骨关节炎的情况（有无软骨下骨硬化、囊肿形成等）
  - 检查其他骨性异常（图 43.2）

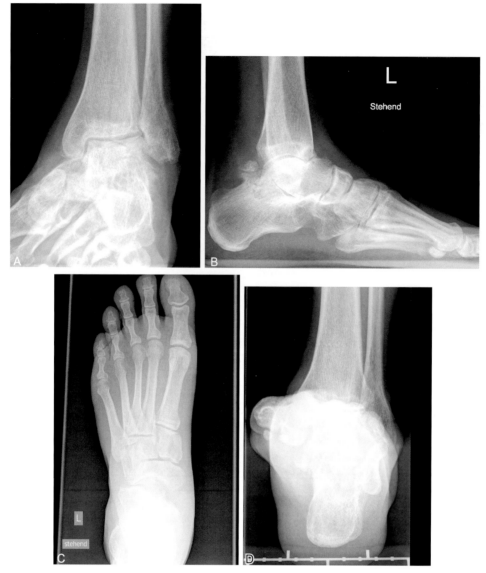

图 43.1

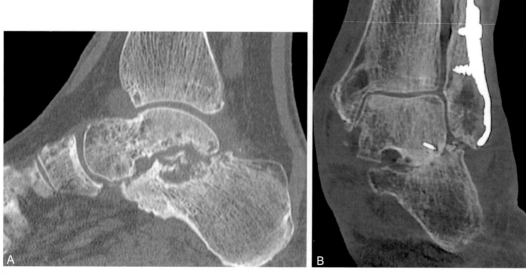

图 43.2

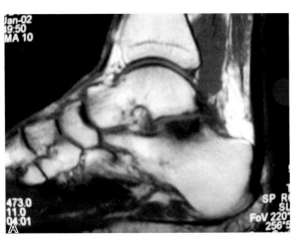
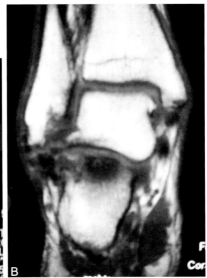

图 43.3

- MRI 可以用来评估以下方面
  - 确定关节退行性改变，如病变部位周围水肿的情况
  - 评估周围软组织情况（图 43.3）
- SPECT 可用于观察形态病理学变化及疾病活动进程。

## 手术解剖

- 在外侧入路和后外侧入路中都需要保护相关的外侧结构
  - 腓骨肌腱会跨过距下关节后外侧
  - 跟腓韧带附着于腓骨结节的后侧，位于肌腱的深部
  - 在穿过下支持带表面之前，腓肠神经与腓骨肌腱平行并位于腓骨肌腱后方（图 43.4A）
- 相关骨骼解剖
  - 跟骨的上关节面包括前、中、后三个面，在 60% 的患者中，前、中关节面会融为一体，后关节面的面积最大而且支撑着距骨体
  - 距骨的下关节面包括与跟骨相应的关节面一致性很高的后关节面和一致性较低的前、中关节面
  - 距骨头与舟骨形成球窝关节（图 43.4B）
- 以下韧带可能与距骨周围不稳定有关，从而导致距骨在跟骨上方出现倾斜和平移运动
- 踝关节外侧韧带
- 踝关节内侧韧带
- 骨间韧带
- 距舟韧带

## 体位

- 距下关节融合可以使用侧卧位或者俯卧位。
- 我们更喜欢使用侧卧位完成手术，在患者的躯干下放置垫子进行保

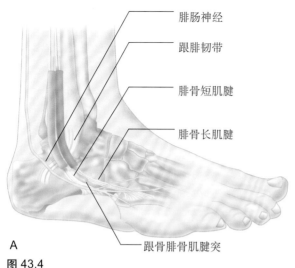

腓肠神经

跟腓韧带

腓骨短肌腱

腓骨长肌腱

跟骨腓骨肌腱突

A

图 43.4

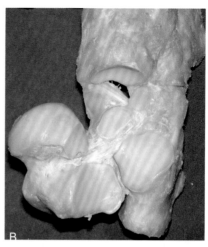

B

### 手术切口 / 入路要点

- 对于有骨关节炎的已经硬化的距下关节，切断骨间韧带有助于撑开关节。
- 在后外侧入路的内侧和外侧使用 Hintermann 撑开器有助于牵开软组织，以便于显露距下关节后关节面（图 43.7），而且在撑开距下关节时便于控制足跟内外翻的位置。

### 手术切口 / 入路提示

- 外侧入路向后延伸过多时，有可能会损伤跟腓韧带。
- 腓肠神经有可能会受到损伤，因此在分离皮下软组织时找到腓肠神经是明智的选择。

### 手术切口 / 入路设备

- Hintermann 撑开器

### 手术切口 / 入路争议

- 通过标准的外侧入路很难撑开距下关节并插入大于 10 mm 的移植物。
- 使用外侧入路进行植骨融合后关闭伤口风险也较高，尤其是跟骨骨折后的患者。
- 因此，对于以下情况我们通常选择后外侧入路。
  - 牵开植骨融合术矫正角度大于 15°。
  - 创伤或手术后软组织条件较差。

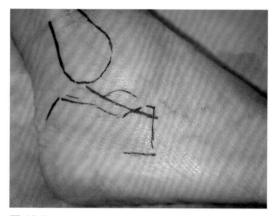

图 43.5

护，使用垫子或者折叠的手术巾来支撑手术的肢体。

- 屈曲患者的膝关节，使患肢的足跟放置在手术台的后角。
- 止血带放置在大腿靠上的位置。
- 如果考虑使用髂骨移植，髂嵴部位也应消毒铺单。

## 手术切口 / 入路

### 外侧入路

- 从腓骨尖到跗骨窦切一长 5 ~ 6 cm 的微弧形切口（图 43.5）。
- 清理跗骨窦。
- 识别并显露距下关节的后关节面。
- 将一根 2.5 mm 的克氏针穿入距骨颈，另一根克氏针穿入跟骨外侧。
- 将 Hintermann 撑开器穿过克氏针。
- 逐渐撑开距下关节（图 43.6）。

### 后外侧入路

- 在腓骨肌腱后方约 0.5 cm 处做纵向切口。
- 小心分离皮下组织至筋膜，注意不要损伤腓肠神经。

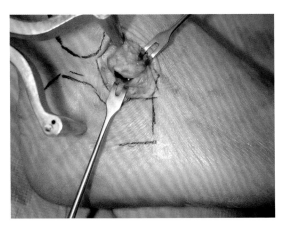

图 43.6

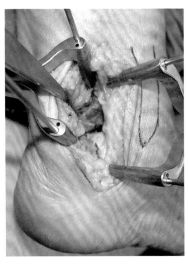

图 43.7

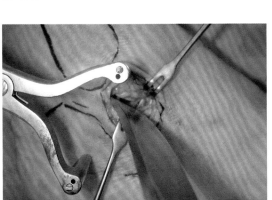

图 43.8

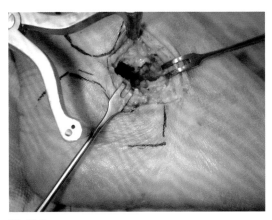

图 43.9

- 分离筋膜并辨别距下关节。
- 将 2.5 mm 克氏针分别插入距骨和跟骨。
- 逐渐撑开距下关节（图 43.7）。

## 手术步骤

### 第 1 步　清理距下关节

- 使用骨凿和刮匙取出跟骨和距骨的关节软骨（图 43.8）。
- 使用小型骨凿或者 2.5 mm 钻头破坏软骨下骨，直到有血液渗出（图 43.9）。

### 第 2 步　定位距骨并植骨

- 使用 Hintermann 撑开器和 Hohmann 牵开器来进行距骨定位，在三个平面上获得合适的位置（图 43.10）。
  - 矢状面：通过在距下关节后方来施加牵引力。
  - 冠状面：通过手力作用于足跟部或者在内侧另外使用 Hintermann 撑开器撑开。

**第 1 步要点**

- 仔细剔除软骨对于骨融合非常重要

**第 1 步提示**

- 要经常注意保护后方结构，不要损伤神经血管束和踇长屈肌腱。

**第 1 步设备**

- 锋利的骨凿
- 刮匙

**第 1 步争议**

- 对距下关节进行清理和去除所有关节软骨会增加融合的接触面积，这个步骤通常需要切断骨间韧带，反过来又造成距骨头部和跟骨之间出现不稳定，这对于之后进行距骨定位造成了一定的困难。
- 因此当存在距骨周围不稳定的情况时，我们更倾向于保留骨间韧带。

### 第 2 步要点

- 在抬高距骨头的同时撑开距下关节后部，可以使用复位钳经皮操作，将钳子的两臂分别置于距骨头的顶部和跟骨的前外侧。
- 在撑开距下关节后部之前，先在距下关节前部插入螺钉可能有助于距骨在矢状面正确定位（图 43.12）。
- 可以通过安装在距下关节外侧的 Hintermann 撑开器对距骨施加扭矩，使其向前移动并进行内旋，对侧的标准 X 线片可作为距骨和跟骨关系的参照。
- 可以使用自体骨移植和骨诱导性骨基质来填补残留的间隙。

### 第 2 步提示

- 在植骨之前如果没有将距骨很好地定位会导致距下关节融合位置不正，在大多数情况下这会带来距骨过度旋转和过于偏后，导致旋后内收畸形。

### 第 2 步设备

- 移植物撞击器
- 术中 X 线透视机

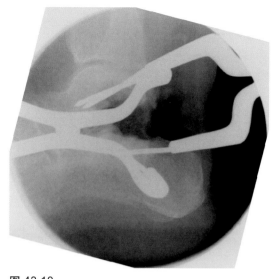

图 43.10

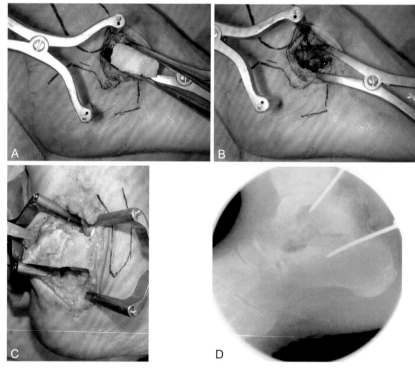

图 43.11

- 水平面：插入跗骨窦 Hohmann 牵开器将距骨头向内侧推。
- 使用 1 根或 2 根 2.5 mm 克氏针进行临时固定
  - 从跟骨前部至距骨头
  - 从足跟部至距骨颈
- 根据距骨和跟骨之间的间隙大小，将自体骨或者同种异体骨截成对应的形状，随后插入间隙中（图 43.11）。
- 取出撑开器后，对移植物的表面进行修剪以获得光滑的表面。

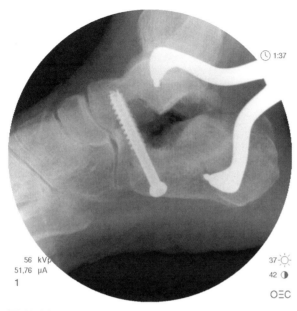

**图 43.12**

### 第 3 步　置入螺钉

- 将两根平行的克氏针从足跟插入距骨体的后部。
- 如果之前步骤中从跟骨前部插入距骨头的克氏针位置合适，则保留；反之，则重新定位。
- 将加压螺钉或全螺纹螺钉沿着前部克氏针插入。
- 透视下在后部插入 2 根 6.5 ~ 7.5 mm 全螺纹螺钉（图 43.13）。

### 第 4 步　关闭切口

- 逐层关闭伤口，使用 3-0 丝线间断缝合皮肤。
- 加压包扎伤口。
- 将足置于中立位。

### 术后处理及预后

- 术后使用可拆卸的夹板将踝固定在中立位，休息 8 周，步行时使用靴子保护，对于依从性差的患者，使用 Scotchcast 代替靴子。
- 在最初的 8 周内，只允许部分负重（15 ~ 20 kg）。
- 术后 8 周拍摄 X 线片，术后 4 个月拍摄 CT 检查。
- 通常在术后 8 ~ 12 周关节融合可完全愈合，这时可允许完全负重和自由活动。
- 后续的康复计划还包括主动和被动运动、肌肉力量锻炼、本体感觉训练和步态训练。
- 久坐者术后 2 ~ 3 周可恢复工作，重体力工作者需要在术后 3 ~ 4 个月恢复工作，而且需要使用刚性防护靴。
- 恢复完全的体育活动取决于个人和所要进行的运动，通常在术后 3 ~ 6 个月后进行。

**第 3 步提示**

- 使用小于 6.5 mm 的螺钉可能会导致内固定失败。

**第 3 步争议**

- 尽管一般认为加压固定可能会使关节融合率更高，但使用位置螺钉形成三角架结构的概念在撑开植骨融合术中更为可靠，因为它可以保护移植物免受挤压。

**第 4 步争议**

- 我们不使用引流，因为有骨失血的风险。

**术后处理要点**

- 在术后固定的第 1 个月内，强烈建议穿着弹性长袜并拉伸跟腱。

**术后处理提示**

- 可能出现的并发症包括
  - 伤口愈合不良伴随浅表感染
  - 过度活动或负重造成矫正丢失
  - 骨不连
  - 畸形愈合

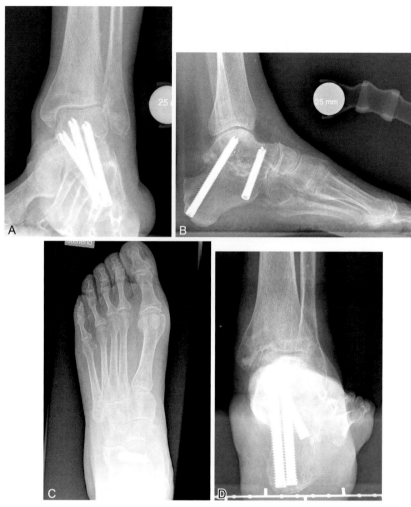

图 43.13

（Beat Hintermann, Roxa Ruiz  著
赵宏谋  梁晓军  刘培珑  译）

## 参考文献

扫描书末二维码获取。

# 第 44 章

# 三关节融合术

## 适应证

- 僵硬性后足畸形
- 有症状的后足骨性关节炎
- 后足的挽救性手术

## 治疗选择

- 非手术治疗，包括踝与后足支具固定
- 物理治疗及非甾体抗炎药可有助于缓解疼痛

## 体格检查 / 影像学

- 在负重状态下进行后足临床检查可以判断后足活动度及后足力线。
- 足的负重正位(图 44.1A)及侧位(图 44.1B)影像学检查可以评估中、后足各关节的退变情况。
- CT 扫描有助于评估骨桥及关节撞击，以确定是否需要进一步重建手术治疗。

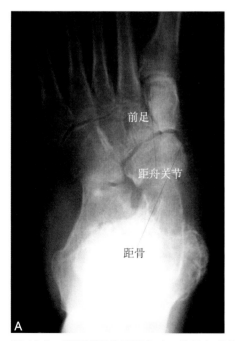
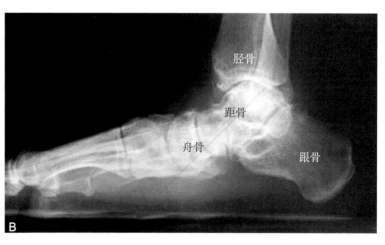

图 44.1　当距骨固定于踝穴时，前足向背外侧旋转，从而导致了距舟关节向外侧的距骨周围半脱位。

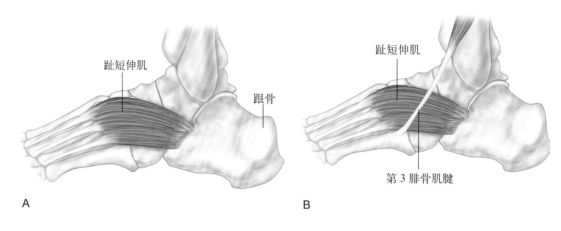

A                                                          B

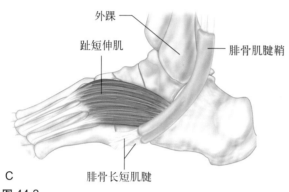

C

图 44.2

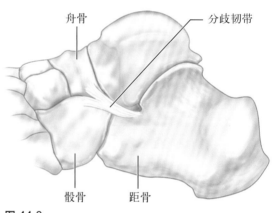

图 44.3

## 手术解剖

- 趾短伸肌起源于跟骨外侧表面，分成三束止于第 2、3、4 趾跖趾关节水平的外侧（图 44.2A）。
- 神经血管束在距离跟骨中前部约 1.5 cm 处经过。
- 在趾短伸肌的外侧是第 3 腓骨肌，其起源于腓骨远端及骨间膜的 1/3 处，止于第 5 跖骨基底背外侧处（图 44.2B）。
- 趾短伸肌的外侧是腓骨肌腱（图 44.2C），腓骨长短肌腱于外踝近端大约 4 cm 处通过腓骨肌腱鞘。
- 分歧韧带起源于跟骨的上表面，呈 "Y" 形分成两束，一束止于骰骨内侧，另一束止于舟骨外侧（图 44.3）。

- 通常同时存在的马蹄足畸形会影响后足的复位，在进行足的复位重建前，需要进行三点式跟腱延长或腓肠肌松解。

## 体位

- 患者仰卧位，踝部置于柔软的圆垫上。
- 同侧肢体下放置垫子使足旋转到一个更加垂直的位置。
- 在上小腿上段上止血带。

## 入路 / 显露

- 在内侧和外侧分别做一个切口。
- 内侧切口可进入距舟关节以及距下关节的前、中关节面（图 44.4）。
- 牵开胫骨后肌腱可进入关节内侧（图 44.5）。在胫后肌腱病变时可以切除胫后肌腱。
- 隐静脉位于背侧。
- 三关节融合需要向远端进行延长时（包括中足），内侧切口可以向远端延长。
- 外侧切口可进入距下关节后关节面、跟骰关节、距舟关节外、距下关节的前中关节面（图 44.6）。
- 应清除跗骨窦处所有软组织，然后填充植骨以促进骨融合。
- 腓肠神经在跟骨远端分支之前，大致沿着腓骨肌腱走行。外侧切口有损伤此神经危险，尤其是选择 Ollier 切口时。

### 入路 / 显露设备

- 有齿或无齿的板式撑开器
- 牵开器：颈椎针式牵开器有助于复位

### 入路 / 显露争议

- 外侧切口选择：Ollier 切口或轴向切口。
  - 传统上采用的是 Ollier 切口，这个切口是沿着跗骨窦附近的斜行切口，低于腓骨肌，高于伸肌群。这个切口较为美观，但无法向足中部延长。跟骰关节显露较为困难。此外，这种横向切口导致腓肠神经或者前侧感觉神经损伤的风险较高。
  - 轴向切口在需要时可以向远端延长，此切口在趾短伸肌腹和腓骨肌腱之间，易于显露距下关节、跟骰关节和中足。此外，神经在此处平行于此切口，可降低感觉神经损伤的风险。
- 近来，关节镜下关节融合术越来越受欢迎，但在风险方面仍存在争议。

### 入路 / 显露要点

- 避免在距骨颈背侧解剖，以免损伤距骨的血液供应。
- 清理关节后内侧时，使用刮匙代替磨钻，以避免切断神经血管束。
- 屈曲跗趾会引起跗长屈肌腱的活动。这有助于确定神经血管束的确切位置，神经血管束位于距下关节水平位置的跗长屈肌的前内侧。

分离器位于前侧面，距骨和跟骨之间（内侧入路）

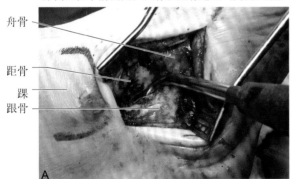

舟骨
距骨
踝
跟骨

A

分离器位于距舟骨关节（内侧入路）

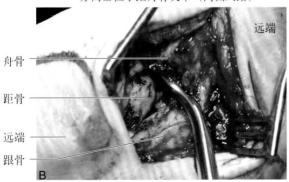

远端

舟骨
距骨
远端
跟骨

B

图 44.4

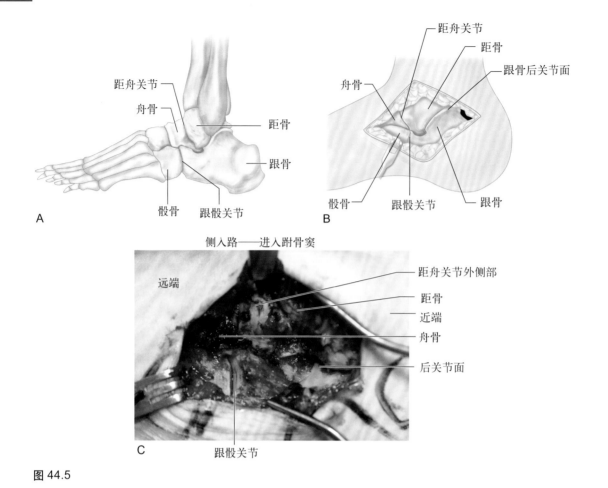

图 44.5

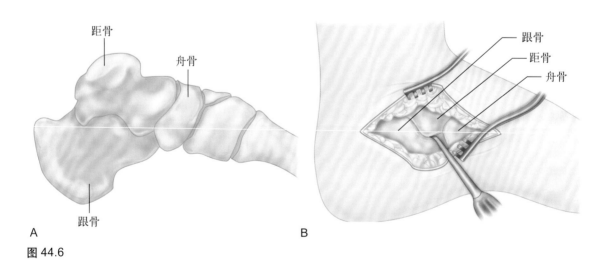

图 44.6

## 手术步骤

### 第 1 步　关节面的准备

- 仔细去除关节面软骨，避免损伤软骨下骨结构（图 44.7）。
- 在软骨剥脱的关节面钻孔，直达软骨下骨，以利于融合（图 44.8）。

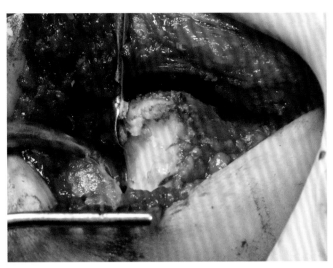

图 44.7

- 避免切除太多骨量，因为这会降低距下关节高度，破坏距舟关节的关节关系。
- 确保去除距下关节面前部、中部和后部的关节软骨。
- 所有非关节表面都去除皮质骨。
- 一个简单纠正后足力线的办法是将指尖置入跗骨窦，然后跟骨向前和远端推，注意不要使跟骨内翻或外翻。当力线纠正时，跗骨窦通常是开放的，足以让指尖放在里面。
- 在外翻性扁平足的情况下，处理距下关节时，不仅要纠正距骨下跟骨外翻，还要纠正跟骨的内旋。

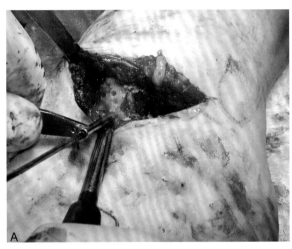

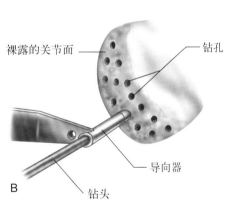

裸露的关节面

钻孔

导向器

钻头

A　　B

图 44.8

- 在每个关节的中心区域内填充骨移植物有助于骨融合。作为一个抗剪切应变移植物，最终进一步帮助整个关节面的融合。

## 第 2 步　内固定

- 复位距下关节，使后足矫正到理想的位置。
- 后足位置满意时，将一枚螺钉经过距下关节置入距骨体，另外一枚螺钉置入距骨颈部。
- 将经过距骨体的螺钉从跟骨结节外侧置入距骨体中心位置。
- 将经过距骨颈部的螺钉从跟骨结节内侧置入到距骨颈的中部位置。
- 距下关节应该被牢靠地固定在正确的位置。
- 复位距下关节，后足应该矫正到理想的位置。
- 然后固定距舟关节，两枚拉力螺钉从舟骨置入到距骨。螺钉交叉固定也可以使用。
- 跟骰关节是一个接触面很大的关节，对于融合的稳定性要求并不是

- 距下关节固定完成后，通过透视检查踝关节正位，确保螺钉在距骨体内而不是在外侧腓骨沟内，这是一个常见的错误。
- 在固定跟骰关节时，钻头应与足轴线平行并置于外踝下，这样螺钉可以穿过跟骰关节进入骰骨内。如果钻头的角度太高，就会偏离骰骨，因此在固定跟骰关节时可以采用门型钉固定。

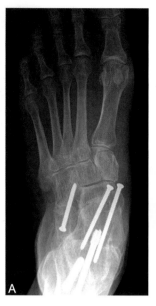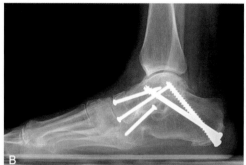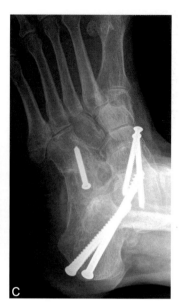

图 44.9

## 第 2 步争议

- 距下关节螺钉技术（前后入路对比）：
  - 从距骨前背侧置入螺钉到跟骨是一种选择，但可能会破坏距骨背侧的血液供应。距骨跖侧血供已经在清理关节面时被破坏，可能会出现缺血性坏死等问题。从后向前将螺钉从足跟向距骨远端置入是另一种选择。
  - 前一种技术的优点是由于螺钉较长，固定效果较好，缺点是太靠近距骨头，螺钉可能导致踝关节撞击。后一种技术的优点是通过距下关节进入距骨远端来避免撞击，这些螺钉是从较大的跟骨到较小的距骨，缺点是使用的拉力螺钉较小。
- 固定（螺钉对比门型钉）：
  - 螺钉更容易控制其轨迹和进行加压，而门型钉跨关节固定不能加压。无论选择哪种方法，每个关节都需要两个固定点来防止旋转或滑动，不然这将导致融合部位不愈合。

那么重要，有时候，一枚螺钉就足够了，它可以从跟骨远端置入到骰骨。

## 第 3 步　植骨

- 将同种异体骨移植入到距下关节的间隙中。
- 跟骰关节往往需要植骨，这本质上是在做足外侧柱的延长。

## 术后处理及预后

- 术后第一次随访时（2 周）取下固定夹板。继之使用可调节行走靴固定 6 周。患者保持不负重，并在此时拍 X 线片检查。
- 6 ～ 8 周时，穿可调节行走靴挂拐逐步负重行走。
- 物理治疗仅用于步态训练和下肢康复。
- 图 44.9 为术后 1 年正位片（图 44.9 A）、侧位片（图 44.9 B）、斜位片（图 44.9 C）。

（Adam Breceda，Andrew K. Sands 著
梁晓军 李 毅 屈福锋 译）

## 参考文献

扫描书末二维码获取。

# 第 45 章

# 单独内侧切口的三关节融合术

## 适应证

- 由于胫骨后肌腱功能障碍（根据 Johnson-Storm 分类为 III 期）导致的有症状的成人僵硬性平足畸形，并且保守治疗无效
- 跗骨联合
- 后足炎症性关节炎或创伤性关节炎

## 体格检查 / 影像学

### 临床检查

- 足部营养状况和皮肤状况、血管状况
- 中后足的活动性
- 肌力、肌腱缩短（尤其是跟腱）

### 影像学（负重位）

- 双侧足正位（图 45.1A）和侧位（图 45.1B）X 线片，另加踝关节正位（图 45.2）和 Saltzman 位 X 线片
- 评估距跟角、距跖角和距舟角
- 中足和前足伴随畸形
- 评估关节退变程度和骨密度
- 计算机断层（CT）扫描或磁共振成像在评估中很少需要，但可能有助于评估缺血性坏死，尤其是距骨体缺血性坏死。

### 适应证提示

- 足部任何类型的感染都是后足融合的绝对禁忌证。
- IV 期胫骨后肌腱功能不全伴胫距关节倾斜，伴或者不伴关节畸形和关节炎，术后失败风险较高，并且畸形可能进展。

### 适应证争议

- 如果跟骰关节没有退行性改变，距下和距舟关节融合就足够了。这样是为了防止外侧创面的并发症，减少相邻关节退变的风险。
- 传统的三关节融合术适用于跟骰关节退变，或者治疗麻痹性疾病的后遗症。
- 传统的外侧双切口技术更容易纠正足内翻畸形。

### 治疗选择

- 如果不能行手术治疗，保守治疗（包括矫形器和矫形鞋）可以用来缓解疼痛。
- 一旦累及距关节（踝关节外翻型关节炎），应考虑增加全踝关节置换术或踝关节融合术。
- 对于成人痛性僵硬性平足，没有确切的治疗方案。

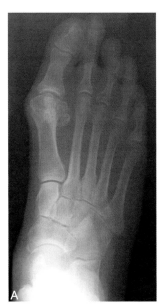
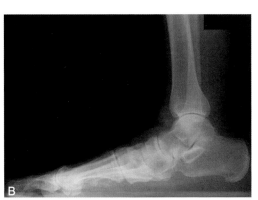

图 45.1

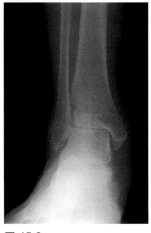

图 45.2

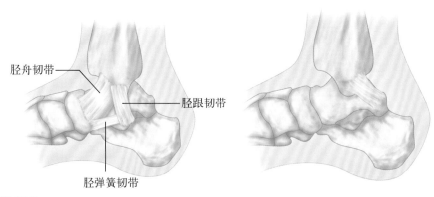

胫舟韧带 — 胫跟韧带

胫弹簧韧带

图 45.3

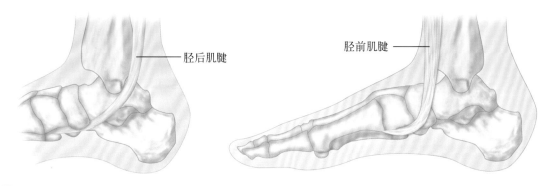

胫后肌腱

胫前肌腱

图 45.4

• 负重 CT 扫描可能有助于更好地判断后足复杂的畸形。
• 单光子发射 CT 扫描可以帮助评估关节炎情况。

## 手术解剖

• 三角韧带主要由两层组成 ：
    • 浅层（图 45.3A）由胫舟韧带、胫弹簧韧带和胫跟韧带组成，从内踝前向舟骨、弹簧韧带和跟骨载距突延伸。
    • 深层（图 45.3B）由 3 个束组成，从内踝后丘后方至距骨。
• 胫后肌腱位于内踝后方，主要止点位于舟骨的跖内侧。
• 胫前肌腱从背侧越过距舟关节，止于内侧楔骨内侧面（图 45.4）。

## 体位

• 仰卧位，最好在患侧小腿下方垫枕垫。
• 大腿上止血带。
• 在手术过程中，应在手术侧放置荧光板，便于快速进行透视观察。

## 入路 / 显露

• 从胫后肌腱上缘舟骨结节开始，沿胫后肌腱上缘纵向切开 4 ~ 6 cm 皮肤，注意不要向胫骨纵轴方向延长，以保证三角韧带深层的完整性（图 45.5）。

### 体位要点

• 如果计划或需要延长跟腱，膝关节屈曲是必要的。

### 设备

• 建议在术中使用 Esmarch 止血带，以获得良好的手术视野。

### 入路 / 显露提示

• 如果切口向后延伸，三角韧带的深层就有被切断的危险。

### 入路 / 显露争议

• 由于单一内侧入路导致的缺血性骨坏死或融合不愈合的风险在文献中是有争议的。

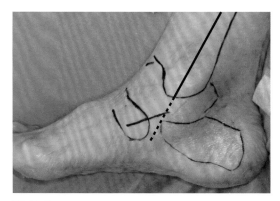

图 45.5

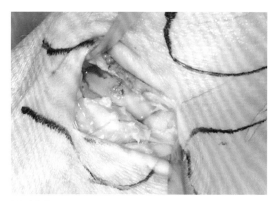

图 45.6

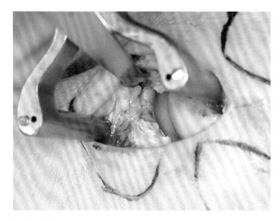

图 45.7

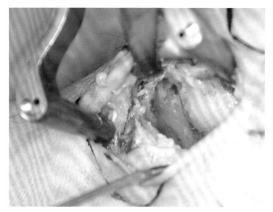

图 45.8

- 切开胫后肌腱腱鞘，检查肌腱；如果有肌腱炎，就切除肌腱。
- 胫后肌腱在舟骨止点水平上部的松解可以更好地显示更深层次的结构。
- 胫后肌腱水平上方切开显露距下和距舟关节（图 45.6）。

## 手术步骤

### 第 1 步

- 2 根 2.5 mm 克氏针分别置入舟骨的背内侧和距骨颈。
  - 撑开器撑开距舟关节，切开距舟韧带有助于显露关节（图 45.7）。
  - 骨凿和刮匙去除距舟关节表面的软骨（图 45.8）。
  - 骨表面用骨凿打磨，或用 2.5 mm 钻头钻孔，以破坏软骨下骨板，促进融合骨面出血。
  - 拆除撑开器，但 2 根克氏针保留。
- 使用一个小型 Hohmann 拉钩显露载距突，并置入一根 2.5 mm 克氏针。
- 分别于距骨和载距突置入克氏针，然后放置撑开器（图 45.9）。
  - 撑开显露距下关节；切开骨间韧带打开关节（图 45.10）。
  - 显露后，用凿子和刮匙去除跟骨的前、中、后关节面和距骨的相应软骨面（图 45.11）。
- 使用 2.5 mm 钻头行硬化骨钻孔使骨面渗血。

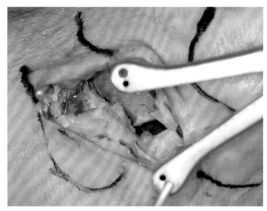

图 45.9

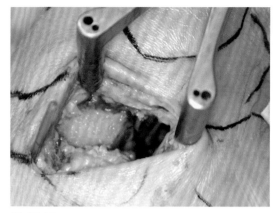

图 45.10

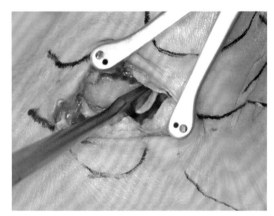

图 45.11

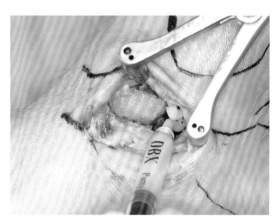

图 45.12

### 第 2 步要点

- 最初用于撑开距下关节和距舟关节的克氏针可作为"操纵杆",帮助关节复位。
- 为了纠正前足外翻畸形,应特别注意冠状面的充分复位

### 第 2 步器械 / 植入物

- 距下关节固定螺钉的最小为 6.5 mm。较小的螺钉为 4.0 mm 空心螺钉或更大,这取决于骨的大小。
- 只要固定的原则正确,可以采用其他固定方法,如门型钉。

### 第 2 步争议

- 距骨体缺血性坏死是改良三关节融合术罕见的并发症,把螺钉置入在后外侧可能会增加这种风险。

## 第 2 步

- 在固定距下关节和距舟关节之前,足部需要完全复位。
- 这可以通过以下方式逐步完成复位:
  - 踝关节处于 90° 中立位。
  - 后足手法保持在中立或轻微外翻的位置,距骨位于跟骨的顶部。
  - 复位距舟关节以解决足的外展畸形。
- 使用克氏针固定距舟关节(图 45.13A ~ C),然后固定距下关节(图 45.13D)。
- 通过透视确定融合位置(图 45.14)。
- 使用 2 ~ 3 枚螺钉固定距舟关节,从舟骨内侧向外侧置入,在距骨处相互会聚(图 45.15A)。
- 距下关节也用 1 ~ 2 枚螺钉固定。
  - 螺钉从跟骨结节经后侧面进入距骨体(图 45.15B)。
- 可选的第 2 枚螺钉从跟骨的距外侧(距跟骰骨关节近 1 cm)向距骨头背内侧置入。
- 最后,必须在透视下确认复位及螺钉位置(图 45.16)。
- 如果跟腱挛缩,可根据挛缩情况,进行额外的经皮跟腱延长("三点法")或微创切口腓肠肌滑移术。

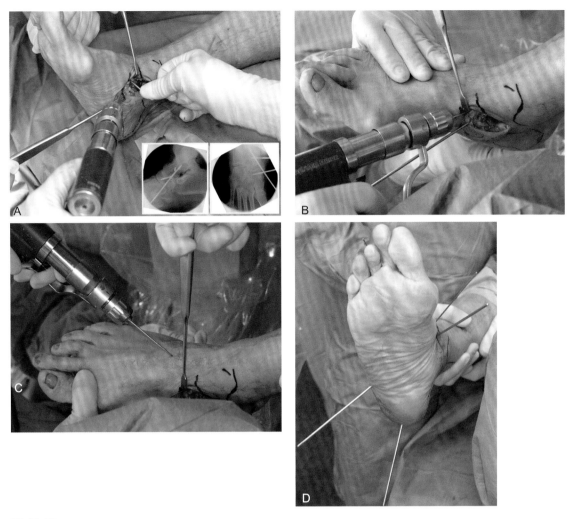

图 45.13

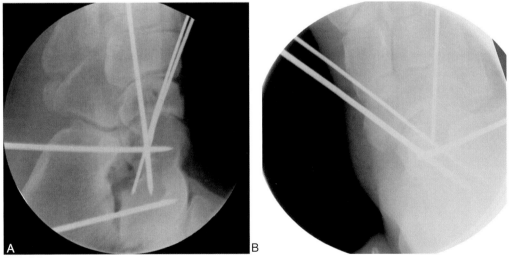

图 45.14

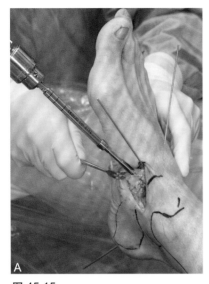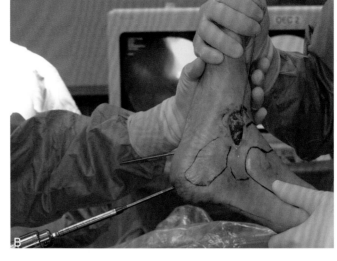

图 45.15

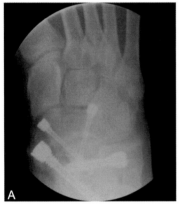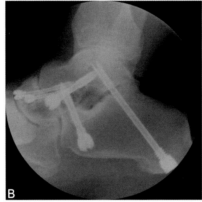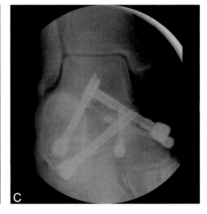

图 45.16

## 第 3 步

- 采用 2-0 可吸收缝线缝合被切开的关节囊以及舟骨到内踝的韧带。
- 采用不可吸收 3-0 缝线间断缝合皮肤切口。
- 通常不放置引流管。
- 使用敷料加压包扎，将足放在可重复使用的预制夹板中。
- 止血带放气。

### 附加步骤

- 如果距下关节无法充分复位而后足仍有外翻畸形，可以通过额外的外侧入路进行跟骨内移截骨，另外使用螺钉来固定截骨。

## 术后处理及预后

- 术后第 2 天，更换敷料，更换夹板为可拆卸支具。允许使用气压泵，以防术后严重肿胀。
- 肿胀消退后（主要在术后第 6 ~ 14 天），应用膝下行走管型石膏，并保留至术后第 8 周。

- 在术后 14 天之后拆线；如果较早应用行走管型石膏，拆除石膏后缝线可能残留。
- 正确使用行走管型石膏，患者耐受情况下负重行走；通常在术后 10 ~ 14 天后才能完全负重。
- 8 周时，摘除行走管型石膏并给予标准 X 线片检查。如果骨融合不充分，需要再使用可拆卸支具 4 ~ 6 周。如果认为融合足够，患者可以穿着定制的鞋子自由行走。
- 术后 4 个月进行最终的临床和影像学评估。
- 在最初的三关节融合术后 6 个月内，几乎不需要取出内固定物。
- 在大多数情况下，持久的无痛跖行足是最终的结果。

（Julian Röhm, Markus Knupp 著
梁晓军 李 毅 屈福锋 译）

## 参考文献

扫描书末二维码获取。

---

**术后提示**

- 可能的并发症包括融合不愈合和畸形矫正丢失。在非常罕见的情况下，距骨缺血性坏死及伤口问题和感染都可能和过度畸形矫正有关。
- 随后，相邻关节可能需要融合。

**术后争议**

- 最近关于改良三关节固定术的文献支持了我们的经验，即不需要常规进行跟骰关节融合。

# 第46章

# 三关节融合术后足外翻伴随距下及跗横关节畸形

- 足弓内侧皮肤破损或溃疡。
- 糖尿病或非糖尿病性周围神经病变。
- 周围血管疾病。
- 其他妨碍手术的内科伴发病。

**适应证争议**

- 三关节融合术失败最常见的原因是畸形矫正不足，最常见的残留畸形是（距下或者后足）外翻畸形伴随足的旋后畸形。
- 跟骨内移截骨和跗横关节去旋转截骨可以帮助矫正一些畸形，在技术上更容易实施。然而，它没有关节融合术的矫正能力强。
- 如果伴随踝关节轻到中度的踝关节炎，踝关节是可以挽救的，纠正后足力线可以长期保留踝关节；如果病情严重，踝关节无法挽救，仍应进行后足畸形矫正，这时可能需要分期联合踝关节置换术。关节融合术的延伸包括踝关节融合（距骨周围关节融合）可缓解疼痛，但会显著限制足部功能。

## 适应证

- 腓骨下端外侧残留撞击、踝关节内侧或足弓内侧疼痛。
- X 线检查显示踝穴内距骨外翻倾斜。
- 继发性膝关节外侧疼痛、步态变化或与足部畸形相关的不平衡。
- 症状影响正常活动。

## 体格检查 / 影像学

- 站立检查发现足跟部呈现不对称的严重的平足畸形。
- 评估原来切口周围皮肤和软组织，周围有无脉搏存在，以及整体情况。
- 手法检查发现固定、僵硬的扁平足，腓骨下外侧区和踝关节内侧触诊有压痛，足弓内侧有骨性隆起及压痛。在严重的情况下，也可能有沿踝关节外侧的压痛。
- 相对于小腿，足向外旋转。胫骨 - 足轴线（胫骨结节至前足连线）位于足第一序列的内侧，而不是与第二序列对齐（图 46.1）。
- 当畸形处于柔韧阶段时，跟腱及腓骨短肌为致畸动力；而此时，由

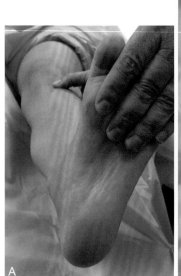
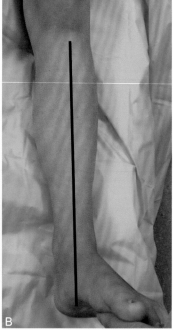

图 46.1

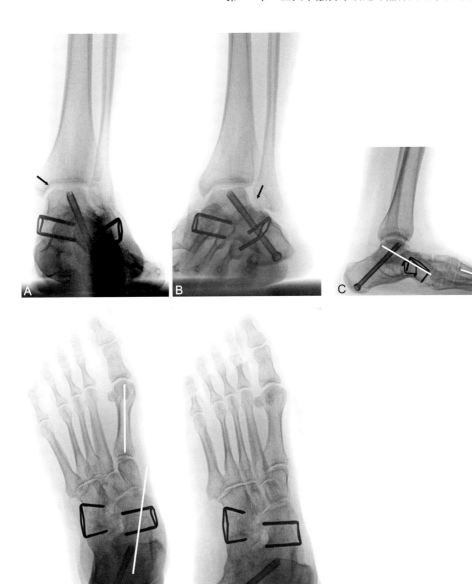

图 46.2

于畸形僵硬，跟腱及腓骨短肌逐渐挛缩。

- 检查内侧柱呈现过度活动或者不稳定。
- 踝关节和足部负重 X 线片显示植入物位置良好。距下关节融合后残留过度外翻畸形，距舟关节融合后中足残留外展畸形和跖屈下沉畸形，伴或不伴足内侧柱的进一步下沉，距骨可能在踝穴中外翻倾斜，伴或不伴有相应关节炎改变（图 46.2）。
- CT 在评估关节融合术后的愈合状况以及后足关节骨结构重建方面非常有价值，还提供了关于畸形程度的额外信息。

## 手术解剖

- 后足的骨骼和肌腱。
- 后足的神经支配。

## 体位

- 患者取仰卧位，同侧髋关节下方垫高，使腿部向内旋转，使膝关节前侧完全垂直于地面，便于显露后足内侧和外侧。
- 大腿上止血带用于保证手术区域视野清晰。
- 手术通常在全身麻醉下进行，辅以区域阻滞（股骨 - 坐骨或腘窝），以优化术后疼痛管理。

## 软组织平衡

- 单独的腓肠肌松解术（Baumann 术），腓肠肌联合比目鱼肌松解术（Strayer 术）或经皮三点法延长跟腱。
- 腓骨短肌肌肉 - 肌腱移行处延长。
- 平衡肌力有助于畸形矫正，防止畸形的复发或进展。

## 入路 / 显露

- 根据先前切口的位置和软组织的整体情况，可以使用先前的内外侧切口；如果软组织条件允许，首选改良的外侧 Ollier 入路。
- 以跗骨窦为中心，沿皮肤皱褶作一个 Z 形切口，延伸至趾短伸肌肌群并切开。腓骨肌腱在切口后方而受到保护，趾长伸肌和第三腓骨肌腱在切口前部而受到保护。趾短伸肌起于跟骨前突，切开显露距下关节囊和跟骰关节囊。
- 在跟骰关节背侧骨膜下剥离，显露距骨、跟骨、舟骨和骰骨的交汇处（图 46.3 白色箭头）。显露距舟关节的外侧面和跟骰关节跖侧。
- 在内侧（通过原切口）以舟骨结节为中心，在胫前肌腱和胫后肌腱之间行纵行切口，并延伸至伸肌支持带，然后沿切口切开。切开距舟关节囊，向背侧及跖侧骨膜下剥离，形成全层皮瓣，便于在关节融合术中保护肌腱、神经及血管结构。
- 透视下取出原内固定物。

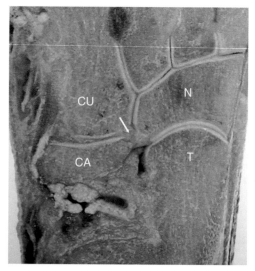

图 46.3　CA：跟骨；CU：骰骨，N：舟骨；T：距骨

## 手术步骤

### 第 1 步　关节融合术

- 首先经内侧入路在透视辅助下使用弯骨刀进行距舟关节融合术，弯骨刀可沿弧形的距骨头进行剥离。对于骨不愈合和畸形愈合者，弯骨刀的优点是可以轻柔且巧妙地找到相应的关节间隙，并可通过透视定位（图 46.4）。
- 接着运用类似的方法使用直骨刀进行跟骰关节融合术（图 46.5）。
- 最后使用直骨刀进行距下关节融合术。为了更好地融合，需要辅助后内侧切口，使用保护性牵开器来避免损伤神经血管束。分离最好从 Gissane 角开始，重建 V 形解剖结构，稍微向跖侧远端分离，显露距下关节的中部和前部；然后将骨刀稍微向背侧进入关节面后部，可以在 Broden 位透视评估骨刀的位置，Broden 位为小腿内旋时，透视机光束向头侧与垂直轴呈 10°～ 40°进行拍摄（图 46.6）。
- 此后，评估三个关节是否有残留的软组织或骨性粘连，此时后足应是可以活动的。
- 除非关节融合没有完全愈合，否则无须进一步准备关节面或增加骨移植物或骨移植替代物，因为后关节面较大，可以提供足够的愈合面积。

### 第 2 步　距下关节的复位及固定

- 如果距骨轻微外翻倾斜，矫正后足畸形前应将距骨临时固定在中立、对称的位置（图 46.7A、B）。
- 然后在跟骨结节同一水平面处植入 2 枚交叉螺纹导针，外侧导针向后倾斜，内侧导向针向前倾斜。导针植入到跟骨软骨下骨时，通过跟骨侧位、轴位和踝关节穴位透视确定导针位置。

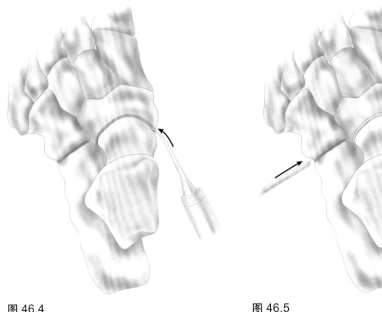

图 46.4　　　　　　　　图 46.5

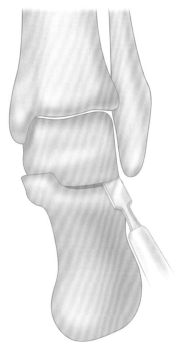

图 46.6

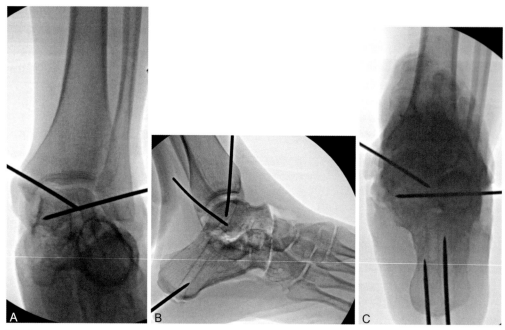

图 46.7

- 将距下关节保持在中立位,将导针进一步植入距骨,使导针位于距骨远端皮质骨下。再次通过侧位、轴位和踝关节踝穴位透视确认导针位置。在侧位片中,跟骨应更偏向距骨下方,距骨头相对于舟骨稍微向背侧突起(图 46.8)。外侧导针需要在踝穴位评估,以确保其不会进入距腓关节。
- 导针位置确认后,植入 2 枚大的空心螺钉。此时应首先植入内侧螺钉,以防止出现外翻。

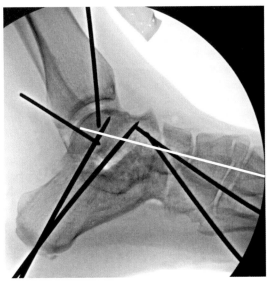

图 46.8

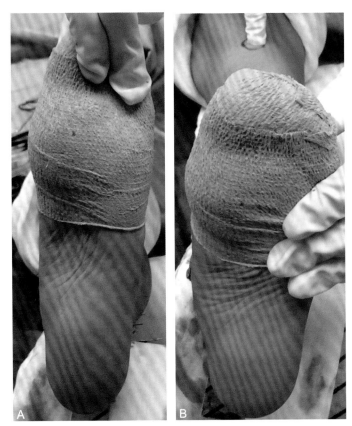

图 46.9

## 第 3 步　距舟关节的复位及固定

- 内收舟骨，纠正舟骨旋转，纠正小腿部相对于足部的力线，恢复第
  一序列和内侧柱的负重功能。1 枚或 2 枚 2.0 mm 克氏针穿过距舟
  关节临时固定。
- 在侧位和正位透视中确认临时力线良好。侧位片中，距骨 - 第一跖
  骨角应位于中立位，只有这样才能恢复第一跖列和内侧柱的正常负

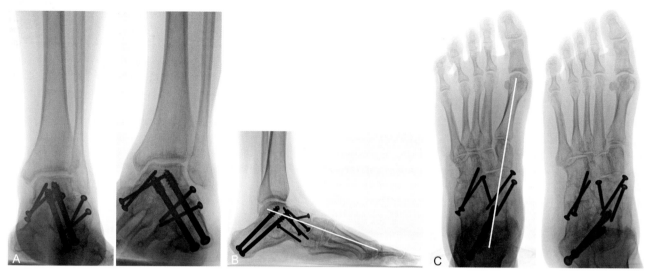

图 46.10

重（图 46.9）。在正位透视中，舟骨应对称地覆盖距骨头，距骨 - 第一跖骨角也应位于中立位。

- 临床上，胫骨 - 前足力线（胫骨结节至前足轴线）应与第二跖列对齐，且应恢复内侧足弓。
- 2 枚平行的 4.0 mm 拉力螺钉逆行植入距舟关节。第三枚 4.0 mm 螺钉从背外侧向跖内侧植入，提供距舟关节外侧的固定。

### 第 4 步　跟骰关节的固定

- 距下关节和距舟关节复位和固定后，跟骰关节不需要进一步复位。2 枚 4.0 mm 螺钉从跟骨前突植入骰骨。或者 1 枚大的空心螺钉沿着跟骨纵轴向前固定跟骰关节，并与第四跖列方向一致。

## 术后处理及预后

- 常规逐层缝合伤口，并使用棉垫和保护性夹板包扎固定。术后 2 周将夹板更换为短腿石膏，拆除缝线。术后 10 周内患肢禁止负重。
- 术后 10 周对所有踝足部关节进行负重 X 线片检查，充分的骨愈合后方可开始负重。患者可佩戴可拆卸行走靴，并逐渐增加负重。一旦能够在无痛的情况下完全负重，则患者可以由穿行走靴变为穿具有软的足弓支撑垫的普通鞋。
- 术后至少 6 个月对所有踝足部相关关节拍摄标准的连续的 X 线片，以确保后足力线得以维持以及踝穴对称稳定（图 46.10）。如果术前有距骨外翻畸形，当站立和行走时应使用系带式护踝。

（Michael P. Clare　著　梁晓军　李　毅　屈福锋　译）

### 参考文献

扫描书末二维码获取。

# 第四篇

# 踝关节

# 经后侧入路踝关节镜手术

- 合并踝关节前侧病变须同期处理。
- 俯卧位不易实施的开放性手术，例如外侧韧带重建术。

适应证争议

- 关节镜下治疗骨软骨损伤常经前侧入路而非后侧入路，但两种入路没有明确区别，入路的选择取决于术者的操作习惯。
- 俯卧位状态下将小腿屈曲后也能显露踝关节前侧病变。

治疗选择

- 对于运动员或舞蹈演员产生的后踝撞击可以选择调整活动和改变训练方案。
- 非甾体类抗炎药和物理治疗可以缓解症状。
- 踝关节后方局部类固醇注射（并非在肌腱或腱鞘内）减轻炎症反应。

## 适应证

- 单纯的踝关节后侧病变，例如跛长屈肌腱（FHL）炎，由距骨后突、距后三角骨或软组织造成的后踝撞击综合征
- 后侧距骨骨软骨损伤
- 踝关节融合术或胫距跟融合术
- 踝关节后侧关节镜手术通常取俯卧位，偶尔也会采用侧卧位；也可仰卧位同时使用腿部支架而采用前后侧双入路

## 体格检查 / 影像学

- 典型的病史会提示在日常活动中踝关节后侧出现疼痛。临床查体会发现踝关节后方疼痛敏感，踝关节跖屈活动减小，或是对抗跛长屈肌腱收缩时出现疼痛。图 47.1 显示的是一位芭蕾舞演员因距骨后突过度生长撞击后踝导致的踝关节后方疼痛的典型区域。
- CT 扫描是一种评估骨性病变的良好方法（图 47.2）。
- MRI 通常会提示跛长屈肌腱鞘的积液情况，距骨后部水肿且有骨性突起或者软组织撞击。图 47.3 显示的是图 47.1 中同一患者的 MRI。
- 对于舞蹈演员，可以在足尖站立下行侧位 X 线检查，以评估后踝骨性撞击情况。

## 手术解剖

- 带注释的 MRI 图像显示踝关节后侧的结构以及它们之间的关系。神经血管束就在跛长屈肌腱的外侧，注意术中避让（图 47.4）。

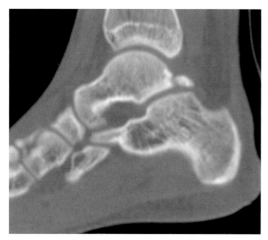

图 47.1

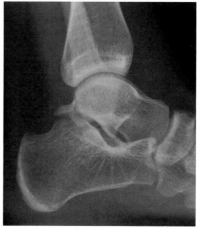

图 47.2

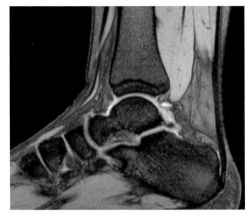

图 47.3

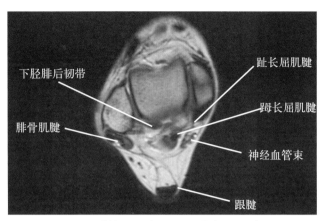

下胫腓后韧带　　　　　　　　趾长屈肌腱

腓骨肌腱　　　　　　　　　　蹬长屈肌腱

　　　　　　　　　　　　　　神经血管束

　　　　　　　　　　　　　　跟腱

图 47.4　FDL：趾长屈肌腱；FHL：蹬长屈肌腱

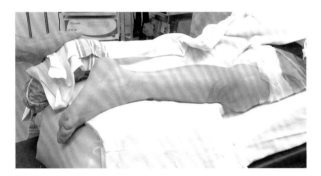

图 47.5

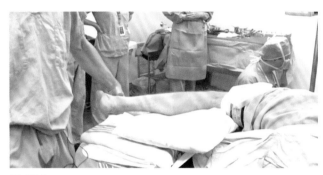

图 47.6

## 体位

- 患者面朝下，取俯卧位于手术台上，采用适当的支撑物、填充物和安全保护措施（图 47.5）。
- 当取侧位时，患者的体位类似于全髋关节置换术，术者坐于踝关节后方，监视器位于手术台的另一侧（图 47.6）。

## 入路 / 显露

- 如 MRI 上所示选择跟腱内侧跟骨上方约 2 cm 作为主入路进入点（图 47.7）。
- 如图所示，外科医生的拇指位于与跟腱外侧，跟骨上方 2 cm 处，可以作为对应的配对入路，标记出副入路进入点（图 47.8）。
- 副入路位于内踝后方，趾长屈肌腱前方。
- 副入路位于腓骨肌腱后方。
- 跟腱止点上方 2 ~ 3 cm 处再做一处进入点。

## 手术步骤

### 第 1 步　关节镜进入与后侧软组织撞击的清理

- 关节镜进入关节后，踝关节后方得以清理。此时可见刨刀从趾长屈肌腱旁入路进入后置于右踝关节后内侧角；关节镜经腓骨肌腱后入路进入后，距骨后突周围的滑膜则可以被清理到（图 47.9）。

体位要点

- 使用大腿而非小腿止血带，因为小腿止血带会使肌肉紧张，进而影响观察踝关节。
- 将患者置于手术台底部，助手将足置于背屈位以提高进入率。腿也可以抬到手术台边，足保持在背屈状态，以便于显露。

体位提示

- 俯卧位时未能给予患者适当的衬垫和保护措施。
- 使用小腿止血带。
- 未考虑踝关节前侧病变，而未使用前侧入路。

体位设备

- Mayfield 衬垫或其他类似物
- 大腿止血带

入路 / 显露要点

- 将关节镜置于踝关节后侧，通过触感将刨刀靠近关节镜。确保两者都位于跟腱与第二足趾之间的连线侧。将刨刀远离关节镜的方向，打开吸引开关进行刨削，直至可以看到刨刀尖端。
- 进入踝关节或距下关节，进行内侧刨削，直到可以在关节内侧看到蹬长屈肌腱。

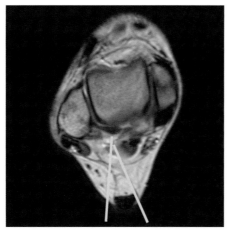

图 47.7

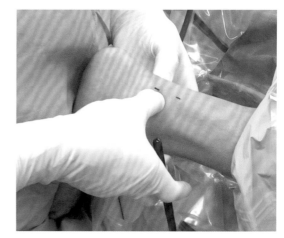

图 47.8

**入路 / 显露提示**

- 避免损伤位于姆长屈肌腱后内方的胫神经。
- 在使用刨刀之前,应确保关节镜工具放置在足够靠外的地方以避免神经损伤。

**第 1 步要点**

- 如果镜下视野不佳,则应根据需要改变关节镜入路。

**第 1 步提示**

- 始终保持关节镜在姆长屈肌腱的外侧。
- 确保姆长屈肌腱前侧和内侧得以清理。

**第 1 步器械 / 植入物**

- 使用高流量套管的 2.9 mm 关节镜。
- 使用 3.5 mm 刨刀清理软组织。

**第 2 步要点**

- 在切除前,确保踝关节后侧可以被很好地显露。
- 确保所有的骨碎片均被去除。

**第 2 步提示**

- 未能完全清除所有骨碎片。
- 确保姆长屈肌腱松解。

**第 2 步器械 / 植入物**

- 4.5 mm 磨钻。
- 椎板咬骨钳。

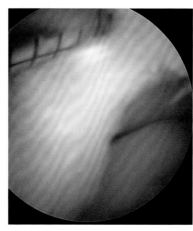

图 47.9

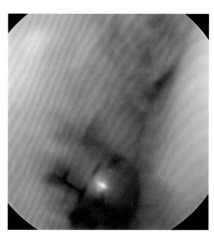

图 47.10

- 距骨、胫骨和跟骨的后侧在镜下均可见。
- 所有撞击的组织均被清理。此时可见右距下关节,距骨后突位于 9 点钟位置,刨刀经后侧韧带朝向踝关节(图 47.10)。

## 第 2 步　距骨后突或距后三角骨的清理

- 一旦软组织被清理后,距骨后突或距后三角骨就可以看到。此时刨刀紧邻姆长屈肌腱,距后三角骨位于刨刀右侧,踝关节在刨刀上方(图 47.11)。
- 联合使用磨钻、刮匙和椎板咬骨钳去除骨质和骨碎片。此时磨钻被放置在姆长屈肌腱旁的距后三角骨上(图 47.12)。
- 确保切除面与距骨后方齐平,在跖屈时不会产生撞击。在如图所示的芭蕾舞者,可以看到在踝关节背屈(图 47.13A)和跖屈(图 47.13B)时撞击物均被完全切除。在踝关节跖屈时,可见下胫腓后韧带位于背外侧,或是在 12 点钟至 3 点钟的位置。
- 切除后也可以用透视检查,以确保完全切除。

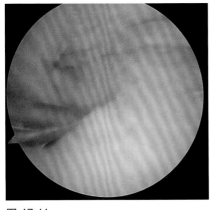

图 47.11　　　　　　　　图 47.12

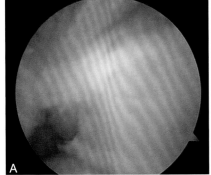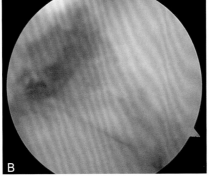

图 47.13

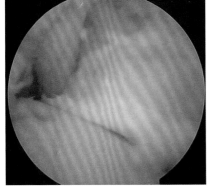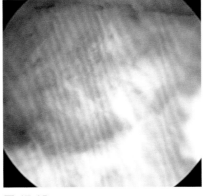

图 47.14　　　　　　　　图 47.15

## 第 3 步　蹰长屈肌腱清理和松解

- 蹰长屈肌腱位于距后三角骨或距骨后突内侧（图 47.14）。
- 蹰长屈肌腱有纤维鞘包裹，需要完全松解。

## 第 4 步　骨软骨缺损的清理

- 背屈踝关节显露踝关节后侧，观察骨软骨缺损（图 47.15）。
- 使用刮匙、刨刀或磨钻去除不稳定的骨质和软骨。图 47.16 显示的就是刮匙和磨钻的应用。图中显示刮匙经过蹰长屈肌腱的外侧进入，同时也显示病变的大小和范围。病变范围延伸至距骨内侧的中点，约占踝关节后侧的 75%。

---

**第 3 步要点**

- 沿蹰长屈肌腱向足延伸方向探查，确保完全松解。

**第 3 步提示**

- 注意不要过于靠近胫神经以避免损伤。

**第 3 步器械 / 植入物**

- 3.5 mm 磨钻。
- 半月板刀。

**第 4 步要点**

- 背屈踝关节以便显露踝关节后侧。
- 镜下可使用骨移植、骨移植替代物或软骨制剂来修复骨软骨缺损。

**第 4 步提示**

- 未能清除所有不稳定的骨和软骨。
- 未能识别骨软骨缺损。

**第 4 步器械 / 植入物**

- 3.5 mm 刨刀、4.5 mm 磨钻、软骨钩针或 2.5 mm 钻头。
- 同种异体幼年软骨细胞移植物或骨移植替代物。

**第 4 步争议**

- 对于初次清理，通常不需要做移植手术。
- 对于翻修手术或较大的原发病灶，骨移植替代物、软骨制品或富血小板血浆被认为有助于缺损的愈合。

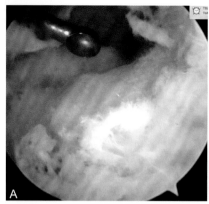 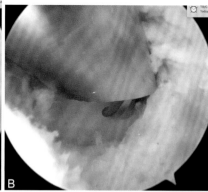

图 47.16

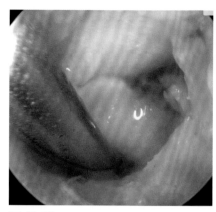

图 47.17

### 术后处理要点

- 舞蹈演员可能存在维生素 D 缺乏：因此，建议他们适当补充维生素 D。
- 抗炎药物可以帮助减轻术后疼痛和炎症。
- 弹力袜可以用来减少术后肿胀。

### 术后处理争议

- 对于后侧骨软骨缺损，术后负重可延迟至术后 6 周以帮助骨愈合。然而，术后 6 周的非负重治疗方案尚未得到很好的研究，但患肢非负重可能有助于骨缺损基底部的骨愈合。

### 术后器械 / 内植物

齐膝行走靴。

- 必要时还可用钻或者克氏针在缺损区底部骨质钻孔。在骨质上钻 2.5 mm 大小的孔后再注入血小板生长因子作为促进骨软骨再生的辅助治疗。图 47.17 所示为克氏针钻孔的情况。

## 术后处理及预后

- 穿戴行走靴或石膏固定不负重 2 周。
- 在可耐受的情况下 2 周后开始负重并辅以物理治疗，并开始在关节活动范围内的活动。
- 对于接受骨软骨缺损清理术的患者，术后应考虑不负重 6 周。

（Alastair Younger  著  梁晓军  张  言  赵宏谋  译）

### 参考文献

扫描书末二维码获取。

# 第 48 章

# 踝关节骨软骨损伤：自体骨软骨移植术

- 自体骨软骨移植（osteochondral autograft transfer system，OATS）是指将一个或多个骨软骨骨柱从供体部位移植到骨软骨损伤处，以恢复受损关节面的光滑性和支撑性。

## 适应证

- 距骨 Ⅲ ~ Ⅳ 期骨软骨损伤
- 直径 < 10 mm
- 先前行微骨折或软骨移植术失败

## 体格检查 / 影像学

- X 线片：踝关节正侧位、踝穴位（图 48.1）
- MRI（图 48.2）
- CT（图 48.3）

### 适应证提示

- 骨关节炎
- 吸烟患者
- 患者年龄 > 50 岁
- 供体周围病理改变
- 损伤部位邻近内侧或外侧壁缺损

### 适应证争议

- 病变部位直径在 11 ~ 15 mm
- 年龄 > 50 岁但运动要求较高
- 冰冻新鲜骨软骨移植：是避免供体部位并发症较好的选择，但随植入时间长，塌陷率较高。
- 取单个大小为 10 mm 骨柱与 2 块较小骨柱

### 治疗选择

- 自体距骨骨软骨移植
- 自体膝关节骨软骨移植
- 同种异体骨软骨移植
- 微骨折
- 基质诱导自体软骨细胞移植

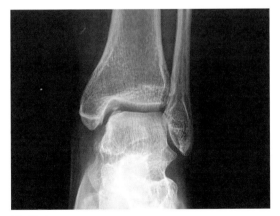

图 48.1

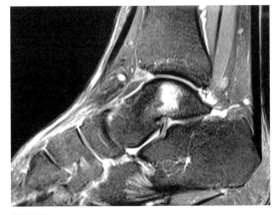

图 48.2

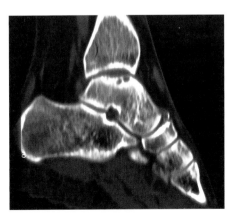

图 48.3

- 使用可透视手术床
- 必须始终提供术中透视

- 患肢大腿下没有放置抬高垫时难以外旋踝关节（用于外侧韧带重建）。

- 关节镜塔位于对侧
- C 臂位于同侧
- 踝关节牵引装置

- 如果是距骨外侧损伤或需要修复外侧韧带需要侧卧位。
- 如果病变部位为单纯中央损伤和后侧损伤时，或同时胫骨后侧存在病灶，可取俯卧位。

- 手术时间充足情况下标记出腓浅神经走行。
- 避免损伤隐静脉及隐神经。
- 入口应该低于踝关节，以确保充分显露距骨穹隆。

## 手术解剖

- 踝关节背侧（图 48.4）
- 踝关节内侧（图 48.5）
- 踝关节外侧（图 48.6）

## 体位

- 漂浮体位（图 48.7）
- 膝关节微屈
- 患肢大腿下垫抬高枕

## 入路 / 显露

- 踝关节前内侧入路（图 48.8）
- 踝关节前外侧入路（图 48.9）
- 扩大内侧入路联合截骨（图 48.10）

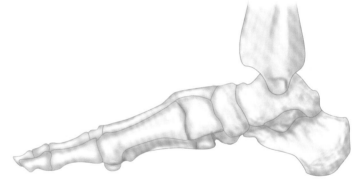

图 48.5

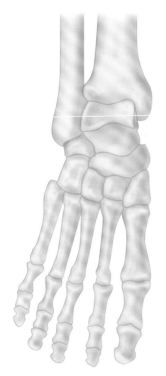

图 48.4

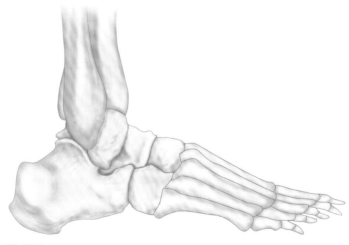

图 48.6

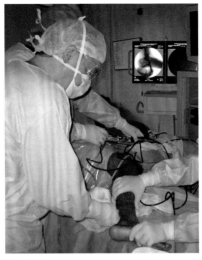

图 48.7

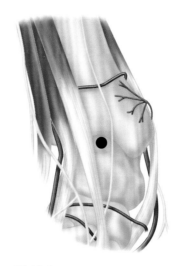

图 48.8

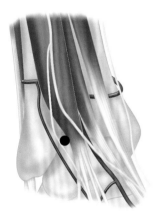

图 48.9

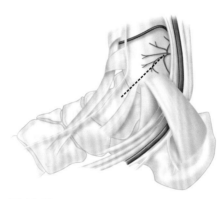

图 48.10

## 手术步骤

### 第 1 步 关节镜定位踝关节
- 踝关节内侧入路（图 48.11）
- 踝关节外侧入路（图 48.12）
- 必要时牵引踝关节

### 第 2 步 根据情况行内踝截骨术
　　如果跖屈踝关节时不能完全显露内侧病灶，则需要进行内踝截骨术。当病灶为中央或后外侧时，应行外侧截骨术。
- 扩大内侧入路（图 48.13）。
- 内踝截骨术时应注意保护三角韧带及周围血管（图 48.14）。
- 牵引踝关节，以确保充分显露距骨内侧病灶（图 48.15A）。
- 如果标准的踝关节前外侧或后外侧入路不能到达病变部位，则可进行扩大入路和截骨术。在腓骨远端做三部分截骨，其目的是保留距腓前韧带和跟腓韧带腓骨端的止点，当手术完成后给予复位固定（图 48.15B）。

### 入路 / 显露提示
- 前侧脂肪过厚难以显露神经。
- 入路选择为踝关节水平，难以显露距骨穹隆。

### 入路 / 显露设备
- 摆锯
- 螺钉固定内踝截骨端
- 具备马赛克植骨设备
- 全套软骨取出装置（用于软骨取出及填充软骨）
- 备同侧膝关节作为软骨供区

### 入路 / 显露争议
- 内踝截骨
- 外侧截骨（如为单纯的中央外侧病变）

### 第 1 步要点
- 切除踝关节前侧周围滑膜并做韧带松解。
- 清理胫骨前唇及距骨颈处骨赘。

### 第 1 步提示
- 内侧和外侧入路都与踝关节同一水平高度。
- 胫骨前唇处骨赘过多难以显露。

### 第 1 步器械 / 植入物
- 牵引踝关节并触及病变部位，进一步计划手术方案。
- 确定病变位置
- 检查以确定距骨前内侧非负重区作为可选软骨供区。

### 第 1 步争议
- 皮肤牵引或外固定架牵开踝关节
- 选择合适尺寸的软骨进行移植

### 第 2 步要点
- Chevron 截骨是安全的，内踝截骨前先预置螺钉孔。
- 克氏针可以用于 Chevron 截骨的定位；截骨时生理盐水间断冲洗可以避免热灼伤导致的骨坏死
- 使用斯氏针牵开以达到充分显露
- 术前需计划腓骨截骨

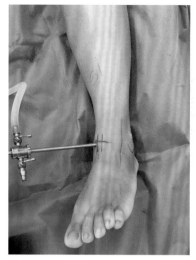

图 48.11

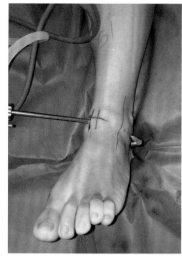

图 48.12

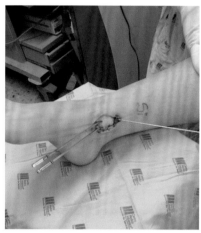

图 48.13

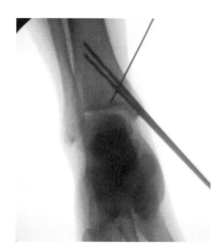

图 48.14

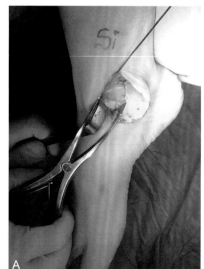

图 48.15

- 一般来说，当距骨内侧肩部损伤不能通过 21 号针头来定位时则首选尽可能垂直的内侧截骨。一些中间偏内侧的损伤部位可进行前侧截骨术以达到充分显露。后内侧入路可以显露一些非常偏后侧的损伤，但存在可能损害后侧神经血管束的风险。

## 第 3 步 距骨表面及体部病变的清除及移植的骨软骨撞击

- 刮匙或锋利的刀片清理去除多余软骨以达到稳定。
- 测量损伤的宽度及深度，清除病灶后取合适的骨柱（图 48.16）。
- 充分考虑损伤大小以确定选择合适的供区，并确保长度约为 25 mm。
- 修整骨柱，长度要略长于测量值。
- 轻轻按压放至缺损处，以免在移植骨柱时造成新的软骨损伤（图 48.17）。
- 当存在较高的肩部损伤时，骨软骨供区的选择应为髁间窝或距骨内侧或外侧非负重区。
- 选择距骨作为软骨供区时应保证外侧或内侧壁的完整。如果受损，必须在骨柱和无头螺钉固定前完成皮质骨移植（自体或同种异体骨）。

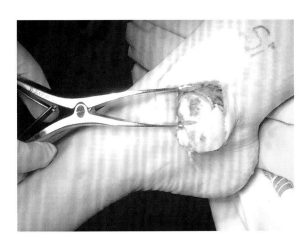

图 48.16

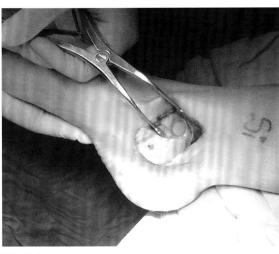

图 48.17

**第 3 步争议**

- 软骨供区选择 / 发病率。
- 在缺损区域使用富含血小板血浆和其他诱导细胞修复的物质。
- 在软骨供区使用纤维蛋白胶或骨膜瓣填充。

**第 4 步要点**

- 术前计划截骨及固定的方法。
- 完成手术后在手术室进行 X 线透视。

**第 4 步提示**

- 螺钉失效通常意味着术前计划不良。
- 不良的软组织处理或内踝张力过大，最终将导致缺血性坏死、神经炎或感染。

**第 4 步器械 / 植入物**

- 使用有加压和防旋转作用的螺钉技术。
- 对于外侧固定，需要时使用钢板或螺钉。

**第 4 步争议**

- 外踝的单截骨与双截骨。
- 预先钻孔和透视后固定以避免软骨移植术后穹隆处压力过大。

**术后要点**

- 皮肤切口愈合和拆线前不要在游泳池内进行训练。
- 疼痛控制从术后局部麻醉开始。

**术后提示**

- 延迟负重和不能控制疼痛会导致关节紊乱和复杂区域疼痛综合征。

**术后争议**

- 负重时间。
- 注射玻璃酸钠和富血小板血浆。
- 骨软骨供区发病率。
- 根据损伤病灶的大小决定不同的康复方案。

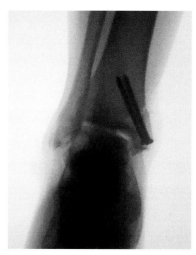

图 48.18

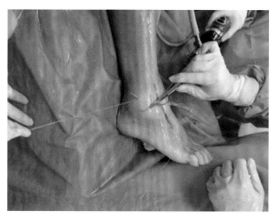

图 48.19

## 第 4 步　截骨端固定

- 内踝使用 2 枚实心螺钉固定（图 48.18）。
- 外侧使用螺钉和 / 或钢板进行固定。

## 第 5 步　必要时重建踝关节外侧韧带

- 关节镜下重建踝关节外侧韧带（图 48.19）。

**术后处理及预后**

- 非负重支具固定 4 周以利于检查伤口情况
- 限制踝关节活动的行走靴助行和渐进式负重。
- 术后 3 周在游泳池中进行踝关节活动度训练。

（Juan Bernardo Gerstner　著　赵宏谋　梁景棋　李　毅　译）

**参考文献**

扫描书末二维码获取。

# 第 49 章

# 带血管蒂骨移植治疗距骨骨软骨损伤

## 适应证

- 在至少一个平面（矢状和／或冠状面）中大于关节面 1/3 的巨大骨软骨损伤（osteochondral lesions，OCL）
- 保守治疗或既往手术治疗后持续疼痛＞ 1 年

## 体格检查／影像学

- 对既往史和现病史仔细和深入评估
  - 既往外伤史或手术史
  - 日常活动和运动障碍
  - 疼痛引起的损害
  - 既往保守治疗的效果
- 仔细的临床评估
  - 负重时踝关节力线
  - 患者坐和站立时的踝关节活动度
  - 患者坐着足悬空时踝关节稳定性
  - 疼痛检查使用 0 ～ 10 分的视觉模拟量表
- 应使用负重 X 线片来评估关节情况，包括足部和踝的正、侧位和后足力线位片
  - 关节软骨下骨形态和踝关节的完整性
  - 足部原发性或继发性畸形
  - 足踝部存在的畸形
  - 关节的其他改变（图 49.1）
- 尽可能进行负重 CT 检查
  - 确定病变的位置和大小
  - 评估病变形态，例如病变内和周围的骨骼状况
  - 检测骨囊肿形态
  - 检测骨质疏松
  - 检测其他骨质异常（图 49.2）
- MRI 可用于
  - 确定病变的活动范围，如周围水肿的存在和程度
  - 评估病变形态，例如病变内和周围的骨骼状况
  - 检测囊肿形成
  - 检测其他关节异常（图 49.3）
- 具有叠加骨扫描的 SPECT 可在直视下观察
  - 病理学形态和相关病理活动过程（图 49.4）
- 胫动脉血流情况可通过多普勒超声或血管造影评估

## 适应证提示

- 踝关节骨性关节炎 Ⅱ 级和 Ⅲ 级（Takakura）
- 胫骨远端关节骨剥脱性软骨炎（osteochondritis dissecans，OCD）

## 适应证争议

- 患者年龄＜ 16 岁

## 治疗选择

- 关节镜或切开病变清理，可行或不行微骨折术
- 自体骨软骨移植术（AlShaikh 等，2002）
- Hangody 马赛克移植术（Hangody 和 Fules，2003）
- 新鲜同种异体骨移植（Adams 等，2011）
- 带血管蒂自体骨移植（Hintermann 等，2015）

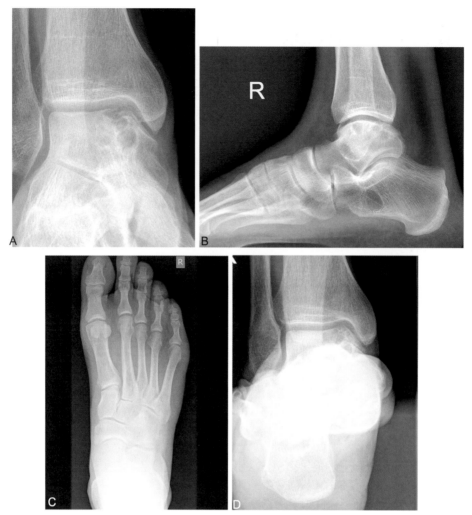

图 49.1

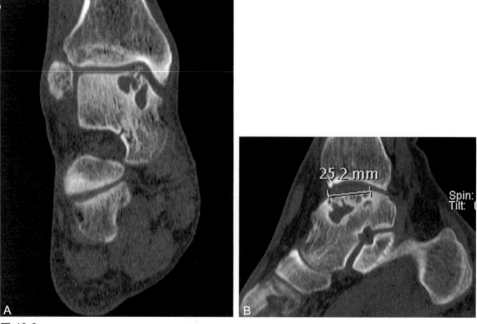

图 49.2

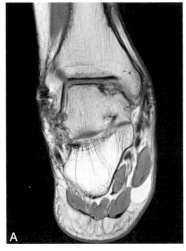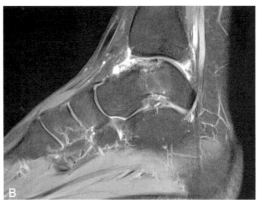

图 49.3

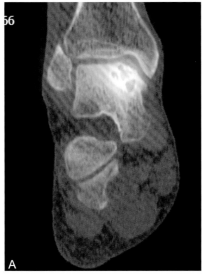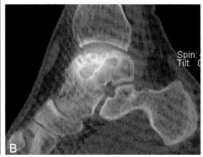

图 49.4

## 手术解剖

- 内侧距骨的 OCL 需要通过截骨术进行显露。
- 通过分离踝关节外侧韧带，使距骨半脱位则可以显露距骨外侧 OCL。
- 股骨内侧髁结构易于显露，具有恒定的滋养动脉，其形态与距骨相匹配。

## 体位

- 仰卧位
- 同侧大腿上止血带（320 ～ 350 mmHg）

## 入路 / 显露

- 显露距骨的内侧 OCL
  - 取长约 5 cm 的弧形切口

### 体位要点

- 将止血带置于尽可能近端以显露股骨远端部分。
- 将肢体置于方垫上，以便于术者从内侧进入。

### 入路 / 显露要点

- 在内踝截骨前行两个平行的钻孔可有助于术后复位和螺钉固定。
- 150° 的 L 形截骨术可以更好地观察内侧距骨穹隆部，螺钉固定后可以提供更好的稳定性。
- 将距腓前韧带连同止点的骨质一起分离，术后进行止点重建时可以使其更好更快地愈合。

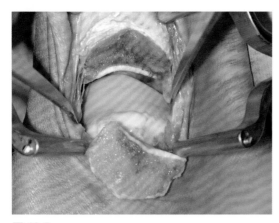

图 49.5

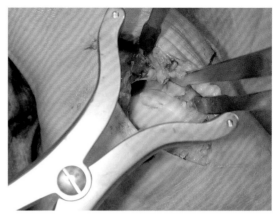

图 49.6

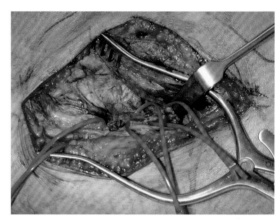

图 49.7

### 入路 / 显露提示

- 内踝截骨术可能导致胫骨远端关节完整性受损。
- 内踝的远端截骨术可能导致 OCL 的显露有限。
- 膝下神经分支损伤可导致疼痛和致残性神经瘤。

### 入路 / 显露设备

- Hintermann 撑开器非常有助于从内侧和外侧入路显露 OCL。

### 入路 / 显露争议

- 有几位作者提出了使用腓骨截骨显露距骨外侧 OCL，虽然操作简单，但可能会损伤关节韧带的完整性，并且需要更大的切口去显露。

- 显露内踝
- 确定踝关节的前内侧角
- 使用 Hohmann 拉钩牵开胫后肌腱
- 使用摆锯不完全截断内踝
- 使用骨刀完成截骨术
- 用 2.5 mm 针式 Hintermann 撑开器显露距骨内侧（克氏针；图 49.5）
- 显露距骨外侧 OCL
  - 长 5 ～ 6 cm 的弧形切口
  - 显露踝关节外侧韧带
  - 骨膜下剥离距腓前韧带（ATFL）
  - 用 2.5 mm 针式 Hintermann 撑开器将距骨前外侧从踝穴半脱位显露（图 49.6）
- 股骨内侧髁的显露
  - 长 12 ～ 15 cm 的纵向切口
  - 识别膝降动脉
  - 显露该动脉与股浅动脉之间分支
  - 显露股骨内侧髁，注意保持骨膜和内侧副韧带的完整性（图 49.7）

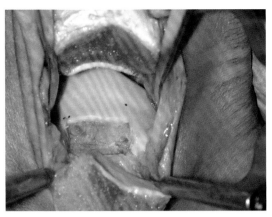

图 49.8

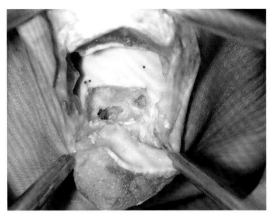

图 49.9

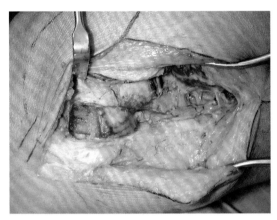

图 49.10

## 手术步骤

### 第 1 步　距骨穹隆部和胫前动脉的处理

- 清理 OCL 病损直到松质骨渗血，确保病损边缘软骨稳定（图 49.8）。
- 边缘用精细的骨刀切成方形，以便移植物的正确匹配。
- 测量并标记病变的尺寸（图 49.9）。
- 通过纵向切口显露胫前动脉并显露跗管。

### 第 2 步　从股骨内侧髁获取带血管蒂移植物

- 根据重建距骨边缘所需的形状，仔细确定移植物的尺寸和位置并用 4 根克氏针标记。
- 使用细摆锯和骨刀获取移植物，注意不要损坏骨膜和营养血管。
- 使用 4 个骨刀小心地取下移植物（图 49.10）。
- 在尽可能靠近近端的位置结扎膝降动脉及分支。
- 逐层进行伤口闭合。

### 第 3 步　移植物植入

- 带骨膜的皮质骨移植物以正确方式压入 OCL。
  - 获得没有任何台阶的关节面。

---

**第 1 步要点**

- 在病变后面的剩余关节表面中形成凹槽，以保护移植物的营养血管。
- 在移植物置入之前，清洁和清除深部囊变并使用松质骨填充。
- 如果周围骨硬化严重，则进行多次钻孔和或微骨折以确保更好的骨愈合。

**第 1 步提示**

- 病损需要清理至出现稳定的关节软骨面，否则可能出现移植物的固定不稳定，从而导致骨移植失败。

**第 2 步要点**

- 股骨内侧髁植骨易于获得，有恒定的营养动脉，理想的形态匹配同时骨膜覆盖血管蒂（Hintermann 等，2015）。
- 塑形移植物底部的骨形态有利于其植入。

**第 2 步提示**

- 获取移植物时，如果移植物的四个面截骨不充分可能会导致移植物的骨折。

**第 3 步要点**

- 在大多数情况下，如关节镜检查所见，植入的移植物的轮廓略高于周围关节表面。这种现象将在后期骨长入重塑过程中消失。

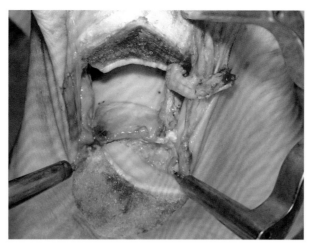

图 49.11

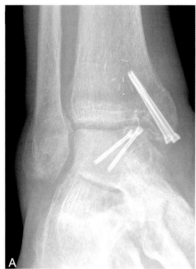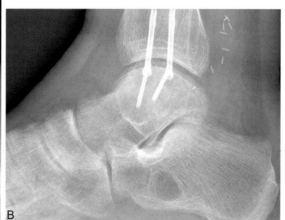

图 49.12

**第 3 步提示**

- 过大的移植物会明显地高出关节平面，从而阻碍内踝的正常复位和关节的平稳运动。

**第 4 步器械 / 植入物**

- 显微镜和显微手术技术是进行显微外科吻合术的必要条件。

- 保留关节面上的骨膜层（图 49.11）。
- 稳定性是至关重要的，使用螺钉固定（2.5 mm 双头空心螺钉；图 49.12）
- 骨膜采用间断的 2-0 缝线固定于三角韧带基底部。
- 营养血管通过准备好的凹槽进入距骨后部，并通过趾长屈肌腱和踇长屈肌腱之间的后关节囊孔进入跗管。
- 移除 Hintermann 撑开器。
- 复位内踝，并通过 2 枚螺钉进行固定。
- 对于外侧 OCL，距骨复位入踝穴后并将距腓前韧带重新固定于腓骨，逐层进行伤口闭合。

**第 4 步  显微外科吻合术**

- 完成胫动脉的显微外科吻合（图 49.13）。
- 如果允许的话，伴随的静脉也应该吻合。
- 逐层进行伤口闭合。

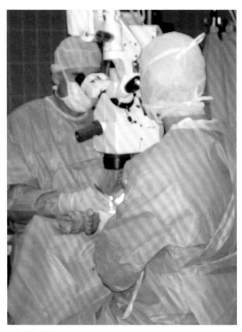

**图 49.13**

## 术后处理及预后

- 术后 4 天内，足部严格制动并抬高，以防止吻合部位失败。
- 术后 4 ~ 8 周内采用低分子肝素预防血栓形成。
- 术后 8 周内，使用软支具来保护踝关节。
- 术后前 8 周内仅允许部分负重。
- 在术后 8 周和 4 个月后使用标准 X 线摄片和 CT 扫描来评估骨愈合和重塑过程。
- 运动员预计在手术后 6 ~ 9 个月内恢复运动。

（Beat Hintermann，Roxa Ruiz，Dirk J. Schäfer　著
梁晓军　赵宏谋　常　鑫　译）

## 参考文献

扫描书末二维码获取。

---

**术后要点**

- 连续被动运动，如在第五天开始并持续 8 周，可以改善关节功能的恢复和移植部位的重塑过程。

# 第 50 章

# 前踝撞击症的治疗

## 适应证提示

- 严重的踝关节前间隙消失或距骨向前半脱位，截骨松解效果不佳。
- 隐匿性高弓足及相应的关节失稳。
- 陈旧性跟骨骨折伴随的距骨倾斜，导致无骨赘的前侧撞击。

## 适应证争议

- 对于伴有慢性不稳定的胫距关节前侧骨刺，也可在骨刺切除后重建外侧韧带。
- 松解增生肥厚的距腓前韧带、Bassett 韧带。
- 炎性关节病。
- 同时发生距骨和胫骨的骨软骨损伤。

## 治疗选择

- 可的松注射
- 富血小板血浆（PRP）和透明质酸可作为标准治疗，而不是经验性治疗
- 支具制动踝关节
- 前踝关节清理术（开放性或关节镜下）
- 前踝关节清理术并关节牵开成形术
- 全踝关节置换术
- 踝关节融合术

## 适应证

- 踝关节背屈时由于骨性撞击或者踝前软组织撞击导致的疼痛。
- 因胫距关节前侧骨刺导致背屈活动丢失。

## 体格检查 / 影像学

- 体格检查包括踝关节的肿胀，踝关节前侧触压痛，被动背屈时踝关节疼痛，被动背屈踝关节可能会被继发的骨赘阻挡，被动或者主动活动踝关节时可能会出现捻发音。
- 负重侧位 X 线片常显示胫骨及相应的距骨骨赘。前踝关节沟可见游离体和骨赘的无移位骨折（图 50.1A）。
  - MRI 显示踝关节前侧积液、滑膜炎以及骨赘（图 50.1B）。可见 Bassett 韧带肥大（图 50.1C）。
  - 骨软骨囊性变和骨软骨损伤可能发生于整个踝关节，表明病情较严重，远期预后较差。
- CT 可显示骨刺的大小和位置，其可能会影响手术入路，同时可显示踝关节及可能的邻近关节软骨下骨囊变和硬化骨的形成。
- SPECT 有一定价值。

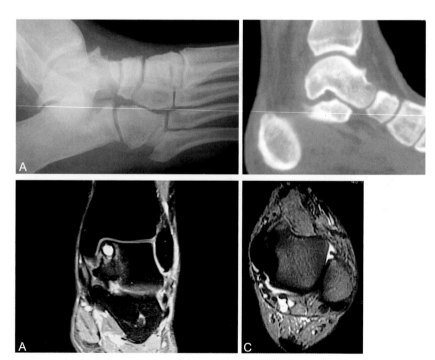

图 50.1

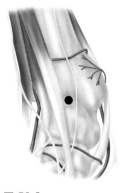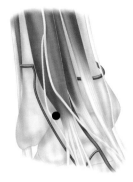

图 50.2

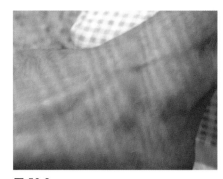

图 50.3

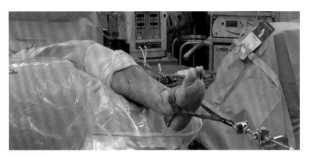

图 50.4

## 手术解剖

- 腓浅、腓深神经及隐神经存在切口和入路损伤的风险（图 50.2）。
- 前外侧入路存在损伤腓浅神经背外侧支的风险（图 50.3）；通过牵拉第 4 足趾常可观察到其走行。
- 隐神经沿着内踝前缘走行，前内侧入路时存在损伤风险。
- 胫前肌是前内侧切口或入路的标志。
- 第三腓骨肌或趾长伸肌（EDL）是前外侧切口或入路的标志。

## 体位

- 患者取仰卧位，同侧臀部垫高，使足处于中立位。后踝下放置无菌方垫以保持稳定，并抬高腿部以方便术中透视。
- 准备和悬吊之前，大腿上止血带。
- 如需行关节镜检查，则需使用一个带衬垫的支架来保持髋关节和膝关节屈曲，以对抗无菌的踝关节牵引装置。
- C 臂行侧位透视（图 50.4）。

## 入路 / 显露

### • 开放性手术

- 对于严重的前踝关节炎，如果不能选择关节镜检查，则进行开放的前踝关节清理。前内侧切口长约 3 cm，以胫距关节为中心，位于胫骨前肌内侧。可显露内踝踝穴。踝关节前外侧切口位于第三腓骨肌或者 EDL 外侧，长约 3 cm，以踝关节为中心。

### 体位要点

- 在透视引导下置入 1 枚腰穿针，随后将生理盐水注入踝关节腔，有助于建立手术入路。
- 松开踝关节牵引，并且背屈踝关节，为前踝骨刺的清理创造更多空间。

### 体位提示

- 在踝关节骨刺清理术中，如踝关节未背屈，则容易损伤前侧神经血管结构。无论是在开放性手术还是关节镜手术中都是如此。

### 体位设备

**关节镜手术**

- 良好的腿部固定支架
- 踝关节牵开器
- 2.7 mm 或 4.0 mm 关节镜，刨刀，带保护套筒的磨钻
- 透视装置

**开放性手术**

- 测量仪、骨凿、咬骨钳
- 透视装置

### 体位争议

- 踝关节牵开器的使用
- 止血带的使用

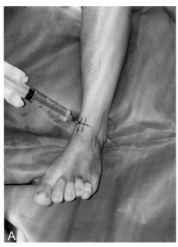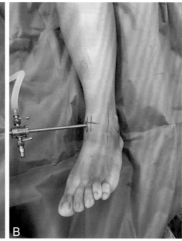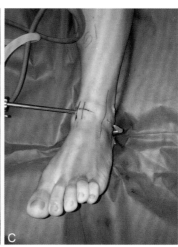

图 50.5

## 关节镜手术

- 踝关节牵开时，前内侧入路切口长约 1 cm，以胫距关节为中心，位于胫前肌内侧。在行操作前插入腰穿针，并向踝关节内注入 10 ～ 15ml 的生理盐水，以分离踝关节。

- 放置腰穿针也有助于术中透视。

- 此切口仅切开皮肤即可。用钳子仔细分离至关节囊，并注意保护隐神经、静脉和胫前肌腱。使用钝性开口器穿透关节囊进入踝关节（图 50.5）。

- 注意观察腓浅神经的走行，踝关节前外侧入路位于第三腓骨肌外侧，切口长度 ≤ 1 cm，在踝关节水平处，仅切开皮肤。用钳子仔细分离至关节囊，然后同进入前内侧入路一样，用钝性开口器或腰穿针穿透关节囊。

## 手术步骤

### 第 1 步　开放性手术

- 从踝关节前侧直接切开踝关节囊，使踝关节保持中立位至轻度背屈，从而保护神经血管结构及肌腱组织不至于过度牵拉，并更好地显露手术视野。用大号软组织牵开器牵开皮瓣，并保护神经血管结构。

- 踝关节最大背屈位时用修骨器或骨刀去除踝关节前方骨赘。注意不要过度切除胫骨，否则会导致关节不稳定。然而，大范围切除距骨骨刺可以确保所有的撞击都得到处理。用骨锉打磨光滑踝关节前侧的骨赘切除面。

- 术中踝关节背屈位透视检查确保骨赘清理完全。旋转踝关节可以使胫距关节前侧完全显露。跖屈踝关节时可检查前侧距骨软骨表面情况。

- 术前经 X 线片、CT 或 MRI 检查发现的任何大的前侧骨囊性病变，均应在胫骨干骺端开小骨窗进行植骨，如果需要可延长切口。

- 距骨病变的微骨折术也可以在此时使用 2.0 mm 的骨针或钻头进行。

- 彻底冲洗踝关节，冲洗掉骨碎片和游离体。

### 手术要点

- 尽可能少量的切除胫骨前壁，尽可能多地从距骨侧清理。胫骨前唇过度切除可能导致关节不稳定及距骨向前半脱位。

- 有关节不稳史的高弓足患者踝关节力线异常与胫距关节前内侧骨赘有关。

### 手术提示

- 胫骨前唇的过度切除，往往会导致踝关节进一步的不稳定和关节炎的加速进展。

- 对于严重的踝关节炎患者，增加踝关节活动度可能会增加活动相关的踝关节疼痛。

### 争议

- 对于患有严重关节炎或慢性关节失稳的患者，骨刺的清理可能会加速踝关节炎进展和增加疼痛。

- 是否部分还是完全切除胫骨前骨刺尚存争议，因为其可能提供了避免距骨前脱位的稳定性。

- 缝合手术切口。
- 术后使用具有良好衬垫的支具制动踝关节（夹板或可调支具）。

## 第 2 步　关节镜

- 推荐使用具有高流量系统的 2.7 mm 关节镜。刨刀的大小取决于医生的喜好。但是，建议使用带有保护套筒的 4.0 mm 磨钻来去除骨刺。
- 用刨刀从踝关节前部切除增生的滑膜，显露胫骨和距骨骨刺。去除踝关节牵引，背屈踝关节可使骨刺更好地显露，注意保护前侧软组织。
- 建议使用带有保护套筒的 4.0 mm 磨钻来去除骨刺。
- 注意不要过度切除胫骨，否则会导致关节不稳定。但是，大范围切除距骨骨刺可确保所有的撞击都得到解决。
- 如果需要行距骨微骨折术，建议先行微骨折手术，如若先清除骨刺，则由于出血可导致视野不清晰。
- 彻底冲洗踝关节，冲洗掉碎骨和游离体。
- 缝合关闭切口。
- 术后使用具有良好衬垫的支具制动踝关节（夹板或可调支具）。
- 图 50.6A 显示牵开状态下的足距骨前侧骨刺，图 50.6B 显示足背屈时胫距关节前侧的骨刺撞击，图 50.6C 显示刨刀去除胫前骨刺，图 50.6D 显示刨刀去除距骨前方骨刺，图 50.6E 显示去除骨赘后踝关节最大背屈位时的情况。

## 术后处理及预后

- 术后第 1 周和第 2 周检查切口。
- 术后 2 周开始踝关节活动度锻炼，直到切口完全愈合。
- 在没有进行微骨折或骨囊肿植骨的情况下，踝关节在石膏或行走靴固定下，可以立即负重。
- 无其他关节炎或距骨损伤表现者，可在术后 10 周完全恢复活动。
- 患有严重关节炎或距骨软骨损伤者，应在术后 4 ~ 6 个月完全恢复活动。

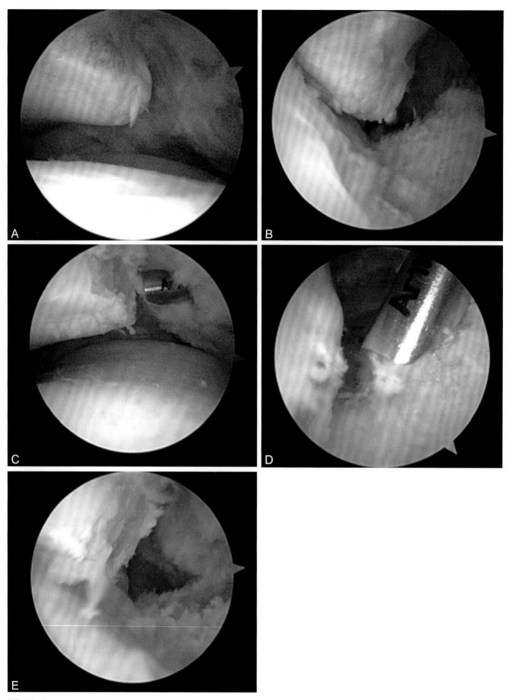

图 50.6

（Juan Bernardo Gerstner，Christina Kabbash  著

梁晓军 李 毅 蔡 杰 译）

## 参考文献

扫描书末二维码获取。

# 第51章

# 外翻性踝关节炎的力线重建手术

## 适应证

- 患者运动要求较高，踝关节外侧关节面退变且外翻畸形（如创伤导致力线不良、踝关节不稳）。
- 距骨外侧骨软骨炎合并外翻畸形。
- 作为踝关节融合或关节置换术前的力线矫正。

## 体格检查 / 影像学

- 评估患者步态及下肢整体力线情况。
- 患者非负重状态下通过前抽屉试验和距骨倾斜角来评估踝关节稳定性，另外需要评估踝关节内外翻力量（胫后肌及腓骨肌肌力）以及距下关节活动度。评估现有畸形是否可以纠正。
- 嘱患者后足提踵来评估足旋后畸形以及后足内翻畸形。
- 需要踝关节负重正侧位、足的负重背伸跖屈位、后足 Saltzman 位来确定畸形的位置和特征（踝上、通过踝关节平面、踝关节下方截骨，或者联合截骨）。如果畸形位于膝关节或股骨，不能通过临床查体来排除，则需拍摄双下肢负重全长位片（图 51.1）。
- 需在踝关节负重正位 X 线片上测量胫骨远端前侧关节面角（胫骨轴线与胫骨远端关节面内侧夹角）来评估畸形。需要矫正的角度可以通过影像学测量，然后根据公式计算：$\tan\alpha = H/W$，$\alpha$ 为纠正角度，H 为需要撑开的高度，W 为胫骨宽度。
- 负重断层 X 线片、负重 CT 及 MRI 不是必须的，但是这些检查可以更好地评估旋转畸形，骨软骨损伤以及肌腱病变。
- SPECT 检查可以进行关节炎分期与评估。

- 胫距关节面缺失 > 50%（前后位 X 线片、MRI、关节镜）可行踝关节置换或融合。
- 由于神经系统疾病导致术后依从性差或身体状态差的患者可行踝关节融合术。

**适应证争议**

- 炎症，系统性关节病变，关节间隙消失通常行关节置换或融合术。
- 吸烟史是踝上截骨术相对禁忌证。
- 根据畸形位置及软组织情况决定手术技术（内侧闭合截骨或外侧开放截骨，腓骨截骨）。

**治疗选择**

- 保守治疗（药物、支具、矫形鞋）可以作为手术前治疗。
- 如果力线不良是由于邻近结构损伤，如肌力不平衡，可以采用理疗或改变穿鞋习惯来纠正。前足畸形需要通过其他手术来矫正。
- 跟骨内移截骨可以作为一种辅助治疗手术。通常，任何畸形均需要在畸形部位进行纠正。
- 对于破坏严重的关节面进行全踝关节的表面置换可以允许早期负重，但是可能无法完全纠正畸形及不稳定，出现关节力线不匹配而导致失败。
- 踝关节融合允许大运动量，但是邻近关节代偿易导致关节退变。

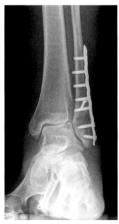
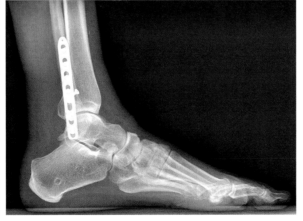

图 51.1

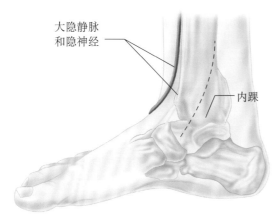

大隐静脉
和隐神经

内踝

图 51.2

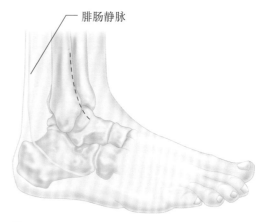

腓肠静脉

图 51.3

- 踝关节匹配度可以决定截骨类型（胫骨或胫腓骨）。
- 手术矫正的目的是使胫距以及距腓关节匹配。大多数作者推荐过度纠正 3°～5°。
- 足跟过度外翻患者需要跟骨截骨来纠正足跟负重力线，从而与胫骨中轴线对齐。
- 设计截骨方案时应考虑增加旋转或平移截骨。

## 手术解剖

- 采用内侧或外侧切口显露胫腓骨。
- 内侧入路：大隐静脉及隐神经位于切口前侧。神经血管束位于内踝前缘。注意保护胫后肌腱，其紧贴于内踝后缘（图 51.2）。
- 外侧切口需要注意腓肠神经及小隐静脉。其走行于切口背侧，切口不易发现。向近端延伸切口需要保护腓浅神经分支。腓骨后侧面有腓动脉分支，需要进行电凝止血（图 51.3）。

## 体位

- 内侧切口：仰卧位，小腿下方使用抬高垫使同侧膝稍屈曲，对侧髂嵴处给予支撑使手术床可以倾斜。
- 外侧切口：侧卧位或仰卧位，抬高垫置于患侧臀下。

## 入路 / 显露

- 推荐截骨前行关节镜检查。
- 内侧切口：内踝上方行 10 cm 长纵行切口，皮下组织分离，避免损伤走行于内踝前缘的大隐静脉及隐神经。胫后肌腱走行于内踝后缘，辨认并向后牵拉保护。
- 外侧切口：沿外踝前缘取 10 cm 长弧形切口。远端向前侧弧形可延伸切口。在切口远端显露下胫腓联合前侧。小隐静脉及腓肠神经走行于切口后侧，通常切口中不易显露。但是如果想向近端延伸切口，需要显露并保护腓浅神经分支。同时电凝腓动脉穿支血管。

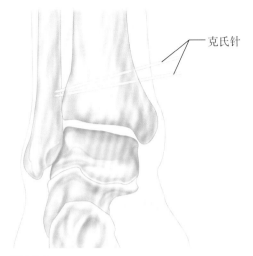

克氏针

图 51.4

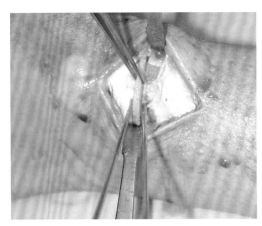

图 51.5

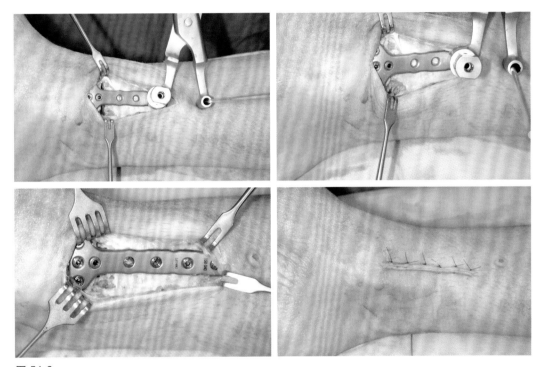

图 51.6

## 手术步骤

### 第 1 步　内侧闭合楔形截骨

- 尽量少进行骨膜剥离，显露胫骨。
- C 臂透视下确定截骨平面。从内侧骨皮质置入 2 枚克氏针，如果是畸形愈合，在畸形顶点部位标记截骨线，需要在术前对克氏针位置进行计划（图 51.4）。
- 切开截骨端骨膜并使用骨膜剥离器分离。
- 沿着克氏针位置进行截骨。移除楔形截骨块（图 51.5）。
- 截骨端采用内翻力或加压装置进行闭合加压（图 51.6）。

第 1 步要点

- 如果下胫腓前联合瘢痕组织已经清理或切除，为了更好地控制腓骨远端位置，可以置入下胫腓螺钉。
- 矢状面畸形可以同时纠正。前方闭合楔形截骨纠正屈曲畸形，后侧闭合楔形截骨纠正背屈畸形。踝关节旋转中心在侧位片上应位于胫骨中轴线上。

**第 1 步提示**

- 外侧铰链结构破坏容易导致旋转或平移畸形。
- 为避免截骨端移位风险需要使用可提供稳定性的内植物。在胫骨截骨时保证对侧骨皮质完整。

**第 1 步器械 / 植入物**

- 胫骨内侧锁定接骨板。
- 1/3 管型接骨板固定腓骨。

**第 1 步争议**

- 纠正畸形需要在畸形成角旋转中心（CORA）进行从而避免截骨端对位不良。
- 内侧闭合截骨理论上减轻已经损伤的胫后肌腱张力。截骨完成后需再次评估跟腱、胫后肌腱及前足位置。

- 最后固定近端截骨端（图 51.7）。术中 C 臂透视以确定截骨及内植物位置。
- 用可吸收缝线将胫后肌腱鞘缝合于原位，逐层缝合皮肤及皮下组织。胫后肌腱避免缝合过紧引起腱鞘狭窄及腱鞘炎。
- 如果需要行腓骨截骨，腓骨侧需要附加切口。注意保护腓浅神经分支。由后上到前下进行斜行腓骨截骨，从而可以进行旋转、延长或短缩腓骨（图 51.8）。
- 术后随访时拍摄踝关节负重 X 线片（图 51.9）。

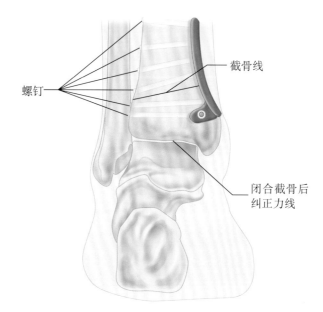

螺钉

截骨线

闭合截骨后
纠正力线

图 51.7

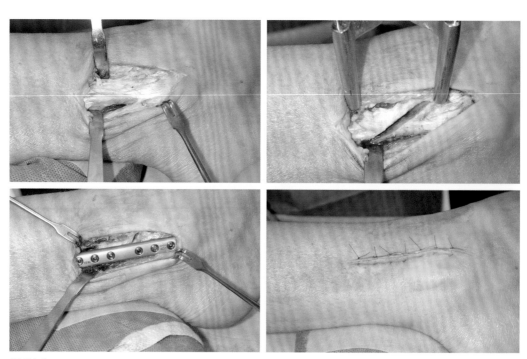

图 51.8

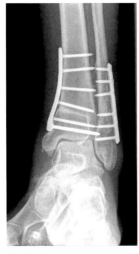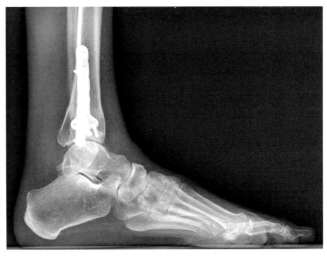

**图 51.9**

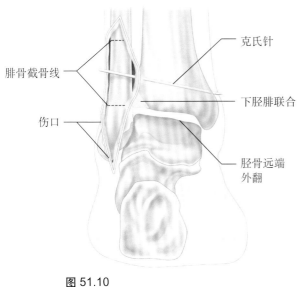

**图 51.10**

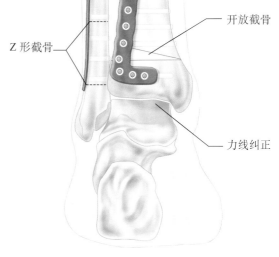

**图 51.11**

## 第 2 步　外侧开放楔形截骨

- 如果内侧软组织皮肤条件差，可行外侧开放截骨。
- 沿腓骨取纵向切口。保护腓浅神经。通过切口可以显露胫骨远端及腓骨前方，同时也可以显露前侧下胫腓联合。
- 腓骨行 Z 行截骨或楔形截骨（前上到后下）。
- 腓骨 Z 形截骨长度 2 ~ 3 cm，起于下胫腓联合水平。
- 克氏针标记截骨端（图 51.10）。
- 进行截骨，置入楔形骨块，接骨板坚强固定。采用 2-0 可吸收缝线常规缝合骨膜。
- 一旦关节达到匹配，腓骨使用螺钉固定（Z 形截骨）或 1/3 管型接骨板固定（图 51.11）。

### 第 2 步要点

- 腓肠神经和小隐静脉位于切口平行后方，通常不易显露。切口向近端延伸时需要显露并保护腓浅神经。
- 注意电凝止血腓动脉穿支血管。

### 第 2 步器械 / 植入物

- 胫骨：锁定接骨板
- 腓骨：螺钉或 1/3 管型接骨板

### 第 2 步争议

- 腓骨 Z 形截骨可能损伤下胫腓联合，Z 形近端截断前侧皮质，远端截断后侧皮质。
- 胫骨截骨端可以置入同种异体骨或自体骨（髂骨）。

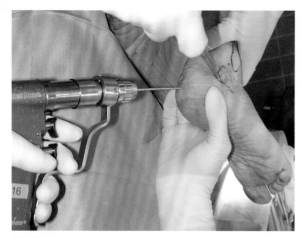

图 51.12

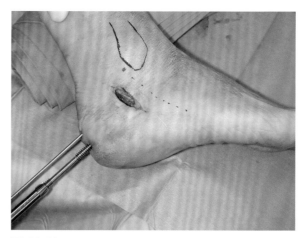

图 51.13

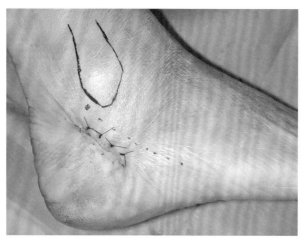

图 51.14

**跟骨截骨术争议**

- 跟骨置入克氏针位于负重皮肤近端，避免刺激引起跟骨脂肪垫坏死。
- 1 枚螺钉固定提供足够的稳定性，2 枚螺钉固定增加抗旋转稳定性。

## 附加手术

### 跟骨截骨术

- 如果后足力线通过踝上截骨无法纠正，需行跟骨内移截骨。取跟骨外侧斜行切口，摆锯行截骨术。
- 板式撑开器撑开截骨断端，松解挛缩软组织。尽最大可能内移截骨块。1～2 枚临时克氏针固定（图 51.12）。
- 随后置入空心螺钉导针，螺钉固定使外侧皮质台阶加压（图 51.13）。
- 可吸收线缝合皮肤（图 51.14）。

### 前足旋后畸形的矫正

- 柔韧性畸形：修复或重叠缝合三角韧带前束、弹簧韧带以及胫后肌腱（趾长伸肌腱加强）。
- 僵硬性畸形：内侧楔骨或第 1 跖骨基底行背侧撑开截骨。如果畸形严重，可行舟楔关节融合。

### 跟腱松解术

- 行 Sinverskjöld 试验。
- 如果膝关节伸直位踝关节背伸减少，松解腓肠肌至踝关节背伸 10°。
- 无论膝关节伸直屈曲踝关节活动度均减少，需要松解跟腱。

## 术后处理及预后

- 术后即刻抬高患肢。
- 加压包扎及支具固定 2 天，减轻肿胀。
- 短腿负重支具固定 8 周。
- 8 周后影像学有愈合标志，嘱患者逐渐负重。
- 术后 8 周康复计划包括力量、步态以及活动度训练，在能忍受情况下逐渐加大活动量。

（Nicola Krähenbühl, Markus Knupp　著

温晓东　赵宏谋　梁晓军　译）

### 参考文献

扫描书末二维码获取。

---

**跟腱松解术争议**

- 过度松解跟腱容易引起行走推进无力。
- 是否行跟腱松解目前暂未达成共识。有证据表明大多数情况下理疗可以适当恢复跟腱长度。

**术后提示**

- 尽量避免伤口愈合及感染问题，关注截骨端延迟愈合或不愈合。
- 潜在并发症为畸形愈合，导致截骨端术中或术后位置丢失。

**术后争议**

- 术后不推荐早于 8 个月取出内植物。
- 1999—2013 年，298 例行踝上截骨术（内翻和外翻），总体生存率为 88%，7 例患者不愈合。
- 早期失败危险因素为术前 Takakura-3b 期关节炎。老年人吸烟患者导致失败率增加。

# 内翻性踝关节的畸形矫正

- 胫距关节面缺失 > 50%（前后位 X 线片、MRI、关节镜）可行踝关节置换术或融合术。
- 由于神经系统疾病导致术后依从性差或身体状态差的患者可行踝关节融合术。

- 改变骨质量（药物，骨囊性变，骨质疏松）。
- 炎症、系统性关节病变、关节间隙消失通常行关节置换术或融合术。
- 吸烟史是踝上截骨术的相对禁忌证。

## 适应证

- 踝关节力线不良伴有内侧关节炎
- 胫骨远端或踝关节畸形愈合
- 踝关节置换或融合前力线矫正
- 踝关节置换或融合术后力线不良矫正
- 距骨内侧骨软骨炎

## 体格检查 / 影像学

- 评估患者步态及下肢整体力线情况。
- 患者非负重状态下通过前抽屉试验和距骨内翻应力试验来评估踝关节稳定性，另外需要评估踝关节内外翻力量（胫后肌及腓骨肌肌力）以及距下关节活动度。
- Coleman 试验排除前足源性后足畸形。
- 需要拍摄踝关节负重正侧位、足的负重背伸跖屈位、后足 Saltzman 位 X 线片来评估畸形程度。如果畸形位于膝关节或股骨，需拍摄下肢负重全长位片（图 52.1）。
- 负重断层 X 线片、负重 CT 及 MRI 不是必需的，但是这些检查可以更好地评估旋转畸形、骨软骨损伤以及肌腱病变。
- SPECT 检查可以进行关节炎分期评估。
- 需在踝关节负重正位 X 线片测量胫骨远端前侧关节面角（胫骨轴线与胫骨远端关节面内侧夹角）来评估畸形。需要矫正的角度可以通过影像学测量，然后根据公式计算：$\tan\alpha = H/W$，$\alpha$ 为纠正角度，H 为需要撑开的高度，W 为胫骨宽度。

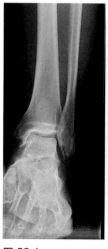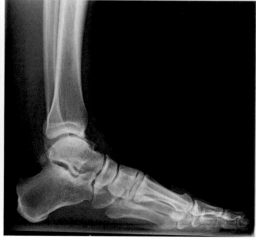

图 52.1

- 区分关节匹配与否有利于决定截骨类型（胫骨或胫腓骨；撑开截骨或穹隆截骨）。
- 如果无法在畸形成角旋转中心（CORA）进行截骨或畸形较大可以采取穹隆弧形截骨（避免远端骨块大的位移）。
- 匹配的关节考虑穹隆形截骨，不匹配的关节采取撑开截骨。
- 为了保留关节匹配度，腓骨需要行长度或旋转截骨矫正。

## 手术解剖

- 内侧入路：大隐静脉及隐神经位于切口前侧。神经血管束位于内踝前缘。注意保护胫后肌腱，其紧贴于内踝后缘。
- 外侧入路：需要注意腓肠神经及小隐静脉。其走行于切口背侧，切口不易发现。向近端延伸切口需要保护腓浅神经分支。腓骨后侧面有腓动脉分支，需要进行电凝止血。
- 前侧入路：神经血管束（腓深神经及足背动脉）位于切口外侧，踝关节被大量脂肪垫覆盖，其中包括静脉丛，需进行电凝止血。

## 体位

- 内侧入路：仰卧位，自然外旋易显露内踝（图 52.2），膝关节轻度屈曲，髋关节外旋。上止血带。
- 外侧入路：侧卧位或仰卧位，软垫垫于患侧臀下。大腿上止血带。
- 前侧入路：仰卧位，足跟位于手术床沿，术者站立于手术床末端。上止血带。

## 入路／显露

- 我们推荐截骨前行关节镜检查关节磨损情况。
- 内侧入路：内踝上方行 10 cm 长纵向切口，皮下组织分离，避免损伤走行于内踝前缘的大隐静脉及隐神经。胫后肌腱走行于内踝后缘，辨认并向后牵拉保护（图 52.3）。
- 外侧入路：沿外踝前缘取 10 cm 长弧形切口。远端向前侧弧形可

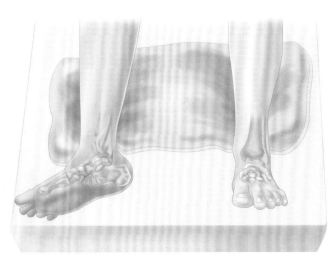

图 52.2

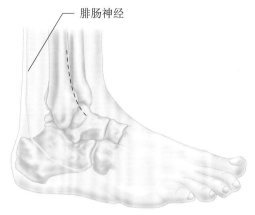

图 52.3

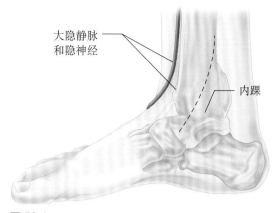

图 52.4

### 第1步要点

- 如果下胫腓前联合瘢痕组织已经清理或切除，为了更好地控制腓骨远端位置，可以置入下胫腓螺钉。
- 矢状面畸形可以同时纠正。前方闭合楔形截骨纠正屈曲畸形，后侧闭合楔形截骨纠正背屈畸形。踝关节旋转中心在侧位片上应位于胫骨中轴线上。

### 第1步提示

- 如果胫后肌腱鞘过紧将会导致疼痛。
- 外侧铰链结构破坏容易导致旋转或平移畸形。

### 第1步器械 / 植入物

- 胫骨截骨端采用内侧锁定接骨板。
- 推荐采用宽摆锯使截骨面光滑。

### 第1步争议

- 使用 2-0 可以收缝线缝合胫后肌腱鞘，皮肤和皮下组织采用间断缝合。不要过紧缝合胫后肌腱鞘，避免引起狭窄性腱鞘炎。
- 另外，可以使用骨凿或骨刀代替摆锯从而减少对骨的热损伤。

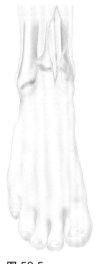

图 52.5

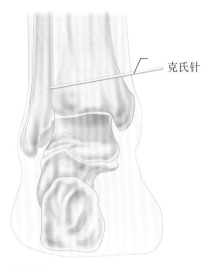

图 52.6

延伸切口。在切口远端显露下胫腓联合前侧。小隐静脉及腓肠神经走行于切口后侧，通常切口中不易显露。但是如果想向近端延伸切口，需要显露并保护腓浅神经分支。同时电凝腓动脉穿支血管（图52.4）。

- 前侧入路：取胫前肌腱与拇长伸肌腱之间纵向切口，长约 10 cm，位于踝关节正中。注意牵拉切口皮肤，避免损伤深层神经血管束（图 52.5）。保留神经血管束，牵向外侧，沿肌腱之间切开伸肌支持带。胫前肌腱牵向内侧，拇长伸肌腱牵向外侧，避免打开腱鞘。纵行切开剩余软组织即可显露胫骨前侧。踝关节前侧覆盖大量脂肪组织及静脉丛。采用关节外截骨，踝关节常不需要显露。远端静脉丛需要电凝止血。

## 手术步骤

### 第1步  内侧开放楔形截骨

- C 臂透视下克氏针确定截骨平面（图 52.6）。
- 切开截骨端骨膜，骨膜剥离器分离骨膜，截骨采用宽摆锯（图 52.7）。

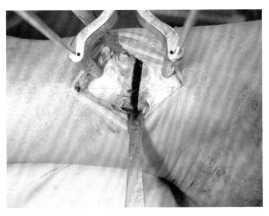

图 52.7

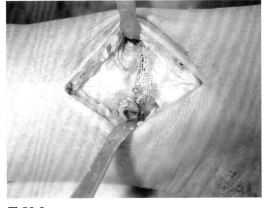

图 52.8

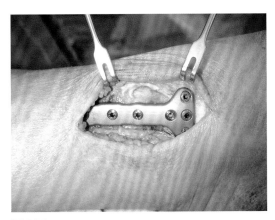

图 52.9

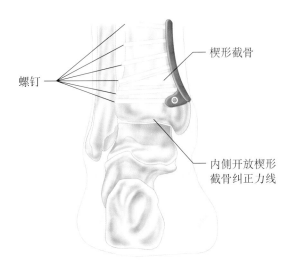

图 52.10

螺钉
楔形截骨
内侧开放楔形
截骨纠正力线

- 采用同种异体骨或自体骨进行植骨（图 52.8）。
- 内侧锁定接骨板固定截骨端（图 52.9 和图 52.10）。
- 用可吸收缝线将胫后肌腱鞘缝合于原位，逐层缝合皮肤及皮下组织。胫后肌腱避免缝合过紧引起腱鞘狭窄及腱鞘炎。
- 如果需要行腓骨截骨，腓骨侧需要附加切口。注意保护腓浅神经分支。由后上到前下进行斜行腓骨截骨，从而可以进行旋转、延长或短缩腓骨。
- 术后随访时拍摄踝关节负重 X 线片（图 52.11）。

## 第 2 步 外侧闭合楔形截骨

- 先行腓骨截骨。大部分病例需要短缩腓骨来匹配踝关节。短缩可以通过去除骨块或 Z 形截骨来实现（图 52.12）。
- Z 形截骨长度为 2~3 cm，截骨远端位于下胫腓联合水平。
- 克氏针进行截骨线标记（图 52.13）。
- 摆锯进行截骨。
- 通过活动腓骨来判断需去除骨块大小。
- 从前侧显露胫骨远端，避免剥离骨膜，按术前计划置入克氏针标记截骨线。如果畸形位于踝上近端，从近端打入克氏针直到内侧皮质。
- C 臂透视确定克氏针位置。

**第 2 步要点**

- 内侧使用钢丝固定可以避免完全切断骨质，从而保持内侧铰链结构。
- 为了截骨端良好加压，需要加压固定设备。可以采用加压螺钉固定。
- 下胫腓联合很少需要固定。由于这个原因，下胫腓联合前胫骨结节可以骨刀进行切除，待腓骨固定后采用螺钉及垫片固定。

**第 2 步提示**

- 创伤引起的畸形矫正需要在 CORA 点进行，避免移位后复位不良。

**第 2 步器械 / 植入物**

- 接骨板能够提供足够的稳定性避免再次发生移位。

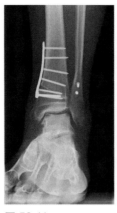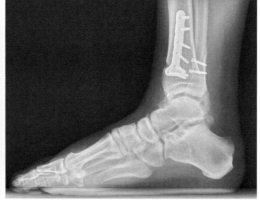

图 52.11

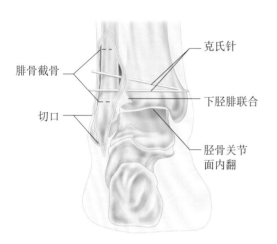

腓骨截骨 —— 克氏针

切口 —— 下胫腓联合

胫骨关节面内翻

图 52.12

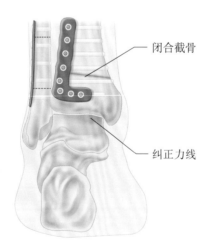

需要去除的骨块 —— 克氏针标记截骨位置

下胫腓联合

图 52.13

闭合截骨

纠正力线

图 52.14

**第 2 步争议**

• 内侧铰链结构失效导致再移位风险（旋转或平移）。此时需要额外内植物固定。

• 摆锯进行截骨，闭合截骨端，接骨板牢固固定（图 52.14）。

• 2-0 可吸收缝线缝合骨膜。

• C 臂透视下确定腓骨位置。待关节匹配后，使用螺钉或 1/3 管型接骨板固定腓骨。

• 可吸收缝线逐层缝合皮肤及皮下组织。

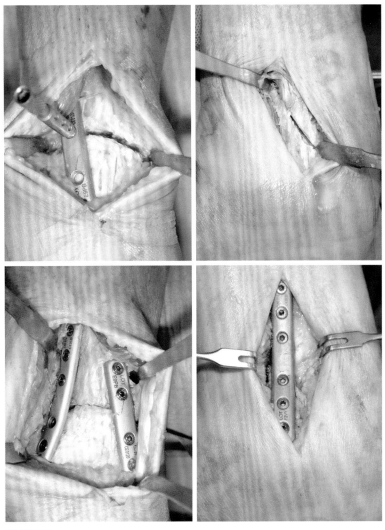

图 52.15

## 第 3 步　穹隆形截骨术

- 采取前侧入路。
- 沿着截骨线用 2.0 mm 的钻头多次钻孔。用 5 mm 骨刀进行截骨。预先稳定截骨端，截骨两端以胫骨前面为标记（采用标记笔或电刀标记）。
- 外侧切口显露腓骨，采取斜行截骨。
- 活动胫骨截骨端，按术前计划进行矫正。2.5 mm 克氏针从内踝打入临时固定截骨端。
- 截骨端采用 1 枚 T 形接骨板或 2 枚重建接骨板（1 枚内侧、1 枚外侧）和锁定螺钉进行固定（图 52.15）。
- 通过 C 臂来确定腓骨长度及位置，后使用接骨板进行固定（图 52.16；Beat Hintermann 教授病例）。

**第 3 步要点**

- 截骨通常位于干骺端水平，下胫腓联合上方。

**第 3 步器械 / 植入物**

- 截骨板能够提供良好的角稳定性预防截骨端二次移位。

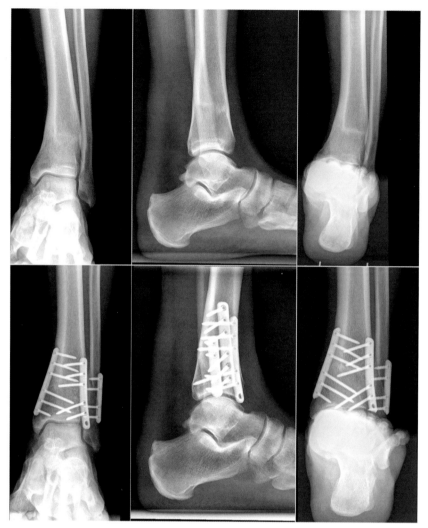

图 52.16

**术后提示**

- 尽量避免伤口愈合及感染问题，关注截骨端延迟愈合或不愈合。
- 另一个潜在并发症为畸形愈合，由于术中或者术后位置的丢失而导致截骨力线不准确。

**术后争议**

- 术后不推荐早于 8 个月取出内植物。
- 1999—2013 年，298 例行踝上截骨术（内翻和外翻），总体生存率为88%，7 例患者不愈合。
- 早期失败危险因素为术前 Takakura-3b 期关节炎。老年人吸烟患者导致失败率增加。

## 术后处理及预后

- 术后即刻抬高患肢。
- 加压包扎及支具固定 2 天，减轻水肿。
- 短腿支具固定 8 周。
- 8 周后影像学有愈合标志，嘱患者逐渐负重。
- 术后 8 周康复计划包括力量、步态以及活动度训练，在能耐受情况下逐渐加大活动量。

（Nicola Krähenbühl, Markus Knupp　著

温晓东　赵宏谋　梁晓军　译）

## 参考文献

扫描书末二维码获取。

# 第53章
# 关节镜下踝关节融合术

## 适应证

- 终末期关节炎
- 病因
  - 血友病
  - 血色病
  - 创伤
  - 骨软骨缺损
  - 痛风
  - 类风湿关节炎
  - 脓血症
  - 骨性关节炎
  - 踝关节不稳

## 体格检查 / 影像学

- 患者取站立位，以评估后足和前足的力线情况。
- 观察患者的行走和步态，观察足在站立和运动时的位置。
- 剩余的检查是在患者坐着进行的，可以方便患者将脚伸向检查者。
- 检查皮肤是否有先前手术或受伤的瘢痕。检查皮肤的其他异常情况，例如含铁血黄素染色和静脉曲张。
- 确定踝关节和足在胫骨纵轴上的位置。在膝关节屈曲的情况下，观察前足在矢状平面中的力线以确定其是内旋还是外旋。
- 确定前足和后足在胫骨纵轴上的内翻或外翻情况。
- 在胫骨纵轴上检查踝以确定是否存在僵硬性马蹄足畸形，或者足存在相对于胫骨轴在冠状位或矢状位的畸形。
- 触诊踝关节、距下关节和距舟关节的关节间隙看是否有骨赘形成，并确定关节间隙是否有压痛。同时需要检查踝关节的前缘和后缘。
- 用测角仪测量运动范围。运动范围需要每个关节单独测量，包括踝关节、距下关节、距舟关节和跟骰关节，以确定哪些关节有疼痛性的活动。
- 固定胫骨，检查距骨在背伸和跖屈时活动，以评估踝关节的疼痛部位和运动。固定距骨颈部，跟骨结节被动内翻和外翻，以确定距下关节活动或疼痛部位。
- 固定跟骨，活动骰骨以评估跟骰关节。固定距骨颈部，舟骨进行内外旋，以确定距舟关节是否损伤。
- X线片（正位和侧面）显示终末期踝关节炎，伴有内翻畸形（图53.1、图53.2）。
- MRI 也可用于证实踝关节炎（图53.3）。

## 适应证提示
- 大量骨缺损需要节段性骨移植
- 发生感染需要广泛的清创

## 适应证争议
- 距骨的缺血性坏死越来越多地采用关节镜融合。
- 血友病是关节镜融合的相对指征。
- 软组织条件差需要采用关节镜下融合，此时做开放融合需要游离植皮。

## 治疗选择
- 注射类固醇或透明质酸
- 限制活动
- 撑开
- 稳定支具
- Arizona 支具
- 踝足矫形器支具
- 为期6周的抗炎药物治疗
- 理疗

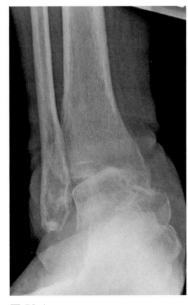

图 53.1

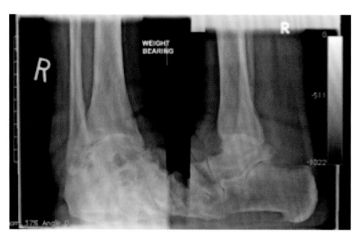

图 53.2

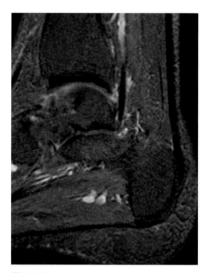

图 53.3

## 手术解剖

- 踝关节连接胫骨、腓骨和距骨，其关节面前宽后窄。
- 较小的内踝关节面包括胫骨内踝外侧面与距骨体内侧面之间的关节面。
- 较大的外踝关节面由腓骨远端的内侧面和距骨体的外侧面组成。
- 内侧沟是关节囊、内踝和距骨颈之间的凹陷。
- 外侧沟是关节囊、腓骨和距骨颈之间的凹陷。
- 后隐窝是指关节囊、距骨后部和胫骨后部之间的凹陷。
- 关节前方为伸肌腱（内侧为胫前肌、中间为姆长伸肌、外侧为趾长伸肌和第三腓骨肌）。伸肌支持带在上下部分与肌腱结合。腓深神经和胫前动脉位于关节囊前方、伸肌腱深层。浅层为支持带，关节外侧是腓浅神经，此神经在踝关节水平存在 1 个或 2 个位于皮下的分支。
- 在踝关节内侧靠近内侧沟的皮下，隐神经的 2 个分支围绕着大隐静脉。
- 胫后肌腱位于后内侧。位于内踝的腱鞘和凹槽中，在关节内无法看到。
- 趾长屈肌腱位于胫后肌腱的后部和外侧，靠近后关节囊。它被固定在屈肌支持带内，是一个从内踝延伸到跟骨的厚纤维鞘，深层穿透将屈肌间隔分成鞘。它的后面和侧面是由胫神经、胫后动脉和静脉组成的神经血管束。姆长屈肌位于神经血管束的外侧和前方。可以在踝关节内看到。肌腱穿过距骨后的纤维骨性通道，此通道由距后三角骨、距骨后内侧面和纤维带形成。
- 腓骨肌腱位于腓骨后侧的凹槽中，踝关节的后外侧。由上、下腓骨支持带束缚。
- 关节周围的韧带包括下胫腓前韧带和下胫腓后韧带，可稳定下胫腓联合。这些韧带位于远端并且向前和向后形成对距骨的约束，以及稳定胫骨和腓骨。在关节内可以清楚地看到两条韧带。
- 下胫腓后韧带组成后隐窝的一部分，并且可以在关节内清楚地看到。

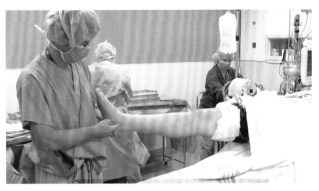

图 53.4

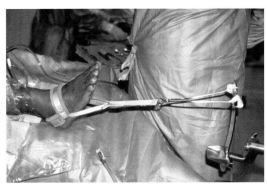

图 53.5

## 体位

- 患肢使用沙袋垫子，使足尖向上。足放在手术床的底边。
- 关节镜设备放置在对侧的床头部。
- 使用大腿止血带。小腿止血带会导致腿部肌肉收紧，影响术中视野。
- 依据外科医生的偏好使用牵引设备。
- 肢体位于手术床上（图 53.4）。
- 使用腿支架（图 53.5）。

## 入路 / 显露

- 6 种入路可用于关节镜下踝关节融合术。
- 前内侧和前外侧位置属于常规位置，也是起始入路。前内侧入路位于距骨颈和胫骨远端之间的软组织薄弱处，就在外踝的内侧。该入路位于胫前肌的内侧。需谨慎操作以防损伤隐神经。
- 外侧入路位于距骨、胫骨和腓骨在外侧关节线上的软组织薄弱处。此入路靠近腓浅神经，而该神经的解剖学结构存在变异。一些作者认为更靠外侧的位置更为安全。该入路会穿过伸肌支持带，这会对通过的关节镜或器械造成阻力。位于伸肌支持带深部的入路会位于第三腓骨肌的外侧，该肌肉在关节中通常可见。
- 笔者喜欢做两个额外的入口来进入关节的内侧和外侧。
- 内踝尖可以做一个入口。它位于胫后肌浅层，远离任何神经。该入路通过三角韧带延伸到关节深处。入口需要足够远以确保刨刀进入关节。
- 外侧入口位于外踝尖或稍偏前。此入路深层通过外侧副韧带和关节囊。Acevedo 等（2000）描述的后内侧入路用来清理踝关节后侧，在内踝后侧做一个切口，位于胫后肌腱后侧。这是在内踝、胫骨和距骨之间进行的。该入路位于趾长屈肌前方。由于靠近神经血管束，所有深层解剖需要钝性分离。使用前踝关节镜检查确认钝性分离器械在关节中的位置，或者使用从后外侧穿出内侧的器械。此时需要使用转换杆。
- 前内侧和前外侧入路应用见图 53.6。
- 图 53.7 显示了前入路的解剖结构图。

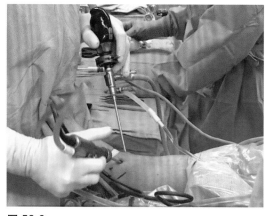

图 53.6

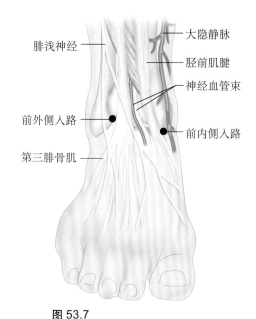

图 53.7

图中标注：
- 腓浅神经
- 大隐静脉
- 胫前肌腱
- 神经血管束
- 前外侧入路
- 前内侧入路
- 第三腓骨肌

## 第 1 步要点

- 不要清除至胫骨软骨下骨。这会导致出血和固定力量的丢失。
- 首先清除入路处的软骨，这样视野就可以扩大。
- 关节镜切换至外侧入路，磨钻置于内侧。遵循与上述相同的次序。

## 第 1 步提示

- 避免过度深入胫骨
- 外侧钝性分离时避免损伤腓浅神经。

## 第 1 步器械 / 植入物

- 带有高流量插管的 2.9 mm、30° 关节镜
- 4.0 mm 关节镜也可用于较大的患者
- 一个直的镜头和刮匙固定颈部以防止损坏
- 一个 3.5 mm 刨刀
- 4.0 mm 磨钻
- 腿架
- 用于固定患者的衬垫
- 重力或压力取决于个人偏好
- 一个帖服的大腿袖带
- 4.5 ~ 7.0 mm 的空心或实心螺钉，全螺纹螺钉优于半螺纹螺钉，可以更好地稳定融合面，长度需达到 80 mm
- 咬骨钳用于去除大软骨和骨碎片

## 第 1 步争议

- 一些外科医生认为部分软骨切除会导致融合

## 第 2 步要点

- 后内侧入路允许从关节的后侧清除软骨
- 入路也可用于观察

## 手术步骤

### 第 1 步　前侧清理

- 关节镜放在内侧，刨刀放在外侧（见图 53.6）。
- 从前内侧通道可以看到关节清理彻底（图 53.8）。
- 将镜子放入前内侧通道，将刨刀放入前外侧通道，检查关节以确认是否有关节炎。如果需要，可以拍摄图片。如果镜子不能进入关节内的顶部，需要背伸踝关节并且首先进行前关节滑膜切除术。在侧面进行清理时注意避免损伤腓深神经。
- 关节镜放置在前内侧，刨刀放置于前外侧。
- 从关节的外侧依次移除软骨。磨钻用于移除距骨和胫骨前侧最靠近大隐静脉的软骨。然后磨钻在胫骨和距骨上以清扫的方式缓慢前进，顺序地移除软骨，直到骨刀不能在胫骨上进一步前进，不需要钻入软骨下骨。软骨下骨保持完整。

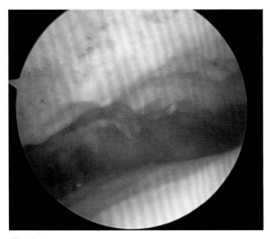

图 53.8

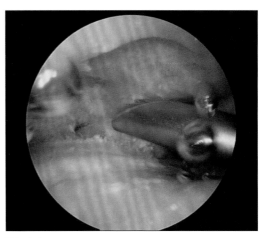

图 53.9

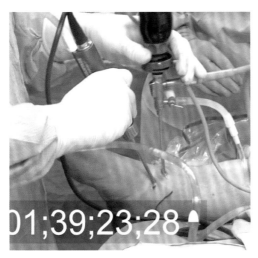

图 53.10

## 第 2 步 踝关节后侧清理

- 将刨刀插入后内侧并在距骨的后内侧角处清除软骨，然后清理前侧和外侧，同样的方法对胫骨进行清理。
- 图 53.9 显示了后内侧通道的刨刀。

## 第 3 步 内侧和外侧关节面清理

- 将设备放在内侧（图 53.10）。
- 内侧清理完成（图 53.11）。
- 外侧清理完成（图 53.12）。
- 将腿牵引取出并将镜子插入前内侧，并从内踝尖端插入磨钻。去除距骨及内踝软骨。

## 第 4 步 复位

- 上述步骤完成了彻底清理关节面。撤出器械，并将踝关节保持在中立轻度背伸位。
- 任何后足畸形都需要矫正。如果有内翻或者外翻畸形，应该将踝关节矫正到中立位置。

**第 2 步提示**

- 该区域需钝性分离
- 入路必须贴着内踝的后侧

**第 2 步器械 / 植入物**

- 镜子放置在前外侧通道
- 刨刀和器械放置在后侧和内侧

**第 2 步争议**

- 内侧入路是安全的，作者使用后未出现胫神经麻痹。

**第 3 步要点**

- 可以使用辅助入路彻底清理软骨。
- 通道必须足够远，以便可以将直的磨钻进入内侧和外侧关节面。

**第 3 步提示**

- 通道如果太靠近近端，将无法进入关节面。
- 必须从内侧和外侧彻底清理关节前方骨赘，以使踝关节复位到中立位。

**第 3 步器械 / 植入物**

- 镜子放置在前通道
- 刨刀和磨钻放置在踝尖通道处

**第 3 步争议**

- 是否彻底清除软骨尚有争议，但我们发现这是有价值的。

- 对于外翻性踝关节炎，将1枚2.0 mm 克氏针通过腓骨远端置于距骨，保持踝关节中立位，可以纠正这种畸形。如果外翻矫正，可以于胫骨置入第2枚克氏针维持踝关节背伸。
- 对于内翻性踝关节，从内踝到距骨进行与上述相反的矫正。然后脚踝固定于背伸位，用1枚克氏针从胫骨内侧向下固定。

第 4 步提示
- 如果踝关节不能纠正到中立位，需行跟腱延长。
- 在后足复位过程中，足跟不应放置于手术台上，因为可能导致距骨前移。

第 4 步器械 / 植入物
- 2枚克氏针将踝关节维持在中立位置，1枚矫正内翻和外翻，另外1枚矫正背伸。

第 4 步争议
- 尽管我们能够实现畸形的矫正，但是一些作者认为通过关节镜融合无法矫正冠状面畸形。

第 5 步要点
- 实心螺钉固定可能更坚固而且更具有性价比。
- 通过触摸螺钉起点和终点可以快速准确地放置螺钉。
- 一个小型便携式 C 臂机更容易在踝关节周围进行操作。

第 5 步器械 / 植入物
- 与半螺纹松质骨螺钉相比，全螺纹螺钉更牢靠，可以减少融合端的移动。

第 5 步争议
- 融合所需要的螺钉数量不明确。一项研究表明使用3枚螺钉固定比2枚具有更高的融合率。

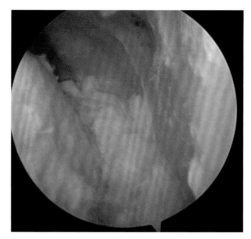

图 53.11

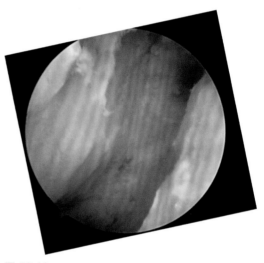

图 53.12

## 第 5 步　固定

- 可将钻头从 Chaput 结节旁钻入，直到距骨（图 53.13）。
- 置入螺钉（图 53.14）。
- 显示融合后的正位和侧位（站立）（图 53.15、图 53.16）。
- 然后进行固定。这里有许多经皮固定的位置可供选择。需要 2 枚位置良好的螺钉来控制剪切力以防止不愈合。建议使用第 3 个螺钉以确保牢固固定。因此，我至少使用 3 枚螺钉。
- 显示螺钉位置的起点和解剖结构（图 53.17、图 53.18）。
- 第一个螺钉应采用拉力螺钉技术、多角度螺钉技术和半螺纹固定技术来实现融合端加压，其他螺钉应为全螺纹不需要拉力，确保螺钉通过软骨下骨来达到坚强固定。
- 可以放置经皮空心螺钉或实心螺钉。螺钉需要有准确的起点和终点。螺钉可以从远端向近端置入，从距骨外侧突向胫骨远端内侧或者从距骨内侧向胫骨远端外侧。螺钉可以从近端朝向远端即从 Gerdy 结节置入距骨颈的前内侧或者从胫骨远端内侧置入距骨颈。螺钉位置可以采用触摸来确定，并使用 C 臂机进行检查。

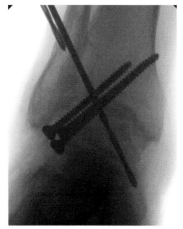

图 53.13

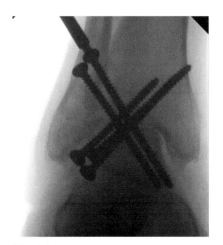

图 53.14

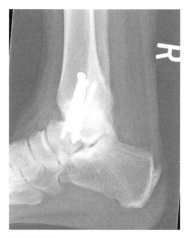

图 53.15

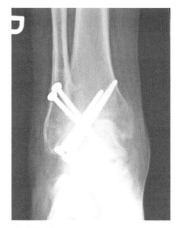

图 53.16

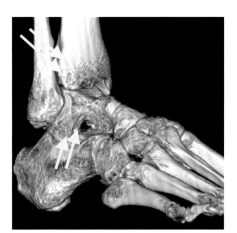

图 53.17

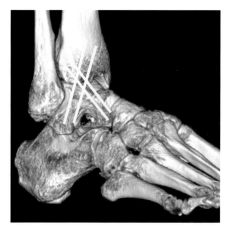

图 53.18

## 术后处理及预后

- 在手术结束时患者使用步行靴或石膏固定。所有患者在 2 周内不允许负重。
- 对于老年人或不能活动的患者，只要固定牢固，2 周后开始负重。对于其他患者，非负重持续 6 周。
- 在 2 周时拆线，如果在手术后进行石膏固定，更换为行走靴。
- 关节镜下融合的结果较好，与开放手术相比，关节镜融合提供等效或者更好的融合率、更短的住院时间、更少的伤口并发症、更少的花费和 2 ～ 5 年更优的临床结果。

（Alastair Younger　著　梁晓军　赵宏谋　常　鑫　译）

### 参考文献

扫描书末二维码获取。

---

**术后要点**

- 患者可以接受关节镜下踝关节融合的日间手术。
- 局部神经阻滞麻醉和镇痛泵有助于早期出院。

**术后提示**

- 患者术后可能没有太多疼痛，更倾向于早期负重。
- 在恢复期间，术后患者教育和正确的辅助设备至关重要。

**术后器械 / 植入物**

- 弹力袜（过膝，20 mmHg 的压力）可以减少术后肿胀
- 跪式踏板车可以用来负重恢复及活动

**术后争议**

- 一些学者认为术后负重时间可以更早一些

# 双钢板坚强固定踝关节融合术

## 适应证

- 创伤性或特发性踝关节炎伴严重骨畸形
- 炎性踝关节病变（类风湿关节炎等）
- 无法处理的踝关节不稳定或神经性失稳
- 明显骨缺损（创伤性、感染性、踝关节置换术后失败）

## 体格检查 / 影像学

- 准确的下肢查体是必需的，特别需要评估后足力线、功能损害情况及不稳定因素。
- 检查邻近关节退变情况及功能失稳情况，尤其是距下、距舟关节。如果有骨关节炎或功能障碍，为了能达到稳定的跖行足，可能需要附加其他手术。
- 详细评估皮肤瘢痕情况，必要的话请整形科医生会诊。
- 负重位 X 线片（正位、踝穴位、侧位）。如果有严重后足力线不良需要加 Saltzman 位片（图 54.1）。
- 对于严重的骨缺损或力线不良，需要 CT 评估来制订术前计划。

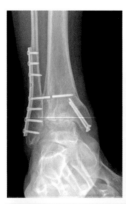
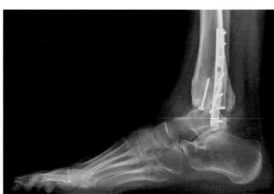
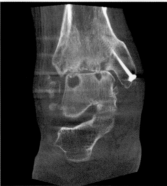
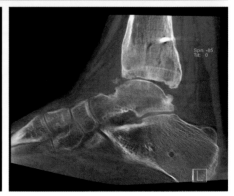

图 54.1

## 手术解剖

- 踝关节前方有上伸肌支持带、厚的深筋膜。由内向外依次为胫前肌腱、跗长伸肌腱和趾长伸肌腱（图 54.2）。
- 神经血管束位于跗长伸肌和趾长伸肌之间（图 54.3）。
- 安全区位于胫前肌腱下方。
- 腓浅神经分支由外向内支配足背部感觉。

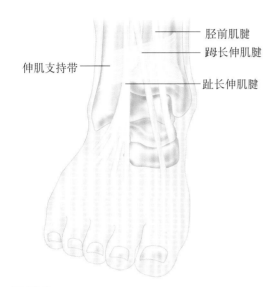

胫前肌腱
跗长伸肌腱
伸肌支持带
趾长伸肌腱

**图 54.2**

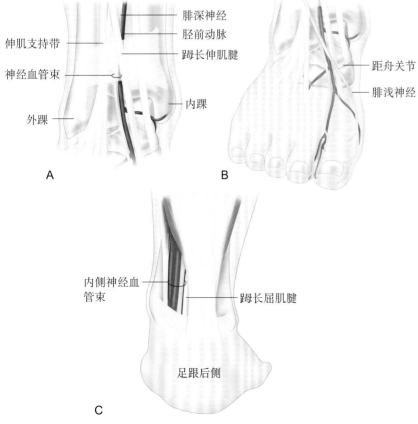

腓深神经
胫前动脉
伸肌支持带
跗长伸肌腱
神经血管束
外踝
内踝

A

距舟关节
腓浅神经

B

内侧神经血管束
跗长屈肌腱
足跟后侧

C

**图 54.3**

## 体位要点

- 患肢垫子抬高或者对侧的腿放低，以便给术者更大的空间，同时侧位容易透视。
- 术中双侧铺单更利于良好的矫正。

## 体位提示

- 术者能够控制手术单以方便拿到手术器械。
- 铺巾尽量避免影响术中 C 臂透视评估。

## 体位设备

- 可透视手术床
- 止血带

## 体位争议

- 为了术中比较融合的力线，对侧肢体也需要铺单。
- 如果畸形位于膝关节上，铺单应覆盖髋关节。

## 入路 / 显露要点

- 为避免损伤神经血管束，骨膜下剥离胫骨远端。
- 自动牵开器有利于显露。

## 入路 / 显露提示

- 避免损伤腓浅神经分支，否则术后可能导致神经瘤或疼痛。
- 避免向外侧切开至拇长伸肌腱外侧，因其可能损伤神经血管束。

## 入路 / 显露设备

- 小的 Hohmann 拉钩
- 自动牵开器

## 入路 / 显露争议

- 前侧入路显露踝关节是安全的。胫前肌可以作为标记。
- 尽量把以前的手术瘢痕切除。

## 第 1 步要点

- 为了获得好的加压，需要将胫骨前后缘都进行保留。胫骨凹面和局部凸面应保留增加稳定性，抵抗旋转。
- 外侧间隙不需要清理。

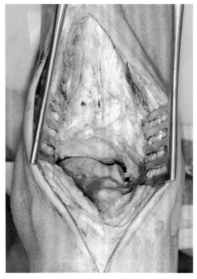
图 54.4

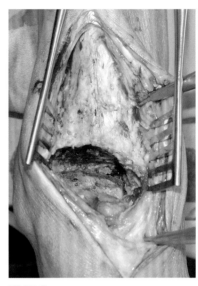
图 54.5

## 体位

- 患者仰卧于可透视手术床。
- 大腿上止血带。
- 衬垫置于患侧髋部以便更好地观察力线。髌骨朝向正上方。
- 术中为了更好地复位，后足需要衬垫。
- 铺单确保膝关节能够自由活动。

## 入路 / 显露

- 胫前肌外侧行长 10 ~ 12 cm 的纵向切口。
- 腓浅神经及静脉下方可显露伸肌支持带。
- 沿胫前肌腱外缘切断伸肌支持带。
- 胫前肌腱牵向内侧。骨膜下剥离显露胫骨远端时使用两个小的 Hohmann 拉钩进行牵拉。
- 切开关节，将瘢痕化关节囊进行清理。
- 显露距骨颈，放置自动牵开器，避免皮肤张力。

## 手术步骤

### 第 1 步  胫骨远端及距骨关节面准备

- 用刮匙和骨刀去除胫骨远端、距骨穹隆和内侧关节面残留软骨（图 54.4）。
- 保持距骨及胫骨解剖匹配。
- 骨硬化区域 2.5 mm 克氏针钻孔。
- 清理囊变区，自体骨或异体骨填充植骨。

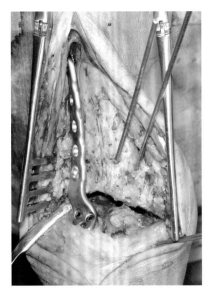

图 54.6

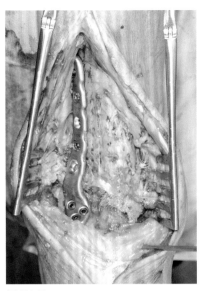

图 54.7

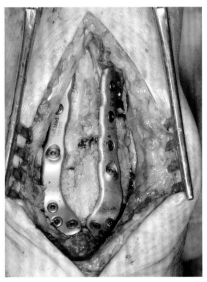

图 54.8

## 第 2 步　踝关节复位

- 维持踝关节最佳的位置（轴位、矢状位和冠状位）对于踝关节融合手术非常重要。
- 一旦复位确定，2 枚 2.5 mm 克氏针固定胫骨及距骨。
- 为了避免影响接骨板放置，克氏针需要置于胫骨中心。

## 第 3 步　内固定

- 外侧接骨板需要置入 3 枚锁定螺钉固定于距骨颈的外侧面。对残留的骨赘进行清理（图 54.6、图 54.7）。
- 为了对胫距和内踝之间加压，需要使用加压装置。
- 在畸形重的病例需要自体髂骨或同种异体骨移植。
- 内侧接骨板 3 枚锁定螺钉置入距骨，而后固定胫骨（图 54.8）。
- C 臂透视确定最终的融合位置（图 54.9）。

### 第 1 步提示
- 软骨去除不彻底将导致骨延迟愈合或不愈合。
- 为了评估坏死距骨血运，术中可以松止血带。

### 第 1 步器械 / 植入物
- 使用弯骨刀可以去除软骨并保留解剖形态。
- 同种异体骨填充骨囊变区。

### 第 1 步争议
- 关节面钻孔可以改善骨血运，注意热灼伤可能导致骨延迟愈合或不愈合。
- 没有证据表明自体骨或异体骨移植哪种更具有优势。

### 第 2 步要点
- 最佳融合位置为踝关节屈伸中立位、后足轻度外翻，避免距骨相对于胫骨远端出现内旋或前移。

### 第 2 步提示
- 如果腓骨过长，可能出现外侧撞击。通过同一个前侧切口可以很容易地进行腓骨短缩。

### 第 2 步器械 / 植入物
- C 臂透视确定融合位置。
- 使用 PRP 促进骨愈合。

### 第 2 步争议
- 为了行走稳定或避免邻近关节炎，位置必须非常精确。

### 第 3 步要点
- 为了达到适当的稳定性，须使用压缩装置。

### 第 3 步提示
- C 臂透视可确定打入距骨颈螺钉的长度是否合适。
- 螺钉拧紧时注意避免融合位置丢失。

### 第 3 步器械 / 植入物
- 内外侧双接骨板固定。
- 螺钉固定前后使用 C 臂确定融合位置。

**第 3 步争议**

- 单一接骨板可用于关节融合，但生物力学研究表明双钢板更加牢固。
- 螺钉固定也是可行的，但是稳定性较双钢板差。

**第 4 步要点**

- 需要处理活动性出血以避免伤口并发症。

**第 4 步提示**

- 支持带要缝合牢固以避免后期肌腱翘起。

**第 4 步器械 / 植入物**

- 可吸收缝线缝合支持带及皮下组织，不可吸收缝线缝合皮肤。

**第 4 步争议**

- 引流管可以引流骨周围的出血，但不能预防局部血肿形成，所以术后 2 天需要使用加压敷料进行包扎。

**术后要点**

- 减少或禁止吸烟。
- 中期随访结果 AOFAS 评分改善，疼痛减轻。

**术后提示**

- 伤口并发症，骨延迟愈合或不愈合。
- 邻近关节发生继发性骨关节炎。

**术后争议**

- 术后需要改变穿鞋习惯。
- 如有内植物失效，骨愈合后将其取出。

**术后器械 / 内植物**

- 可拆卸石膏及短腿石膏。
- 8 周后临床及影像学评估。

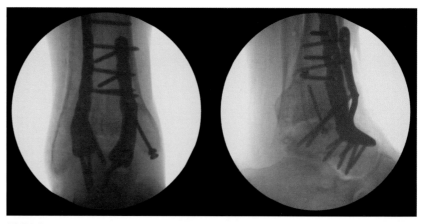

图 54.9

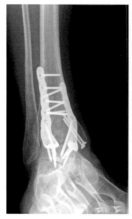
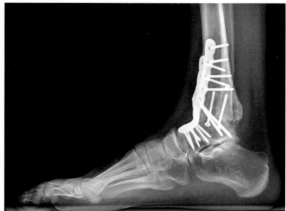

图 54.10

## 第 4 步　关闭切口

- 伸肌支持带使用连续可吸收缝线缝合，皮肤使用间断不可吸收缝线缝合。
- 厚敷料包扎，佩戴可拆卸支具。
- 松止血带。

## 术后处理及预后

- 术后第 2 天使用可拆卸石膏固定。
- 肿胀减轻后（术后 10 ～ 14 天），调整为短腿石膏固定 8 周。
- 石膏固定后可以全负重。
- 术后 8 周进行临床和影像学评估（图 54.10）。如果融合有效，可佩戴矫形鞋，如果不满意，继续石膏固定 4 ～ 6 周。

（Nicola Krähenbühl, Beat Hintermann　著

温晓东　赵宏谋　梁晓军　译）

### 参考文献

扫描书末二维码获取。

# 第 55 章

# 环形 / 多平面外固定架行踝关节融合术

## 适应证

- 踝关节融合
  - 有症状的终末期关节炎（创伤性、炎性、原发性）
  - 保守治疗失败
- 外固定架
  - 踝关节融合部位有感染或骨髓炎病史（图 55.1A、B）
  - 软组织条件差
  - 没有骨质条件支撑融合部位内固定
  - 内固定融合术后失败（图 55.1C）
  - 踝关节置换术后失败（图 55.1D）
  - 预期不能忍受非负重状态
- 患者需满足下列条件：创伤后终末期踝关节炎，无法维持非负重状态（出于其他疾病原因），能够严格执行针道护理。

### 适应证提示

- 术前已行踝关节置换（针道感染可能波及内植物）
- 针道护理依从性差

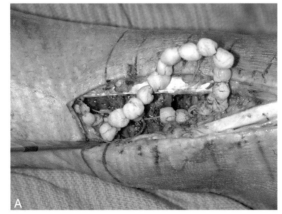

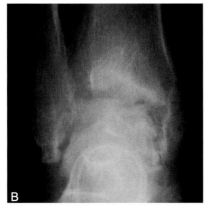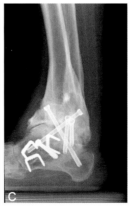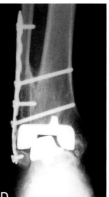

图 55.1

## 体格检查 / 影像学

### 体格检查

- 关节活动度（ROM）
  - 典型活动受限，疼痛
  - 无症状，后足活动度良好（踝关节融合术后，后足关节应力过大）
- 力线（临床评估）
  - 负重时评估。
  - 评估畸形是否可以恢复跖行足（马蹄，内翻或外翻畸形）
- 与内固定比较，外固定架要求软组织条件不高
- 检查皮肤软组织血运情况

### 影像学

- 踝和足的负重 X 线片
  - 确定是否终末期胫距关节炎
  - 评估力线
  - 评估畸形以及足的代偿力线
- 如果怀疑存在距骨缺血性坏死，需要 MRI 评估清除骨的范围以便胫距关节愈合（原来植入的内固定物可能会限制）

## 手术解剖

- 半针和细针植入时尽量避开神经血管束（小腿、踝和足）。
  - 前方：腓浅神经，腓深神经，足背动脉
  - 后内侧：胫后动脉，胫神经及分支
  - 外侧：腓肠神经
- 尽管是外固定架固定，需要维持肌肉及肌腱活动度，尤其是足趾屈伸肌腱。所以置入半针或细针时要保护这些结构。
- 细针应尽量置于关节外，以免感染扩散至关节内。
- 置入针时应注意安全区范围（图 55.2）。

## 体位

- 仰卧位足趾朝上（图 55.3）。
- 衬垫置于患侧髋部。
- 衬垫置于同侧小腿悬空踝足部，利于置入外固定架。

## 入路 / 显露

- 手术入路与内固定踝关节融合相同
  - 前方入路、微创入路、关节镜、截断腓骨入路都可以作为入路选择，依据以前手术切口选择
  - 本章主要介绍前入路及微创入路。
- 关节双侧切开技术（图 55.4）
  - 板式撑开器牵开关节，先清理一侧切口的关节面。

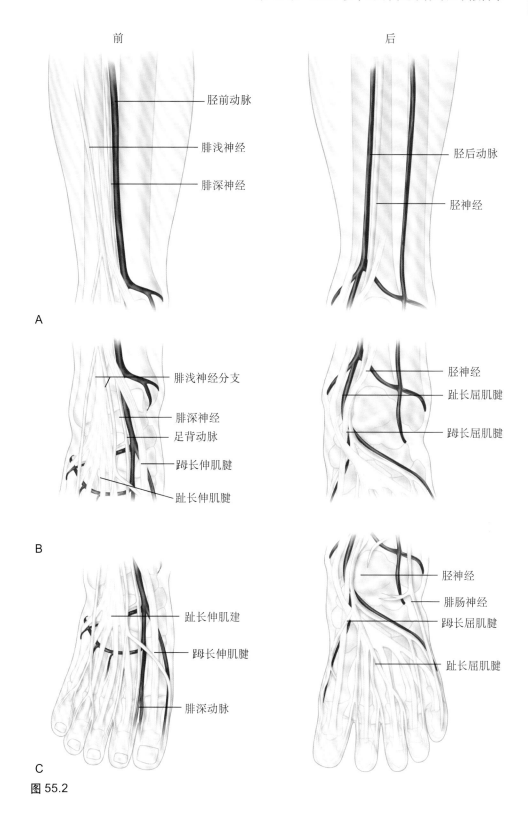

前

后

脊前动脉

腓浅神经

腓深神经

脊后动脉

脊神经

A

腓浅神经分支

腓深神经

足背动脉

蹬长伸肌腱

趾长伸肌腱

脊神经

趾长屈肌腱

蹬长屈肌腱

B

趾长伸肌建

蹬长伸肌腱

腓深动脉

脊神经

腓肠神经

蹬长屈肌腱

趾长屈肌腱

C

图 55.2

- 撑开另一侧进行清理，尽量少剥离骨膜。
- 此病例中使用 2 个撑开器利于显露。
- 手术过程中
  - 保护腓浅神经、深层神经血管束和伸肌腱。
  - 适当控制软组织张力，避免过度牵拉。
- 最小化的骨膜剥离，维持融合部位血供。

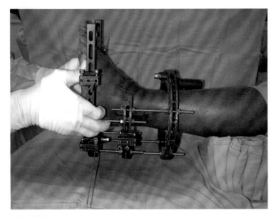

图 55.3

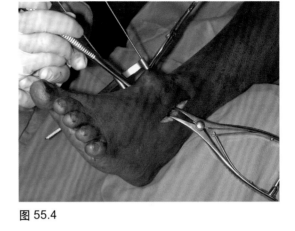

图 55.4

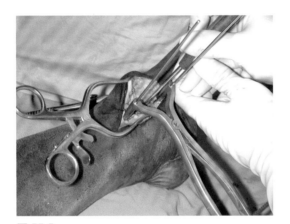

图 55.5

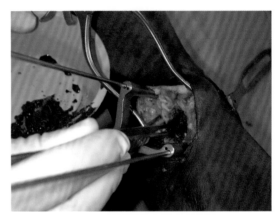

图 55.6

## 手术步骤

### 第1步  术前准备及临时固定

- 外固定架不能代替融合部位良好的关节面清理。
- 用剥离器彻底清除残留的关节软骨（图 55.5）。之后关节面进行钻孔至软骨下骨。
- 清除任何可能的缺血性坏死。
- 穿透软骨下骨有利于干细胞迁移至融合部位。
- 维持胫距关节的关节面结构匹配。
  - 增加稳定性。
  - 增加融合面积。
- 如果不能恢复跖行足则需要松解后关节囊或跟腱。
- 植骨
  - 同种异体骨和 PRP 混合（图 55.6）。
  - 根据术者喜好进行选择。
- 临时固定胫距关节于合适位置：中立位，后足轻度外翻，第二跖骨与髂嵴对线良好（图 55.7）。
  - 矢状位
    - 踝关节中立位。

**第1步要点**

- 胫距关节面必须血管化，无论是外固定架还是其他固定方式，如果融合部位没有血运则不能融合。

**第1步提示**

- 不管传统还是新组装的外固定架，力线是最重要的。
- 宁愿外翻，避免内翻，宁愿外旋，避免内旋。

**第1步器械/植入物**

- 骨凿或钻用于清理关节面。
- 斯氏针用于稳定融合的关节。
- 通过透视确保融合位置及力线满意。

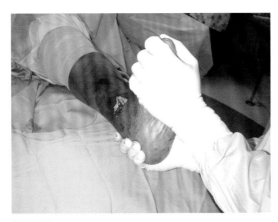

图 55.7

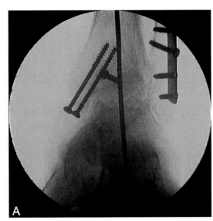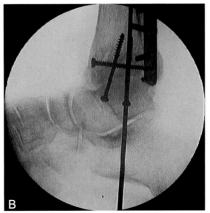

图 55.8

- 确保距骨穹隆位于胫骨关节面中心。
- 冠状位
  - 确保足位于踝中心。
  - 维持后足轻度（5°）外翻。
- 旋转
  - 第二跖骨应与胫骨嵴对线良好。
- 图 55-8 显示正位（图 55.8A）及侧位（图 55.8B）透视片上临时固定下的踝关节力线满意。

## 第2步 组装外固定架/与下肢和足链接

- 术者需要熟悉外固定架系统和细针的张力。
- 在本病例中，使用重组的外固定架（图 55.9A）。外固定架放置与下肢及足匹配（图 55.9B），小腿衬垫支撑，下肢垂直于手术床方便放置外固定架。
- 外固定架与小腿及后跟有一定空隙。小腿下方衬垫会产生错觉空隙。取出衬垫确保空隙合适。后跟与外固定架至少有1 cm空隙（图 55.10A）。
- 安装足部外固定架。
  - 足应位于外固定架的跖侧。这样方便置入固定针于更合适位置。方便术后踩足部衬垫负重。

**第2步要点**

- 为例避免热灼伤导致针道感染或松动，在置入针时需要冷盐水进行不间断冲洗。
- 为了使外固定架更稳定，置入针需要直线且紧贴固定架。

**第2步提示**

- 跟骨与小腿必须留有足够的空间。
- 如果先进行跟骨针拉紧，前足的针再次拉紧时可能导致跟骨针松动。
- 所有的针需要达到双皮质固定。单皮质置针可能导致额外的热灼伤，进而引起针道感染或松动。

**第2步器械/植入物**

- 外固定架相关的扳手和拉紧装置。

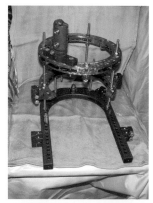

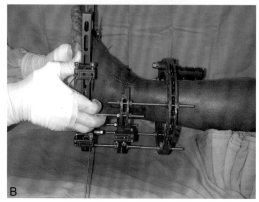

图 55.9

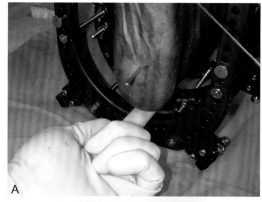

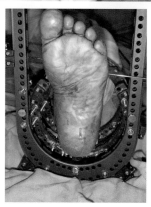

图 55.10

- 前足置入固定针悬吊外固定架（图 55.10B）。足应位于足部外固定架中心，不能有张力。
- 跟骨置入 2 枚固定针，角度为 60°~80°，不能有张力（图 55.11 A、B）。
- 中足置入固定针，至少 1 个连杆无张力链接。
- 足相对于外固定架应偏前，避免拉紧固定针时外固定架变形。
- 置入中足针后，拉紧所有固定针（最后拉紧跟骨固定针；图 55.11C）。如果术者选择足部位开环，拉紧固定针应从前足开始，这样跟骨固定针会有相应的张力。
- 安装近端环或将腿与近端环链接。
  - 近端环置入 1~2 枚固定针并拉紧。如果固定环位于理想位置，也可以不需要拉紧固定针。
- 通常在置入固定针之前，外固定架位置应放置良好。但是在置入踝部固定针后仍可进行位置微调。
- 为了维持关键结构稳定性，置入针角度应接近 90°。
  - 术者握住足部及小腿外固定架维持外固定架的稳定，助手进行近端环全针或半针的置入（图 55.12A）。
- 一旦半针同时置入，整个近端环将会被固定牢固。
- 理想状态下，2 个半针置于胫骨内侧，第 3 枚半针置于胫骨前方，尽量双皮质固定。
- 小腿应位于近端环中央（图 55.12B）。
- 为了加强足部固定稳定，从跟骨轴线打入 1 枚半针，与近端及足部外固定架链接。

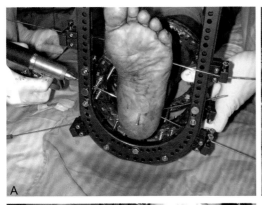
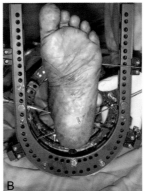
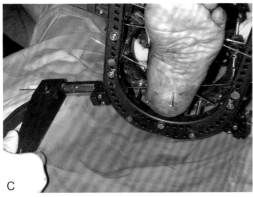

图 55.11

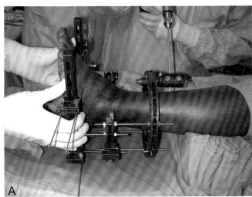
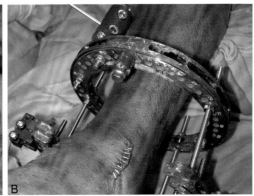

图 55.12

## 第 3 步　植入距骨针和胫距加压

- 距骨针的置入
  - 一旦足部及小腿近端外固定架固定，1 ~ 2 枚距骨针固定增加环的稳定性。
  - 可以加连杆固定夹链接足部结构来固定距骨针。通常距骨针固定于连杆与半环（图 55.13）。
  - 图 55.14A 为距骨针的位置，图 55.14B 为 1 枚针直接固定于固定夹，另一枚固定于连杆。
  - 距骨针需要拉紧。
- 胫距关节加压
  - 所有针及半针固定牢固后，通过螺纹杆实现足部及近端加压。如果加压合适，螺纹杆将无法移动。

### 第 3 步要点

- 距骨针必须置入维持足部稳定，以免引起距下关节加压。
- 给予适当加压后，距骨针会弯曲。

### 第 3 步提示

- 距骨针可以加压时维持距下关节。如果没有植入距骨针，则加压时将会连同距下关节一同加压。
- 距骨针如果通过胫骨踝关节部分，将会限制胫距关节加压，所以其应仅仅通过距骨。

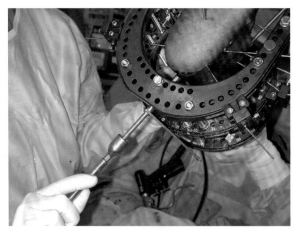

图 55.13

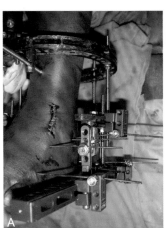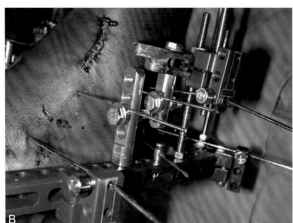

图 55.14

- 外固定架系统及相关扳手和加压装置。

- 有些术者建议在加压胫距关节同时撑开距下关节。我们考虑在有早期距下关节炎时可撑开距下关节。

- 保持针道周围皮肤清洁和稳定，减少刺激。
- 与内固定融合不同，外架融合可以在患者随访过程中再次对融合端加压。

- 持续的牵引针道感染，尤其是术后X 线片显示有透亮影区域，应当调整固定针位置。

- 图 55.15A 提示外固定架组装完毕。图 55.1B 示加压过程。
- 术中透视确定达到合适的胫距关节位置（图 55.15C、D）。
- 临时固定针可以保留作为关节加压的通道。也可以在加压前去除。

## 术后处理及预后

- 外固定架佩戴时间持续到影像学证据有骨愈合。
- 有时候会有骨小梁通过加压部位，由于外固定架阻挡而较模糊。可以行 CT 检查确定骨愈合。
- 踝关节融合愈合时间通常为 10 ~ 14 周
- 外固定架联合内固定进行踝关节融合的优势为可以更好地加压融合端。我们常规会在术后 6 周对融合端进一步加压，尤其是融合部位有间隙的情况。
- 一旦融合部位愈合，可以负重。外固定架方便负重同时可以保护足部。
- 每日需要护理针道。可以使用 50 ： 55 过氧化氢和生理盐水混合后清理针道周围组织。
- 针道周围皮肤刺激需要细心清理。可以用敷料轻度加压皮肤限制与针之间摩擦。

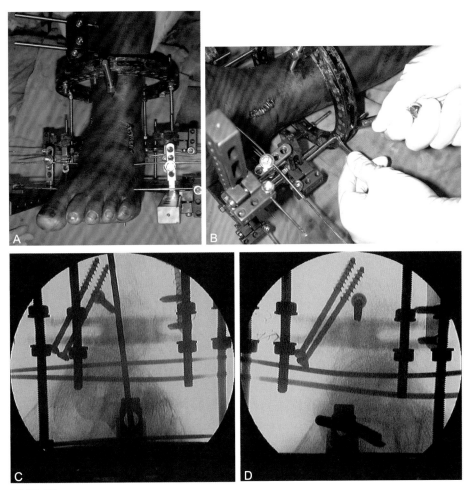

图 55.15

- 可以口服或局部应用抗生素预防针道感染，同时需要敷料限制局部皮肤刺激。

（Mark E. Easley, Stefan G. Hofstätter 著

温晓东 赵宏谋 梁晓军 译）

## 参考文献

扫描书末二维码获取。

# 第 56 章

# 逆行髓内钉胫距跟关节融合术

- 手术禁忌证包括
  - 伴或者不伴骨髓炎的急慢性感染
  - 严重创伤导致皮肤及软组织条件差
  - 胫骨力线严重异常及胫骨髓腔堵塞、畸形（多由外伤所致）
  - 严重的血管疾病
  - 下肢神经营养不良

## 适应证争议

- 距下关节正常是本手术的相对禁忌证。
- 对于踝关节存在夏科氏关节病的患者，可以"牺牲"距下关节进行胫距跟融合来获得更好的稳定性。

## 治疗选择

- 保守治疗，包括药物治疗、矫形鞋和矫形器。
- 使用以下两种方法之一行后足融合术：两块钢板行踝关节融合术或一块钢板行胫距跟融合术。

## 适应证

- 胫距关节炎和距下关节出现外伤后 / 退行性 / 原发性 / 继发性骨关节炎
- 胫距关节和距下关节类风湿关节炎
- 严重距骨坏死
- 糖尿病患者出现不稳定的夏科氏关节病或者有外周神经病变
- 踝关节融合失败
- 全踝关节置换失败
- 创伤或肿瘤导致的骨缺损
- 神经肌肉疾病或马蹄足带来的严重力线异常或畸形

## 体格检查 / 影像学

- 进行临床检查时尤其要注意排除所有禁忌证。
- 应仔细评估病史尤其是既往受伤和手术史，同时应评估所有的并发症（包括代谢和血管问题）和急、慢性感染。
- 详细评估日常活动、运动时的疼痛和活动受限情况，以及过去和目前的治疗情况。
- 仔细检查关节周围的软组织情况，包括伤口和瘢痕。
- 检查患肢的神经血管状况，必要时咨询神经科或内科医生。
- 常规查体从检查行走和站立时足踝部有无明显畸形开始。
- 坐位评估患者中足的稳定性。
- 站立位评估患者的后足力线情况。
- 使用量角器测量胫距关节和距下关节的活动度。
- 使用负重位 X 线片来评估力线、畸形、骨关节炎改变及关节不稳。
- 负重足正位、侧位及踝穴位 X 线片（图 56.1 60 岁男性，外伤后踝

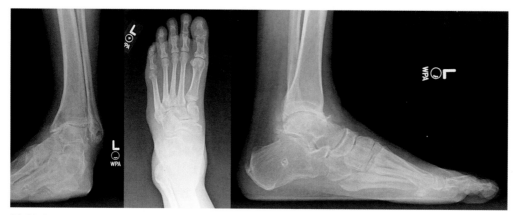

图 56.1

关节及距下关节骨关节炎，足负重正位、侧位及踝关节踝穴位 X 线片）。

- 负重的后足力线位 X 线片用于评估后足轴线与胫骨轴线之间的关系以及畸形情况（图 56.2 是与图 56.1 同一患者的后足力线位 X 线片）。
- CT 检查可以准确地评估退行性改变，负重位 CT 检查对于评估后足力线和畸形有一定帮助（图 56.3 是 56.1 同一患者的水平面、冠状面及矢状面 CT 片）。
- SPECT 通常被用来评估足踝部关节的退行性变的程度，同时能对生物活性进行评估。
- MRI 可以用来评估骨和周围软组织的活性和状态。

## 手术解剖

- 跟骨的跖侧入路相关解剖结构包括脂肪垫、跖筋膜和神经血管等（图 56.4）
- 跟骨脂肪垫
- 跖筋膜
- 神经血管位于插入区域的内侧（图 56.5 跟骨的跖侧入路，图 A 去除了跟骨脂肪垫，图 B 去除了跖侧软组织）
- 图 56.5 所示去除了脂肪垫（图 A）和去除了跖侧软组织（图 B）的髓内钉插入区域（十字线）
- 图 56.6 示踝关节前侧入路
- 腓浅神经
- 伸肌支持带
- 胫前肌腱、𧿹长伸肌腱、趾长伸肌腱
- 前侧血管神经束包括胫前动脉和腓深神经，位于𧿹长伸肌腱和趾长伸肌腱之间
- 距下关节外侧入路（图 56.7）
- 腓骨肌腱
- 跗骨窦
- 腓肠神经
- 经腓骨入路显露胫距关节和距下关节
- 腓骨肌腱
- 腓骨
- 距腓前韧带、距腓后韧带、跟腓韧带

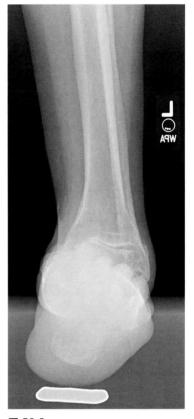

图 56.2

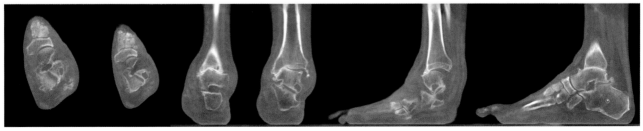

图 56.3

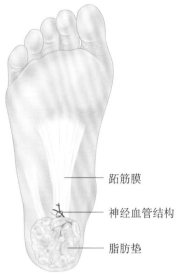

跖筋膜

神经血管结构

脂肪垫

图 56.4

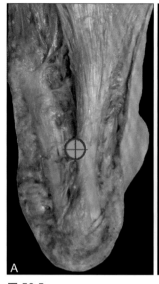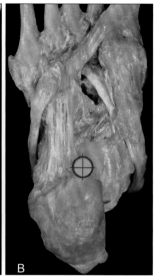

图 56.5

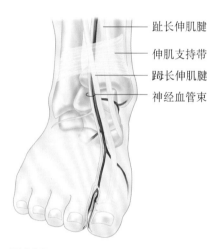

趾长伸肌腱

伸肌支持带

踇长伸肌腱

神经血管束

图 56.6

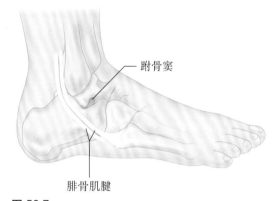

跗骨窦

腓骨肌腱

图 56.7

**体位要点**

- 将足跟放在手术台的边缘有助于手术操作。
- 建议在手术中使用常规 C 臂，以便于进行更可靠的透视。
- 使用可调节的小腿支架对跟骨的距侧入路有一定帮助。

**体位提示**

- 仰卧位时下肢往往处于外旋位置，如果没有按照要求将下肢置于足尖朝上的位置，则会影响踝关节和跗骨窦外侧入路

## 体位

- 患者仰卧位，将双足放在手术台边缘。
- 抬高患者同侧的背部，使患肢足尖朝上。
- 在同侧大腿上充气止血带。
- 准备好迷你 C 臂（位于同侧）或常规 C 臂（位于对侧）。
- 对侧肢体完全覆盖。

## 入路 / 显露

前侧入路显露踝关节

- 使用踝关节前侧入路显露胫距关节（图 56.8）
- 标志
  - 通过触摸找到腓骨远端的外踝以及内踝

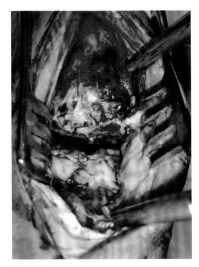

图 56.8

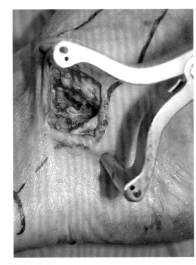

图 56.9

- 确认踝关节位置
- 确认胫前肌腱和跛长伸肌腱
- 确认腓浅神经
- 皮肤切口
  - 在胫骨远端和踝关节中部作一长 5 ～ 7 cm 的纵切口
  - 识别腓浅神经内侧支，避免损伤神经
- 显露
  - 在胫前肌腱和跛长伸肌腱之间切开伸肌支持带
  - 在胫前肌腱下方对踝关节进行准备（此区域为安全区，可避免损伤前侧神经血管束）
  - 用骨膜剥离子进行骨膜下剥离，要特别注意保护神经血管结构
  - 从前侧行关节切开术

## 外侧入路显露距下关节

- 使用跛骨窦入路在术中显露距下关节（图 56.9）
- 标志
  - 通过触摸找到腓骨远端的外踝
  - 通过触摸找到跛骨窦
  - 确定腓骨肌腱
  - 通过触摸找到第四跖骨基底
- 皮肤切口
  - 在腓骨肌腱前侧作一短跛骨窦切口
  - 特别注意避免损伤腓骨肌腱和腓肠神经
- 显露
  - 锐性分离皮下软组织直到看见跛骨窦
  - 跛骨窦内侧脂肪组织可部分切除或者拉向前侧
  - 行关节切开术显露距下关节

## 外侧经腓骨入路显露踝关节和距下关节

- 术中使用外侧经腓骨入路显露踝关节和距下关节（图 56.10）

### 体位设备

- 可透视手术台
- 用来垫同侧背部的沙袋或方巾
- 可调节小腿支架

### 体位争议

- 一些髓内钉厂家建议使用俯卧位和外侧经腓骨切口完成该手术。
- 如果要使用后侧入路进行该手术，那么应将患者置于俯卧位。

### 入路 / 显露要点

- 可以使用克氏针和撑开器来辅助显露踝关节和距下关节（见图 56.8 ～ 图 56.10）。

### 入路 / 显露提示

- 如果有必要，跛骨窦入路切口的近端可向腓骨近端延伸，远端可向第四跖骨基底部延伸。

### 入路 / 显露争议

- 如果使用带外翻头的弯曲髓内钉，应当对跟骨距侧的入路进行改良，髓内钉的入口应略向外偏（图 56.12 为带外翻头的弯曲髓内钉的改良入口）
- 劈裂跟腱后侧入路显露后足
  - 对于前侧和外侧软组织受损的患者，可以采用劈裂跟腱的后侧入路
  - 在跟腱后方中线上作一长 10 ～ 12 cm 的纵向切口
  - 纵向切开腱周组织，从内侧和外侧牵开全层组织
  - 如果有必要的话，可以对跟腱行 Z 形延长，使后足在矢状面上的力线保持中立
  - 向深层分离
  - 确定跛长屈肌腱的腱膜
  - 切开筋膜，将跛长屈肌腱向内侧拉，保护后内侧神经血管束
  - 从后侧打开胫距关节和距下关节

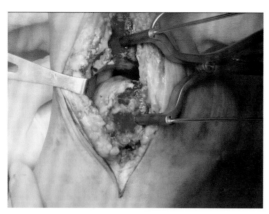

图 56.10

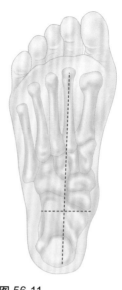

图 56.11

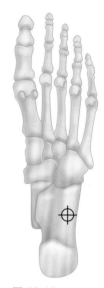

图 56.12

- 标志
  - 通过触摸找到腓骨的前后缘
  - 通过触摸找到腓骨远端的外踝
  - 通过触摸确定跗骨窦的位置
  - 确定腓骨肌腱的位置
  - 通过触摸找到第四跖骨基底
- 皮肤切口
  - 从腓骨远端向第四跖骨基底作一长 12 ~ 14 cm 的弧形纵向切口
  - 锐性分离皮下软组织至腓骨
  - 注意避免损伤腓骨肌腱和神经血管结构
- 显露
  - 显露腓骨的前缘
  - 切断下胫腓前韧带，使腓骨可以移动
  - 切断距腓前韧带和跟腓韧带，保留距腓后韧带
  - 在距离外踝尖 8 ~ 12 cm 的位置用摆锯截断腓骨，同时用水冲洗降温
  - 使用摆锯从腓骨上截一个 1 cm 的骨片
  - 向侧面翻转远端腓骨，同时保留腓骨后侧的软组织和血供结构
  - 使用摆锯纵向锯开远端腓骨，同时用水冲洗（对于严重后足内翻畸形导致腓骨异常突出的患者非常适用）
  - 远端腓骨的内部松质骨可用来在融合部位进行植骨
  - 将腓骨远端向外侧翻转后，胫距关节得以很好地显露
  - 行关节切开术显露距下关节

跟骨跖侧入路

- 标志（图 56.11 显示了跟骨跖侧入路的标志）
  - 通过内踝画一条假想的胫骨轴线
  - 通过足跟部中心和第二跖骨头画一条假想线
- 皮肤切口

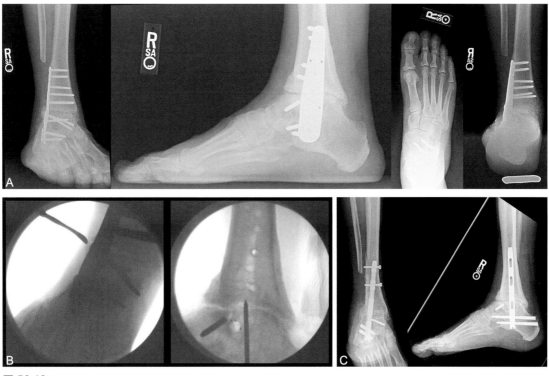

图 56.13

- 在两条线的交叉点处作一 3 cm 的纵向切口
- 显露
  - 对足部跖侧的入口进行准备
  - 锐性分离足底脂肪垫
  - 在跖筋膜的内侧缘偏外的位置作一纵向切口
  - 钝性分离跟骨足底内侧的软组织，直到可触及跟骨的表面

## 手术步骤

### 第 1 步　清理胫距关节和距下关节为融合作准备

- 使用弧形骨刀彻底清理关节软骨。
- 在软骨下骨上钻多个孔洞，同时用水冲洗降温。
- 移除撑开器后，胫骨、距骨和跟骨应有一定的活动度，以保证在融合时能矫正 3 个平面的畸形。
- 骨量不足时，可使用自体骨移植（髂嵴、胫骨近端，如果使用经腓骨入路可使用腓骨远端）或同种异体骨移植。

### 第 2 步　插入髓内钉

- 在透视下将导针经过跟骨和距骨插入胫骨远端，导针应位于胫骨髓腔内矢状面和冠状面的正中间。
- 使用钻头沿着导针的方向逐步扩大隧道。
- 使用支撑装置将髓内钉插入隧道。
- 使用透视在 3 个平面上对髓内钉的位置进行检查，以确保髓内钉位置良好，要注意其远端应位于跟骨皮质处。

---

**第 1 步要点**

- 使用特殊的弧形骨刀（包括类似于马铃薯削皮器的骨刀）有助于彻底清理关节面同时保持关节的解剖弧度。

**第 1 步提示**

- 对于踝关节融合失败的患者，应首先取出前一次的内固定装置（尤其是可能阻挡髓内钉的内固定装置）（图 56.13 示胫距跟融合术进行翻修，图 A，67 岁男性患者，胫距关节融合术后 2 年骨不连；图 B，首先取出内固定装置；图 C，接着对胫距关节进行清理，然后使用髓内钉进行翻修手术）。

**第 1 步设备**

- 弧形骨刀
- 1.5 ~ 2.0 mm 钻头

**第 1 步争议**

- 不建议使用高速磨钻进行关节软骨清理，因为它会大量产热，可能会影响融合率。

- 市售的髓内钉包括加压髓内钉和不能加压髓内钉两种，有研究表明加压髓内钉可以提供更好的接触和坚强固定（Mückley 等，2007；Taylor 等，2016）。
- 对于有大量骨缺损的患者，可以使用自体腓骨移植或者同种异体骨移植（Paul 等，2015。图 56.14 示使用后足髓内钉和自体腓骨移植行胫距跟关节融合术；图 A，29 岁男性患者全踝关节置换术后慢性疼痛；图 B，1 年随访时使用自体腓骨移植的融合术愈合良好）。

第 2 步提示

- 如果使用外翻弯曲的髓内钉，应将后足放在轻度外翻位再插入导针，插入髓内钉后，髓内钉的远端应与正常的后足力线有 3°~5° 的夹角，如果在中立位插入导针，那么插入髓内钉以后外翻的角度会过大。

第 2 步器械 / 植入物

- 髓内钉（表 56.1）

第 2 步争议

- 如果使用带外翻弯曲的髓内钉，应特别注意髓内钉的旋转，髓内钉远端不当的旋转可能会导致足部被固定在类似于马蹄足的位置。
- 如果带外翻弯曲的髓内钉置入不当，还会导致严重的内翻畸形（图 56.15，由于胫距跟关节融合时使用的外翻弯曲髓内钉置入不当，出现了明显的内翻畸形）。

第 3 步要点

- 在某些情况下，对于胫距关节融合应进行额外的固定，例如使用 1 枚额外的螺钉（图 56.17。图 A，68 岁男性患者后足发生夏科氏关节病；图 B 胫距跟关节融合术后使用 1 枚额外的螺钉进行固定）。
- 一些髓内钉可以使用螺旋叶片固定跟骨，但是我们建议只对骨量明显不足的患者使用，或者在使用跟骨螺钉时增加一个垫片（图 56.18）。

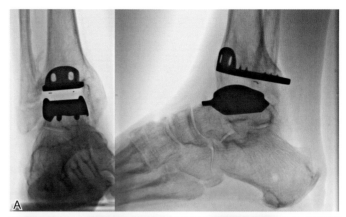

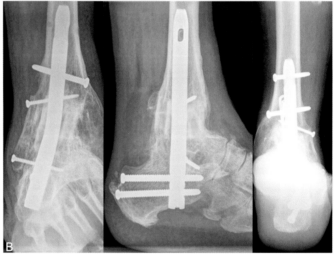

图 56.14

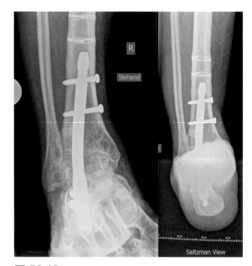

图 56.15

## 第 3 步 加压及固定

- 首先使用透视瞄准装置将跟骨螺钉经皮插入。
- 加压框架通过胫骨上的连杆固定。
- 对胫距跟关节进行加压。
- 将胫骨螺钉插入对应的钉孔中。

**表 56.1**

| 髓内钉（制造商） | 加压 | 外翻角度 | 长度(mm) | 直径(mm) | 固定螺钉 |
|---|---|---|---|---|---|
| 后足融合髓内钉（Synthes，West Chester，PA，USA） | 外部（棒状） | 10° | 150 180 240 | 10 11 12 | 胫骨 2 枚，距骨由后向前 1 枚，跟骨由后向前 1 枚 |
| 2 代 OxBridge 踝关节融合髓内钉（Ortho Solutions，North Andover，MA，USA） | 外部（扳手） | 直钉 | 150 180 | 10 11 12 | 胫骨 2 枚，距骨横向 1 枚，跟骨由后向前 1 枚 |
| Panta（Integra，Plainsboro，NJ，USA） | 近端有加压棒，螺钉固定前可以外部加压 | 直钉 | 150 180 210 240 | 10 11 12 13 | 胫骨 2 枚，距骨横向 1 枚，跟骨由后向前 2 枚 |
| Phoenix 踝关节融合髓内钉（Biomet，Warsaw，IN，USA） | 内部由距骨至胫骨，外部位于距下（棒状） | 直钉 | 150 180 210 240 270 300 | 10 11 12 | 胫骨 2 枚，距骨横向 1 枚，跟骨横向 1 枚，跟骨由后向前 1 枚，同时允许另一枚螺钉穿过髓内钉 |
| T2（Stryker，Kalamazoo，MI，USA） | 内部位于距骨，外部位于距下（棒状） | 5° | 150 200 300 | 10 11 12 | 胫骨 2 枚，距骨横向 1 枚，跟骨横向 1 枚，跟骨由后向前 1 枚 |
| Trigen 后足融合髓内钉（Smith & Nephew，Memphis，TN，USA） | 外部（棒状） | 直钉 | 160 200 250 320 340 360 | 10 5 | 胫骨 2 枚，距骨横向 1 枚，跟骨由后向前 1 枚，从跟骨到距骨斜行由后向前 1 枚 |
| Valor 后足融合系统（Wright Medical Technology，Memphis，TN，USA） | 内部由跟骨到距骨再到胫骨 | 直钉 | 150 200 250 300 | 10 5 | 胫骨 2 枚，距骨横向 1 枚，跟骨由后向前 1 枚，从跟骨到距骨斜行由后向前 1 枚 |
| Versanail（DePuy，Warsaw，IN，USA） | 内部（棒状） | 直钉 | 150 200 250 300 | 10 12 | 胫骨 2 枚，距骨横向 1 枚，跟骨横向 2 枚或者距骨由后向前 1 枚，跟骨由后向前 2 枚 |

- 移除加压框架。
- 将加压钉或者加压尾冒从跖侧插入髓内钉，使跟骨螺钉牢固地固定在髓内钉上。
- 如果采用经腓骨入路，将腓骨使用 2 枚螺钉固定在胫骨上。
- 通过临床和影像学手段检查整体是否处于合适的位置（图 56.16，使用透视检查后足力线以及是否处于合适的位置）。

**第 3 步提示**

- 在跟骨钻孔和螺钉固定的过程中应使用侧位透视进行检查，以免对跟骰关节造成医源性损伤。

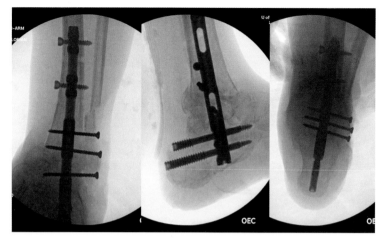

图 56.16

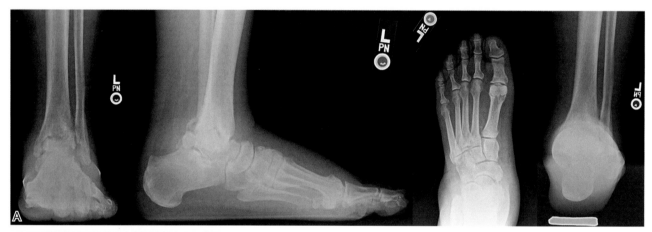

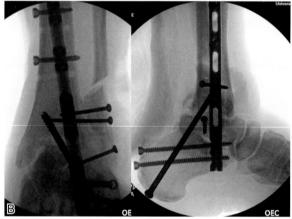

图 56.17

### 第 4 步要点

- 局部应用万古霉素可降低糖尿病患者手术部位的感染率。

## 第 4 步　关闭切口

- 进行切口关闭。
- 使用可吸收 0 号线间断缝合深层组织。
- 使用可吸收 3-0 线间断缝合皮下组织。
- 使用不可吸收 3-0 线间断缝合皮肤。
- 使用无菌敷料包扎。
- 使用小腿夹板固定在中立位。

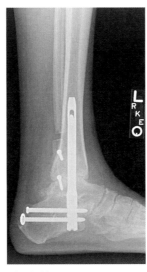

图 56.18

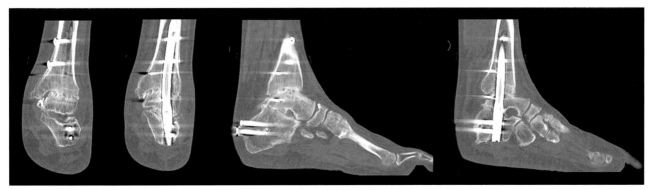

图 56.19

## 术后处理及预后

- 术后使用夹板对足踝部进行固定直到伤口完全愈合,通常需要 2 周。
- 术后 2 周拆线,将夹板换为短腿石膏再固定 4 ~ 8 周直到 X 线片上证实骨愈合；在最初的 6 ~ 10 周可以进行部分负重。
- 在 6 ~ 10 周的随访中,如果有骨愈合的证据,可以将短腿石膏更换为行走靴,穿戴 4 周,期间可以逐渐增加负重。
- 术后的康复计划包括步态训练、小腿肌肉力量训练以及消除水肿的措施。

## 近期文献回顾

- Niinimäki 等(2007)对 34 例采用髓内钉行胫距跟关节融合术的患者进行了连续性回顾分析。他们发现最常见手术原因包括类风湿关节炎、创伤性关节炎和严重的马蹄足,分别有 10 例、10 例和 4 例。这些患者的平均随访时间为 2 年,范围 0.5 ~ 3.6 年。其中 26 例患者(76%)达到骨性愈合,平均融合时间 16 周。术前休息时和步行时的 VAS 评分分别为 6.6 分和 8.3 分。术后疼痛明显缓解,休息时和步行时的 VAS 评分为 1.9 分和 3.2 分。

**术后要点**

- 建议穿着 2 级弹力袜以防止术后出现肿胀。

**术后提示**

- 对于骨延迟愈合以及骨不连的患者,应使用 CT 检查来更精确地评估骨愈合情况(图 56.19,术后 4 个月行 CT 检查显示骨部分愈合)。

- Mückley 等（2011）对 55 例使用有曲度髓内钉行胫距跟关节融合术的患者的短期随访结果进行了报道，这些患者平均年龄 51 岁，最常见的手术原因是终末期的创伤性关节炎，共 44 例。这些患者的平均随访时间为 1.3 年，范围 0.6 ~ 2.3 年，其中 53 例患者（96）达到完全骨性愈合，患者的功能和生活质量都得到显著的改善。

- Wukich 等（2011）对比了 17 例糖尿病患者和 23 例非糖尿病患者的胫距跟关节融合术的结果，他们发现糖尿病患者术后并发症的发生率高于非糖尿病患者，并发症发生率分别为 59% 和 44%。

- DeVries 等（2013）对 179 例接受胫距跟关节融合术的患者在术前进行了截肢风险评估，这些患者中最终有 21 人（12%）接受了截肢，主要的原因包括高龄、糖尿病、翻修和溃疡等。

- Jeng 等（2013）发现对踝关节大量骨缺损的患者使用胫距跟关节融合联合大块同种异体股骨头移植可以获得 50% 的融合率，而糖尿病是唯一对手术结果有负面影响的因素。

- Rammelt 等（2013）对 38 名使用有曲度髓内钉行胫距跟关节融合术的患者进行了一项多中心研究，术后平均随访时间 2 年，范围 0.3 ~ 3.3 年，总体愈合率为 84%，术后浅表伤口感染率为 2.4%。

- Lucas Y Hernandez 等（2015）对 63 名使用直髓内钉行胫距跟关节融合术的患者进行了研究，术后平均随访时间 5.9 年，范围 3.6 ~ 7.9 年，86% 的患者达到了完全融合，平均融合时间 4.5 个月，术后后足的力线得到了显著的改善，同时研究人员还发现吸烟的患者术后并发症的发生风险显著提高。

- Pellegrini 等（2016）对 41 例接受了跟腱劈裂后路胫距跟关节融合术的患者进行了回顾性研究，平均随访时间 3.7 年，最短随访时间 2 年，总体融合率为 80.4%，17 例（41.4%）患者出现术后并发症，包括踝关节骨不连（19.5%）、胫骨应力性骨折（17%）、术后伤口感染（9.7%）、距下关节骨不连（4.8%）以及胫距跟骨不连（2.4%），1 名患者最终截肢。

（Alexej Barg, Beat Hintermann　著
梁晓军　赵宏谋　刘培珑　译）

## 参考文献

扫描书末二维码获取。

# 第 57 章

# 三组件设计全踝关节置换术（HINTEGRA 假体）

## 适应证

- 原发性骨关节炎（如退行性病变）
- 系统性骨关节炎（如类风湿关节炎）
- 创伤性骨关节炎（关节不稳定和力线不良得到纠正）
- 继发性骨关节炎（如感染、缺血性坏死；至少距骨关节面的 2/3 是保留的）
- 全踝关节置换失败或者踝关节融合术后不愈合和畸形愈合（如果骨量充足）
- 对体育活动要求低（如徒步、游泳、骑自行车、打高尔夫等）
- 相对适应证
  - 严重的骨质疏松症
  - 抗免疫治疗
  - 对体育活动有一定的要求（如慢跑、打网球、滑雪）

## 体格检查 / 影像学

- 在患者站立位时，对患者的双足进行充分的临床检查与评估
  - 力线
  - 畸形
  - 足的位置
  - 肌肉萎缩情况
- 在患者坐立位时，双足非负重的情况下评估患者
  - 当前畸形可矫正的程度
  - 踝关节和距下关节的活动度
  - 抽屉试验和内外翻试验检查踝关节和距下关节周围韧带的稳定性
  - 足旋后和外翻的力量（如：胫后肌和腓骨短肌的肌力）
- 负重位 X 线片，包括踝关节正位片（图 57.1A），足的正、侧位片（图 57.1B、C），用来评估或测量
  - 胫距关节破坏的程度（如胫骨、距骨、腓骨）
  - 邻近关节的状态（如：相关的退行性改变）
  - 足和踝关节的复合畸形（如后足力线、足弓、距舟关节力线情况）
  - 胫距关节力线不正（如内翻、外翻、背伸、跖屈）
  - 骨的状况（如骨坏死、骨缺损）
- CT 扫描可用于评估
  - 关节面的破坏及不匹配程度

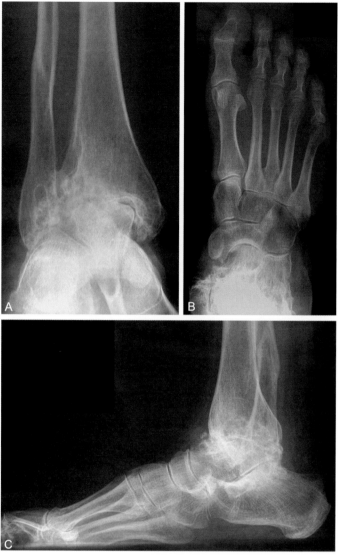

图 57.1

- 骨缺损
- 骨坏死
- SPECT/CT（图 57.2）用于可视化评估
  - 形态病理学及相关活动过程
  - 生物骨病理学及相关活动过程
- MRI 可用于明确
  - 韧带损伤
  - 肌腱形态学改变
  - 骨坏死（如距骨体、胫骨穹隆部）

**体位要点**

- 患肢用垫子垫起，以方便术中对其进行透视
- 如果畸形严重时，对侧正常肢体也要用垫子垫高。

## 体位

- 患者的足跟放在手术床的边缘
- 将同侧的臀部抬起，直到足尖完全向上
- 止血带上在同侧的大腿根部

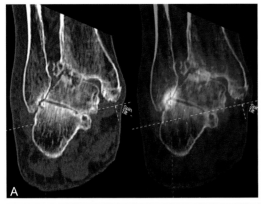

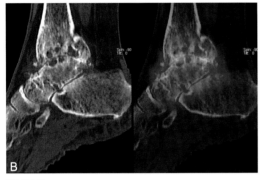

图 57.2

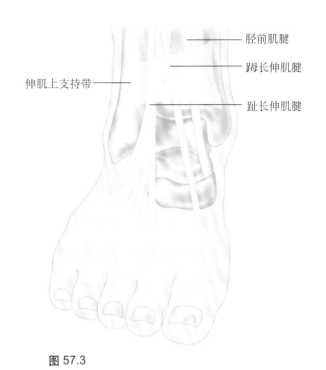

胫前肌腱

踇长伸肌腱

伸肌上支持带

趾长伸肌腱

图 57.3

## 手术解剖

- 伸肌上支持带是由踝关节上方逐渐增厚的筋膜所形成的，起于胫骨、止于腓骨（图 57.3）。它包含的结构由内到外依次为：胫前肌腱、踇长伸肌腱和趾长伸肌腱。
- 前血管神经束大约位于踝穴的中间（图 57.4A）；在踇长伸肌腱和趾长伸肌腱之间，能够准确地找到它。
- 血管神经束内有胫前动脉和腓深神经。神经支配趾短伸肌、踇短伸肌和局部的皮肤感觉（第 1 ～ 2 趾间）。
- 在距舟关节高度，腓浅神经的内侧支从外侧穿向内侧（图 57.4B）。这支神经支配着足背侧的皮肤感觉。
- 在踝关节后侧，内侧神经血管束位于踝关节后内侧方，踇长屈肌腱位于神经血管束后侧（图 57.4C）。

## 入路 / 显露

- 行前侧长 10 ～ 12 cm 纵行切口，显露伸肌支持带（图 57.5A ～ C）

## 手术步骤

### 第 1 步　胫骨截骨

- 胫骨截骨时，使用力线导杆将胫骨结节和踝关节前外侧缘分别作为截骨的近端和远端参照点（图 57.6A）（切除骨质的中间部分应沿着胫距关节的前外侧，见图 57.6A）。

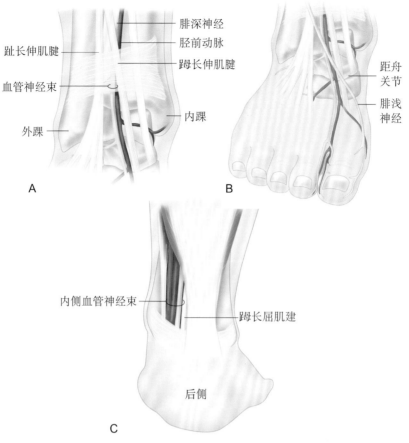

图 57.4

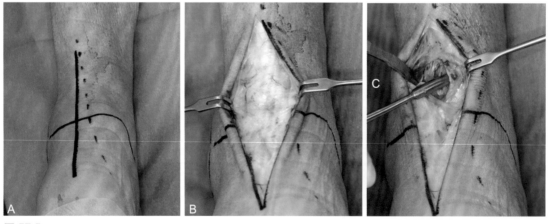

图 57.5

- 最终的方案如下
  - 矢状面：将导杆移动到与胫骨前侧相平行的位置（见图 57.6A）。
  - 冠状面：临时用长的克氏针固定后，将胫骨截骨导板旋转到合适的力线和肌腱的张力位置。
  - 垂直调整：胫骨截骨导板向近侧移动，直到达到所需的截骨高度（图 57.6B）。通常需要在胫骨关节面顶端约 2 mm 截骨。
  - 旋转调整：旋转胫骨截骨导板，使其内表面与距骨内表面平行（以避免截骨时锯片损伤踝关节）。
- 胫骨导板定位后安装截骨导板，形成一个引导锯片的槽（图 57.7A）。

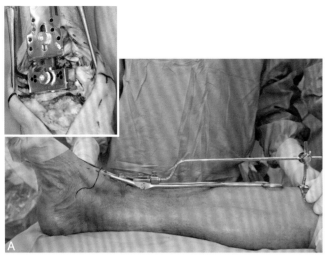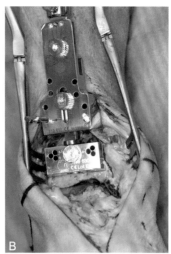

图 57.6

槽的宽度限制锯条的偏移，从而保护踝部不受撞击而发生骨折。

- 胫骨截断完成后，反复摆动锯片来完成最后截骨，尤其是内侧垂直截骨（图 57.7B）。
- 剩余的骨块，包括后侧的关节囊，都用咬骨钳进行清理（图 57.7C、D）。

## 第 2 步　距骨截骨

- 将距骨截骨导板插入胫骨截骨导板（图 57.8A）。
- 导板尽可能向远端移动直到侧副韧带达到合适的张力（图 57.8B）。
- 在将足放置到中立位置之前，去掉所有的牵开器（如：踝关节背伸 / 跖屈和旋后 / 旋前；图 57.8C）
- 一旦足处于中立位置，导板由 2 个针固定（分别为内侧和外侧）。
- 移除胫骨导板，再次安装牵开器（Hintermann 撑开器）将踝关节牵开；检查导板是否与距骨完美匹配。
- 通过距骨导板上面的卡槽，用摆锯将距骨穹窿顶切除（图 57.9A、B）。
- 通过距骨导板下面的卡槽来限制第 2 刀截骨深度，用骨刀进行垂直截骨（图 57.9C、D）。
- 用 12 mm 厚的垫片（最薄的 5 mm）来代替胫骨和距骨的厚度。将其插入模拟的踝关节间隙中。足置于中立位，并做以下检查：
  - 截骨大小是否合适
  - 力线是否得到恢复
  - 内外侧稳定性是否合适
- 拆下垫片并且用同样的针安装牵开器（Hintermann 撑开器）。
- 距骨截骨要求如下：
  - 在踝关节外侧，切除骨块应尽可能少地截掉后侧的骨质；通常情况下，在距骨侧有更多的骨赘需要截骨（图 57.10A）。
  - 在踝关节后侧，除了保留的软骨外，切除块还应该切除 2 ~ 3 mm 的骨质（图 57.10B）。

### 第 1 步要点

- 在用锉刀（位于胫骨关节中心）向远端拉动距骨的同时，最好是与冠状面对齐，从而收紧内侧和外侧韧带。调整胫骨截骨导板，使其与距骨上表面平行。第 2 个针用于固定。
- 在踝内翻时，通常需要切除更多的胫骨，而在踝外翻时和 / 或存在高度关节松弛的情况下，建议尽量少地切除骨块。
- 如果有疑问（例如，胫骨的前缘较测量标记突出），可以选择较大的尺寸。

### 第 1 步提示

- 注意不要将锯片插入关节太深，以免伤及胫神经。

### 第 2 步要点

- 当大部分距骨被挤出踝穴时，就如同创伤后畸形一样，距骨导板是能移动的，前面垂直截骨需要徒手操作，与距骨前缘保持 2 ~ 3 mm 台阶。
- 后侧关节囊应该完全清理，直到脂肪组织和肌腱结构可见，以获得充分的背伸。

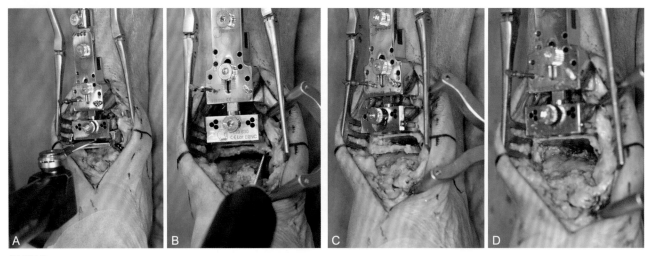

图 57.7

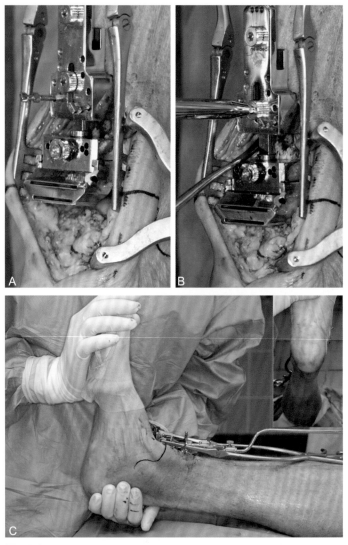

图 57.8

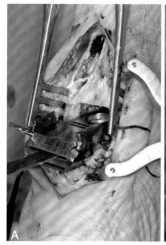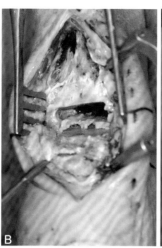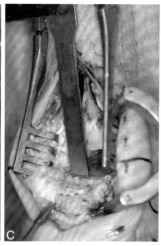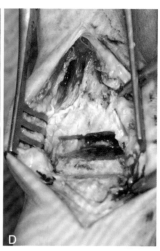

图 57.9

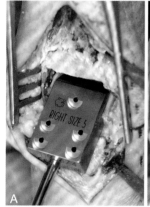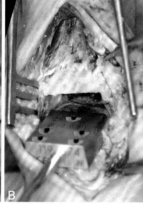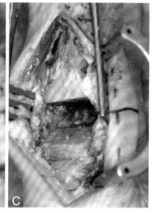

图 57.10

- 切除距骨的大小应与胫骨相匹配，不能过大。
- 选择合适的距骨截骨导板后用 2 ～ 3 枚克氏针进行固定。
- 在导板的引导下截距骨，具体操作如下：
  - 内侧：6 mm 深，以距骨上表面为参考。
  - 外侧：8 mm 深，以距骨上表面为参考。
- 清理距骨后侧 2 ～ 3 mm 的骨质（图 57.10B）。
- 在内侧和外侧，用凿子沿现有截骨底部几乎水平方向来完成清理，因此来避免大量骨质的缺损和供应距骨血管的损伤。
- 使用咬骨钳对距骨内侧和外侧间隙进行清理。
- 清理距骨后侧的剩余关节囊及间隙（图 57.10C）。

## 第 3 步　试模假体植入以及最后截骨

- 距骨试模
  - 使用小型植入器植入第一个距骨试模（图 57.11A）。
  - 试模后侧处可以检查其是否匹配距骨侧截骨面。
- 胫骨试模
  - 胫骨测深器用于确定所选胫骨植入物的尺寸(图 57.11B)。插入时，一侧（右 / 左）紧靠胫骨表面，后缘钩住胫骨后缘。要选择的尺

- 如果导板定位太靠后会导致距骨的骨支撑不足，从而造成矢状面不稳定。
- 如果垫片不能插入关节间隙，并且如果剩余的后侧关节囊没有明显的挛缩，可以考虑进行额外的骨切除。在大多数患者中，这样的截骨应该取胫侧。使用相同的固定孔重新定位胫骨截骨导板。远端截骨线根据需要向近侧移位，并且用锯片进行新的截骨。
- 如果力线不正，并且如果可以排除与足相关的畸形（如跟骨的内翻、外翻），则应考虑进行矫正截骨。在大多数情况下，应在胫骨侧进行切除。胫骨截骨导板的角度需要进行调整，需要重新定位。远端导板需要向近端或远端移位来匹配成角畸形的截骨高度。
- 如果踝关节不稳定，建议使用更厚的垫片。如果踝关节一侧不稳定，应考虑对侧韧带松解和（或）患侧韧带重建。如果踝关节仍然不稳定，使用移植物重建韧带是一种很好的方法。

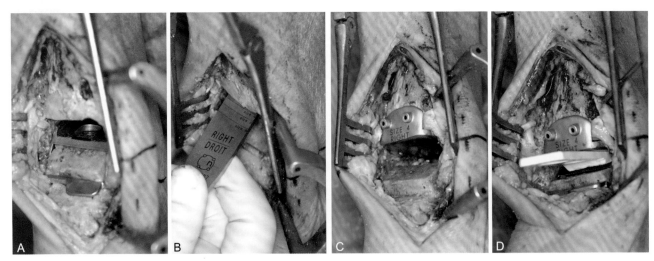

图 57.11

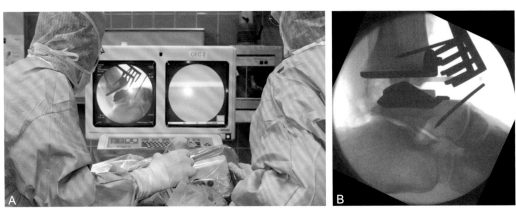

图 57.12

**第 3 步要点**

- 以胫骨前缘为 0%，后缘为 100%，接触点应在胫骨假体的 40% ～ 45% 之间。如果接触点太靠后，韧带的平衡将无法实现。
- 如果外科医生全力将踝关节极度背伸，假体与截骨面之间的接触会更好，踝关节后部剩余的软组织挛缩可能会得到改善。
- 需要透视检查任何可能导致疼痛或运动受限的残留骨碎片或骨赘。

寸可以从深度计的刻度中选取。

- 置入胫骨试模（图 57.11C）。应注意使胫骨组件与内踝紧密接触。
- 垫片试模
  - 插入 5 mm 垫片试模（图 57.11D）并移除牵开器（Hintermann 撑开器）；如果无法达到足够的软组织张力，则继续插入 7 mm 或 9 mm。
- 强烈建议将足保持在中立位置时使用 X 线透视检查植入物的位置（图 57.12A），特别是检查以下内容（图 57.12B）
  - 胫骨假体的长度适当（其后边界应与胫骨后侧面一致，从而完全覆盖胫骨表面）。
  - 胫骨假体与胫骨表面的完全匹配。
  - 距骨假体后缘与距骨后表面的完全匹配。
  - 距骨假体与胫骨假体的接触点。
- 如果距骨的位置合适，则使用咬骨钳和（或）摆锯切除距骨前表面（图 57.13A）。
- 用定位针将第二个距骨试模（与第一个试模大小相同）固定在距骨上，以匹配所有的关节面（图 57.13B）。
- 使用 4.5 mm 钻头钻 2 个钻孔，并移除试模（图 57.13C）。
- 仔细检查骨表面。如果有囊肿，用刮匙刮除（图 57.13D）；建议使

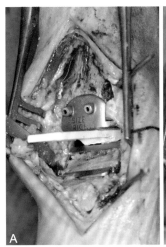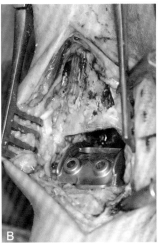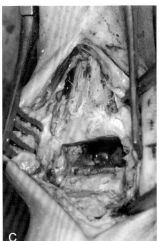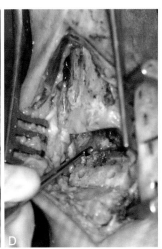

图 57.13

用截骨块中取出的松质骨填充。如果表面有硬化骨残留，建议使用 2.0 mm 钻头钻孔。

## 第 4 步　植入假体

- 最终植入物按如下植入：
  - 用组织骨基质填充距骨假体以填充囊肿（图 57.14A），然后将假体柄植入 2 个钻孔内（图 57.14B）。使用锤子和植入器将假体匹配安装于距骨（见图 57.14B）。
  - 胫骨组件沿内踝插入，直到与胫骨前缘匹配（图 57.14C）。可以使用锤和植入器进行这一操作（图 57.14D）。
  - 插入垫片（与距骨组件尺寸相同）（图 57.14E）。
- 取下撑开器（Hintermann 撑开器）后，临床检查其稳定性和运动情况。
- 强烈建议通过 X 线透视检查植入物的位置（图 57.15A ~ C）。

## 第 5 步　关闭切口

- 通过缝合肌腱鞘、支持带（图 57.16A）和皮肤（图 57.16B）实现伤口闭合。
- 仔细包扎以避免压迫皮肤（图 57.16C、D）。
- 用夹板使足保持在中立位置（图 57.16E）

## 术后处理及预后

- 2 天后打开敷料和夹板并更换。
- 通常在术后 2 ~ 4 天，当伤口处皮肤干燥良好时，用支具或矫形器将足固定在中立位（避免足的内翻、外翻和跖屈），维持 6 周。
- 允许承重。通常情况下，1 周后即可实现全负重。
- 拆除石膏和矫形器，进行康复锻炼，包括伸展和加强小腿三头肌的锻炼。
- 6 周进行第一次临床和影像学随访，以检查伤口情况、骨愈合和植入物的位置（图 57.17）。
- 应建议患者在接下来的 4 ~ 6 个月内穿加压弹力袜以避免肿胀。

### 第 4 步要点

- 自主运动和淋巴引流在最初 6 周有利于软组织的恢复。
- 在跟骨截骨、韧带重建和（或）肌腱转移的情况下，建议石膏固定6周。
- 如果相邻关节融合，建议固定 8 周。
- 如果需要行踝上截骨术，建议 8 ~ 10 周不负重。

### 术后提示

- 术后第 1 天的剧烈运动可能会导致伤口软组织问题。

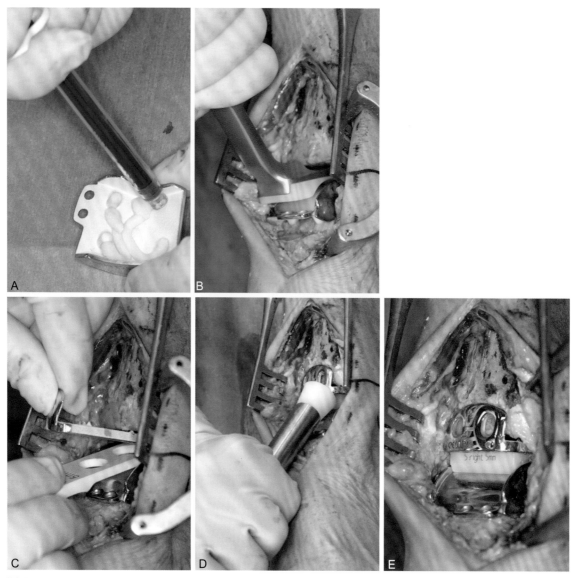

图 57.14

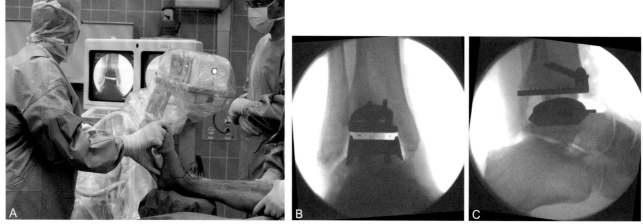

图 57.15

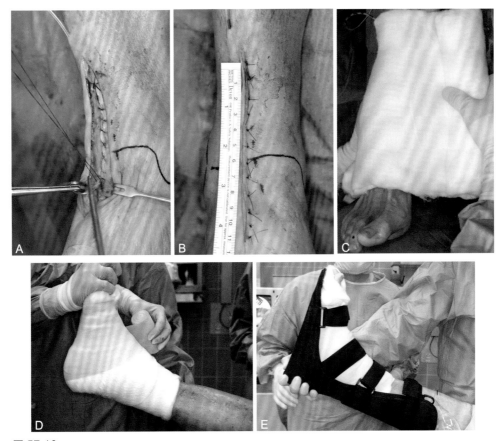

图 57.16

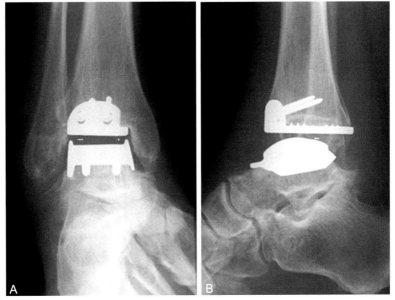

图 57.17

（Beat Hintermann　著　梁晓军　赵宏谋　郑伟鑫　译）

## 参考文献

扫描书末二维码获取。

# 第 58 章

# 外侧入路全踝关节置换术（Zimmer 假体）

## 适应证争议

- 患者的年龄、身体状况等指标都要考虑
- 考虑融合术后距下关节和跗骨间活动度
- 先前跟腱附近的后外侧切口会使手术入路困难。使用前入路置换可能更合适。

## 治疗策略

- 踝足矫形器
- 关节液替代品注射可能有益
- 注射可的松可以暂时缓解症状
- 富血小板血浆或骨髓浓缩物注射可能有益
- 鞋垫和矫形鞋
- 非甾体类抗炎药
- 踝关节清理术
- 踝上截骨术
- 踝关节融合
- 前侧入路全踝关节置换术

## 体位要点

- 足跟应距手术台脚 15cm，以便给框架留出空间。
- 确保有足够的空间可使框架放到手术台中心
- 如果患肢不能固定，采用衬垫来防止移动。
- 在患侧髋下放置一个衬垫，将骨盆抬高 15°～20°，使足向内旋转 15°～20°
- 固定另一条腿，这样在手术过程中就不会不小心将其从手术台上推下去。
- 在手术台的另一侧固定支撑架，可以使健侧腿保持稳定。将手术巾折叠至 10～15cm 厚，支撑关节置换架，从手术床的远端一直垫至膝关节。用带子将其固定在手术台上。这样抬高了患肢，便于术中 C 臂成像。

## 适应证

- 有踝关节炎症状
- 前侧组织损伤
- 外侧有骨折手术切开复位内固定、侧副韧带重建或腓骨肌腱手术后的瘢痕
- 对侧踝关节融合
- 踝关节邻近关节有关节炎症状
- 踝关节畸形，包括不愈合或腓骨畸形愈合
- 矢状面可见踝关节畸形（前侧或后侧）
- 腓骨短缩或外翻畸形
- 内翻型踝关节炎伴有腓骨内翻及三角韧带挛缩
- 踝关节旋转畸形
- 保留完整腓骨的踝关节融合
- 距骨穹隆扁平合并关节炎

## 禁忌证

- 距骨急性缺血性坏死
- 夏科氏关节病
- 局部 / 全身性感染影响假体置换
- 严重影响肢体的神经性疾病或血管性疾病
- 外侧皮肤质量差

## 相对禁忌证

- 严重的骨质疏松症
- 抗免疫治疗
- 踝关节感染病史
- 三角韧带严重损伤且无法重建
- 无法重建的非跖行足

## 体格检查 / 影像学

- 踝的负重正侧位和足的正位片，包括胫骨的下 2/3，有助于发现隐蔽的畸形。在一些严重足踝畸形患者中，健侧对照有助于评估。
- Saltzman 位有助于观察后足和踝关节的力线情况
- 在侧位片观察距骨穹隆是否扁平。如果有，在手术过程中应减少距骨的截骨量。

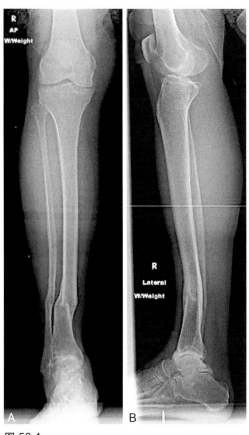

图 58.1

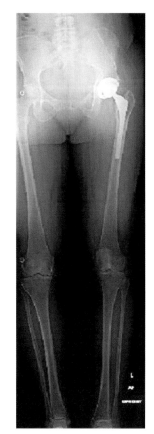

图 58.2

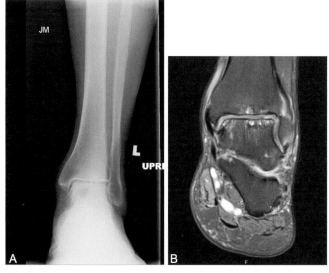

图 58.3

- 评估腓骨畸形
- 当胫骨和踝关节都存在畸形时，需要拍摄踝关节和膝关节的负重正侧位片（图 58.1）。
- 髋关节、膝关节和足的负重正位片对评估严重的畸形很有帮助（图 58.2）。
- MRI 能发现普通 X 线片无法发现的踝关节和距下关节炎（图 58.3）。
- 对于距下关节炎患者来说，全踝关节置换优于踝关节融合。

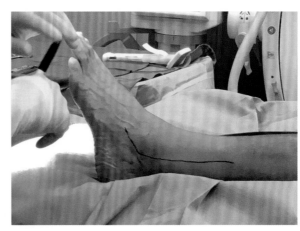

图 58.4

- CT 断层扫描有助于诊断空洞、囊变或骨折不愈合情况。
- 如果有感染迹象，用含镓和铟标记白细胞扫描来评估感染情况。
- 仔细评估踝关节力线不良的病因：外侧韧带松弛或内侧骨侵蚀；三角韧带松弛或外侧骨侵蚀；胫骨或距骨畸形。
- 评估踝关节、距下关节和跗横关节的活动范围。评估畸形是否能被矫正。
- 严重的踝关节松弛会干扰距下活动度的评估。
- 评估是否有胫骨后肌腱病变，是否导致距骨周围关节塌陷。
- 评估是否有腓骨肌腱病变导致的高弓内翻足畸形。
- 患者站立时，评估下肢整体力线，尤其是足的力线
- 观察患者的行走步态可以发现患者在动态情况下的畸形和下肢的力线情况。
- 实现跖行足是手术成功的先决条件。
- 检查肌肉的力量和萎缩状况。
- 评估神经血管情况。
- 仔细评估外侧皮肤情况，确保能行外侧入路进行手术。

## 手术步骤

### 第 1 步

- 准备大 C 臂机。术中需要多次正侧位 X 线透视。
- 如果需要，上止血带。
- 将腿放在校准架上。
- 沿腓骨后缘在踝关节近端约 13cm 处做切口，并向远端延伸，从腓骨尖远端弧向跗骨窦约 3cm（图 58.4）。
- 沿着腓骨后缘打开腓骨肌腱鞘，并将骨膜剥离至腓骨前侧。
- 在腓骨远端，通过保护腓骨的下后方骨膜来保留上支持带的完整。
- 将前侧骨膜连同距腓前韧带和踝关节囊前侧一并牵开。
- 在腓骨前韧带的边缘用缝线标记，以便于识别和缝合。
- 继续剥离踝关节前的骨膜，显露胫骨远端 2 ~ 3cm，直至内踝。
- 在腓骨上行斜行截骨，理想情况下拉力螺钉刚好通过截骨线中间。

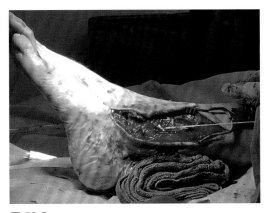

图 58.5

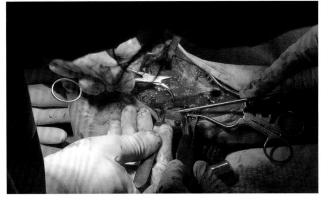

图 58.6

- 切口的最远端应距踝关节 1.5 ~ 2cm，以留出足够的空间进行胫骨假体的调试和放置。
- 将一块 5 孔或 6 孔腓骨重建板放在腓骨上，以确保其在手术结束时很好地匹配。如果没有腓骨畸形，一种选择是在截骨的近端预置一枚螺钉，使其高于截骨的高度，确定接骨板的位置。远端 3 个孔可以预先钻孔并进行测量。另一种选择是最后结束时再进行钻孔。注意：如果外侧组织较薄，应使用低切迹 1/2 管型接骨板。
- 为了计划截骨的位置，可以将 0.45mm 克氏针斜穿过腓骨并在 C 臂下进行评估（图 58.5）。
- 在盐水冲洗下，用微型摆锯在腓骨上从近端外侧到远端内侧进行截骨，与长轴呈 45° 角。
- 锐性切开下胫腓韧带，使腓骨可移动。
- 用中等尺寸的拉钩将腓骨从下胫腓间隙牵开，腓骨远端韧带作为铰链结构（图 58.6）。可能会有部分下胫腓韧带骨化，需要骨凿松解。这个过程很耗费时间。
- 注意不要过度松解跟腓韧带和距腓后韧带。
- 用一根 1.6mm 克氏针将腓骨固定在跟骨上。用针帽封住克氏针。
- 在关节外通过骨膜剥离子松解胫骨和距骨周围挛缩组织。撑开器由前向后进出，松解关节囊。

## 第 2 步

- 腿仍在框架外，用 Zimmer 测深器测量距骨的宽度。直至测量到距骨的内侧边界。使用透视来确定正确的位置。确定可使用的最大尺寸植入物没有任何内侧外伸。尺寸选择较小者，因为使用较小的尺寸测量可保留更多的内踝骨量（图 58.7）。
- 前后位或侧位确定假体大小，尽管这很少影响决策。
- 一旦确定了大小，用咬骨钳咬除所有大的骨突，并评估经皮跟腱延长或腓肠肌松解的必要性。

## 第 3 步

- 如 Zimmer 说明手册所述，将腿放在框架中间，并与框架的长杆平行。

### 第 2 步要点

- 绝大多数距骨倾斜可以通过将跟骨针平行于距骨穹隆关节面来纠正。在置针过程中，需要 X 线透视。
- 距骨针可用于微调任何残余的距骨倾斜。
- 如果需要，跟腱延长或腓肠肌松解应该在手术的早期进行，在腿被放入框架之前。

### 第 2 步提示

- 医生可以将跟骨针平行于距骨关节表面打入，放置在框架内。但是，置入距骨针时需要放入置换架内，保证精确，同时将针固定于架子上。
- 如果在将腿放入架子之前打入距骨导针，插入的角度可能会稍微偏离，并且可能会阻碍导针和针夹的组装。

### 第 3 步要点

- 采用空心钻（3.5mm 或 4.0 mm）钻孔，将距骨针置入，钻头需要达到 3/4 的螺纹。
- 距骨针可用作"操纵杆"，以便进行进一步矫正距骨力线。

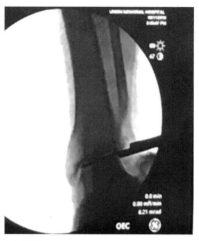

图 58.7

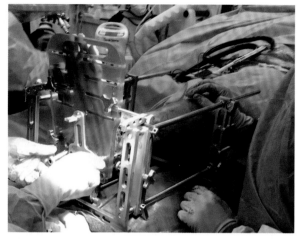

图 58.8

### 第 3 步争议

- 在没有胫骨截骨的情况下，没有明确的指南说明可以矫正畸形的程度。
- 通常可以达到 35° 的骨或韧带外翻或内翻矫正。
- 当需要矫正严重的踝内翻畸形时，可能需要用骨刀对距骨的远端外侧行楔形截骨。
- 2cm 的矢状面平移很容易纠正。截除胫骨前或后部有助于矫正。
- 胫骨近端畸形可能需要胫骨截骨。

### 第 4 步要点

- C 臂透视从膝关节至踝关节。确保膝关节与定位杆呈 90° 角，并与踝关节平行。
- 准确的患肢位置，纠正任何踝关节力线不良，是至关重要的。这需要非常细致，应使其尽可能完美。

### 第 4 步提示

- 时刻检查所有平面上的腿的位置。内外翻成角和踝关节矢状面半脱位必须在此阶段纠正。
- 需要内踝关节切开来清理骨撞击处，尤其是内踝内侧沟或顶部。

- 确保足部内侧边缘与脚板内侧边缘平行，设置适当的内旋（图 58.8）。
- 要检查距骨内旋是否正确，将探针宽而平的一端靠着距骨外侧前半部分放置。它应该与表面齐平。确保磨钻固定紧，以最大限度地提高此步骤的精度。
- 用柯布敷料把前足固定在平台上。确保足没有被框架压迫。
- 确保腿在框架中的位置足够高，以避免对侧肢体的妨碍，而获得清晰的侧透视图像。折叠的无菌单有助于此操作。
- 足跟应位于脚板支撑处，离脚板 1 ~ 2cm，以利于跟骨针牵开关节。
- 随着跟骨针被拉紧，C 臂透视。可能需要偏心调整，以使距骨处于中间位置。足跟此时应该靠在脚板上。
- 应通过水平和垂直参考杆检查胫骨和距骨的整体对线情况。
- 置入距骨针。起点应位于内踝尖远端 1 cm 和前方 1 cm 处。
- 距骨针从距骨颈中下 1/3 处开始。从远侧到近侧和从后向前倾斜，避免穿入距骨的穹隆。
- 检查正位和侧位 X 线片，确保位置无误。

### 第 4 步

- 将适当尺寸的截骨导向装置连接到侧方截骨导向装置上。先将探针平放在胫骨固定架孔处，踝关节前侧。要完成此操作，可能必须抬起截骨导板前侧（图 58.9A）。
- 胫骨定位杆应与胫骨长轴呈一直线。X 线透视产生的视差会使这种测定比较困难。以胫骨外侧缘为参照。
- 探针应与计划放置假体的距骨关节面平行。定位杆将与探头呈 90° 角。水平和垂直杆的构造被称为"铁十字"，用来帮助确定正确的力线，减少视差混淆。
- 如果踝关节有任何矢状面力线不良，最好将最远端的胫骨针从前向后放置，距踝关节约 5cm。如果没有这个步骤可能无法保持正确的位置。将此针从固定在框架前面的碳棒上取下（图 58.9B）。在矢状面矫正过程中，可以手动胫骨抬高、压低或旋转以帮助矫正。用 T 形手柄夹头拉动前、后针，即可完成校正。

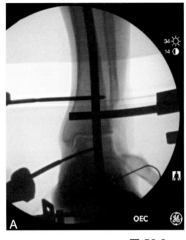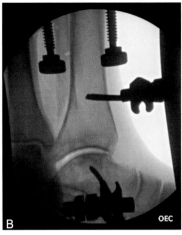

图 58.9

- 在插入胫骨针之前，可以通过使近端框架与腿内侧或外侧呈一定角度来矫正胫骨的残余内翻或外翻。
- 当插入胫骨针之前，助手应在胫骨上施加反作用力，以避免意外后移。
- 将胫骨针穿过支架上的针夹，针夹拧紧至其最终位置，这样可以避免在拧紧螺母时胫骨发生一些旋转。
- 近端的胫骨针总是从内侧到外侧置入。

## 第 5 步

- 如 Zimmer 技术指南中所述，探针用于确定适当的关节线。
- 正确的位置通常距解剖关节线 1.5 ~ 2mm。这通常对应于胫骨下缘。当存在平顶距骨时，提升截骨线以恢复正常力线可能需要在关节线上方近 3 ~ 4 mm 处进行平移。这个位置最大限度地减少了距骨截骨量。
- 设置适当的前后位置。
- 当钻头前后摆动时，一定要检查磨钻从何处切除距骨颈。超过 3mm 的缺口意味着导板可能在距骨上设置得太靠远端。

## 第 6 步

- 一旦导杆装置锁定到位，就可以开始钻孔和清理。首先使用钻头，钻入距骨中心孔。
- 检查图像上钻孔的深度，并放置夹头以便进一步钻孔。
- 有时钻头会偏离坚硬的距骨表面。使用扳手的开口端抵消此力。
- 距骨钻孔完成后，行胫骨钻孔。
- 然后定位磨钻截骨导板。
- 将多孔导板放在靠着距骨的距骨孔中，并使用对侧塑料试模来设置磨钻深度。
- 磨钻清理关节过程中会产生大量热量，应在连续滴水条件下进行（图 58.10A）。可使用两个球状注射器。使用静脉注射袋、导管和连续冲洗可能效果更好。
- 切口前方需要使用拉钩牵开。

### 第 4 步争议

- 使用板式撑开器牵开踝关节，可以减少胫骨和距骨的截骨，只有在严重的僵硬畸形需要此操作。
- 如果从外侧能够看到内侧关节面，可能不需要行内踝关节切开。
- 将碳棒连接在距骨针和胫骨针之间，有助于畸形矫正，使框架可坚强固定，以便精确清理。
- 在进行试模和测试活动度之前，拆下碳棒。

### 第 5 步要点

- 确定截骨导板适当位置的最佳方法之一是确保不超过胫骨边缘 2 倍磨钻宽度或 11 mm。安装导向器后，将磨钻放入胫骨 1 号孔，导板应设置为距关节面 1 个磨钻宽度。
- 将磨钻放入距骨孔。如果位置正确，应去除距骨大约 2/3 的磨钻宽度。磨钻的宽度为 5.5 mm，应去除大约 4 mm 的骨质。如果切除的骨质太多，将导杆升高 1 ~ 2 mm。
- 用探针插入胫骨孔，观察胫骨截骨与胫骨轴线相对垂直。如果有前倾，导向器可以向后移动。检查这个动作对距骨截骨的影响。
- 进行扫描时，拧紧 3 个截骨导向螺钉（2 个用于固定近端至远端的平移，1 个用于固定前后调整），以最大限度地提高精度并摆动最小。

### 第 5 步争议

- 没有证据表明距骨颈部的切迹会出现不良结果。

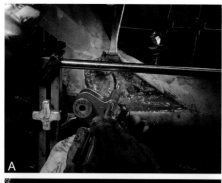
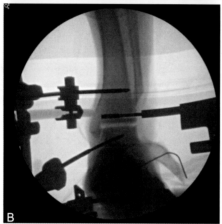

图 58.10

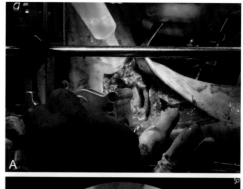
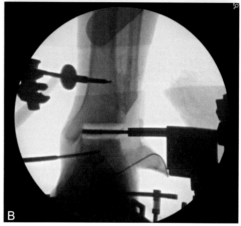

图 58.11

**第 6 步要点**

- 在透视引导下推进钻头。达到适当深度后，重置夹头中的钻头。这将构建一个深度范围。以这种方法进行距骨钻孔。用小扳手向下压钻头，可防止其在坚硬的距骨上滑动。
- 在透视引导下推进磨钻（图 58.10B）。
- 小心不要切除过多的内踝。如果有问题，在手术结束时固定 1 枚内踝螺钉。
- 记住胫骨近端变窄。因此，胫骨 1 号孔的深度比距骨和胫骨 2 号孔的深度浅几毫米。务必用 C 臂检查磨钻的推进情况，以避免内踝过度截骨（图 58.11）。
- 用 C 臂检查可塑牵开器的位置，确保其有足够的内侧空间，在磨钻截骨时保护神经血管束。
- 需要在正侧位评估截骨的位置（图 58.12）。

- 将可塑拉钩或 "Z" 形拉钩置于后部，以保护软组织、肌腱和神经血管结构。拉钩必须小心放置，紧贴胫骨后部和距骨后内侧。
- 在向中间处理之前，必须透视下确定磨钻深度。
- 使用更多的点状清理技术，而不是片状清理技术，以帮助最小化截骨，尤其是在坚硬的距骨上。
- 最初清理距骨和胫骨 7/8 的关节面，保留最前侧和后内侧部分。这是保护前后组织的最佳方法。
- 使用磨钻去除距骨的关节面，以确保假体的匹配。
- 在胫骨截骨时，再次检查深度，以确保内踝不受损。
- 当距骨和胫骨 1 号孔完成后，除了胫骨前后 1/8 处，使用咬骨钳将胫骨骨屑去除。
- 然后，胫骨剩余的部分用 2 号孔切除。
- 此时有清晰的术中视野，清理胫骨及距骨的前后侧。
- 截骨完成，用手指穿过表面，其应该是光滑的。清理关节远端内侧，确保没有骨组织可以阻止假体完全固定。

**第 7 步**

- 插入导轨。
- 取正位及侧位图像，观察骨轨孔是否能很好地固定于骨内，并检查前后定位。
- 为了方便放置导轨，脚踏板的固定螺栓可以重新移动，以允许踝关节跖屈。导向器就位后，重新插入导针。

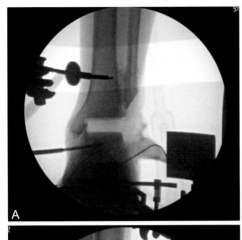

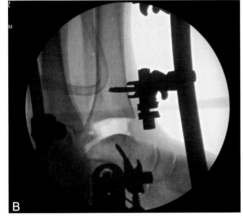

图 58.12

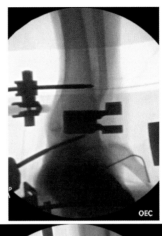

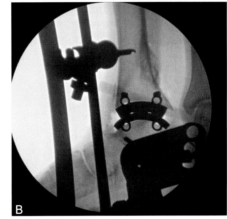

图 58.13

- 各导杆应独立设置。胫骨导杆应与胫骨前侧齐平，不向后伸出。距骨导杆应与胫骨呈 90°，在承重轴下方设置。
- 将撑开器针置入，可以加压关节面。
- 通过透视检查，确保轨道孔完全对齐（参见 Zimmer 技术指南）。理想情况下，导轨应与胫骨和距骨完全齐平，尽管距骨和距骨导轨之间通常有 1 mm 的可接受间隙（图 58.13）。放置导针，钻轨道孔，保存钻头上的骨屑，以备将来在腓骨截骨处使用。

## 第 8 步

- 移除轨道孔，并冲洗关节。将脚板从架子上拆下并进行试模。评估外翻松弛和三角韧带的适当张力。确定合适的聚乙烯试模尺寸。让踝关节活动自如。
- 不要做内翻应力，因为内踝可能会受损。
- 胫骨试模到位后，重新连接脚板，但不需要固定限制踝关节的螺钉，以允许其背伸。
- 确保将距骨组件放入轨道孔中，以便轨道沿其路径无阻力滑动。它必须与表面齐平。一旦它很好地固定在轨道孔中并向前移动 3～4mm，就可以开始插入。助手应在插入过程中将踝背伸，以在部件上产生一定压力。如果植入物以一定角度进入，重新开始。如果腓骨妨碍了插入试模，分离植入物并用手持冲击器完成。

### 第 7 步要点

- 确保横向导轨没有突出，否则腓骨不能准确复位。如果胫骨内侧有太多潜在的空间，腓骨可形成一个小凹陷，以适应外侧突出。
- 测量导板和骨骼边缘之间的距离。这与植入假体时的距离相同。
- 胫骨轨孔的切口应以胫骨为中心。不要在中间插入太多的导轨。
- 轨孔的设计不延伸到切除的胫骨和距骨的内侧边缘。

### 第 8 步要点

- 注意不要将植入物偏内插入。如果有任何问题，通过 C 臂机确定位置。
- 在植入物插入时，对内侧踝部施加压力，以避免意外骨折。
- 当测试稳定性时，记住它完全依靠三角韧带，因为腓骨截骨没有侧方稳定性。禁止内翻应力！

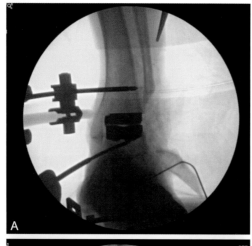

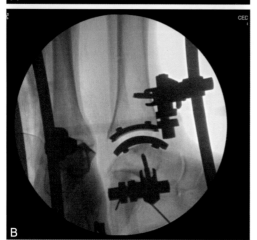

图 58.14

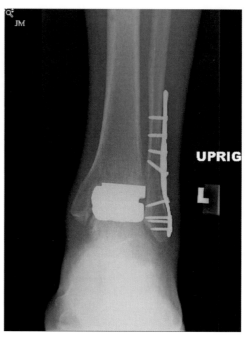

图 58.15

**第 9 步争议**

- 手术截骨开始前，在腓骨远端预钻孔可能会有好处。然而，如果腓骨畸形需要内翻旋转、腓骨延长或缩短，这种方法可能会干扰钢板的正确最终位置。
- 骨水泥可能不需要。

**第 9 步要点**

- 腓骨截骨术可能需要改进，以获得完美的位置。如果可能的话，用拉力螺钉穿过钢板并穿过截骨线。

- 接着插入胫骨组件，在植入物植入 3 ～ 4 mm 后，背屈踝关节。检查最终影像（图 58.14）。

## 第 9 步

- 复位腓骨钢板固定。用一些可缓慢吸收的缝线修复腓骨前韧带，如 2-0 普迪斯可吸收缝线或不可吸收 0 号爱惜康缝线。缝合伸肌支持带于腓骨远端外侧的节上。支持带既覆盖了较大的结，又加强了修复。
- 这可以在移除前外侧杆的情况下在框架中完成。
- 如有必要，将骨屑移植物放在腓骨截骨部位周围的轨道孔钻孔处。
- 检查最终 X 线片（图 58.15）。
- 在极少数情况下可能需要使用下胫腓螺钉。
- 缝合骨膜。
- 缝合软组织和皮肤。
- 作者 LCS 在手术结束时使用髂嵴获得的浓缩骨髓液注射。

## 术后处理及预后

- 足置于中立位，大敷料包扎。
- 术后 2 周，拆除缝线，并使用行走靴（作者 LCS 推荐）或短腿非负重石膏固定（作者 GBP 推荐）。
- 作者 LCS 使用的屈膝锻炼方案，从术后 10 ~ 14 天开始，一天 5 次，每次 20 分钟。
- 作者 LCS 使用夜间夹板来保护重建的外侧韧带，注意避免支撑物压迫外侧切口（大多数情况下夜间夹板在术后 3 个月停止使用）。
- 术后 6 周时，拍摄一组负重的 X 线片，并开始穿行走靴行走。
- 支具可以在术后 8 周停止使用，如果合适的话，还可以开始物理治疗。
- 建议患者避免做站立内或外旋转运动，以避免对踝关节的过度应力。
- 术后 3 个月时骨愈合率约为 75%，6 个月时骨愈合率约为 90%。
- 重要的是提醒患者 99% 的骨愈合可能需要 1 年时间，可"忘记"此关节为置换的关节，从而达到最大程度的功能恢复。

（Glenn B. Pfeffer，Lew C. Schon　著

梁晓军、赵宏谋、郑伟鑫　译）

## 参考文献

扫描书末二维码获取。

# 第59章

# 全踝关节置换失败后手术策略

## 禁忌证

- 活动性感染
- 神经关节病（夏科氏关节病）

## 手术指征争议

- 翻修术争议
  - 关节置换术后翻修术
  - 胫距关节融合术
  - 胫跟关节融合术

## 治疗选择

- 关节置换术后翻修术
- 胫距关节融合术
- 胫跟关节融合术

## 适应证

- 踝关节置换术失败可因为
  - 术后早期假体松动
  - 术后晚期假体松动
  - 进展性且不可控的力线不正
  - 不可控性关节失稳
  - 假体下骨缺血性坏死
  - 深部感染
  - 假体周围骨折
  - 软组织损伤
  - 慢性疼痛综合征
  - 其他（如金属过敏或不耐受、功能障碍）

## 体格检查 / 影像学

- 当患者站立时，对双下肢进行仔细检查：
  - 力线
  - 畸形
  - 足的位置
  - 肌肉萎缩
  - 软组织状况（如存在瘢痕）
- 患者取坐位时双足悬空自由下垂时评估：
  - 目前畸形可矫正的程度
  - 残留的踝关节和距下关节的活动度
  - 前抽屉试验和内翻应力试验评估踝关节和距下关节韧带稳定性
  - 旋后和外翻力量（如胫后肌和腓骨短肌功能）
- 负重位 X 线片，包括足和踝关节正位（AP）和足侧位片以确定 / 排除以下情况：
  - 假体位置
  - 假体下方的透明区域
  - 剩余骨破坏程度（如胫骨、距骨、腓骨）
  - 邻近关节的状况（如相关的退行性疾病）
  - 足踝部畸形（后足力线、足弓、距舟关节力线）
  - 骨状况（如缺血性坏死、骨缺损、骨质疏松）
  - 图 59.1 所示的是一位 67 岁的男性患者，初次关节置换术后 5.8 年的正位（图 59.1A）和侧位（图 59.1B）X 线片显示囊肿形成。

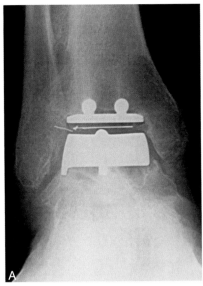
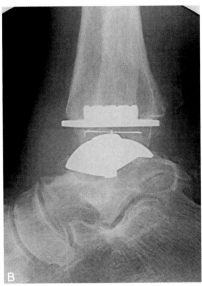

图 59.1

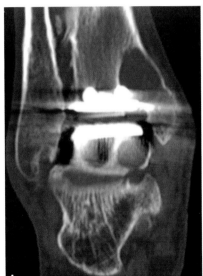
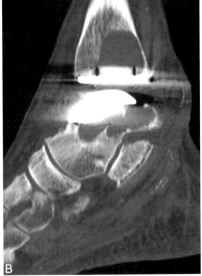

图 59.2

- CT 可用于评估：
  - 骨 - 假体界面
  - 骨缺损
  - 囊肿形成
  - 缺血性坏死
  - 图 59.2（与图 59.1 所示为同一患者）显示冠状面（图 59.2A）和矢状面（图 59.2B）视图
- SPECT 可用于可视化检查
  - 骨 - 假体界面
  - 应力改变（如内踝、腓骨）
  - 骨性撞击
  - 形态学病理及相关的活动过程

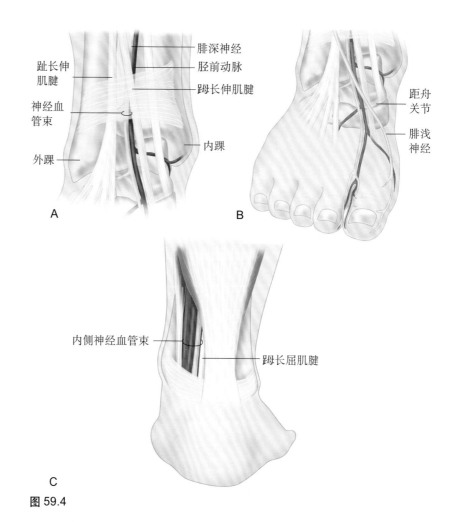

A

B

C

图 59.4

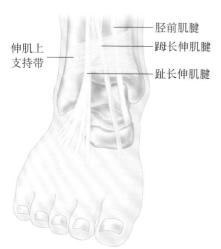

图 59.3

## 手术解剖

- 伸肌上支持带是深筋膜在踝上增厚所形成（图 59.3），从内向外包裹着胫前肌、蹋长伸肌腱、趾长伸肌腱。
- 前侧神经血管束（图 59.4A）大致位于踝中间部位，蹋长伸肌和趾长伸肌之间
- 神经血管束包括胫前动脉和腓深神经。神经主要支配趾短伸肌、蹋短伸肌和第 1 ~ 2 趾间感觉
- 在距舟关节处，腓浅神经内侧分支由外向内走行（图 59.4B），支配足背皮肤感觉。
- 在踝关节后方，内侧神经血管束位于后内侧角，蹋长伸肌在其后外侧（图 59.4C）。

## 体位

- 患足置于手术台边缘
- 垫高同侧臀部直至足尖处于完全向上的位置
- 同侧大腿上止血带。

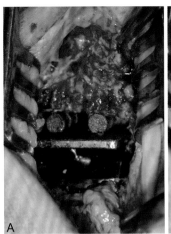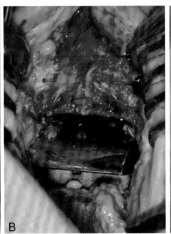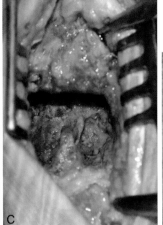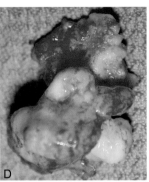

图 59.5

## 入路／显露

- 通常使用原切口。
- 取 10 ~ 12 cm 的切口显露瘢痕粘连的伸肌支持带。
- 沿胫前肌腱外缘切开支持带，显露胫骨远端前侧。
- 当软组织从骨膜剥离时，注意保护踇长伸肌腱后的神经血管束。
- 进行关节囊切开和切除处，使用自动牵开器，小心去除软组织后牵开。
- 显露假体，探查关节失稳、功能障碍、假体松动、骨性撞击及磨损情况，然后取出假体。
  - 在大多数情况下，首先取出聚乙烯衬垫
  - 接下来取出胫骨假体，注意不要损伤骨骼（图 59.5A）。
  - 然后取出距骨假体，注意不要损伤骨骼（图 59.5B）。
- 清理残留骨表面的所有软组织和缺血坏死骨。图 59.5C 为清理后的距骨面，图 59.5D 为切除的囊性组织，系图 59.1 所示的同一患者。
- 清理内侧和外侧间隙。
- 使足保持中立位，测量整体缺损。

## 手术步骤：关节置换翻修术

- 下述情况可考虑关节置换翻修术（图 59.7）：
  - 距骨侧的骨量足以获得合适的假体固定（见图 59.1）
  - 骨状况允许合适假体的固定以及与骨结合（见图 59.2）
  - 相关问题是可处理的（例如，踝关节的稳定性以及后足力线问题）

### 第 1 步

- 小心去除瘢痕及关节囊结构
- 将胫骨截骨导板固定在胫骨上
- 在骨皮质处去除尽量少的骨质（图 59.8A）
- 植入假体试模，并检查其稳定性。

### 入路／显露要点

- 为了取出胫骨假体的胫骨干固定材料，可以在胫骨前皮质开一窗口。
- 为了取出距骨部分，可以从足底外侧插入一个小的冲击器，直至假体的前外侧角（图 59.6）。

### 入路／显露提示

- 如果不重视手术或受伤留下的陈旧性瘢痕，可能会导致关键部位的损伤。

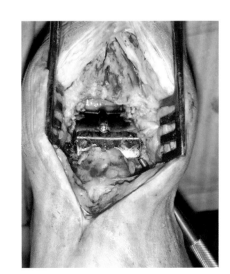

图 59.6

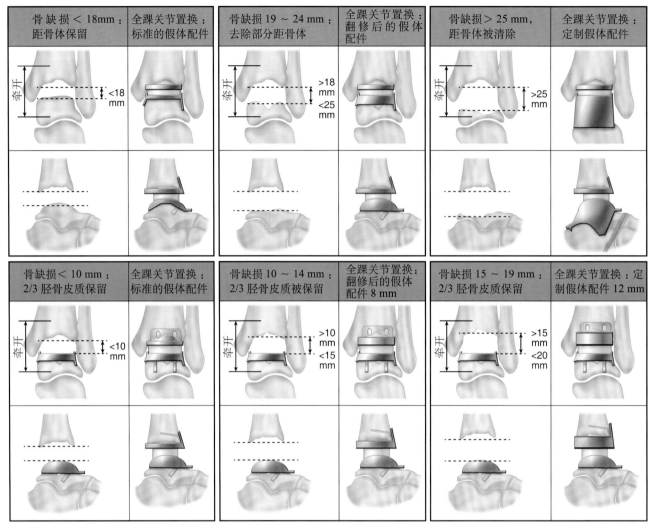

**图 59.7**

第 2 步

- 在距骨一侧进行平行截骨，注意尽可能少地切除骨质，以保留足够的骨量来支撑距骨假体（图 59.8B）。
- 安装距骨截骨器，进行内侧和外侧截骨。
- 清理内侧和外侧间隙。
- 植入假体试模，并通过透视检查其位置（图 59.9）。
- 如果位置满意（尤其是在正位片上），钻孔为螺钉固定做准备。

第 3 步

- 小心清理胫骨及距骨截骨面，可于骨硬化区钻孔。
- 胫骨干骺端中心的骨缺损可使用髂骨和（或）松质骨填充。
- 安装胫骨假体并压紧，置入 2 枚螺钉，以增加对抗旋转和平移的稳定性。
- 距骨体的缺损用髂骨和（或）松质骨填充。
- 安装距骨假体并压紧。
- 植入适当厚度的聚乙烯衬垫。
- 小心检查关节的整体稳定性和活动度。
- 透视检查假体位置。

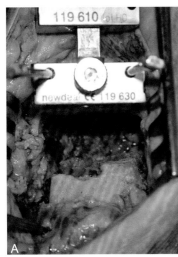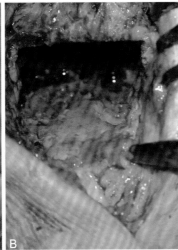

图 59.8

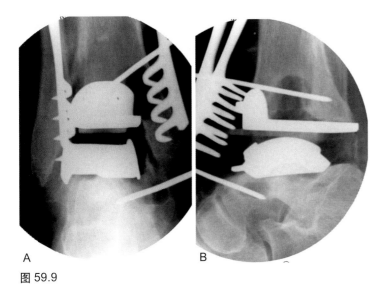

图 59.9

## 第 4 步

- 缝合腱鞘、支持带和皮肤。
- 仔细包扎避免压迫皮肤。
- 夹板使足保持在中立位置。

## ● 手术步骤：胫距关节融合术

- 以下情况可考虑行胫距关节融合术：
  - 距骨侧的残留骨量无法满足螺钉固定。图 59.10 为一位 52 岁老年男性患者，因先前假体松动导致持续性疼痛，进行翻修关节置换术后 27 个月（移除活动性假体和插入 HINTEGRA 假体）的正位（图 59.10A）和侧位（图 59.10B）X 线片。
  - 骨的情况不允许假体的固定。
  - 不建议进行翻修性关节置换术（例如无法控制的关节不稳定和 / 或力线不正、软组织情况不良、慢性疼痛综合征）。

> **要点**
> - 坚强的三角形固定可实现稳定的骨性愈合。
> - 踝关节外侧失稳，需要重建踝关节外侧韧带。
> - 如果腓骨短肌功能不全，可使用腓骨长肌加强腓骨短肌。

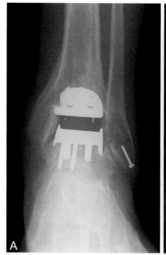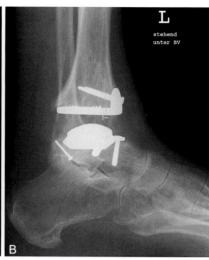

图 59.10

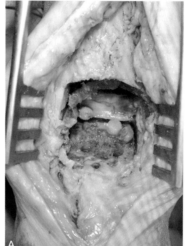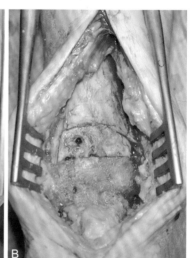

图 59.11

**第 1 步**

● 使足保持在一个中立位置（足背屈、外翻）和轻微外旋（大约外旋 10°）。
● 从髂骨（自体骨）或股骨头（同种异体骨）取下的骨移植物进行塑形使之与缺损完全吻合（图 59.11）。
● 3 枚锁定螺钉将前外侧钢板固定于距骨颈。
● 使用加压装置（固定在钢板和胫骨上）施加最大的轴向压力。
● 将钢板固定于胫骨。

**第 2 步**

● 第 2 枚前内侧钢板类似地固定于距骨颈和胫骨处。
● 内侧和外侧钢板分别斜行拧入螺钉 1 枚，使植骨块固定于距骨体的后部（图 59.12）。
● 逐层关闭伤口

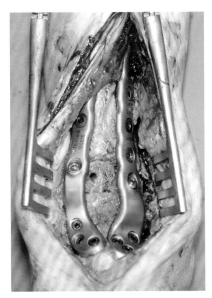

图 59.12

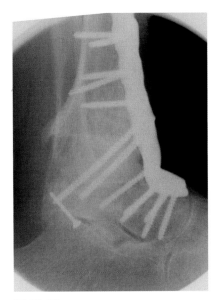

图 59.13

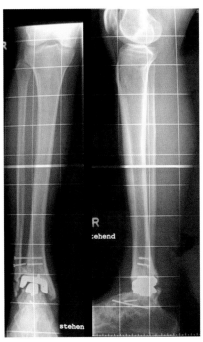

图 59.14

## 手术步骤：胫跟关节融合术

- 以下情况考虑行胫跟关节融合术：
  - 距骨侧的骨量无法满足螺钉固定。图 59.14 为一名 39 岁男性患者，全踝关节置换术 22 个月后踝关节疼痛，正位和侧位 X 线片显示两侧假体松动和下沉（AGILITY 踝关节假体）、失稳和内翻畸形。
  - 残留骨量无法满足假体固定。
  - 不建议行翻修关节置换术（例如：无法控制的失稳和 / 或力线不正、软组织状况不良、慢性疼痛综合征）。
  - 距骨体广泛缺血性坏死。

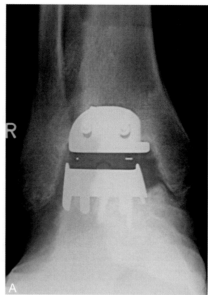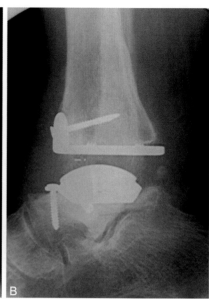

图 59.15

## 第 1 步

● 外侧跗骨窦小切口显露距下关节。

● 清理距下关节。

● 使足保持中立位（足背屈、外翻）和轻微外旋（大约外旋 10°）。

● 从髂骨（自体骨）或股骨头（同种异体骨）取骨移植物并进行塑形使之与缺损完全吻合。

## 第 2 步

● 在足底做一 2 ~ 3 cm 的切口。

● 导针通过跟骨和距骨插入胫骨干。

● 逐渐增加钻头的尺寸以获得 10 ~ 12 mm 的钻孔。

● 根据规格，植入逆行髓内钉并使用螺钉固定。

● 逐层关闭伤口。

### 术后处理及预后

● 术后 2 天更换敷料及夹板。

● 通常在术后 2 ~ 4 天，当伤口干燥情况合适时，石膏固定踝关节 6 ~ 8 周，避免内外翻、背伸 - 跖屈活动。

● 如果是胫距或胫跟关节融合，在第 8 周第一次复查 X 线片之前，允许负重 15 ~ 20 kg。通常术后 8 ~ 12 周后，如果已获得骨性融合，则允许完全负重。

● 关节置换翻修术允许术后 2 周开始全负重。

● 石膏去除后，应开始足踝部的康复计划，包括拉伸和小腿三头肌的加强训练。

● 术后 2、4、6 和 12 个月进行临床和影像学随访，检查骨愈合情况以及植入物的位置。

　● 图 59.15 为术后 1 年正位（图 59.15A）和侧位（图 59.15B）片

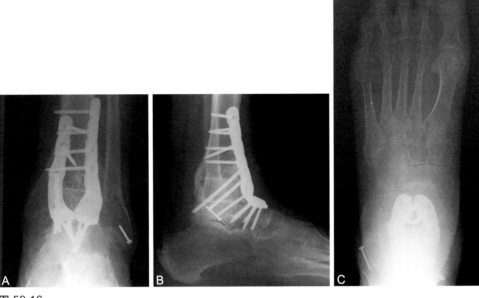

图 59.16

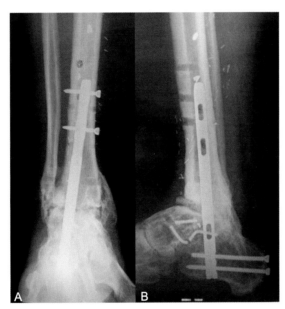

图 59.17

显示关节假体稳定（与图 59.1 为同一患者）

- 图 59.16 显示胫距关节融合术后 4 个月的骨愈合情况，正位（图
  59.16A）、侧位（图 59.16B）和足的正位片（图 59.16c）（与图
  59.11 为同一患者）。
- 图 59.17 显示胫跟融合术后 6 个月的骨愈合情况，正位（图
  59.17A）、侧位（图 59.17B）片（与图 59.14 为同一患者）
- 术后 4 ～ 6 个月应建议患者穿带弹力袜避免肢体肿胀。

（Beat Hintermann　著　梁晓军　赵宏谋　张云龙　译）

## 参考文献

扫描书末二维码获取。

# 第 60 章

# 全踝关节置换失败后踝关节融合术

## 适应证

- 全踝关节置换失败行踝关节置换翻修存在禁忌证，包括：
  - 任何一个或者所有假体配件的无菌性松动
  - 无影像学假体松动迹象的疼痛
  - 感染

## 体格检查 / 影像学

- 对于临床医生在此情况下的干预，详细的病史和体格检查仍然是至关重要的。外伤史、感染或不适都可以为全踝关节置换失败提供重要线索。在某些情况下，病史可以揭示患者疼痛和缓解的原因。
- 临床检查包括：仔细评估踝关节的位置、皮肤条件、先前手术切口、肿胀、活动范围和特定的压痛。此外，如患足存在畸形情况，无论是柔韧性还是僵硬性畸形，推荐与对侧足进行临床比较评估。注意跟腱和（或）腓肠肌是否挛缩。
- 影像学评估包括：双侧踝关节负重正位、侧位和踝穴位 X 线片。负重位在评估中至关重要，包括足部 X 线片，可帮助进行准确的下肢评估。特别注意假体位置、骨溶解和囊肿形成、骨折、骨丢失以及同侧距下关节和足的情况。
- CT 是另一种有用的诊断工具。因为涉及骨丢失 / 缺损和距下关节的情况，它可以帮助制订关节融合计划。虽然因金属内植物的干扰不能完全显示全踝关节置换后相关的骨骼情况，但 CT 仍然是非常有用的。

## 手术解剖

- 这种手术的翻修性质使得手术解剖学有时难以预测，总的来说，翻修手术风险更大。
- 切口应与原手术切口保持一致，在胫前肌和姆长伸肌间进入。腓浅神经有一个分支，即姆趾背侧皮神经，通常位于切口的远端（图 60.1）。
- 切口下面的关节囊多存在瘢痕挛缩。切开进入之后，会看到全踝关节置换假体。

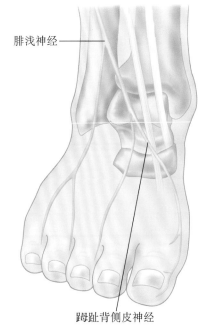

腓浅神经

姆趾背侧皮神经

图 60.1

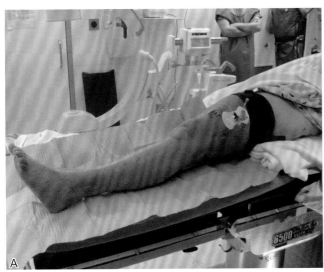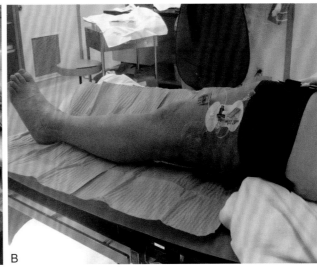

图 60.2

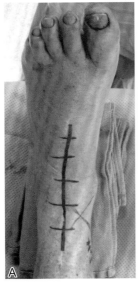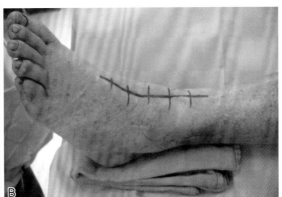

图 60.3

## 体位

- 患者仰卧位，大腿上止血带。
- 同侧髋关节下通过垫子使肢体在中立位置。
- 所有受压部位都应保护，并将手术台放置在合适位置以便进行术中透视（图 60.2）。

### 入路/显露

- 在术前给予适当的抗生素后，将肢体抬高并驱血，止血带充气。
- 全踝关节置换标准入路是在胫前肌腱和踇长伸肌腱之间显露踝关节的关节囊（图 60.3 和图 60.4）。应注意避免损伤腓浅神经内侧分支在切口远端分叉形成的背侧皮神经（图 60.5）
- 一旦显露关节囊（图 60.6A），锐性分离显露整个关节假体（图 60.6B）。

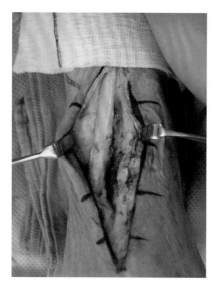
图 60.4

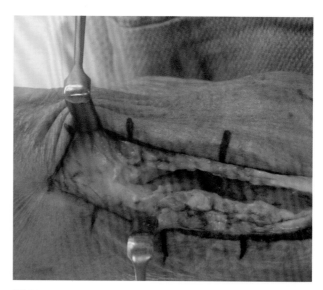
图 60.5

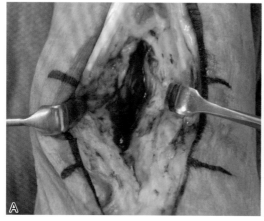
图 60.6

当关节囊被清除，可见假体组件，常包裹在瘢痕中。

- 假体被取出放置在手术台上（图 60.7）。
- 如果患者的假体与骨之间存在纤维连接，应小心将其去除，并同时进行锐性和钝性切开，在必要的时候使用小型截骨器。

## 手术步骤

### 第 1 步

- 清理移除假体后空腔内所有的纤维组织，2.0 mm 钻头进行软骨下骨钻孔（图 60.8）。
- 然后放置足踝于合适位置，如果需要，行跟腱延长。
- 一旦临床和影像学上位置满意，使用 0.062 英寸克氏针进行临时固定。
- 在 X 轴、Y 轴和 Z 轴测定骨缺损（图 60.9A～C），确定同种异体移植物的大小（图 60.9D）。
- 固定一个大的同种异体股骨头移植物进行切割（图 60.10）。在使用大型摆锯进行切割时应小心谨慎（图 60.11）。

**入路 / 显露要点**

- 第一助手应该非常轻柔地牵拉皮肤，只能使用钝性牵开器。

**第 1 步要点**

- 如果临时固定的克氏针在这个阶段碍事，可以将其移除；如果需要，可重新定位或者在影响骨块放入时更换位置。

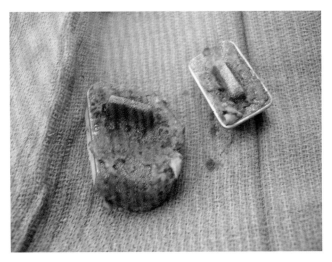

图 60.7

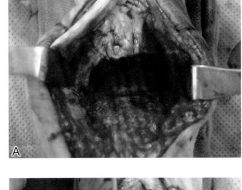

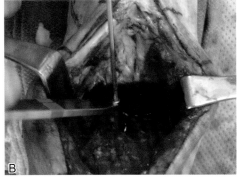

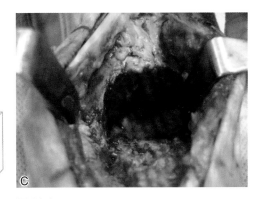

图 60.8

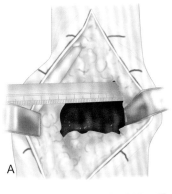

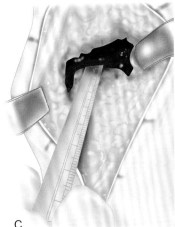

图 60.9

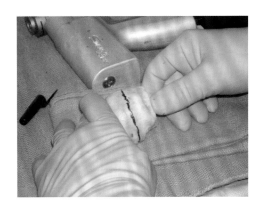

图 60.10

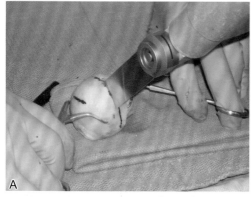
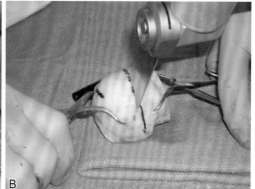
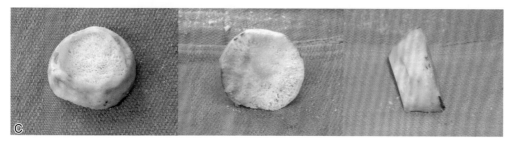

图 60.11

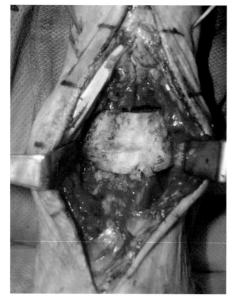

图 60.12

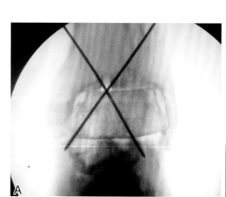
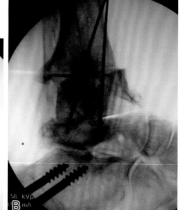

图 60.13

- 然后将骨块植入骨缺损的部位（图 60.12）。通常情况下，移植物需要重新塑形，以满足缺损部位的形态。

## 第 2 步

- 一旦同种异体移植物临床及影像学位置满意（图 60.13），下一步进行关节融合内固定术。
- 采用远端螺纹长度为 16 mm 的 6.5 mm 的半螺纹加压螺钉固定。
  - 目标是通过将 1 枚从胫骨前外侧植入的螺钉穿过同种异体骨移植物固定至剩余的距骨体内，第 2 枚螺钉从胫骨前内侧植入到植骨块及距骨体内。

- 第 3 枚螺钉从胫骨后部拧入距骨头。
- 使用菠萝状钻头在胫骨前外侧开口，第 1 枚螺钉从此处置入。这种开口可以使螺钉以倾斜的角度置入并维持骨块连接（图 60.14）。
  - 1 枚 4.5 mm 短钻头先开口，紧接着使用 3.5 mm 钻头穿过同种异体骨移植物进入距骨体（图 60.15）。使用测深器测量长度，置入 1 枚远端螺纹长度为 16 mm 的 6.5 mm 的螺钉。
  - 必须注意避免骨块骨折，避免螺钉进入距下关节。
  - 影像学检查螺钉位置是否满意（图 60.16）。
- 第 2 枚螺钉与第 1 枚螺钉置入步骤相同（图 60.17）。
- 一旦第 2 枚螺钉通过影像学检查位置满意，就可以置入第 3 枚螺钉（图 60.18）。
  - 手术助手抬高肢体（图 60.19）。透视装置置于侧位，取跟腱后外侧切口。
  - 4.5 mm 钻头置于中线或者稍外侧，瞄准距骨颈部（第 2 足趾作为参考）。3.5 mm 钻头通过套筒钻入，与钻断开。
  - 通过足正位片确认钻头在距骨头的位置（图 60.20）。确认无误后，取出钻头，测量螺钉长度。
  - 置入标准的 16 mm 螺纹长度的 6.5 mm 螺钉，完成主螺钉的置入。
- 额外的螺钉可以通过内踝，从胫骨远端穿过植骨块置入。采用相同的技术，使用相同的钻头和螺钉。并通过透视确定螺钉的位置（图 60.21）。

**第 2 步要点**

- 从技术上讲，第三枚螺钉的要求最高，可以考虑选用，但应使用额外的螺钉来提供坚强固定

## 第 3 步

- 利用剩余的同种异体股骨头移植物可以进行植骨以填补任何骨缺损部位。由外科医生决定是否使用骨替代品或内部 / 外部骨诱导。
- 常规关闭伤口。
  - 3.0 缝线缝合皮下组织，3.0 尼龙线或皮钉缝合皮肤（图 60.22）。
  - 大量敷料包扎后夹板固定（图 60.23）。

## 术后处理及预后

- 术后夹板固定，禁止负重，术后 2 周随访。去除敷料，拆除缝合线。并使用高分子石膏固定，继续不负重。拍摄常规踝关节 X 线片。
- 术后 4 周进行查体及 X 线检查。一般情况下，支具保护下需到术后 8 ~ 10 周才可开始负重，这取决于手术的情况和影像学融合的程度。
- 一旦患者可以使用支具保护下完全负重，就可穿鞋。对部分患者来说（但不是所有患者），硬底鞋可能有益。
- 肿胀可能会持续 1 年，一旦消退，患者术前的不适应症状可得到明显缓解。达到最佳改善需 1 年到 2 年不等。

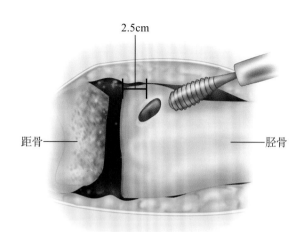

图 60.14

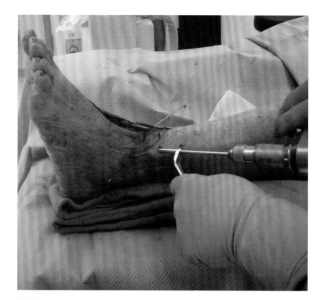

图 60.15

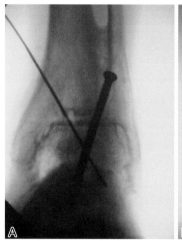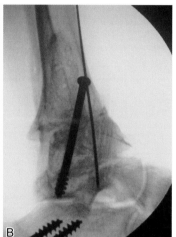

图 60.16

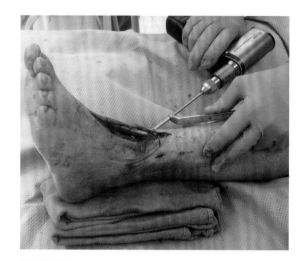

图 60.17

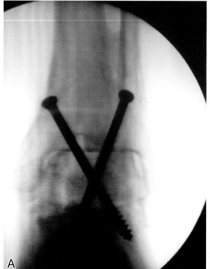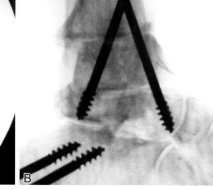

图 60.18

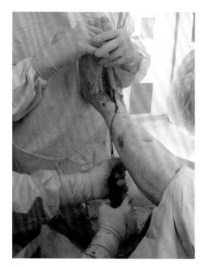

图 60.19

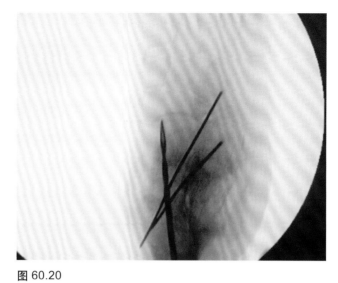

图 60.20

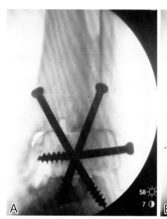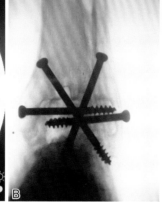

图 60.21

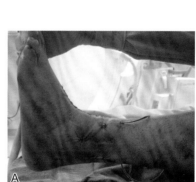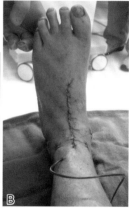

图 60.22

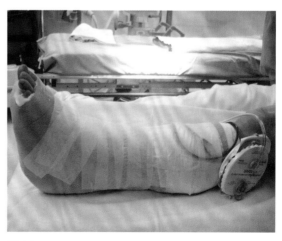

图 60.23

（Donald R. Bohay　著　梁晓军　赵宏谋　张云龙　译）

## 参考文献

扫描书末二维码获取。

# 使用脊柱钛笼治疗踝关节大块骨缺损

- 骨不愈合
- 为了避免足部力线不正，最重要的是要注意融合位置

适应证争议

- 脊柱钛笼（cage）的优点
  - 维持肢体长度
  - 在矢状位和冠状位上，稳定了踝关节结构同时减低了前侧应力
  - 有助于获取移植物材料（股骨骨髓和骨内膜）
  - 可解决大量同种异体骨移植的骨质愈合问题

治疗选择

- 骨缺损处同种异体骨移植
- 通过内在的短缩来实施胫距跟关节融合或者胫跟关节融合
- 支具

## 适应证

- 需要行后足关节融合伴大量骨缺损的患者，可维持肢体的长度和稳定性
- 全踝关节置换（TAA）术后的后足融合
- 后足融合治疗距骨坏死
- 创伤性骨缺损术后的后足融合

## 体格检查 / 影像学

- 全踝关节置换术失败：病例1为59岁女性患者，因创伤性踝关节炎行全踝关节置换术后12年（图61.1A为踝关节正位片，图61.1B为踝关节侧位片）。患者主诉踝部疼痛且不能行走锻炼。注释：在侧位片中显示患者因踝关节固定于跖屈位使后足无法正常负重（图61.1B）。
- 距骨体部的骨性坏死：病例2为72岁女性患者，进行性右踝关节疼痛。支具固定不能改善疼痛及功能。负重的正位和侧位片显示距骨体的硬化和胫骨远端软骨下囊性变形成（图61.2A、B）。CT显示累及距骨体的骨质硬化和软骨下的骨折（图61.2C、D）。

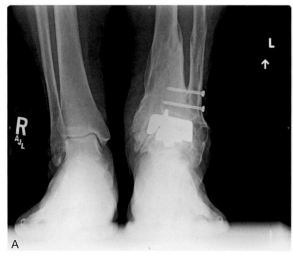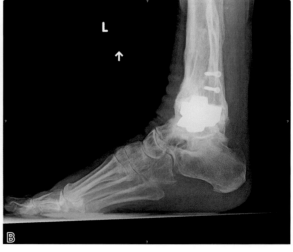

图 61.1

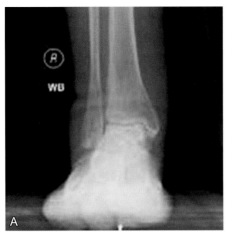
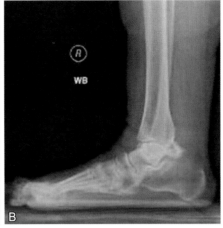
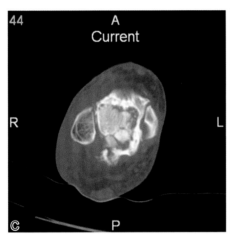
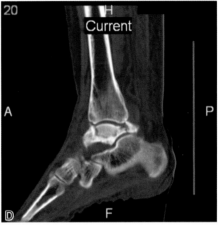

图 61.2

## 体位

- 患者侧卧位，由沙袋或者手术医生选用的专用侧卧装置支撑维持（图 61.3）。
- 如果要获取股骨骨髓，手术准备区应包括髋关节（图 61.4）。

## 入路 / 显露

- 采用外侧经腓骨入路。
- 画出腓骨轮廓，通过影像学及体表标志明确胫骨长轴（见图 61.4）。

## 手术步骤

### 第 1 步

- 经腓骨入路可以同时显露踝关节和距下关节。
- 腓骨在踝关节近端 3 ~ 4 cm 处截断。
- 远端向后旋转形成软组织"铰链"。
- 去除坏死的距骨体和踝关节假体（图 61.5 和图 61.6）。

**体位要点**

- 体位的放置如图 61.3 所示，体位的摆放不影响活动肢体以便于透视。
- 放低患肢以免透视时额外地移动肢体。
- 患者也可行俯卧或仰卧位，注意：在仰卧位时需要辅助装置抬高患肢以便于固定远端（见图 61.3A）。

**体位提示**

- 侧位手术时，需要外旋手术肢体以便近端髓内钉锁钉固定。

**入路 / 显露要点**

- 切口足够长以避免过度牵张皮肤显露手术部位。
- 切口远端弧向前方有助于距下关节的清理。

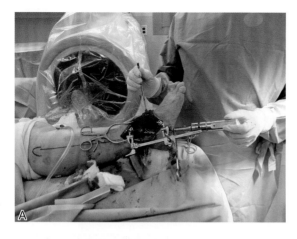

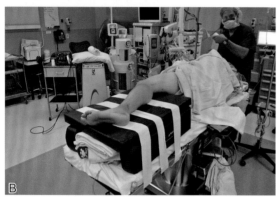

图 61.3

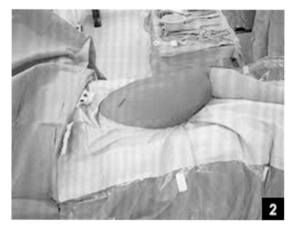

图 61.4

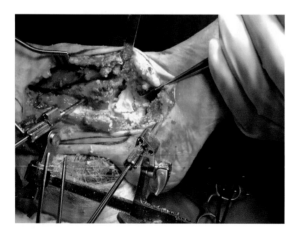

图 61.5

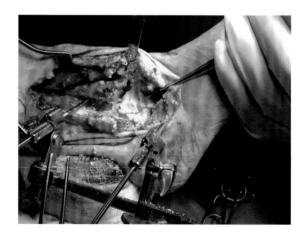

图 61.6

## 第 2 步

- 如果距下关节匹配良好，即可进行踝关节融合术。
- 用钻或骨刀去除关节软骨。

## 第 3 步

**第 3 步器械 / 植入物**

- 优先选择辛迪思公司的胸腰椎椎体间融合钛笼，因为它的可用尺寸选择范围大。

- 放置好撑开器，坏死的距骨被清理后，可以直视缺损处同时测量缺损部分（见图 61.6）。
- 根据缺损部位选择合适的钛笼。
- 钛笼的内外侧直径应最大限度地覆盖缺损部位。

## 第 4 步

- 骨髓和骨内膜骨取自同侧的股骨（图 61.7）。

## 第 5 步

- 将采集物从收集容器中取出（图 61.8）。
- 采集物放置在钛笼内，并放置在胫距或胫跟缺损处（图 61.9）。
- 如果合适，移植物也可以放置在距下关节处。

## 第 6 步

- 后足固定使用的是 Depuy/Synthes 后足融合髓内钉系统（Depuy/Synthes，Paoli，PA，USA）。
- 手术成功的关键是足部的最终固定位置。
- 髓内钉的进针点和扩髓时的力线将决定融合时足的位置。
- 参照冠状面，导针从跟骨的体部中心向距骨穹窿的中心推进（图 61.10）。
- 放置钛笼后，按照标准方式置入髓内钉并固定（图 61.11）。
- 最后一步将远端腓骨部分固定在胫骨和距骨上作为一个"连接板"。

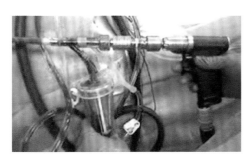

图 61.7

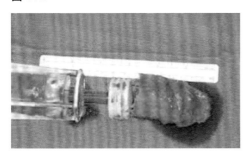

图 61.8

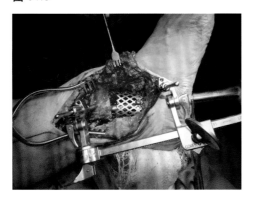

图 61.9

### 第 4 步要点

- 股骨钻孔与股骨髓内钉的操作是类似的，需要在透视下进行。
- 应在操作之前熟悉扩髓 / 冲洗 / 抽吸（RIA）系统。
- 或者，胫骨的钻孔可以在后足髓内钉的安装时进行，但生长因子的浓度和多能细胞可能不像在股骨获得的那样多。

### 第 4 步提示

- 有报道使用 RIA 系统导致股骨骨折的并发症。
- 在获取股骨骨髓时术前需要认真的评估。

### 第 4 步器械 / 植入物

- 辛迪思（Synthes）公司的 RIA 系统。

### 第 5 步要点

- 在用骨块填充钛笼之前，骨块表面需要修整以适应足的跖屈位。

### 第 6 步要点

- 距骨与跟骨的导针与扩髓的定位需考虑足部负重时的力线。

### 第 6 步提示

- 足的位置至关重要，它与钻孔和固定的位置有关。
- 没有模拟中足 / 前足的负重状态进行后足融合可能会影响预后结果。
- 融合时足的位置欠佳会导致足部的应力骨折或者皮肤破溃。
- 术后所出现的跖屈（图 61.12B）说明在扩髓定位时小腿与足的位置十分重要。

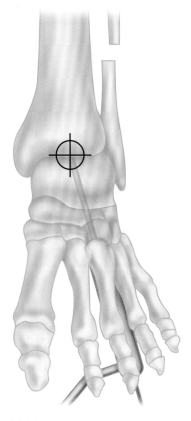

图 61.10

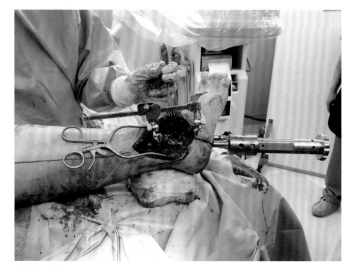

图 61.11

- 我们认为，股骨的骨髓和骨内膜的获取是大量骨缺损患者行后足融合的同种骨的首选替代品。
- 辛迪思公司的胸腰椎钛笼通过提供足够的支撑并限制钉子的"摆动"，很好地增加了稳定性。
- 辛迪思公司的胸腰椎钛笼有不同的高度和直径。
- 脊柱钛笼是一种有效获取移植材料的方法。

术后提示

- 不遵医嘱或者过早负重的患者会导致延迟愈合或者不愈合。

术后器械 / 植入物

- 术后制作硬底足弓鞋垫的鞋子可以减轻中足的应力。

## 术后处理及预后

- 患者使用 Jones 型加压敷料包扎，并使用后侧支具固定。
- 术后 14 天拆除伤口敷料。
- 患侧肢体非负重 6 周。
- 根据临床和影像学评估决定负重的时间。
- 无需辅助支具时，开始物理治疗，重点在中足的活动和步态训练。
- 图 61.12 为病例 1 中患者的正侧位片。在本例患者行胫距跟关节融合术后的第 4 个月，末次随访显示患者负重活动时无疼痛，制作了一只抬高鞋，患者恢复了行走活动且没有疼痛。
- 图 61.13 为病例 2 的术后负重 X 线片，显示关节融合确切。此患者的疼痛和功能都得到了极大的改善。但是，为了舒适，需要垫高足跟部。

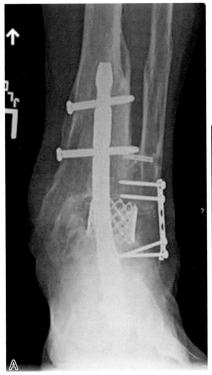
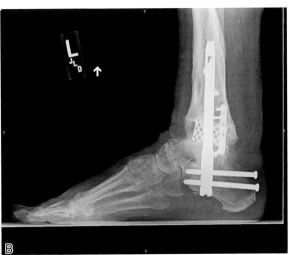

图 61.12

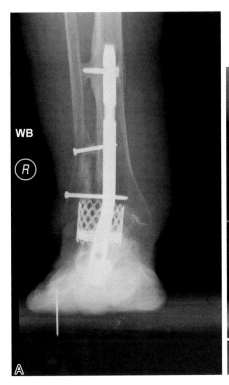
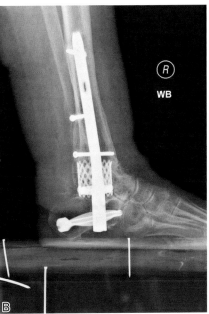

图 61.13

（Michael D. Castro, Andrew K. Sands　著　梁晓军

王欣文　李　毅　译）

## 参考文献

扫描书末二维码获取。

# 第62章

# 夏科氏踝关节骨折的治疗

## 治疗选择

- 石膏固定
- 外固定是一种确切的治疗方案
- 在切复内固定之前使用临时外固定使软组织充分愈合并促进消肿
- 切开复位内固定术
- 一期行踝关节融合或胫距跟融合

## 适应证

- 对于表面软组织完整的神经性踝关节骨折，建议采取切开复位内固定术。闭合的神经性踝关节骨折通常具有以下表现：
  - 急性期时，患者常无法察觉而继续使用已骨折的肢体进行负重。
  - 亚急性期时，患者可有轻微的损伤和患肢长期红肿，可能会被当做蜂窝织炎进行治疗。
  - 稳定期时，出现渐进性的畸形并丧失踝关节功能。
- 当出现开放性的夏科氏踝关节骨折时，应当先进行清创和灌洗治疗并使用外固定装置进行固定，以促进软组织愈合，为后期进行重建手术创造条件。
- 应注意与普通踝关节骨折相比，夏科氏踝关节骨折需要更坚强的内固定和更长时间限制负重。该病病程中会出现骨吸收增加和新骨形成增加，因此患者的骨质不够坚硬，而且患者保护性感觉丧失会导致其使用已经骨折的踝关节进行负重（图62.1）。如果对这些因素认识不足可能会导致固定失效甚至手术失败，随后可能需要进行翻修、出现畸形愈合或骨不连，甚至会导致截肢（图62.2~图62.4）。

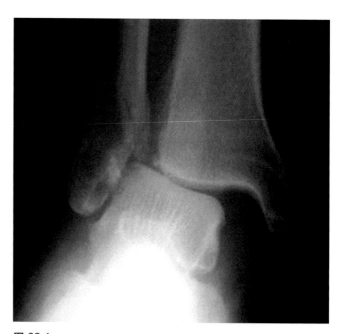

图62.1

## 体格检查 / 影像学

### 体格检查

- 通常会出现疼痛，但疼痛程度远低于骨折和水肿应有的水平
- 水肿
- 皮肤红斑，抬高肢体红斑消退
- 畸形
- 单根细线检查有感觉减退表现
- 患者用骨折的踝关节负重并不少见

### 影像学

- 如果怀疑有踝关节骨折，应拍摄非负重位踝关节正位、侧位和踝穴位 X 线片。如果怀疑有 Maisonneuve 骨折，应拍摄胫腓骨全长 X 线片。
- MRI 可以显示邻近骨骼的水肿和没有移位的应力性骨折，有助于鉴别局灶性骨髓炎、软组织脓肿和夏科氏关节病。
- CT 可以观察骨碎片的位置、数量和大小，可用来评估固定时可使用的骨量，能鉴别陈旧性的损伤和早期愈合情况。但是 CT 无法鉴别早期没有骨折移位的夏科氏关节病（图 62.5）。
- 铟 -111 标记的骨扫描有助于鉴别夏科氏关节病与蜂窝织炎、骨髓炎。

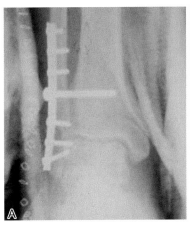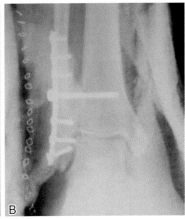

图 62.2

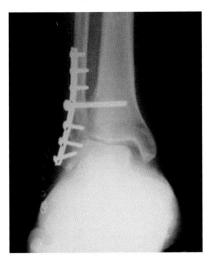

图 62.3

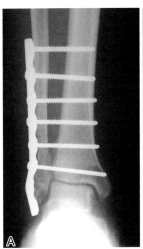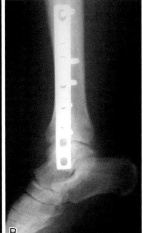

图 62.4

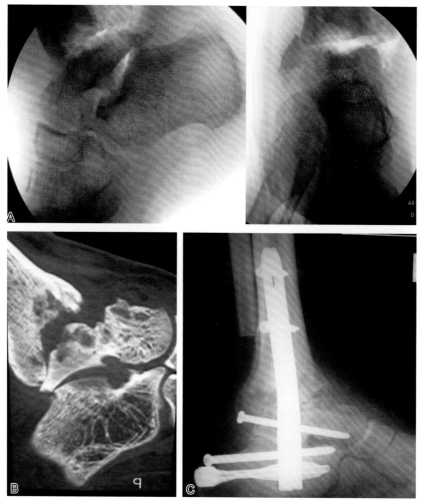

图 62.5

## 手术解剖

- 踝关节由胫骨、腓骨和距骨构成。维持关节稳定的重要结构包括骨间韧带、下胫腓前韧带和下胫腓后韧带，以及距腓前韧带、跟腓韧带和深层的三角韧带。胫骨和腓骨的解剖形态也有助于距骨在踝穴内保持稳定。

- 通常下胫腓螺钉放置在下胫腓联合近端，距离踝关节约 2 cm 处，并略向前倾斜以确保穿过 2 层腓骨皮质和 1 ~ 2 层胫骨皮质。在夏科氏关节病患者中，建议增加下胫腓联合近端内固定的数量而且最好穿过胫骨和腓骨的双层骨皮质。在踝关节的近端腓骨位于胫骨的后方，在使用腓骨钢板和下胫腓螺钉时要注意这一点，避免将螺钉置于胫骨后方的软组织之中。

## 体位

- 患者取仰卧位，在同侧臀部下放置一块垫子使足部和腿部内旋，目的是在不影响内踝入路的情况下充分显露外踝和后踝。

- 完成腓骨固定后可以移除臀部下的垫子，以便显露内踝完成手术。

## 入路 / 显露

- 通过一个较大的切口经标准踝关节内侧入路进行手术，可以避免缝合过程中切口处张力过大而且便于观察骨折和内踝间隙。
- 应使用改良后外侧入路显露腓骨，以便在近端放置更多下胫腓螺钉，而且在必要时可以显露后踝。在踝关节近端腓骨的位置相较于胫骨更加靠后，因此在设计切口、放置腓骨钢板和螺钉时应考虑到此解剖特点。外侧切口的远端应当可以显露下胫腓联合前部，以便清理骨碎片、瘢痕以及其他影响复位的组织。向远端延长切口可使皮瓣更容易被牵开，以减少显露下胫腓联合时切口的张力。

## 手术步骤

- 充分显露内踝以便观察骨折部位和内踝间隙，由于夏科氏骨折进行手术固定的时间往往需要延长，因此内踝间隙内存在纤维组织阻挡距骨复位较为常见。如果内踝有骨折，在复位外踝和后踝之前可以先对内踝进行清理并使用克氏针进行临时固定。
- 建议采用后外侧切口来充分地显露腓骨，原因包括以下三点：第一，可以在软组织较厚的部位关闭切口而不是直接在内固定物的表面关闭切口；第二，如果有后踝骨折可以通过这个切口来显露后踝；第三点最为重要，后外侧切口可以使在腓骨上植入螺钉的位置更靠后侧，以利于螺钉进入前侧的胫骨。固定腓骨时建议将螺钉穿过下胫腓联合以增加结构的稳定性，不必考虑下胫腓联合的损伤。如果下胫腓联合被破坏，建议在复位腓骨之前从下胫腓联合前侧进行显露来清理软组织和碎骨块，以实现解剖复位。
- 复位腓骨后使用点式复位钳固定，如果有后踝骨折，可能需要同步进行后踝骨折的复位。拉力螺钉的置入方向应垂直于腓骨骨折线。将腓骨后外侧钢板进行塑形，使多枚螺钉可以从后向前穿过下胫腓联合，在钢板上余下的孔中植入皮质骨螺钉或锁定螺钉，将钢板与腓骨固定。
- 建议在直视下使用大号的点式复位钳来复位下胫腓联合，接着置入数枚较大的下胫腓螺钉。由于在矢状面上越靠近近端腓骨相对于胫骨就越靠后，因此当下胫腓螺钉前倾角度不足时，下胫腓螺钉可能无法进入胫骨。我们喜欢使用拉力螺钉穿过胫骨和腓骨的双层骨皮质进行固定，但是要注意拉力不能过大（图 62.6）。
- 如果有需要，这个时候可以在解剖复位后使用支撑钢板和螺钉对后踝骨折进行固定。
- 如果内踝存在骨折，应当移除同侧臀部下的垫子，然后准确地定位内踝，使用拉力螺钉或支撑钢板进行切开复位内固定术。
- 根据手术医师的个人习惯关闭切口，使用缝合器或不可吸收缝线通常需要更长的伤口愈合时间。由于夏科氏关节患者软组织条件较差而且存在水肿，因此伤口愈合可能会延迟。

### 术后要点

- 坚强内固定可以增加内固定的时间并使骨质尽可能增强。
- 由于患者的保护性感觉丧失，他们可能会在无意间使用已接受手术的踝关节进行负重，导致内固定装置应力增加造成复位丢失或者内固定断裂。
- 术后应当严格地控制血糖，有利于骨折的愈合而且伤口愈合率接近正常人。术后血糖升高可能是感染的早期指标。
- 在 X 线或 CT 检查中确认有愈合表现之前应当推迟负重的时间。
- 在术后 1 年内应当使用夏科氏关节病矫形靴进行保护性负重。

### 术后提示

- 伤口感染率高和骨延迟愈合较为常见，然而对不稳定的骨折使用石膏固定可能会引起压力性溃疡，进而导致复位丢失、骨不连和软组织缺损的发生率上升。
- 腓骨和下胫腓联合的坚强固定可能会增加内踝骨折的应力，为了确保内侧坚强固定，可以在内侧增加一块钢板以防止负重增加过快导致复位丢失。

**术后争议**

- 稳定度和所需的固定类型如前文所述，我们认为应当在下胫腓联合处有坚强固定的情况下增加额外的外固定。

- 关于下胫腓螺钉保留与否，如果软组织愈合良好且骨折愈合良好，可在术后 6 个月后拆除下胫腓螺钉。

- 关于开放性伤口和压力性溃疡对于手术时机的影响，根据我们的经验，已愈合的清洁伤口不应作为手术的禁忌证。

- 关于肿胀对手术时机的影响，在进行切开复位内固定之前抬高患肢、使用夹板或外固定架进行固定以及免负重都有助于减少肿胀，避免术后切口张力过大。在某些情况下，可以在切口处放置负压吸引装置来减轻术后肿胀和切口张力。

- 关于 Eichenholtz 分期对手术时机的影响，Eichenholtz I 期时通常会出现骨质较软，因此需要更长的固定装置为骨折部位提供更强的稳定性和更大的强度，而且这一期术前、术后的肿胀都是非常棘手的问题。Eichenholtz II 期和 III 期肿胀会明显减轻，但是在显露的过程中应注意畸形愈合和骨量丢失较多的问题。

- 对于骨量较差的有移位的严重粉碎性骨折患者，建议采用一期融合来代替切开复位内固定术。夏科氏关节病患者的距下关节通常不稳定而且处于外翻半脱位状态，因此需要行胫距跟融合术。对于这类患者使用钢板螺钉行胫距跟融合术往往失败率较高，因此常采用后足融合髓内钉进行固定（见图 62.1）。

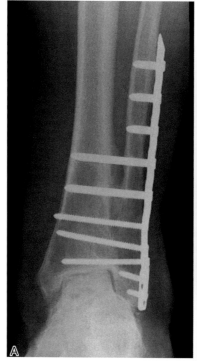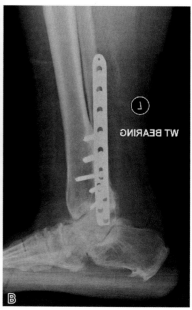

图 62.6

## 术后处理及预后

- 在术后急性肿胀消退之前，建议免负重并使用夹板进行固定，当软组织条件改善时可考虑更换石膏固定，否则应继续使用夹板固定或使用限制踝关节活动的固定靴。

- 在观察到临床或影像学愈合表现之前，应推迟负重时间。愈合的标志包括伤口闭合、肿胀消退、X 线片观察到骨痂形成或 CT 扫描发现骨桥形成。对于这类患者，触诊无疼痛或负重无疼痛不能作为愈合的指标。

- 建议免负重时间最少 3 个月。

- 石膏能够更好地禁止患者负重，对于这类患者可能有更好的保护作用。

（Christina Kabbash, Andrew K. Sands　著　梁晓军

王欣文　李　毅　译）

## 参考文献

扫描书末二维码获取。

# 第 63 章

# 经皮重建踝关节外侧韧带

## 适应证

- 慢性踝关节外侧不稳，伴有疼痛或功能障碍。

## 体格检查 / 影像学

- 患者踝关节扭伤经保守治疗失败后出现的踝关节疼痛、肿胀和失稳。
- 患者前抽屉试验阳性。
- 踝关节前后位和侧位 X 线片有助于鉴别是否存在骨赘、骨软骨损伤、骨关节炎、腓骨下骨等合并的病理改变（图 63.1）。
- 磁共振成像用于诊断距腓前韧带（ATFL）和跟腓韧带（CFL）的断裂及其合并的病理改变，如骨软骨病变、肌腱炎、滑膜炎等（图 63.2）。

## 手术解剖

- ATFL 和 CFL 在腓骨侧的起点位于腓骨远端前缘的下方，它们有一个共同的韧带止点。止点的中心分别位于距腓骨尖 10 ~ 14 mm 和 5 ~ 8 mm 的位置（图 63.3）。
- ATFL 的距骨侧止点位于距骨体，在外侧关节面的前方（图 63.3）。
- CFL 的跟骨侧止点位于跟骨外侧皮质。

### 适应证提示

- 伴有腓骨下骨、骨软骨损伤或关节内病变的患者应同时行关节镜或开放手术治疗。

### 适应证争议

- 韧带残端不足、体重指数高、外侧韧带修复手术失败或良性全身韧带松弛症的患者应采用重建手术而非修复手术治疗。
- 开放手术或关节镜手术或其他治疗。

### 治疗选择

- 抗炎药物
- 支具矫正
- 矫形鞋
- 运动矫正
- 物理疗法
- 夹板和绷带

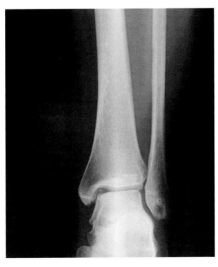

图 63.1

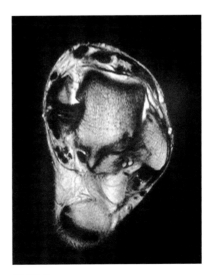

图 63.2

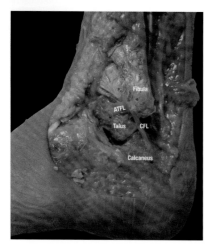

图 63.3

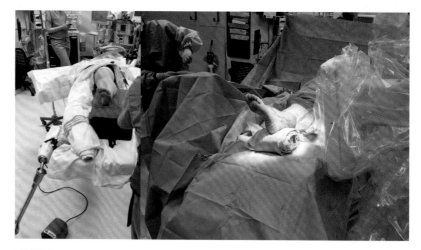

图 63.4

### 体位要点

- 术前医生应确定是否需要关节镜手术以及外侧韧带重建。这种情况时体位置于半侧位

### 体位设备

- 腿部下方的垫子。

### 入路 / 显露要点

- 当使用解剖性 Y 形移植物时，ATFL 和 CFL 的腓骨起点标志应该位于腓骨上 ATFL 和 CFL 起点之间的共同位置

### 第 1 步提示

- 移植物的宽度应为 3 ~ 5 mm，以便在骨隧道中穿过和固定。

### 第 1 步器械 / 植入物

- 生物可吸收缝线作为缝线（牵引线为 0 号线，固定环状蒂的线为3-0）。自体或同种异体肌腱（如股薄肌腱）。

## 体位

- 仰卧位或半侧卧位，腿下方放入垫子，可方便地显露踝关节外侧和内侧，术中正位及侧位透视效果良好（图 63.4）。

### 入路 / 显露

- 在透视或触诊下，在患者的皮肤上画出 3 个骨性标记，以确定 ATFL 和 CFL 的起点和止点位置。
- ATFL 和 CFL 的腓骨起点的标志可以定位在腓骨前下方的腓骨结节（FOT）切迹。如果在透视或触诊下未发现腓骨结节，则可选择位于腓骨尖与腓骨前缘前结节连线的下 1/3 点处（图 63.5A、B）。
- ATFL 在距骨侧的止点标志在距骨体前外侧边缘的距骨结节(TOT)。如果在透视或触诊下无法确定距骨结节，则在距骨体的上角和下角连线的中点为备选点（图 63.5C、D）。
- 跟骨外侧壁的跟骨结节（TLC）是 CFL 跟骨止点的标志。如果在透视下或触诊时无法确定跟骨结节，则可选择距下关节中心正下方约 13 mm 的点（图 63.5E、F）。

## 手术步骤

### 第 1 步   构建用于抗移位的解剖性 Y 形移植物

- 用取腱器从患者同侧膝关节获取自体移植物（如股薄肌腱），或足够大小（至少长 135 mm，直径 3 ~ 5 mm）和强度的同种异体移植物，用于重建 ATFL 和 CFL（图 63.6）。
- 通过将移植物在 Y 形结构的 3 个端口部对折 15 mm，使得解剖性 Y 形移植物制备出 3 个（腓骨、距骨和跟骨）环状蒂。解剖性 Y 形移植物端口部附着有牵引线，是为了方便移植物的传递和拉紧。
- 将环状蒂固定在骨隧道中，环状蒂之间的单个 15 mm 和 30 mm 的肌腱分别为 ATFL 和 CFL。

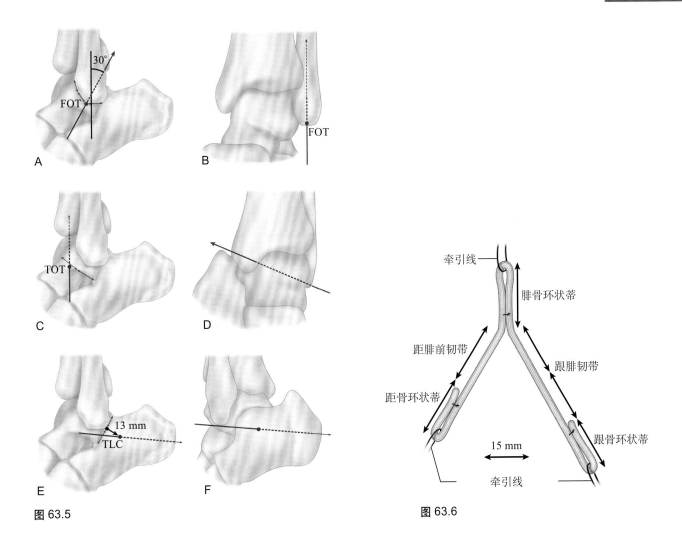

图 63.5

图 63.6

## 第 2 步　构建骨隧道和牵引线、止点。

- 建造 3 个骨隧道（腓骨、距骨和跟骨），并在每个骨隧道中穿入牵引线。
- 第一切口用于构建共同的 ATFL 和 CFL 腓骨止点，同时将 Y 形移植物的两侧分开。接下来，第二和第三切口是分别构建距骨和跟骨止点的骨隧道。
- 使用上述腓骨上的解剖标记和 X 线透视标记，在共同的 ATFL 和 CFL 起点穿入导针，并在透视机引导下通过骨的远侧皮质和皮肤（导针方向在"第 2 步要点"中描述；图 63.7）。
- 然后用空心钻钻过导针，在腓骨和距骨上分别构建直径为 6 mm、深度为 20 mm 的骨隧道，跟骨骨隧道上是 30 mm 的深度（图63.8）。
- 穿入的牵引线连接在导针末端的孔上，并通过拉导针穿入骨隧道，使穿入牵引线的一端（闭合的环状蒂）从导针入口进入骨隧道，而另一端（牵引线的两侧）从导针出口处的皮肤中穿出。用蚊式钳持夹两端（图 63.9）。

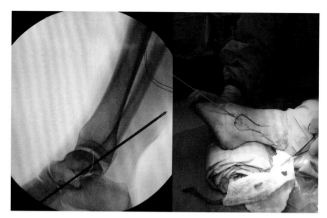

图 63.7

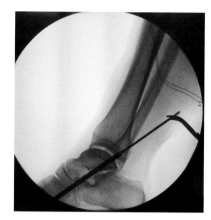

图 63.8

## 第 2 步要点

- 在踝关节侧位透视下，腓骨导针是从 FOT 或上述替代标记置入踝关节外侧，并指向腓骨后皮质，与腓骨的长轴呈角约 30°（见图 63.5A 和 63.8）。透视的正位片以确保导针通过腓骨的中心部分，以防止穿过时发生骨折（见图 63.5B）。

- 距骨导针经皮在 TOT 或者可替代的上述标记上置入，在侧位透视下显示的方向为大约在距骨的前外侧缘向近端和后侧，指向内踝的近端（图 63.5C、D 和图 63.10）。此导针的方向允许导针进入距骨体的前正中部分以保证界面钉能充分置入松质骨，防止距骨颈的骨折和误入至跗骨窦。

- 跟骨导针从 TLC 或与跟骨外侧壁交替的标记处置入，指向跟骨的下、内、后区，注意避免损伤胫神经的跟内侧支（图 63.5E、F 和图 63.11）。

## 第 2 步提示

- 在使用这些技术时必须保护局部神经血管和肌腱，以避免并发症。使用"小切口穿出"技术（切下皮肤，然后直接钝性分离至皮下组织）和钻孔引导及目标导向系统，以便更精确地置入导针和骨质钻孔，以保护周围的软组织。

## 第 2 步器械 / 植入物

- 末端可穿入牵引线的导针；6 mm 空心界面钉；短钻套筒

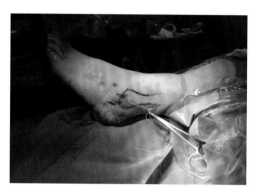

图 63.9

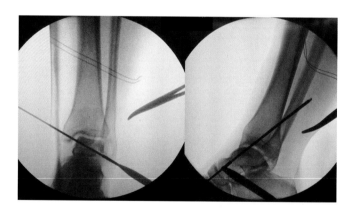

图 63.10

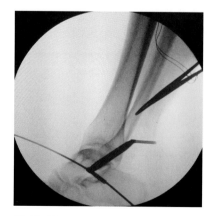

图 63.11

**第 3 步**　将 Y 形移植物的每一个环状蒂通过对应的骨隧道。使用"内入 - 外出"技术导入相应的骨隧道。

- Y 形移植物的三个环状蒂是腱骨接触的节点，通过每根牵引线的"内入 - 外出"技术来实现（图 63.12）。
- 首先，牵引线引导 Y 形移植物的腓骨环状蒂进入腓骨，牵引腓骨环状蒂的缝线仍留在腓骨侧皮肤切口的外侧。
- 然后，从另一端拉出从腓骨后侧穿出的牵引线。
- 这一系列的"内入 - 外出"技术允许 Y 形移植物的牵引线和腓骨环形蒂进入腓骨隧道，牵引线从腓骨的后侧穿出。
- 接下来采用相同的"内入 - 外出"技术，将距骨和跟骨端引入每个骨隧道。

**第 4 步**　将解剖性 Y 形移植物固定于骨隧道。

- 当踝关节处于中立位时，Y 形移植物通过拉紧牵引线来达到平衡并进行拉伸。
- 移植物位置和张力调整适当后，将界面螺钉导针插入每个骨隧道，并使用 6 mm × 15 mm 界面螺钉在骨隧道内对 Y 形移植物的每个环状蒂进行固定（图 63.13）。
- 解剖性 Y 形移植物的所有环状蒂固定后切断牵引线，用缝线依层缝合关闭切口。
- 下肢包扎后，用小腿石膏固定。

**术后处理及预后**

- 在承重负荷允许的情况下，患肢体采用小腿石膏固定 6 周。

---

**第 3 步要点**

- 递送距骨环状蒂和跟骨环状蒂时，用蚊式钳穿过各骨隧道切口部位，分别沿距骨和跟骨侧壁从皮肤小切口穿出。取出牵引线后再将 Y 形移植物进行递送。

**第 3 步提示**

- 当 Y 形移植物的跟骨环状蒂通过跟骨外侧壁传递到跟骨隧道时，术者应确保移植肌腱在腓骨肌腱和腓肠神经的下方，并在跟骨切口处穿入。这将允许 Y 形移植物的 CFL 部分沿着距骨和跟骨外侧壁在靠近 CLF 的路径上走行。

**第 4 步要点**

- Y 形移植物的平衡和张力应通过皮肤切口来调整。

**第 4 步提示**

- 在拧入螺钉时应保留对应的牵引线，以防止移植物被挤出。

**第 4 步器械 / 植入物**

- 界面螺钉（6 mm × 15 mm）

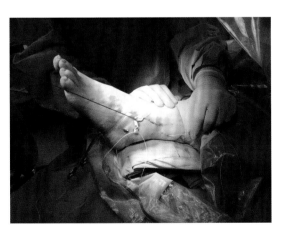

图 63.12

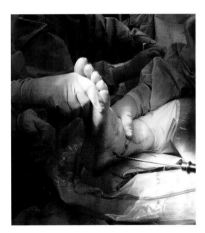

图 63.13

（Mark Glazebrook, Kentaro Matsui, James Stone, Stéphane Guillo,
Masato Takao　著　梁晓军　王欣文　李　毅　译）

**参考文献**

扫描书末二维码获取。

# 第 64 章

# 改良 Brostrom 手术联合或不联合 Internal-Brace 治疗踝关节外侧不稳

## 适应证要点

- 前抽屉试验是使距骨绕完整的三角韧带复合体中轴向前旋转（三角韧带松弛的情况除外）。检查者坐在患者的前面，患者坐在检查台上，使用右手施压检查左踝，左手施压检查右踝，易于发现阳性体征。

## 适应证提示

- 踝关节不稳、腓骨肌腱病变和关节内病变是踝部的三种疾病。踝部持续性慢性疼痛往往需考虑这三种疾病，如腓骨肌腱病变、外侧撞击或骨软骨损伤。
- 如果患者有跟骨内翻，必须在 Brostrom 重建时进行跟骨的 Dwyer 闭合楔形截骨术。前足内翻 > 10°也可能需要同时纠正，但这是不常见的。
- 在 Brostrom 手术修复前，可以同时进行踝关节镜检查。长时间的关节镜检查会导致大量的液体外溢，韧带修复应该在第二天完成。
- 非病理性韧带松弛常见，但内翻往往是病理性表现。
- 不要在压力测试中使用数值来确定哪些患者需要手术。
- 需要双侧对比，排除其他病理因素。

## 适应证

- 外踝反复扭伤的症状性慢性不稳
- 活动受限
- 康复训练无效

## 体格检查 / 影像学

- 记录高弓内翻足，伴有后足内翻或前足外翻，这会使患者有反复扭伤的风险。
- 评价腓骨肌的力量和加强修复的必要性。
- 评估踝关节或距下关节的力线和腓骨肌腱柔韧性或者踝关节脱位的程度。
- 评估距下关节的活动度（跗骨联合的患者有很高的踝关节不稳的发生率）。
- 广义韧带松弛试验（阳性结果包括第五掌指关节被动背屈至 90°，拇指贴于掌侧前臂的能力，肘关节或膝关节过度伸展超过 0°（图 64.1）。
- 进行前抽屉试验和距骨倾斜试验（无论有无影像学资料；图 64.2）。
- 负重位的踝关节正位、侧位和踝穴位 X 线片。后足力线有助于评价跟骨内翻。
- 如果诊断有困难，应行双侧应力位 X 线透视对比。这些透视可以在患者麻醉后在手术室进行，以确定哪些韧带需要修复（图 64.3）。
- 如果怀疑伴有腓骨肌腱、踝部或距下关节病变，磁共振成像（MRI）是必不可少的。

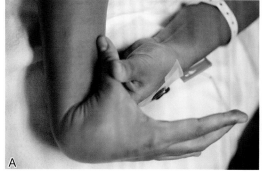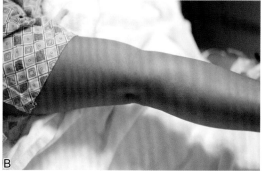

图 64.1

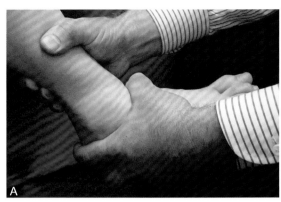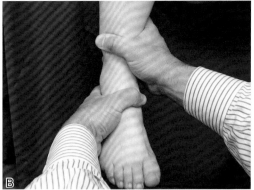

图 64.2

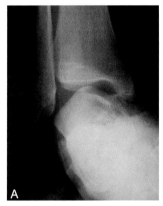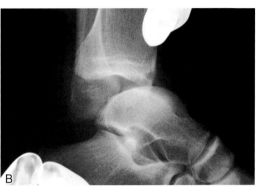

图 64.3

- 仅凭 MRI 无法诊断踝关节不稳。陈旧性损伤，许多患者韧带有异常信号，但没有症状性不稳定。

## 手术解剖

- 距腓前韧带（ATFL）起源于腓骨尖近侧 1.0 ~ 1.5 cm 处，止于距骨体外侧关节面外（图 64.4）。
  - 此韧带不是孤立的，与关节囊毗邻，使得关节囊增厚。
- 跟腓韧带（CFL）是一个独立的关节外结构（见图 64.4）。它起源于腓骨上 ATFL 的下方，然后到达跟骨，止于距下关节远端 15 mm 处。
  - 此韧带斜行，沿向下向后的方向，并与 ATFL 形成一个 90° ~ 135° 的夹角。

## 体位

- 患者采用侧卧位。
- 使用股骨 - 坐骨神经阻滞或者腘神经阻滞。
- 小腿或大腿止血带可以使踝关节外侧得到最好的显露。

## 入路 / 显露

- 在腓骨前缘外 1 cm 处做弧形切口（图 64.5）。

**适应证争议**

- 物理治疗通常是针对踝关节不稳患者，目的是为了避免手术。如果患者已经具备良好的腓骨肌力量，治疗效果可能不大。
- 广泛性松弛患者需要使用 Internal-Brace（Arthrex，Naples，FL）、半腱肌的同种异体移植物或腓骨短肌腱的一部分来加强 Brostrom 重建。
- 体重指数高的患者也可能需要韧带加强。
- 韧带进行加强修复后有助于患者重返体育运动。
- 锚钉可以用于 Brostrom 重建，尽管与简单的加强缝合韧带相比，没有确实的临床证据证明更优。
- 伸肌支持带加强修复的有效性尚未得到证实。
- 关节镜下重建踝关节外侧韧带可能是一种替代开放手术的方法。

**手术解剖要点**

- 腓浅神经外侧支可能在手术入路中受到损伤，也可能在术中无意中被缝合到修复体中。
- 如果腓骨肌腱病变需要手术治疗，可以使用纵向切口，从后向前弧向腓骨远端。
- 跟骨内翻应选择 Dwyer 截骨术矫正。若腓骨肌腱病变也需要处理时，两个切口更为合适。在这种情况下，沿腓骨肌腱后缘做一个长切口，切口弧向腓骨前方远端。

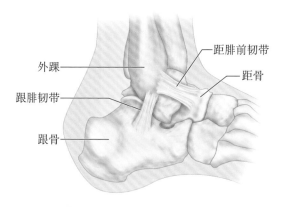

图 64.4

### 第 1 步要点

- 支持带加强韧带修复是经典改良修复术的重要组成部分。虽然韧带可能会变薄，但几乎总能找到比较结实的支持带。开始剥离伸肌支持带的位置应选择在踝关节远端。支持带在潜在的间隙处最容易发现。关节镜的放大作用有助于判断。
- 大多患者所残存的韧带长度足以进行 Brostrom 手术，除非患者有过手术修复病史。受损的韧带应该用锚钉（Arthrex）加固。
- 锚钉也应用于患有全身良性关节松弛综合征的患者。

### 第 1 步提示

- 若关节囊切口过于偏向近端或远端，则残存组织在距骨或腓骨侧均可能无法保证足够的重叠以进行修复。在这种情况下需要使用锚钉，但增加了手术时间和成本。可以花点时间从韧带的中间部分切开以便有足够的组织重叠。
- 如果锚钉用于治疗全身良性关节过度松弛综合征的患者，术前向患者说明踝关节和距下关节活动度的丢失是很重要的。

### 第 2 步要点

- 如果 CFL 已经从跟骨上脱落，可以用一个小的锚钉将其重新缝合连接。固定部位的皮质骨先以低速 3 mm 钻进行骨表面粗糙化处理。

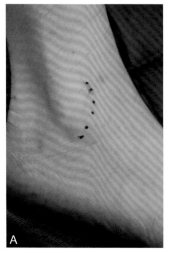

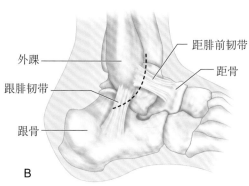

图 64.5

## 手术步骤

### 第 1 步

- 从关节囊处剥离伸肌支持带。
  - 支持带作为一个层面进行剥离较为困难，它最容易在腓骨尖近端 2 cm 处分离（图 64.6）。
  - 用缝线标记支持带。

### 第 2 步

- 打开腓骨尖前侧的腓骨肌腱鞘 2 cm，检查肌腱（图 64.7）。
- 在踝关节水平，腓骨前 3 ～ 5 mm 处，用小刀伸入关节囊。
  - 在腓骨上应留下足够的软组织以便于修复（图 64.8）。
  - 不需要将关节囊从腓骨上完全分离出来，那会需要通过钻孔或缝合锚钉重新附着。
- 在关节囊和 ATFL 下方放置一个小止血钳，并在腓骨肌腱上方穿出（图 64.9），将关节囊和 ATFL 分开（图 64.10）。
- ATFL 通常被认为是一个孤立的踝关节囊的增厚区域（图 64.11）。

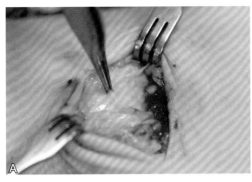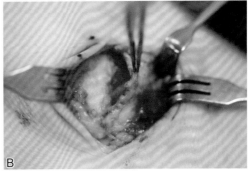

图 64.6

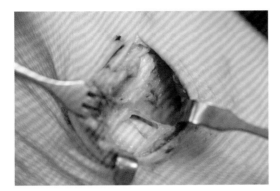

图 64.7

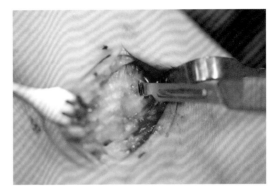

图 64.8

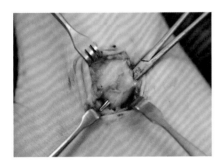

图 64.9

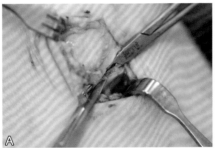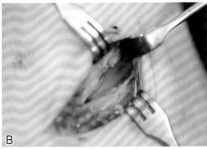

图 64.10

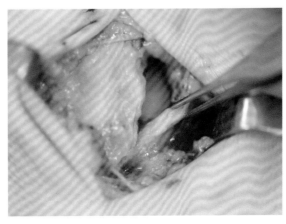

图 64.11

### 第 3 步

- 如果 CFL 需要修复,需要用小的牵开器拉开腓骨肌腱,显露韧带(图 64.12 是 CFL 的放大图)。
- 将受损的韧带从中间切开,切除 2 ～ 3 mm(图 64.13)。
- 在韧带末端缝入 2 根 2-0 不可吸收缝线,行"8"字缝合。
- 用小止血钳标记缝线末端。

### 第 4 步

- 使用 2-0 PDS 缝线缩紧 ATFL。通常需要 3 ～ 4 根缝线。
- 缝线使得韧带以前后重叠的方式对合,使远端部分位于深层。
- 用小止血钳标记缝线末端(图 64.14)。

### 第 5 步

- 将足放在一无菌巾叠置的垫子上,使足跟悬空,使得修复在无张力下进行。
- 助手应使足保持外翻,踝保持在中立位或者轻微的背伸位。从 CFL 开始,按顺序缝合。
- 用 0 号或 2-0 Vicryl 缝线将伸肌支撑带加强缝合于修复体,主要缝合至外侧腓骨膜和筋膜组织(图 64.15)。
- 松开止血带。止血,分层缝合皮肤(图 64.16)。使用三面的短腿夹板固定。

### 第 5 步要点

- 锚钉位置是在 ATFL 的浅层表面、伸肌支持带的深面。

### 第 6 步　Internal-Brace 内加强

- 在患有全身良性关节松弛综合征的患者中,Internal-Brace 通常用于加强 ATFL 的修复。CFL 的加固也可以考虑,但很难获得满意结果。
- 有不同的技术应用 Internal-Brace。Internal-Brace 应置于 ATFL 表面和伸肌支持带深部。它不是为关节内放置而设计的。
- 伸肌支持带选择于腓骨上剥离,如上所述的 Brostrom 术。
- 使用较大的距骨锚钉(4.75 SwiveLock;Arthrex)用于固定 ATFL。在距骨处放置一根套管针,并用透视机确定其位置。导针应与足外

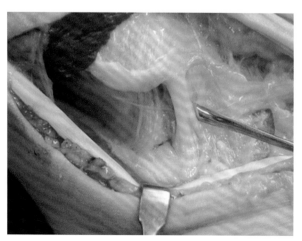

图 64.12

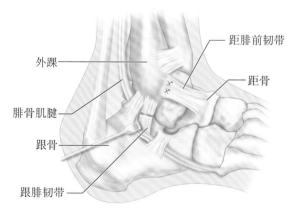

外踝

腓骨肌腱

跟骨

跟腓韧带

距腓前韧带

距骨

图 64.13

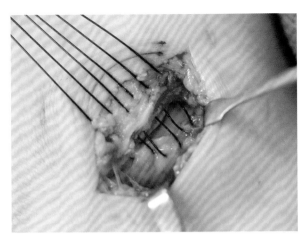

图 64.14

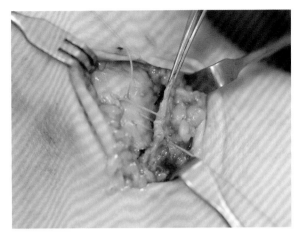

图 64.15

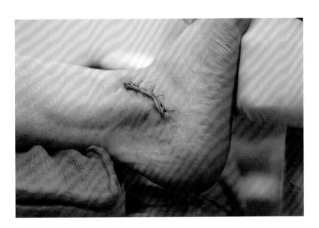

图 64.16

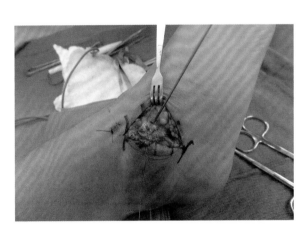

图 64.17

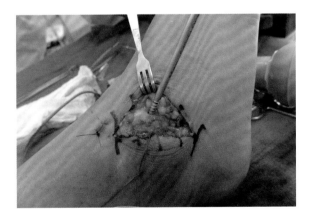

图 64.18

　　侧缘成角约 45°，几乎平行于足底的方向置入（图 64.17）。避开距下关节。置入过程可能有一定困难，需要耐心操作。导针易于从 ATFL 止点处的距骨棘上脱落。

- 通过透视和直接检查确定导针的正确位置后钻孔并攻丝（图 64.18）。钻孔时要小心，因为可能会损坏钻头。轻敲骨质，在拧入前确保锚钉与骨平齐。在坚硬的距骨中，可能需要轻轻地锤击以确

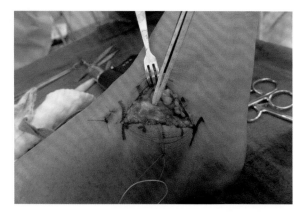

图 64.19

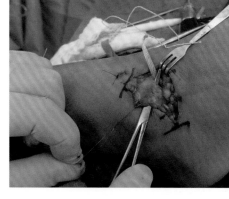

图 64.20

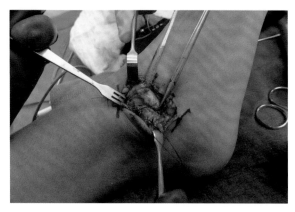

图 64.21

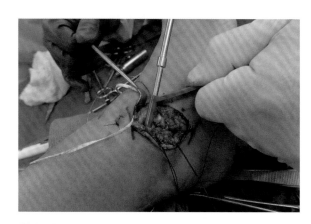

图 64.22

保锚钉固定的位置在骨质上。然后将锚钉拧入距骨中（图 64.19）。确保所有的锚钉都埋在骨质里。

- 然后，通过一个小切口将尾线从伸肌支持带下方穿过（图 64.20）。它应该保持在 ATFL/ 关节囊的表面。

- 分开 ATFL，在韧带上放置 3 ～ 4 根 0 号或 2-0 PDS 缝线并做标记。检查关节并灌洗（图 64.21）。

- 确定小锚钉拧入腓骨的位置。此位置应该在 ATFL 腓骨止点。同时要注意，螺钉的拧入会损坏 ATFL。

- 在腓骨锚钉的位置钻孔并攻丝（图 64.22 和图 64.23）。必须非常小心地将螺钉准确地从内侧向外侧拧入，以避免侵入关节。为了达到此目的，可以使用一个导针和空心 2.7 mm 钻头，在钻孔之前，导针的位置通过透视来确定。较小的锚钉不是空心的，但是一旦钻孔攻丝后螺钉就很容易进入。

- ATFL 应以重叠交叉的方式进行缝合固定，同时保持踝关节中立至 5°背伸，距下关节外翻 5°。如果需要，CFL 也以此方式进行修复。

- 在腓骨锚钉应放置时，踝关节大约呈 20°跖屈位，以防止过紧。当踝关节处于中立位 90°时，ATFL 会有轻微的松弛（图 64.24）。

- 最为重要一点，在置入内植物加强后，应保证踝关节和距下关节有一定的活动范围，以保证适当的踝关节跖屈和距下关节的内翻（至少 5°内翻）。

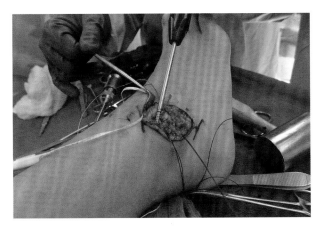

图 64.23

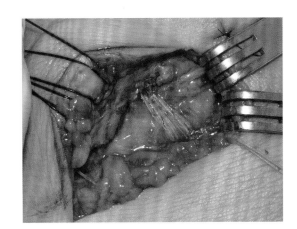

图 64.24

- 当助手稳定后足时，伸肌支持带被拉向近端，通过用 2 ~ 3 根 8-0 Vicryl 缝线在腓骨上固定，此种处理很可靠。
- 常规关闭伤口。

## 术后处理及预后

- 在手术后 10 ~ 12 天，第一次术后随访时拆除伤口缝线。
- 短腿非承重石膏固定踝关节于 0°~ 5°背伸且轻微外翻位。
- 根据修复的情况，石膏在手术后 4 周去除，在手术后 8 周之前，患者可以在支具保护下负重活动。
- 术后 4 ~ 6 周可在支具保护下开始游泳和骑自行车。物理治疗从 8 周后开始。在 10 ~ 12 周时逐渐恢复不受限制的活动。
- 如果使用了锚钉，当伤口在第 2 周愈合后患者可以开始使用 U 形支具行走，第 4 周开始物理治疗，术后 6 周进行体育锻炼。
- 手术可获得良好的结果，很少有失败的病例。

（Glenn B. Pfeffer　著　梁晓军　王欣文　李　毅　译）

## 参考文献

扫描书末二维码获取。

# 第65章

# 跖肌腱自体移植重建踝关节外侧韧带

## 适应证提示

- 手术时需考虑跟骨内翻、胫骨内翻、肌力不平衡（例如腓骨短肌无力、胫骨后肌挛缩）。

## 适应证争议

- 应力位 X 线片表现与有症状的踝关节外侧失稳无相关性（Hintermannet 等，1992）。
- 踝关节内侧失稳可能会导致踝关节旋转性失稳（Hintermannet 等，2004）。
- 距骨周围失稳伴距骨外翻可能会掩盖踝关节外侧失稳（Hintermannet 等，2012）。

## 治疗选择

- 一般而言，急性外侧踝关节扭伤应首先通过功能康复进行治疗（Pijnenburg 等，2000 年）。
- 非手术治疗失败后需进行韧带解剖修复（Brostrom，1966 年）。
- 残存韧带松弛的患者，应考虑使用自体肌腱、同种异体肌腱或内植物进行强化。

## 适应证

- 有症状的外侧踝关节失稳且局部软组织不足者（韧带残留、伸肌支持带）。
- 一期韧带修补失败者。

## 体格检查 / 影像学

- 诊断和治疗基于典型病史和临床表现。
- 患者主诉有恐惧感、关节不稳定，不敢在不平的地面上行走，运动和（或）日常活动困难。
- 患者取坐位且小腿自由下垂时，可在所有平面上检查踝关节的稳定性（图 65.1、65.2）。
- 此外，功能性踝关节不稳可通过步态分析或肌电图腓骨肌反应时间延长来诊断（Konradsen 和 Ravn，1990）。
- 松弛情况可通过应力试验或前抽屉试验来检查。
  - 与对侧未受伤足踝的距骨倾斜情况比较，超过 5°的差异通常被视为病理性改变（Hintermann 等，1992）。
  - 超过 6 mm 的前侧半脱位通常被认为是病理性改变（Hintermann 等，1992）。

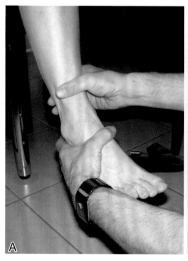
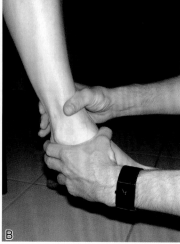

图 65.1

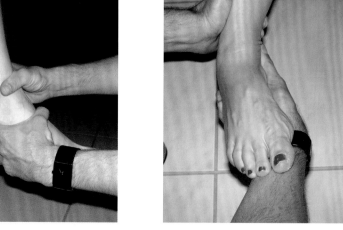

图 65.2

## 手术解剖

- 距腓前韧带（ATFL）
  - 其与踝关节囊前方相融合。
  - 起于距离距下关节上方 18 mm 处的距骨颈，一直延伸到腓骨的前边缘，恰位于关节软骨外侧。
  - 腓骨处附着中心距腓骨外踝尖 10 mm（图 65.3a；Burks 和 Morgan，1994）。
  - 为限制足旋后的最重要韧带。
- 跟腓韧带（CFL）
  - 起始于距离距下关节远端 13 mm 处，足中立位时，以垂直方向穿过距下关节。
  - 其附着中心位于腓骨前表面，外踝尖上方 8.5 mm 处，略低于距腓前韧带止点（图 65.3b；Burks 和 Morgan，1994）。
  - 起限制距下关节、踝关节内翻及距下关节内旋的作用。
- 相当一部分跟腓韧带的纤维与距腓前韧带的纤维相混合。

## 体位

- 患者取仰卧位，臀部垫高。
- 使腓肠肌松弛以便行跖肌腱移植术（图 65.4）。
- 下肢驱血带驱血后上止血带。
- 关节镜检查完毕后手术床可向对侧倾斜，以便于行外侧入路手术。

## 入路 / 显露

- 关节镜检查时通过胫前肌腱和蹈长伸肌腱之间的单一前侧入路进行。
  - 切开皮肤，钝性解剖分离软组织。
  - 如果需要，可在胫前肌腱内侧增加一前内侧切口，用于插入器械（图 65.5）。
- 由腓骨远端向跗骨窦行 4 ~ 6 cm 长小弧形切口显露外踝（图 65.6）。

**体位设备**

- 在踝关节镜检查时无须使用关节牵开装置。
- 这有助于韧带强度的功能评估以及对失稳状态的识别。
- 关节镜检查中使用二氧化碳作为介质可避免周围软组织肿胀。

**体位争议**

- 使用踝关节牵引装置可能有助于在关节镜检查中观察关节，但同时有可能也隐匿了关节不稳定状态。

**入路 / 显露要点**

- 踝关节跖屈，腓浅神经由外向内穿过踝关节前方。
- 在套管针插入过程中，最大限度背伸踝关节以减少医源性软骨损伤的风险。

**入路 / 显露提示**

- 切口越靠近背侧或远端越容易损伤腓肠神经
- 慢性踝关节失稳患者的疼痛可能是由跗骨窦区刺激性瘢痕引起的。所以应考虑行跗骨窦区清理。
- 同样，慢性踝关节失稳患者，踝关节前外侧关节囊常常也是一个疼痛区。因此可考虑行前外侧关节囊切除及下胫腓联合处瘢痕组织切除，同时保留距腓前韧带。

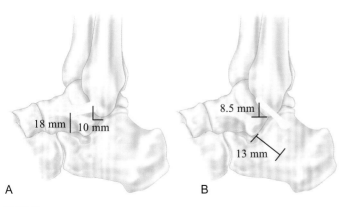

A      B

图 65.3

图 65.4

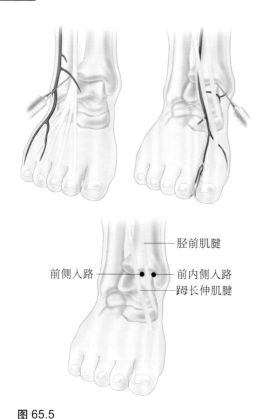

图 65.5

胫前肌腱
前侧入路　　　前内侧入路
　　　　　　　蹞长伸肌腱

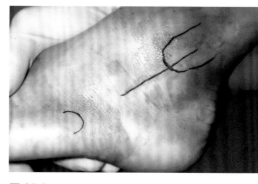

图 65.6

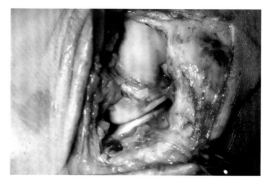

图 65.7

## 手术步骤

### 第 1 步　显露和准备踝关节外侧韧带

- 于皮下组织与瘢痕化的距腓前韧带之间锐性剥离显露外踝。
- 切除下胫腓联合韧带下缘距腓前韧带上方瘢痕化的前外侧关节囊。
- 打开腓骨肌腱腱鞘，使用 Langenbeck 牵开器牵开腓骨肌腱显露跟腓韧带。
- 在韧带组织残留不足的情况下（图 65.7），考虑采用游离跖肌腱移植法进行修补加强。

### 第 2 步　获取跖肌腱

- 于小腿后方胫骨近端后方 3 cm 距膝关节约 10 cm 处纵行切口，长 2 ~ 4 cm。
- 钝性剥离显露筋膜，注意保护隐神经和隐静脉（图 65.8）。
- 纵行切开筋膜长 2 ~ 4 cm，使术者手指可进入比目鱼肌和腓肠肌之间的肌间隙（图 65.9）。
- 通过手指或牵开器显露跖肌腱。
- 于跖肌细小的肌腹下方离断跖肌腱，使用 0 号缝线固定肌腱。
- 肌腱剥离器用于向远端尽可能长地钝性剥离和离断肌腱（图 65.10）。
- 获取长约 30 cm 跖肌腱移植物（图 65.11）。
- 伤口闭合采用皮内缝合和免缝胶带（3M，EüSchlikon，瑞士）从而实现良好的美容效果。

### 第 2 步要点

- 跖肌腱具有最高的每立方毫米拉伸强度，对于供区功能没有影响（Bohnsack 等，2002）。
- 双股肌腱的尺寸与 ATFL 和 CFL 韧带相似（Anderson，1985）。
- 在近端小腿处单切口获取跖肌腱，可提高移植物植入前的手术存活率（Pagenstert 等，2006）。
- 传统获取跖肌腱时，在内侧跟骨处切开，可导致瘢痕形成，刺激并影响穿鞋。近端切口可避免此种情况（Pagenstert 等，2006）。

### 第 2 步提示

- 如果在远端跟腱内侧入路取跖肌腱，由于其远端止点变异，有多达 20% 的患者无法获取跖肌腱。

### 第 2 步器械 / 植入物

- 术者需钝性分离肌腱并在跖肌腱远端止点离断。

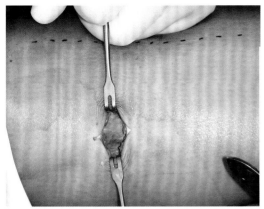

图 65.8

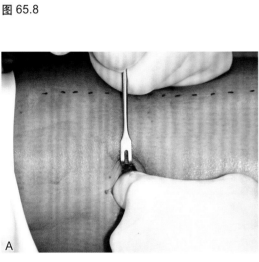

A

图 65.9

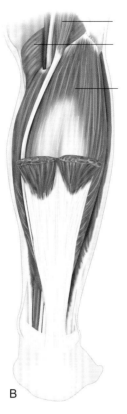
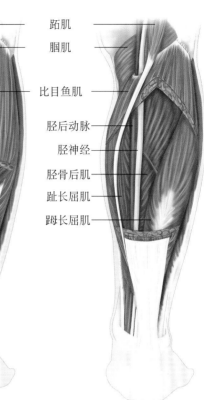

跖肌
腘肌

比目鱼肌

胫后动脉
胫神经
胫骨后肌
趾长屈肌
姆长屈肌

B

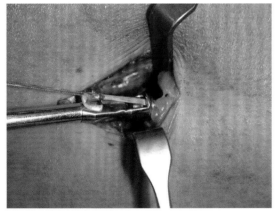

图 65.10

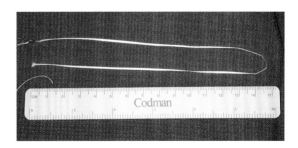

图 65.11

## 第 3 步 踝关节外侧韧带重建 (Hintermann 和 Renggli, 1999)

- 3.2 mm 钻头于距腓前韧带和跟腓韧带起点和止点处钻孔备用。
- 分别于腓骨外踝近端 7 mm 和 13 mm 处钻孔, 孔深约 10 mm, 隧道汇聚于腓骨外踝后方的第三个孔 (图 65.12)。
- 复位钳插入孔道两端并旋转, 使骨通道光滑并确保其连续性 (图 65.13)。
- 在距骨侧方、距下关节上方 14 mm 和 22 mm 处以同样的方式钻取

第 2 步争议

- 尸体和 MRI 研究表明有 6%～7% 的患者跖肌腱缺失；这些情况下可考虑采用替代的肌腱移植。
- 使用腓骨肌腱作为自体肌腱进行外侧韧带重建是矛盾的，因为这些肌腱的功能对于功能性外侧踝关节稳定都至关重要。

第 3 步要点

- 首先使用 0 号缝线穿过孔道，用以引导肌腱移植物穿过孔道。
- 使用界面螺钉可增强移植体在腓骨后方孔道的稳定性。

第 3 步提示

- 在将移植肌腱穿过孔道时，暴力操作可能导致孔间骨桥骨折。尤其是跟骨后外侧的孔道间。

两孔，其位于距骨软骨表面的远端，两者距离为 6～8 mm（图 65.14）。

- 于跟腓韧带起点处的跟骨上钻两个汇聚的孔，孔位于距下关节面远端垂直于距下关节面约 13 mm（图 65.15）。手术过程中，将腓骨肌腱轻轻向近端牵拉。
- 将肌腱从腓骨后方的孔穿入并从腓骨前上方的孔穿出，然后从距骨颈部头侧孔穿入，尾侧孔穿出。而后，从腓骨前下孔穿入，后侧孔穿出（图 65.16）。
- 将移植物由重建的距腓前韧带顶部绕过并向跟骨后外侧牵出（图 65.17）。
- 将移植物穿过跟骨孔道后，由腓骨前下方孔道穿入，腓骨后方孔道穿出（图 65.18）。
- 足保持中立位时，将移植物稍微拉紧，并间断缝合固定（图 65.19）。
- 使用 0 号可吸收缝线修补距腓前韧带和跟腓韧带的残余部分和（或）将伸肌支持带加强至重建部位。
- 逐层闭合伤口，加压包扎，支具中立位固定。

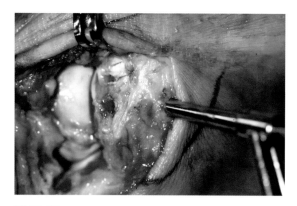

图 65.12

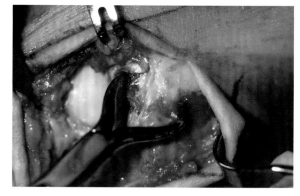

图 65.13

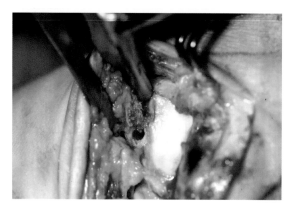

图 65.14

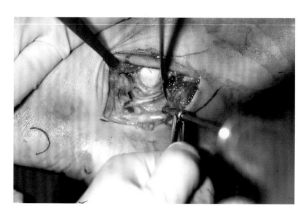

图 65.15

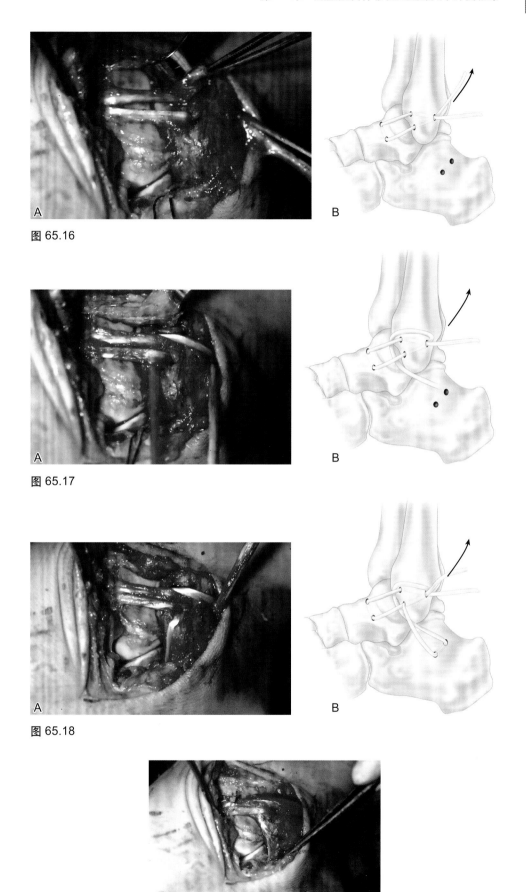

图 65.16

图 65.17

图 65.18

图 65.19

## 术后处理及预后

### 术后处理

- 休息时，用可拆卸夹板保护固定踝关节于中立位 6 周，行走时穿行走靴或稳定鞋以固定。
- 术后 2 ~ 3 天可逐渐负重，但通常需到术后 10 天。
- 术后 2 ~ 3 天可进行主动的矢状面活动，术后 3 周允许主动的内外翻活动。
- 术后 6 周允许被动活动。
- 对于久坐者，术后 10 天可恢复工作；对于重体力劳动者，术后 4 ~ 6 周可恢复工作。对于重体力劳动者需持续使用硬性防护鞋。
- 术后 4 ~ 6 周开始体育运动。开始时，应佩戴保护性支具，并逐渐去除。
- 恢复完全的运动水平取决于个人和所从事的运动，通常需要 6 ~ 12 周。

### 预后

- 52 只踝关节（48 例患者，30 例男性和 18 例女性）、45 例患者（49 只踝关节）接受了平均 8.5 年的随访（范围 6 ~ 15 年；Hintermann 和 Renggli，1999）。
  - 手术时平均年龄为 28.6 岁（16 ~ 46 岁）。
  - 3 名患者曾接受过韧带修复，其余患者术前均接受过长期保守治疗。
  - 2 名患者有明显的后足内翻，增加跟骨截骨术以重建正常的后足力线。
  - 44 例患者（98%）无运动或日常活动受限。
  - 12 名患者在超过 1 小时的跑步或步行后偶尔会出现不适或轻度的踝关节肿胀。其中 11 名患者在临床检查和应力位射线检查中未显示有结构性松弛。
  - 1 名患者在踢足球时表现出轻微不稳，术后再次扭伤后其踝关节外侧出现间断性疼痛。该患者前抽屉试验和应力位 X 线片有阳性表现。
  - 与对侧位相比，背伸和跖屈活动无受限。2 名患者旋后（旋前）轻度受限。
  - 在最近的随访中，41 例患者（44 只踝）可进行先前的运动水平。

（Beat Hintermann, Roxa Ruiz　著

梁晓军　聂光华　赵宏谋　译）

### 参考文献

扫描书末二维码获取。

# 第 66 章

# 踝关节外侧韧带修复失败的补救

## 适应证

- 外侧韧带手术后踝关节外侧持续性松弛并有症状。
- 强调以腓骨肌力量、本体感觉和运动范围为重心的物理治疗计划失败。
- 即使使用固定器也无法恢复运动。

## 体格检查 / 影像学

- 参见第 64 章改良 Brostrom 手术。
- 仔细评估距下运动。距下关节僵硬导致反复内翻扭伤。在没有透视评估的情况下，很难区分踝关节严重内翻松弛和正常的距下关节运动（图 66.1）。
- 可能表现为腓肠肌挛缩，易发生内翻扭伤。
- 踝关节内侧松弛试验（参见第 40 章）。
- 拍摄踝关节的 4 张负重 X 线片。
- Brostrom 手术失败的患者应在术前进行应力 X 线片检查，以确认踝关节松弛。
- 所有患者都应进行 MRI 检查。

## 手术解剖

- 距腓前韧带（ATFL）位于踝关节前外侧且向远端斜向下走行，距顶端约 1 cm（图 66.2）。
- ATFL 止点位于距骨的体部，而不是颈部，就在踝关节外侧前方。
- 嵌入距离踝关节外侧正前方 1.5 ~ 2 cm 处。

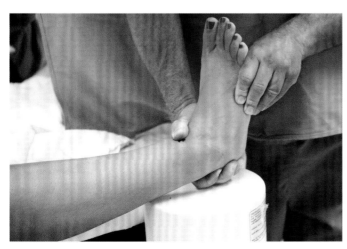

图 66.1

体位要点

● 如果术前需要进行踝关节镜检查，通常可以在患者处于侧卧位时进行。踝关节韧带松弛，无须关节牵引。

设备

● 本手术使用的是 Arthrex 生物肌腱固定螺钉（Naples，FL）。

● 跟腓韧带（CFL）起于外踝前外侧的下段，ATFL 的下方。它有 2～3 cm 长。
● CFL 止于距离距下关节 15 mm 的外侧跟骨小结节上。止点变异很大。
● CFL 与 ATFL 形成 90°～135°的夹角。CFL 的倾角取决于跟骨或后足的位置；外翻增加，内翻减少。

## 体位

● 患者侧卧位。
● 神经阻滞麻醉采用股骨 - 坐骨神经或者腓肠神经。
● 小腿或大腿上止血带，以便充分显露踝关节外侧。

## 入路 / 显露

● 手术显露通常由先前的切口决定（图 66.3 和图 66.4）。
● 理想的切口斜伸到腓骨远端。这个切口可以延伸到跟骨结节上进行跟骨截骨术。

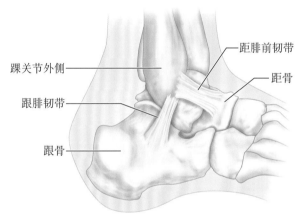

踝关节外侧 —
跟腓韧带 —
跟骨 —
— 距腓前韧带
— 距骨

图 66.2

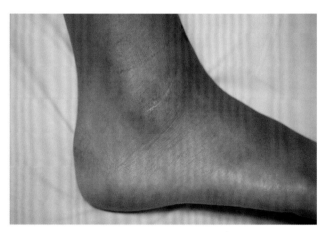

图 66.3

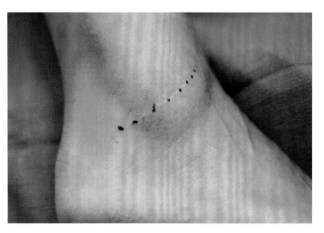

图 66.4

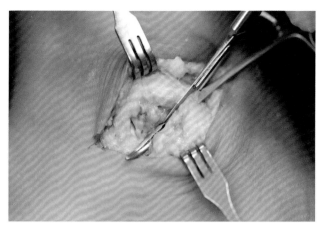

图 66.5

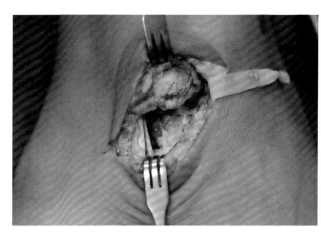

图 66.6

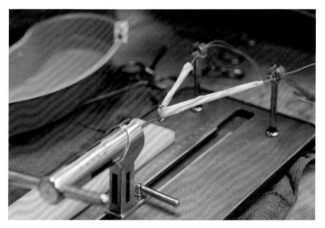

图 66.7

## 手术步骤

### 第 1 步

- 小型放大镜对手术很有帮助。
- 保持全厚层皮瓣。
- 确定腓浅神经的外侧分支，它总是固定在瘢痕组织中。保护切口下缘腓肠神经。
- 如果可能，在手术结束时，解剖伸肌支持带以加强修复。
- 在关节囊和 ATFL 的残端下方上一把小止血钳。用 15 号刀片分离（图 66.5）。
- 去除旧的缝线，同时尽可能保留关节囊和韧带结构。
- 清除所有瘢痕组织和骨赘。尽量定位并保留 ATFL 和 CFL 的解剖起点和止点。
- 切开腓骨肌腱鞘直至踝关节处。在腓骨后方保留足够的软组织以便缝合。检查肌腱是否撕裂或有无滑膜炎（图 66.6）。

### 第 2 步

- 用 0-PDS 对合缝法缝入移植物的每个末端。
  - 根据移植物尺寸用 Arthrex 螺钉固定。
  - 使用 10 磅的拉力对移植物进行至少 15 分钟的拉伸（图 66.7）。

### 第2步要点

- 如果腓骨内存在缝合锚钉，通常可以在其周围钻孔，或随着钻头的推进而将其移开。从小钻头开始，逐渐增大尺寸。
- 第一个钻孔可以定位在 ATFL 的起点。第二个钻孔通常位于腓骨尖，CFL 解剖起点稍偏后的地方。

### 第3步要点

- 移植物的 CFL 臂可以通过测量移植物，将其切割到合适的长度，并放置生物肌腱固定螺钉来收紧。另一种选择是将移植物切到合适的长度，用 Keith 针从外侧到内侧穿过跟骨，并缝合内侧皮肤。使用缝线适当拉紧移植物，在外侧跟骨内放置生物肌腱固定螺钉，并在内侧皮下切开缝线。不要在内侧或外侧足底神经处将其取出。

- 确定 ATFL 的止点位置，它位于距骨的体部，而不是颈部，就在踝关节外侧表面前方。嵌入距离踝关节前外侧正前方 1.5～2.0 cm 处。
- 将定位针从 Arthrex 生物肌腱固定装置移入距骨（图 66.8）。通过直接检查和 X 线检查确认其位置。
- 用合适的钻头在 20 mm 深度处钻一个孔（图 66.9）。
- 使用（本例中）5.5 mm 生物肌腱固定螺钉固定半腱肌移植物的一端（图 66.10）。

### 第3步

- 将骨膜从远端腓骨上剥离，定位 ATFL 和 CFL 的起点。
- 保护腓骨肌腱。
- 从远端到近端钻一根 Arthrex 导针穿过腓骨（图 66.11）。
- 用一个 5 mm 的钻头，在腓骨后部钻出两个骨隧道。留下一个小的（5～10 mm）皮质桥。最后用小刮匙构建隧道（图 66.12）。

### 第4步

- 将移植物由前向后穿过腓骨（图 66.13），然后从腓骨尖穿出（图 66.14）。可以使用缝合器。另一种选择是通过一个狭窄的金属吸引头穿过隧道，吸住与移植物相连的缝合端，并将它们从另一端抽出。

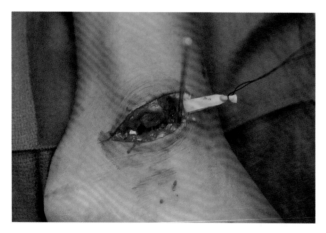

图 66.8

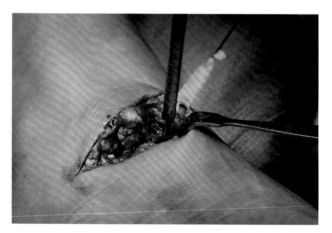

图 66.9

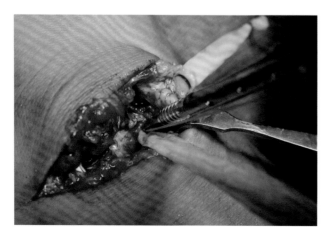

图 66.10

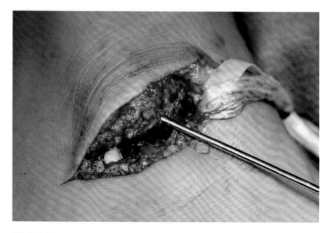

图 66.11

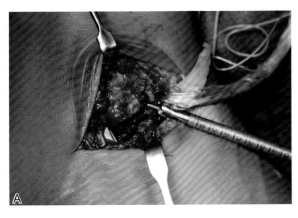

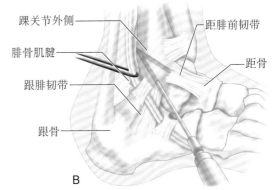

图 66.12

图 66.13

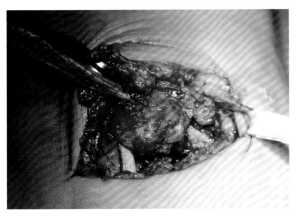

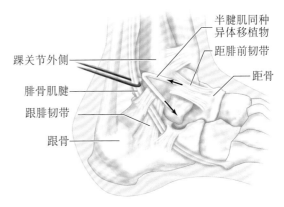

图 66.13

图 66.14

- CFL 的止点变异很大。用 CFL 的残余部分定位跟骨钻孔的正确位置。
- 如果找不到韧带，将踝关节和距下关节保持在中间位置，并将 Arthrex 导针嵌入跟骨，距离距下关节 15 mm 远，位于腓骨纵轴后方。将导针定位到中间位置。使用 5.5 mm Arthrex 中空钻头钻入跟骨隧道，然后从内侧皮质退出（图 66.15）。
- 将踝关节置于中立位置，并将距下关节置于中立位和最大外翻位之间。保持在这个位置，直到移植物固定在跟骨上。
- 从 ATFL 臂处开始收紧移植物，随后是腓骨内的部分。
  - 把踝关节放在一块毛巾上，可以垫高足后跟，以免拉伸移植物。
  - 为了加强修复，在肌腱和软组织 / 骨膜中放置一条 2-0 Vicryl 缝线，移植物在骨中进出。
  - 将移植物的跟腓前臂切至合适的长度（图 66.16）。
  - 用 5.5 mm 生物肌腱固定螺钉将移植物紧紧固定在跟骨上，确保移植物深入腓骨肌腱（图 66.17）。
  - 检查踝关节和距下关节的活动范围。
  - 用 3-0 缝线间断缝合腓骨肌腱腱鞘。
- 将伸肌支持带缝合至腓骨外侧。用 0-vicryl 可吸收缝线将其紧密缝合到骨膜上（图 66.18）。
- 止血带放气。逐层缝合伤口。用三面石膏夹板固定。

## 术后处理及预后

- 手术后 12 天，第一次术后随访时拆除缝线。短腿非负重石膏固定。
- 术后 1 个月患者可穿短腿非负重石膏靴。此时可以开始进行踝关节和距下关节运动家庭康复计划。
- 手术 6 周后，允许患者穿合适踝关节靴开始负重，此时开始正式的物理治疗计划。
  - 重点是腓骨侧力量、运动范围和本体感觉。
  - 此时，可以开始穿着踝关节靴骑固定单车、游泳。
  - 术后 12 周可开始专项运动练习。
- 术后 8 周停止使用踝关节靴。在接下来的 1 个月和接下来的 6 个月的运动中，继续使用柔软的尼龙搭扣或系带踝关节固定器。
- 用这种方法可以收到很好的效果。如果移植物的 CFL 臂收紧未过度，大多数患者将能够完全恢复运动状态。

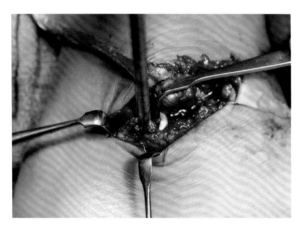

图 66.15

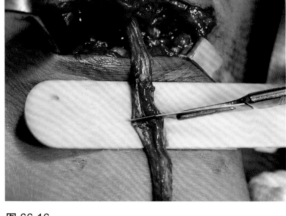

图 66.16

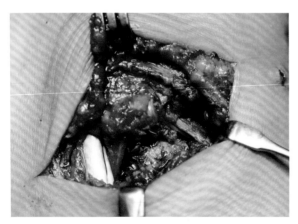

图 66.17

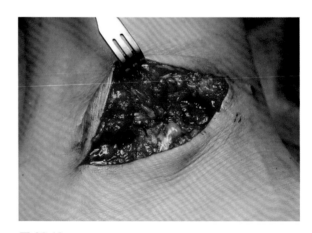

图 66.18

（Glenn B. Pfeffer 著 梁晓军 徐军奎 鹿军 译）

## 参考文献

扫描书末二维码获取。

# 第 67 章

# 腓骨肌腱撕裂：清理和修复

## 适应证

- 典型表现为腓骨远端后方或跟骨的腓骨结节处疼痛和肿胀。
- 有踝关节扭伤病史或者没有得到彻底治愈的反复踝关节扭伤病史。
- 改变运动方式，固定，非甾体类抗炎药，冷敷疗法，也可石膏固定或使用踝关节制动助行器（CAM）4～6 周时间。没有改善或症状复发并呈现肌腱半脱位、假性半脱位、磁共振成像（MRI）显示有撕裂或在经常突出的腓骨结节处出现压痛的患者，可以进行肌腱清理术和微管化治疗。若肌腱半脱位，则应修复腓骨肌支持带并加深腓骨沟。

## 体格检查 / 影像学

- 轻微的弓形内翻足容易导致内翻型踝关节炎和外侧韧带的撕裂。
  - 轻微的弓形内翻足常伴有高足弓和站立时"踮脚"状。
  - 足部的旋转运动可能引起腓骨肌腱疼痛，腓骨肌腱半脱位疼痛增加或减轻，撕裂或薄弱的腓骨肌腱鞘撕裂可发出弹响。
  - 相对于正常的足部，足外翻受力时可引起疼痛和（或）乏力。
- 慢性踝关节扭伤可能有下胫腓前韧带、跟腓韧带和外侧槽的慢性压痛。可存在踝关节不稳定，或前抽屉试验、反向应力测试可导致踝关节不稳定。这些试验可以在临床检查和放射检查时进行。还可能伴有距骨骨软骨损伤。
- 足 / 踝关节负重 X 线平片可显示距骨第一跖骨角增加的弓形足，从外侧可见相对较后移的腓骨。
  - 前抽屉试验或内翻位应力试验时的 X 线平片可显示关节半脱位和不稳定。
  - 如果发生创伤性肌腱鞘撕脱，踝关节 X 线平片可能显示有小块腓骨从腓骨撕脱的碎片。
- MRI
  - 在 T2 加权序列或压脂序列中，腓骨肌腱鞘液体信号可能会增加。T1 加权序列可显示支持带撕裂、肌腱撕裂或腓骨肌腱的内部物质变性。

## 手术解剖

- 腓骨长肌和短肌构成小腿外侧间室（图 67.1）。
  - 腓骨长肌起于腓骨近端，止于第一跖骨和楔骨基部的跖侧面。它的作用是使足外翻和跖屈。
- 腓骨短肌起于腓骨的下半部分，止于第五跖骨结节，它的作用是使足外翻和背屈。
- 两者都由腓神经的浅支支配。
- 在小腿远端，腓骨短肌可以通过它的下肌腹和它经一条沟槽汇入远端腓骨后部来识别。腓骨长肌在踝关节的腓骨短肌后方，两者都包裹在一个支持带鞘中。有时也会在鞘内发现辅助性肌肉组织或腓骨肌。
- 腓骨肌上、下支持带防止腓骨后缘腓骨肌腱移位或半脱位（图 67.2）。
  - 腓骨肌上支持带从腓骨到跟骨后结节。
  - 腓骨肌下支持带是足部下伸肌支持带的延伸。
- 从踝关节到腓骨下方有一个共同的腓骨肌腱鞘，腓骨肌沿每根肌腱在腓骨结节处分开。
- 腓骨短肌是腓骨远端平面最常发生纵向撕裂的肌腱，常由腓骨沟边缘的创伤性半脱位造成（图 67.3）。
- 腓骨长肌穿过跟骨腓侧结节，并缠绕于骰骨下，到达第一跖骨底部，两端处都可能受伤。腓骨长肌撕裂及腱鞘炎可能与肥厚性腓骨结节上的慢性摩擦有关（图 67.4）。或者，在腓骨长肌经过骰骨处可能出现腓籽骨，这种情况可能与骨折或病理改变有关。

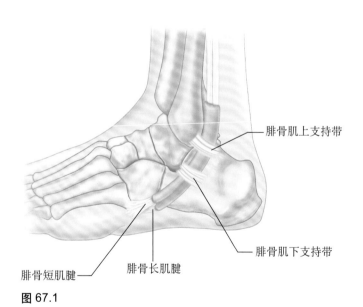

腓骨肌上支持带

腓骨肌下支持带

腓骨短肌腱　腓骨长肌腱

图 67.1

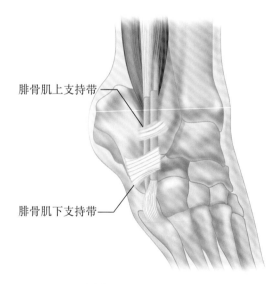

腓骨肌上支持带

腓骨肌下支持带

图 67.2

## 体位

- 患者处于侧卧位，或同侧髋部和肩部垫起。建议小腿下使用腓骨垫，手术侧大腿上止血带。侧卧位时，可以在腿部之间使用泡沫块或枕头。
- 如果需进行腓骨沟加深术，则应配备术中 X 线机。

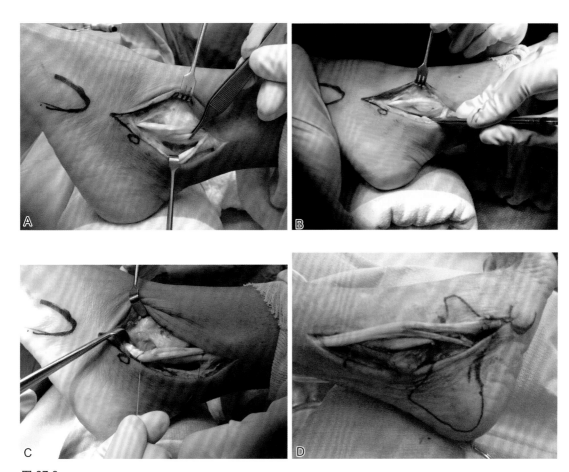

图 67.3

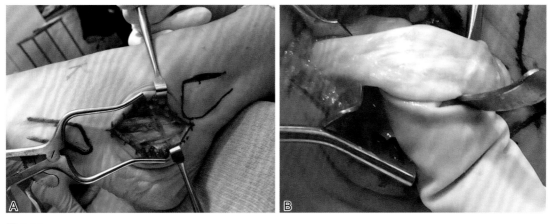

图 67.4

## 入路 / 显露

- 在踝关节上方 5 cm 处做一后外侧切口，沿着腓骨的后缘，从腓骨肌腱进入足部在腓骨结节远端的腓骨肌腱之间的间隙。
- 体表标志有腓骨下段、腓骨结节、跟骰关节和第五跖骨基底。

## 手术步骤

### 第 1 步　显露腓骨肌腱

- 切口向下延伸至腓骨，在腓骨肌腱鞘内识别腓骨肌腱（图 67.5）。打开腱鞘后露出肌腱，但腓骨肌上支持带应保持完整。肌腱可延伸到腓骨肌上支持带远端并显露在外。腓肠神经或其分支可穿过位于腓骨结节远端的切口（图 67.6）。
- 根据需要进行腱鞘切除术。
- 将足向外翻，以便使肌腱充分滑移，沿肌腱长度检查每个肌腱，确保腓骨肌上支持带保持完整。
- 可能会观察到腓骨后缘肌腱的病理性半脱位，这通常与腓骨短肌在这一平面上的撕裂有关。

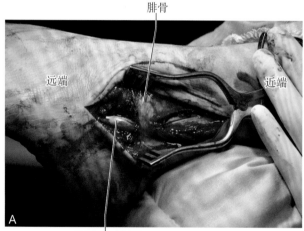
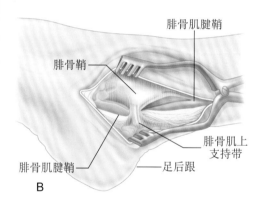

图 67.5

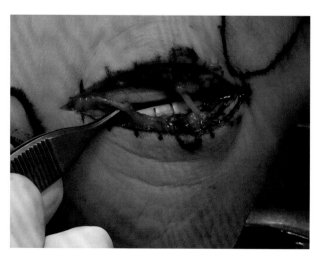

图 67.6

## 第 2 步　肌腱的修复

- 由于肌腱内部变性引起的肌腱增厚应切开肌腱，切除变性组织。
- 根据切口可将断裂处放入腱鞘内并用 3-0 可吸收单丝缝线或 3-0 不可吸收缝线缝合（图 67.7）。
- 如果存在肥厚性腓骨结节并伴有肌腱病变，则用咬骨钳将其咬除，用骨锉将其磨平，然后进行肌腱修复。
- 对于较大的腓骨肌或较低的腓骨短肌腹，可选择切除肌肉或加深腓骨沟。我们强烈建议加深扁平或者浅的腓骨肌腱沟，否则尽管在切除肥大的肌肉后仍会有半脱位。

## 第 3 步　支持带的修复

- 如果腓骨肌上支持带破裂或薄弱，应在韧带修复前进行腓骨沟加深手术。
- 如果完好无损，则切开上支持带，在腓骨上留下一小块组织。
  - 将腓骨肌腱从腓骨沟移开，露出腓骨的后侧。
  - 用一根 2.0 mm 的克氏针钻孔，这些孔沿着腓骨后侧形成一个 4 cm 的方框状区域。然后用骨凿连接这些点，保持完整的后部铰链。
  - 打压器械加深腓骨肌腱沟。
  - 肌腱复位，用 0 号编织可吸收缝线将腓骨肌上支持带与骨骼和支持带袖修复在一起。
  - 如果撕裂与弓形足导致的不稳定有关，则应将外侧结节移位，使腓骨长肌向短肌处移位。
  - 如果近端支持带缝合时张力太大，那么不缝合比缝合要好。

## 第 4 步　缝合

- 皮肤和皮下组织的缝合由手术医生自行选择。
- 切口使用抗杆菌类药膏和无菌敷料包扎。
- 三面石膏托固定足踝部。

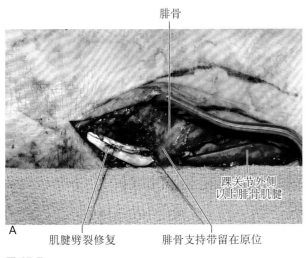

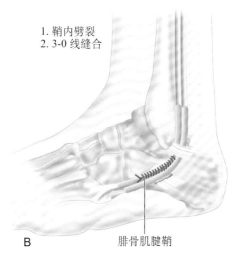

**图 67.7**

## 术后处理及预后

- 手术敷料在术后 2 周第一次随访时取下，此时可开始小幅度的运动锻炼。
- 如果进行了支持带修复，患者在 6 周内不能负重，6 周后可使用 CAM 步行器，并在可承受的范围内进行负重。未接受支持带修复的患者在 2 周时就可以穿 CAM 步行器在可承受的范围内负重。
- 3 个月可以穿加衬垫的鞋子或运动鞋。
- 6 个月后完全恢复运动。
- 并发症包括浅部和深部感染，加深腓骨肌腱沟手术过程中腓骨骨折，持续的腓骨肌腱不适、再次撕裂或撕裂范围扩大，以及忽略的疼痛性腓籽骨综合征。

(Christina Kabbash, Andrew K. Sands　著

梁晓军　徐军奎　鹿　军　译)

## 参考文献

扫描书末二维码获取。

# 第 68 章

# 同种异体移植治疗腓骨肌腱病

## 适应证

- 腓骨长肌、腓骨短肌或两者的慢性、不可修复的撕裂（撕裂超过横截面积的 50%）。

## 体格检查 / 影像学

- 患者常感到踝关节后外侧疼痛，无论有无踝关节外侧不稳定的症状。
- 与对侧肢体相比，这些患者在踝外翻时会明显乏力，内翻和外翻时也可能出现疼痛。
- 腓骨隧道挤压试验可用于评估腓骨长肌腱撕裂。检查者沿着腓骨肌腱鞘在踝关节后槽施加压力，膝关节屈曲至 90°，足底弯曲放松。如果足第一跖列未出现跖屈，则表明可能存在腓骨长肌腱撕裂。
- 应进行负重踝关节和足部 X 线片检查，判断有无腓籽骨。腓籽骨的移位或者破裂表明腓骨长肌可能已断裂。
- 踝关节 MRI 能显示肌腱内撕裂、变性、慢性增厚、瘢痕或肌腱狭窄；鞘内的液体也可以观察到。
- 超声波检查也非常准确。

## 手术解剖

- 腓骨短肌
- 腓骨长肌
- 小隐静脉和腓肠神经

## 体位

- 患者大腿上止血带后，使用侧卧装置使患者处于侧卧位。
- 也可以将患者置于仰卧位或"半靠式侧卧位"（图 68.1）。

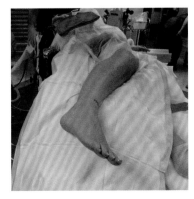

图 68.1

### 适应证提示

- 受伤的肌腱清理术后无法直接一期修复，并且存在成段缺损。
- 术前磁共振成像（MRI）必须显示出可存活的近端肌腹。如果 MRI（或手术探查）显示有纤维脂肪变性，不能进行同种异体移植物重建手术。

### 适应证争议

- 治疗慢性、不可修复性撕裂的方法包括肌腱固定术、局部肌腱转移，以及用局部自体移植或无细胞真皮基质重建肌腱。
- 同种异体移植物重建是一项相对较新的技术，其长期效果尚不清楚。

### 治疗方案

- 腓骨长肌至短肌的固定。
- 局部拇长屈肌（FHL）腱移植术。
- 二期或者一期手术，用局部自体移植的肌腱重建（第三腓骨肌肌腱、拇长屈肌、趾长屈肌、趾短伸肌肌腱滑向第三和第四足趾、跖肌、阔筋膜张肌）。
- 无细胞真皮基质肌腱重建。

### 体位要点

- 当患者侧卧位时，要确保所有的骨性突起处都垫有软垫。

### 体位提示

- 如果将患者置于侧卧位或半靠式侧卧位，必须确保髋关节能充分外旋，以观察足部的整体定位。

### 体位设备

- 侧卧装置、毯子 / 毛巾或盐水袋

481

入路 / 显露提示

- 保护腓肠神经。
- 通常手术部位有大范围瘢痕组织；肌腱剪刀有助于切开瘢痕组织。

入路 / 暴露设备

- 15 号手术刀片

第 1 步要点

- 用手术刀迅速切除任何腱鞘炎症或变性的部分。

第 2 步要点

- 仔细检查两根肌腱并确定它们各自的成活能力（图 68.2）。
- 清除所有病变的腓骨肌腱远端组织，直到暴露出正常肌腱为止（图 68.3 和 68.4）。
- 确定远端残余肌腱。

第 3 步要点

- 确保同种异体移植物肌腱的尺寸不小于缺损部位。

## 入路 / 显露

- 在腓骨肌腱上方做一个 8 ～ 12cm 长的切口。
- 切口可能需要延伸至第五跖骨（腓骨短肌）基底部。
- 识别并保护小隐静脉和腓肠神经。
- 检查腓侧鞘是否有炎症的迹象。
- 将踝关节做旋转动作以明确是否存在腓骨肌腱半脱位。
- 切开腓骨肌上支持带，显露出长肌和短肌。
- 彻底探查近端和远端的肌腱。通常情况下，切开下支持带，充分暴露，可探及撕裂的远端。

## 手术步骤

### 第 1 步　单独检查腓骨肌腱

- 切除肌腱任何不能存活或变性的部分。

### 第 2 步　治疗决策

- 在清除不可存活组织的肌腱后，必须决定如何继续进行。
- 如果变性的肌腱少于 50%，应进行一期修复。
- 如果其中一根肌腱完好且可存活，另一根肌腱有超过 50% 的部分受损，则切除不存活肌腱的远端部分，并对存活肌腱近端进行肌腱固定术。或者使用同种异体移植物进行重建手术。
- 若两个肌腱变性部分大于 50%
  - 如果近端肌腹稳定，则进行肌腱转位。
  - 若出现肌腹偏移，则进行同种异体移植物重建手术。
- 一旦确定进行同种异体移植物重建，应识别并把腓骨近端肌肉从周围组织中游离出来。

### 第 3 步　测量缺损部位、准备同种异体移植物

- 解冻同种异体移植物（腓骨肌腱或半腱肌腱）。
- 缺损部位长度测量。

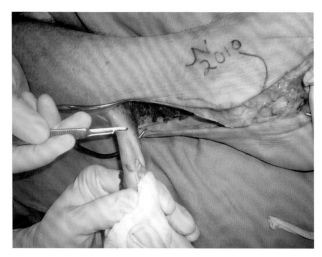

图 68.2

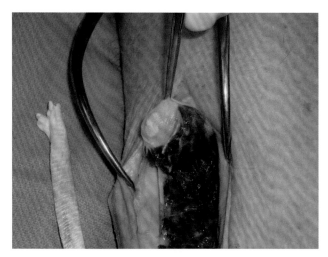

图 68.3

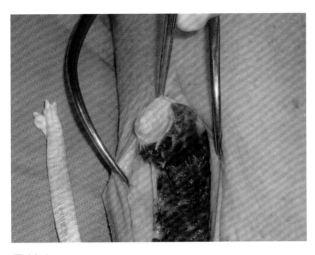
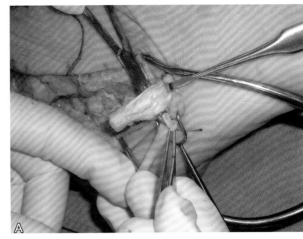

图 68.4

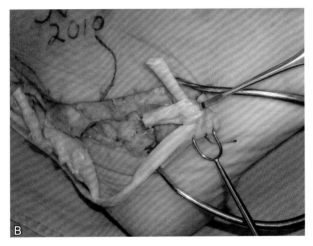
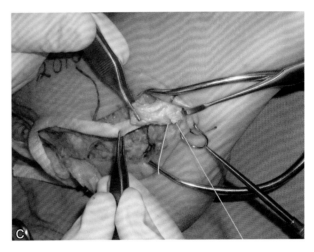

图 68.5

## 第 4 步：远端固定

- 确定腓骨短肌腱远端。
- 若存在残余部分，用 Pulvertaft 缝合法将同种异体移植物固定到残余肌腱上。使用 2-0 不可吸收性缝线将两者吻合（图 68.5 和 68.6）。
- 若无残余部分，则在第五跖骨基底部形成一个出血面。
- 然后用 3.5mm 锚钉将同种异体移植物固定在第五跖骨基底部。

## 第 5 步：近端固定

- 为保持肌腱的正常张力，将足部置于中立外翻且背屈的位置。
- 将近端肌腹拉向远端，以达到其 50% 的滑移长度。当近端肌腹和肌腱到位后，则可测量同种异体移植物的长度（即此时的间隙长度）（图 68.7）。
- 使用 Pulvertaft 缝合法和不可吸收缝合线将近端肌腱固定在原肌肉和肌腱上（图 68.8）。
- 用编织可吸收缝合线缝合腓骨肌腱鞘（图 68.9）。

### 第 4 步器械 / 植入物

- 3.5mm 钛缝合锚钉

### 第 5 步要点

- 足部应处于中立位，以保持肌肉 - 肌腱接近正常的张力。
- 将同种异体移植物与近端肌腱部分缝织在一起（至少 3 次）。

### 第 5 步提示

- 确保在肌腱部分滑移 50% 时固定同种异体移植物，否则的话，同种异体移植物将无张力。

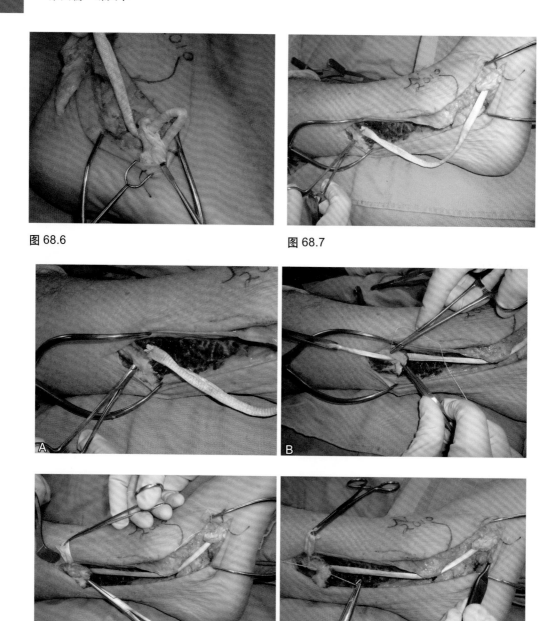

图 68.6　　　　　　　　　　　　　　　图 68.7

图 68.8

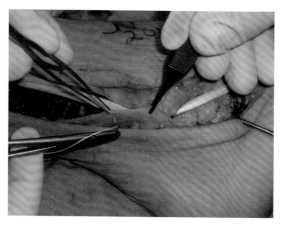

图 68.9

## 术后处理及预后

- 术后使用无菌敷料和石膏及踝关节固定绷带固定，足部保持中立位。
- 2 周后，检查伤口并拆除缝合线。患者再使用 2 周的负重石膏。
- 术后 4 周移去石膏，患者穿可控踝关节运动靴进行完全负重。患者躺下时，允许其在脱靴的情况下进行足跖屈和背屈运动。
- 踝关节在 6 周时通过踝关节支撑矫形器或 Aircast 踝关节靴进行保护（DJO Global，Vista，CA）。允许无阻力的主动外翻及内翻运动。
- 术后 12 周开始理疗。允许患者有过渡期（无支撑物）。
- Mook 等（2013）公布了（平均随访 17 个月的）14 例同种异体移植物重建患者数据。
- 患者的外翻强度均有改善，64% 的患者外翻强度达到 5/5。
- 患者无踝关节外侧不稳定的症状。
- 术后功能评分显著提高，视觉疼痛模拟评分（VAS）下降。
- 患者均恢复到术前活动水平。

（Christopher E. Gross，James A Nunley Ⅱ　著

梁晓军　徐军奎　鹿　军　译）

## 参考文献

扫描书末二维码获取。

---

**术后提示**

- 过早和过度的物理治疗可能会导致肌腱同种异体移植物单位拉伸到没有生物力学功能程度。

# 慢性腓骨肌腱半脱位 – 脱位的治疗

## 适应证

● 有症状的慢性腓骨肌腱半脱位 - 脱位

## 体格检查 / 影像学

### 体格检查

● 被动旋转踝关节时，若踝关节外侧有明显的"咔嗒"声，则可认定为半脱位。对抗足的主动背伸及外翻时，出现腓骨后侧疼痛，则腓骨肌腱可能存在半脱位或脱位。

● 在足做主动旋转运动时，可以感觉到腓骨肌腱的轻微偏移。

● 肌腱未脱位并不排除不稳定状态。应对踝关节的不稳定及腓骨肌腱病变进行鉴别。

● X 线检查有助于评估并发损伤及确认诊断。

● X 线平片的拍摄应从前后、外侧和正位的角度进行。

  ● 通常情况下，腓骨皮质骨小碎片是腓骨肌腱脱位的异常表现（图 69.1）。

  ● 可拍摄踝关节应力位片来评估伴发的踝关节不稳定。

● MRI 有助于腓骨后沟、并行韧带和腓骨肌腱病变的评估。图 69.2 的 MRI 显示腓骨后沟和腓骨肌上存在异常。

● CT（对于不确定的病例）可能有助于腓骨沟的评估。

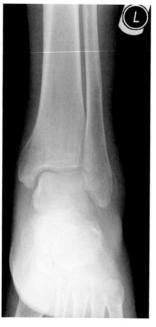

图 69.1

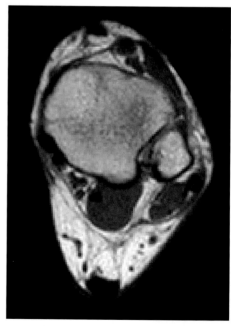

图 69.2

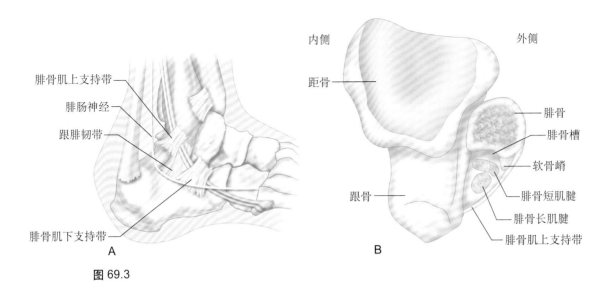

图 69.3

## 手术解剖

- 在踝关节平面，腓骨肌腱穿过纤维 - 骨组成的隧道（图 69.3A）。注意腓骨肌腱相对于腓骨肌上支持带及跟腓韧带的位置。图 69.3B 显示的是在踝关节平面的纤维性骨隧道的横轴位图。
  - 前侧：在 82% 的病例中，腓骨后侧面出现腓骨沟；在 18% 的病例中，腓骨底面凸起（Edwards，1988）。
  - 内侧：跟腓韧带与腓骨肌上支持带平行。
  - 后侧 / 外侧：腓骨肌上支持带（主要由它来起稳定作用）始于腓骨远端 2 cm 的后外侧嵴，止于跟骨和（或）跟腱鞘上（Davis 等，1994）。
- 腓肠神经沿腓骨肌腱方向走行于踝关节外侧后方的皮下（图 69.3A）。

## 体位

- 用侧卧装置使患者处于侧卧位，踝关节可自由活动（图 69.4）。
- 大腿上止血带（不低于膝关节），以便手术中腓骨肌腱自由滑移。
- 巾单铺至膝关节处，完全显露小腿。

## 入路 / 显露

- 在腓骨后缘沿腓骨做一长度为 4 ~ 6 cm 的纵行切口，距踝关节外侧末端 2 cm。
  - 注意不要损伤腓肠神经。腓肠神经一旦确认，应将其牵拉至后部。
  - 注意腓浅神经和它弯曲的走行。
- 全层切开皮肤，显露腓骨肌腱鞘。
- 通过活动踝关节来观察腓骨肌腱半脱位，并评估腓骨肌上支持带的情况。
- 切开腓骨肌腱鞘，在腓骨后缘留一些组织。对腓骨肌腱进行评估，了解与半脱位 - 脱位有关的撕裂。
- 后踝槽沟评估（图 69.5）。注意图 69.5 中腓骨后沟平坦程度。

**体位提示**

- 在膝关节间、对侧踝关节和腓骨近端下方放置一个枕头，以预防褥疮和腓总神经受到压迫（图 69.4）。

**体位设备**

- 侧卧装置

**体位争议**

- 或者选择俯卧姿势。

**入路 / 显露要点**

- 在伴有周围肌腱损伤（小于 50%）的情况下，切除病变组织。
- 若肌腱中央裂开，将边缘切除并进行端对端修复（图 69.6）。

**入路 / 显露提示**

- 腓肠神经走行弯曲，术中一定要注意。

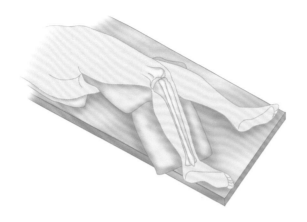

图 69.4

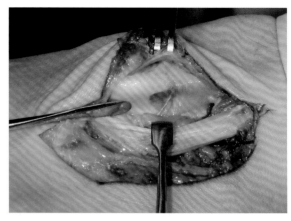

图 69.5

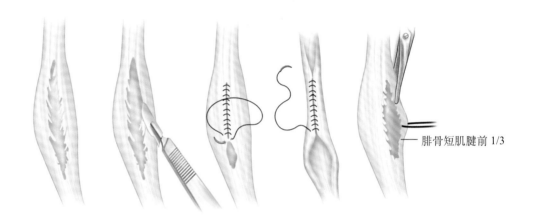

腓骨短肌腱前 1/3

图 69.6

| 第 1 步要点 |
| --- |

- 切除低位的腓骨短肌肌腹或第四腓骨肌，以便为腓骨肌腱"腾出空间"（图 69.8）。

| 第 1 步提示 |
| --- |

- 勿将外侧皮质磨得过多，因为加深腓骨肌腱沟的手术会减弱腓骨强度，进而增加骨折风险。

| 第 2 步要点 |
| --- |

- 从远端 - 近端逐步压实腓骨槽后皮质。为防止过尖的骨性突起使腓骨短肌腱损伤，打压腓骨沟最远端。

| 第 2 步提示 |
| --- |

- 在钻孔和打压过程中，腓骨后皮质和外侧皮质断裂及穿透会导致骨膜受损和（或）侧壁功能不全。

## 手术步骤

### 第 1 步

- 抬高腓骨肌上支持带，露出腓骨外侧皮质。
- 把外侧皮质磨毛糙，形成出血面。
- 除去腓骨外侧皮质骨膜以形成 1.5 cm² 的骨膜瓣，其底部刚好位于腓骨肌上支持带原嵌入物的侧面（图 69.7）。
- 必要时切除腓骨肌上支持带的多余组织。

### 第 2 步

- 将 Hohmann 牵开器置于腓骨内侧边缘后，向后显露腓骨肌腱。
- 在腓骨远端（跟腓韧带前）嵌入一个 2 mm 的钻头（图 69.9）。通过 X 线检查正确嵌入位置及钻孔方向。
  - 根据腓骨的大小，逐渐将钻头尺寸增至 7 ~ 8 mm，以削弱支撑腓骨沟后侧骨软骨的后部松质骨（Mendicino 等，2001）。
  - 可使用小刮匙去除腓骨后的所有松质骨。
- 使用扩骨器（图 69.10）；打压腓骨后皮质以加深沟槽（图 69.11；Mendicino 等，2001）。

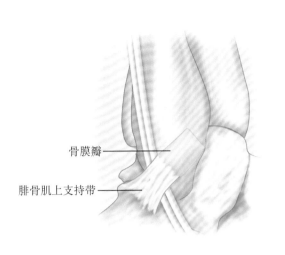

骨膜瓣 ——
腓骨肌上支持带 ——

图 69.7

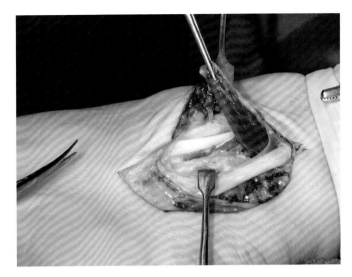

图 69.8

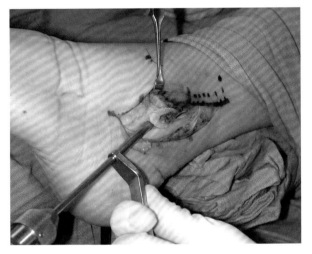

图 69.9

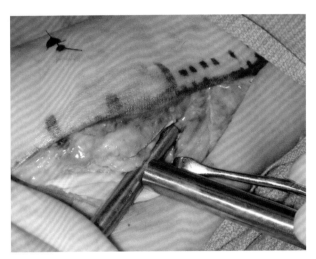

图 69.10

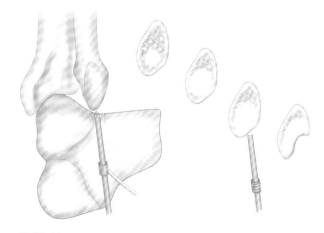

图 69.11

**第 2 步争议**

- 沟加深（改编自 Arrowsmith 等，1983）
  - 在后踝沟自外侧至内侧作一骨软骨皮瓣并分离，包括整个腓骨沟的后表面。用磨钻加深沟，除去下面的松质骨（图 69.12A）。将皮瓣放置在加深的骨松质表面（图 69.12B）。
  - 除非肌腱完全被肌腱鞘和支持带覆盖，否则该手术会将肌腱显露至腓骨外侧皮质的松质骨。因此，应将腓骨肌上支持带用穿骨缝线重新接在覆盖松质骨的腓骨上。
  - 沟槽中不平的骨性突起会导致腓骨肌腱损伤及断裂。

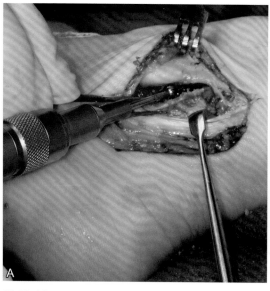
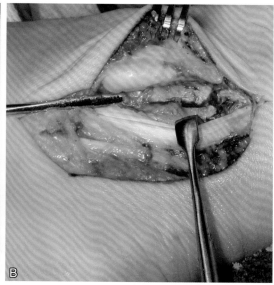

图 69.12

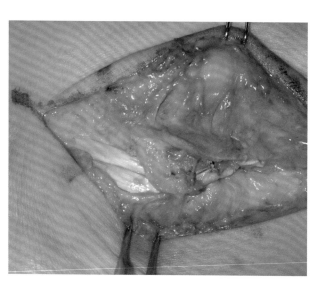

图 69.13

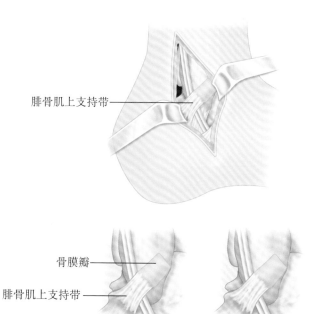

腓骨肌上支持带

骨膜瓣

腓骨肌上支持带

图 69.14

## 第 3 步

- 用 1.6 mm 的克氏针在腓骨后外侧边缘钻 3 个隧道孔。隧道孔在后缘前 4 mm 处延伸至粗糙的外侧皮质（隧道孔出口）。
- 拆下 Hohmann 牵开器，使肌腱滑回凹槽。
- 前推腓骨肌上支持带，并用 2-0 不可吸收缝线穿过之前形成的骨隧道将其固定在骨骼上（图 69.13）。
- 后推腓骨骨膜瓣，将其缝合至后支持带，以使腓骨肌上支持带的修复层加倍（图 69.14）。使用 2-0 polyglactin 材料（Vicryl）的缝线。
- 冲洗切口，然后用 4-0 尼龙缝线缝合皮肤。

## 术后处理及预后

- 术后前 2 周非负重短腿石膏固定，将足置于轻度内翻位。
- 2 周后，于中立位短腿石膏固定 4 周，并在可允许范围内承重。
- 8 ~ 10 周内可使用固定器进行慢跑练习。
- 8 ~ 10 周时，开始腓骨肌腱强化练习。
- 完成渐进式足外部肌肉强化运动计划后，在术后 12 周时，可进行往返跑或滑雪运动。
- 预后
  - 与腓骨肌支持带重建相结合的腓骨沟加深术已取得普遍成功。无复发病例报告。绝大多数结果为回顾性报告（Kollias 和 Ferkel，1997；Karlsson 等，1996）。
  - 采用间接沟加深技术的 Shawen 和 Anderson（2004）的研究报告已经取得了良好的结果。20 例患者无复发，报告强调采用间接沟加深技术切除的组织极少、并发症发生率极低。
  - Ogawa 等（2007）使用间接技术的 15 名患者的结果报告，平均随访 13 个月后，无半脱位或脱位复发。

（Marc Merian, James K. DeOrio, Mark E. Easley　著

梁晓军　徐军奎　鹿　军　译）

## 参考文献

扫描书末二维码获取。

第 3 步 提示

- 确保腓骨肌腱不被骨膜瓣的缝线误缝，且其在腱鞘内滑动时不受任何限制。

第 3 步 争议

- 曾有人建议将组织移植技术用于增强腓骨肌上支持带软组织的不足，这一方法是通过跟腱腱束、腓骨短肌或跖肌的远端固定来实现的。也有人提出了改道技术，但相关的腓肠神经损伤和踝关节僵硬的发生率很高。（McGarvey 和 Clanton，1996）。这些技术仅具有历史意义。

# 第 70 章

# 韧带重建治疗慢性踝关节内侧失稳

492

## 治疗选择

- 改变穿鞋，使用带内侧足弓支撑作用的支具。
- 进行强化胫后肌的功能训练。
- 本体感觉训练。
- 深层三角韧带功能不全者可考虑行踝关节融合术。

## 适应证提示

- 深层三角韧带功能不全（例如，IV期胫后肌腱功能不全）
- 僵硬性旋前畸形（例如，距跟跗骨联合）
- 麻痹足（例如，胫后肌无力）
- 踝关节终末期骨关节炎

## 适应证争议

- 胫后肌无功能的获得性扁平足
- 跟骨截骨术未能解决的后足外翻

## 适应证

- 慢性踝关节内侧不稳是基于患者在平坦地面、下坡或下楼梯时的"打软腿"感，尤其在内侧。
- 踝关节前内侧疼痛，有时会出现外侧疼痛，尤其是足背伸时。
- 旋前畸形逐渐加重。
- 继发性胫后肌腱病。

## 体格检查 / 影像学

- 站立试验（前面观）：患足旋前畸形（后足过度外翻和足旋前；图70.1A），胫后肌腱紧张时畸形消失（图70.1B）。
- 站立试验（后面观）：患足旋前畸形（后足过度外翻和足旋前；图70.2A），胫后肌腱紧张时畸形消失（图70.2B）。
- 踝关节内侧疼痛。
  - 踝关节内侧间隙疼痛，典型的表现为内踝前缘触压痛。
  - 距骨在踝穴内慢性滑移可导致潜在的滑膜炎。
- 前抽屉试验
  - 足外旋时增强（与内旋相比）。

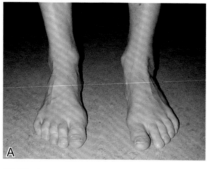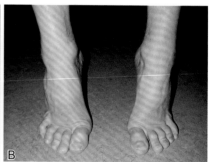

图 70.1

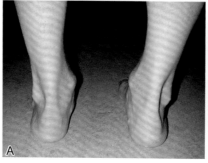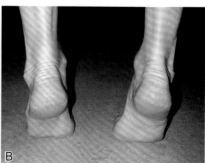

图 70.2

- 对踝关节内侧稳定性很敏感。
- 应获得足部及踝部的负重正位片、踝关节负重侧位片，以排除以下情况：
  - 陈旧性撕脱骨折
  - 足继发性畸形（如跟骨外翻、距舟关节脱位）
  - 踝关节力线不正（如三角韧带功能不全导致关节内侧间隙过大）
- 治疗急性踝关节骨折时应力位 X 线片有助于鉴别三角韧带是否出现功能不全（Tornetta，2000），但对慢性损伤没有帮助（Miller 和 Soames，1998）。
- CT 扫描可用于检查跟距跗骨联合，或者涉及关节表面的骨折。
- MRI 可显示三角韧带损伤，尤其是急性损伤时，也可显示胫后肌腱的病理状况。
- 踝关节镜检查用于评估踝关节的稳定性，并识别相关的关节内损伤（如软骨）。

## 手术解剖

- 三角韧带是多束复合体，具有深部和浅部（图 70.3A；Boss 和 Hintermann，2002；Harper，1987；Milner 和 Soames，1998）。
- 通过深、浅韧带所跨越的关节来区分三角复合体的浅部和深部是一个很好的方法。
  - 浅层韧带穿过两个关节：踝关节和距下关节。
  - 深层韧带仅穿过一个关节，即踝关节，但区别并非绝对的。
- 浅层三束韧带最靠前的是胫舟韧带（TNL）（图 70.3B），向后依次为胫弹簧韧带（TSL）和胫跟韧带（TCL）。深层胫距韧带（TTL）由前、中、后三束韧带组成。
- 由于三韧带浅层部分韧带与弹簧韧带上有广泛的交叉（弹簧韧带；图 70.3B），该韧带复合体与三角韧带相互作用共同稳定内侧踝关节，因此从功能上弹簧韧带与三角韧带密不可分。

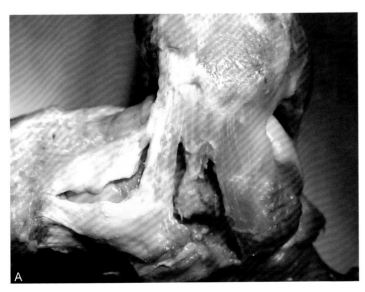

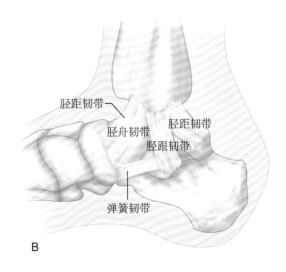

图 70.3

### 体位要点

- 使用不固定腿的膝关节托将有助于在关节镜检查后将其去除。

### 切口 / 显露要点

- 打开胫后肌腱腱鞘以评估肌腱状况。
- 拉钩牵开胫后肌腱以评估弹簧韧带。
- 仔细地将浅筋膜与三角肌前束分离。

### 切口 / 显露提示

- 注意弹簧韧带的损伤。

### 切口 / 显露争议

- 如果三角韧带仅仅是近端损伤并没有胫后肌腱病的临床表现，则无须延长切口显露胫后肌腱和弹簧韧带。

## 体位

- 患者取仰卧位，双足置于手术台边缘。
- 使用膝关节托撑起股骨远端，使足处于悬空位置（图 70.4）。
- 在切开重建前，关节镜检查时可自由移动足部。
- 关节镜检查后，取下膝关节托，将足平放于手术台。
- 患侧大腿上止血带。

## 入路 / 显露

- 踝关节镜检查采用前内侧入路（Hintermann 等，2002；图 70.5）。
- 内侧 3 ~ 5 cm 稍弧形切口，从内踝尖近端 1 cm 处开始，向舟骨内侧延伸（图 70.5）。
- 临床查体有踝关节外侧韧带失稳并经关节镜证实的，需增加一外侧切口，以显露距腓前韧带和跟腓韧带（图 70.6）。
- 对于先前存在外翻和旋前畸形（例如，对侧无症状的足也存在外翻和旋前畸形），以及严重胫舟韧带、胫弹簧韧带和（或）弹簧韧带功能不全者，外侧切口可向远端进一步延长。

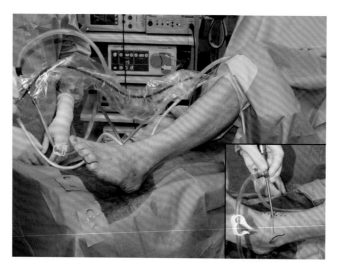

图 70.4

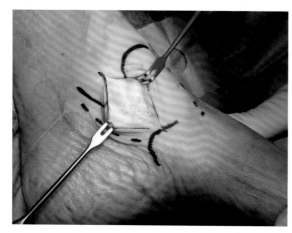

图 70.5

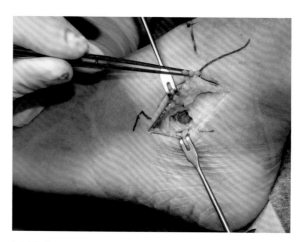

图 70.6

## 手术步骤

### 第 1 步　重建浅层三角韧带（包括弹簧韧带）

- 陈旧性浅层三角韧带断裂（包含胫舟韧带及弹簧韧带）分类如下（Hintermann 等，2004、2006）：
  - Ⅰ型：近端型
    - 涉及胫舟韧带和胫弹簧韧带（偶有涉及弹簧韧带）。
    - 占 71%（Hintermann 等，2004）。
  - Ⅱ型：中间型
    - 涉及胫舟韧带和胫弹簧韧带（偶有涉及弹簧韧带）。
    - 占 10%。
  - Ⅲ型：远端型
    - 涉及胫舟韧带和弹簧韧带。
    - 占 19%。
- Ⅰ型陈旧性浅层三角韧带断裂
  - 于内踝前缘，胫舟韧带和胫弹簧韧带间做纵行小切口，显露两韧带间没有纤维结缔组织附着的隔膜（图 70.7）。
- 打毛内踝中间部，于内踝尖上方 6 mm 处植入带线锚钉（Panalock；Johnson & Johnson，New Brunswick，NJ）（图 70.8A），使用锚钉缝线修补和短缩胫舟韧带及胫弹簧韧带（图 70.8B 和图 70.8C）。
- 再使用 0 号可吸收缝线修复胫舟韧带和胫弹簧韧带（图 70.9）。

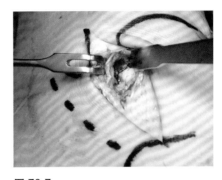

图 70.7

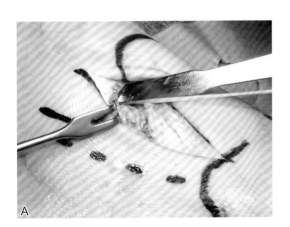

A

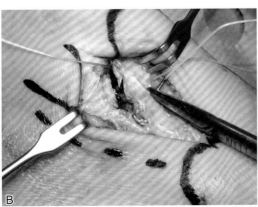

B

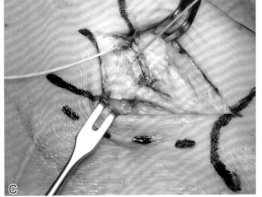

C

图 70.8

| 第 1 步要点 |
| --- |
| • 如果有张力，则将胫弹簧韧带和胫跟韧带之间的间隙用缝线加强缝合。 |

| 第 1 步提示 |
| --- |
| • 浅层三角韧带附着处下方裸露的骨面没有仔细打毛。 |
| • 三角韧带与内踝骨质未能很好地固定。 |

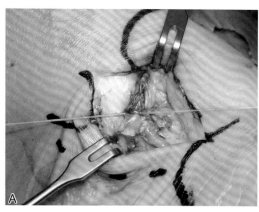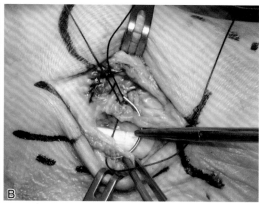

图 70.9

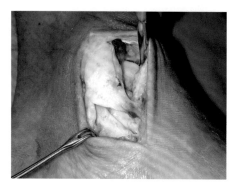

图 70.10

- Ⅱ型陈旧性浅层三角韧带断裂
  - 瘢痕化和萎缩的韧带（图 70.10）分为深浅两部分：深部的保持远端附着，浅部的保持内踝附着。
  - 内踝尖上方 6 mm 处植入 2 枚带线锚钉（Panalock）（图 70.11A），舟骨结节上边缘植入 1 枚带线锚钉（Panalock）（图 70.11B）。
  - 两个锚钉用于修复深部（图 70.11C），一枚用于修补浅部（图 70.11D），从而形成一个牢固且张力充分的重建韧带（图 70.11E）。
  - 内踝上的第二枚锚钉也可用于胫舟韧带的修补（图 70.11F）。
  - 使用 0 号可吸收缝线进一步稳定重建的胫舟韧带和胫弹簧韧带（图 70.12）。
- Ⅲ型陈旧性浅层三角韧带断裂
  - 必要时将撕脱组织进行清理（图 70.13）。
  - 然后，在弹簧韧带中植入 2 根不可吸收缝线（图 70.14A）。如果胫舟韧带从其附着处完全撕脱，则在舟骨结节上缘植入带线锚钉 1 枚（Panalock）。
  - 收紧缝线后（图 70.14b），使用 0 号可吸收缝线进一步稳定重建的胫舟韧带和胫弹簧韧带。

## 第 2 步　踝关节外侧韧带重建

- 约 75% 的慢性踝关节外侧不稳患者合并有距腓前韧带撕脱，从而导致踝穴内的距骨旋转性失稳（Hintermann 等，2004）。
- 如果距腓前韧带和跟腓韧带的情况允许进行充分的早期修复，则可以通过缩短和止点重建进行韧带重建（图 70.15）。
- 如韧带组织残留不足，可行游离趾肌腱移植进行韧带重建（Pagenstert 等，2006）。

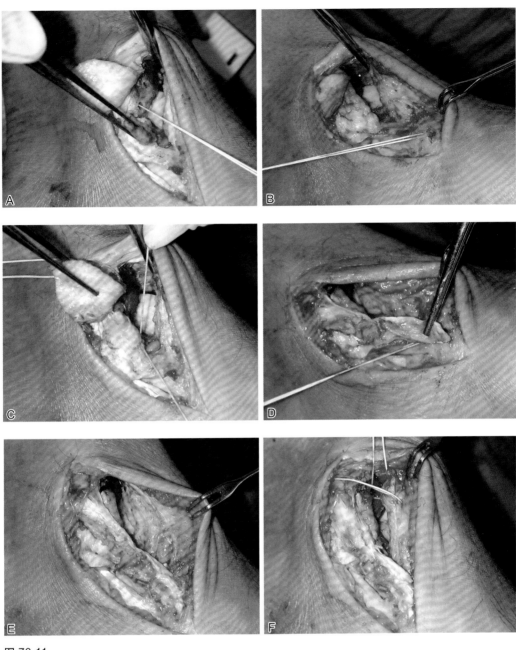

图 70.11

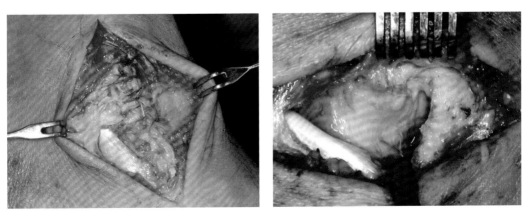

图 70.12　　　　　　　　　　　　　　图 70.13

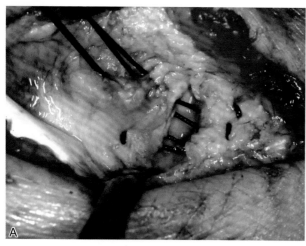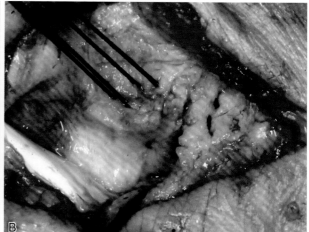

图 70.14

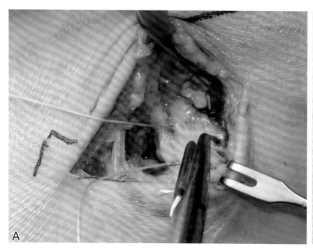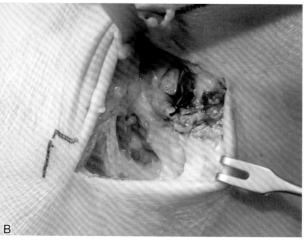

图 70.15

### 第 3 步    胫后肌腱重建

- 术中仔细检查胫后肌腱，特别是在三角韧带前束 Ⅱ 型或 Ⅲ 型损伤者。
- 如果肌腱有退变，则进行清理。
- 如果肌腱出现松弛，则进行肌腱短缩。
- 如果有副骨，可考虑行胫后肌腱止点重建；将胫后肌腱在舟骨附着点前移可进一步增强胫后肌腱张力（Knupp and Hintermann，2005）。
- 对肌腱病变或断裂，可考虑趾屈肌腱转位。但这类病例较少。

### 第 4 步    跟骨外侧延长截骨术

- 对于早先存在外翻和旋前畸形者（例如，对侧无症状的足也存在外翻和旋前畸形），以及胫舟韧带、胫弹簧韧带和（或）弹簧韧带功能严重障碍或缺陷的患者，可考虑行跟骨外侧延长。
- 跟骨截骨沿着平行于距下关节面的平面截骨，从外侧到内侧，并保持内侧皮质完整（图 70.16）（Hintermann 和 Valderrabano，2003）。
- 随着截骨撑开（图 70.17A），足部旋前畸形消失（图 70.17B）。
- 根据需要取髂嵴三皮质移植物置入截骨部位（图 70.18）。

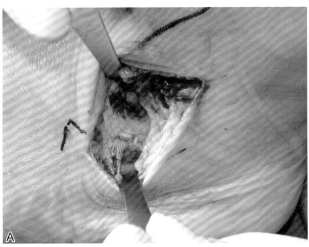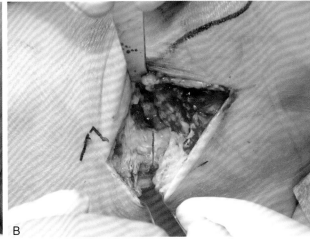

图 70.16

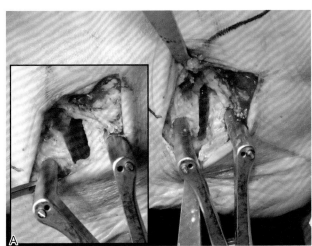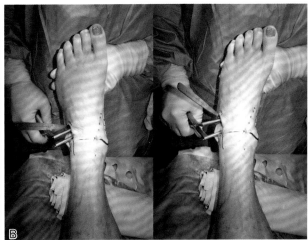

图 70.17

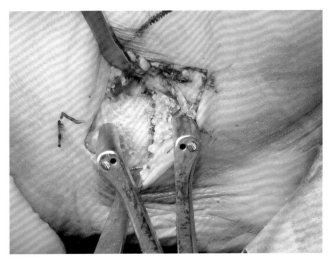

图 70.18

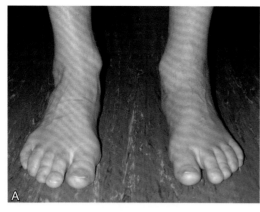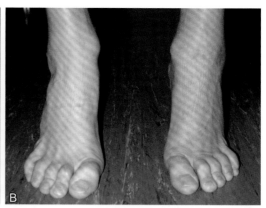

图 70.19

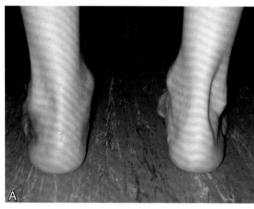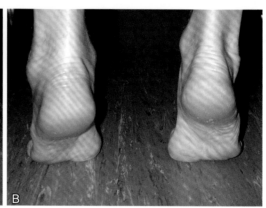

图 70.20

## 术后处理及预后

● 术后石膏托保护 6 周，可在无痛情况下逐渐进行完全负重行走。
● 石膏去除后开始康复计划。它包括被动和主动的踝关节活动，肌肉力量训练，以及稳定靴保护下行走。
● 根据患者术后后足肌力平衡的恢复情况，术后 4 ~ 6 周石膏去除后应使用助行器或稳定靴。但是此后在不平的地面上行走、进行高风险体育活动以及在室外进行专业工作时仍然建议穿戴助行器或稳定靴。
● 运动员一般在术后 8 ~ 12 个月可恢复运动。
● 图 70.19 和图 70.20 显示了图 70.1 和图 70.2 中所示的同一患者术后 9 个月的情况。与术前站立试验相比较，前面观（见图 70.19）和后面观（见图 70.20），患肢旋前畸形已得到纠正。

（Beat Hintermann 著 梁晓军 聂光华 赵宏谋 译）

### 参考文献

扫描书末二维码获取。

# 第71章

# 跟骨成形术治疗止点性跟腱病

## 适应证

- 对保守治疗效果不佳的 Haglund 综合征
  - 骨性突起
  - 后侧 - 上方 - 外侧
  - 跟骨后滑囊炎
- 止点性跟腱病
  - 部分断裂
  - 通常与骨性突出有关
- 手术失败后复发性肌腱病变

## 体格检查 / 影像学

### 体格检查

- 跟腱止点处软组织疼痛性增厚，出现所谓的摩擦症
  - 足跟部明显肿胀
  - 触压疼痛，通常位于跟腱止点中心部
  - 踮脚尖时会引发或加剧疼痛
- 跟骨结节两侧软组织肿胀和压痛
- 可能与以下情况有关
  - 局部皮肤损伤
  - 后足力线异常

### 影像学

- 普通 X 线片
  - 拍摄标准的足正侧位片、踝关节正位片和跟骨轴位片，以评估整体骨关节结构和畸形。
  - 在负重侧位片，跟骨 Haglund 畸形可能表现为跟骨结节显著的骨突起及软组织肿胀。
  - 侧位片同时可发现跟骨骨刺及跟腱内骨化（图 71.1）。
- MRI
  - MRI 可表现为跟腱止点部位信号明显增强及跟腱增厚。
  - MRI 也可以评估跟腱疾病及病理过程，例如退行性疾病、部分破裂和囊肿形成（Rosenberg 等，2000 年；图 71.2）。
- 超声检查
  - 超声检查可能有助于检测远端跟腱炎、慢性跟骨后滑囊炎及皮下滑囊炎的病理变化（Sofka 等，2006；图 71.3）。

- 局部感染。
- 周围血管疾病。

### 适应证争议

- 严重的马蹄高弓内翻足，跟骨倾斜严重。
- 既往注射可的松。

### 治疗选择

- 保守治疗
  - 非甾体抗炎药、固定、限制运动活动、冷疗、物理疗法（如拉伸）和改变穿鞋（如后足抬高）。
  - 使用局部手法治疗。
- 内镜下跟骨成形术和肌腱清理术
  - 内镜下跟骨成形术是一种可选择的微创技术，其疗效与开放手术相当（van Dijk 等，2001）。
  - 这是一项要求很高的手术，需要足够的手术经验，可能会遇到一些技术难题（例如，肌腱周围必须进行彻底清理，而不损伤肌腱和周围软组织）。

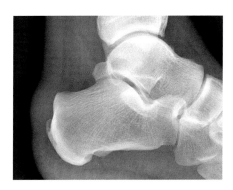

图 71.1

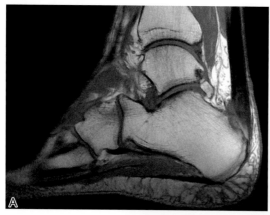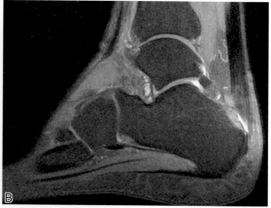

图 71.2

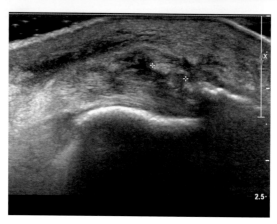

图 71.3

## 手术解剖

- 跟腱是由小腿三头肌肌腱汇聚而成，小腿三头肌是小腿最强大的肌肉，由胫神经支配。跟腱是人体最大、最强有力的肌腱。
- 跟腱止点远端面积约为 1 cm×2 cm，位于跟骨结节后上缘远端约 2 cm 处。
- 跟腱止点区域有两个滑囊
  - 跟腱和皮肤之间的皮下滑囊（跟腱囊）。
  - 跟腱和跟骨之间的跟骨后滑囊。
  - 两者均可参与炎症过程。
- 跟腱的血供可分为两部分
  - 第一部分（远端）起源于跟骨，由小的骨间小动脉组成。
  - 第二部分（近端）来自肌内动脉分支。
  - 由于这两部分血液供应，有一个相对乏血管区域，位于跟骨跟腱止点近端 2～6 cm 处。

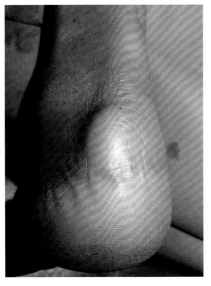

图 71.4

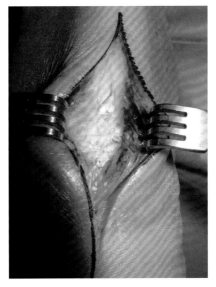

图 71.5

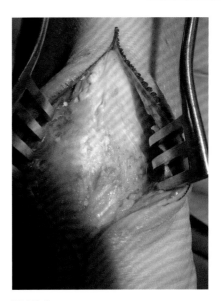

图 71.6

## 体位

- 如果患足没有被放置于手术台边缘，则将足置于跖屈位（图 71.4）。

## 入路 / 显露

- 体表标志
  - 外踝：腓骨远端皮下。
  - 跟骨跟腱止点部。
- 皮肤切口
  - 在跟腱正中做一个 5 ~ 7 cm 的纵行切口。
  - 腓肠神经位于切口前方，注意不要损伤（图 71.5）。
- 显露
  - 皮下滑囊。
  - 跟腱（图 71.6）。
- 显露跟骨后滑囊
  - 通过触诊定位跟骨骨刺。
  - 如果有跟骨骨刺，纵行劈开跟腱至跟骨骨刺部。
- 显露跟骨后滑囊（图 71.7）

## 手术步骤

### 第 1 步 皮下滑囊及跟腱表面的清理

- 软组织清理和滑囊切除。
- 跟腱：如果沿着跟腱出现炎性瘢痕，仔细清理远端肌腱。
- 皮下滑囊：如有炎症改变，应仔细切除，注意不要损伤皮肤层（图 71.8）。

### 体位要点

- 定位和消毒对侧小腿有助于比较临床外观和影像学细节（跟骨结节）。
- 将手术侧小腿放在稳定的抬高垫上，膝关节略微弯曲。
- 确保整个肢体处于自由状态。
- 在患侧大腿处放置止血带。

### 体位提示

- 如患足没有被放置于手术台边缘，则强制将足置于跖屈位。

### 入路 / 显露要点

- 足跖屈位可消除跟腱张力，并有助于显露跟骨结节。

### 入路 / 显露提示

- 腓肠神经分支损伤。

### 第 1 步提示

- 皮下滑囊过度显露可导致皮肤坏死。

### 第 2 步提示

- 残留病变的肌腱组织可能会导致术后的持续症状。
- 残留骨刺和骨化肌腱可能导致持续性疼痛。

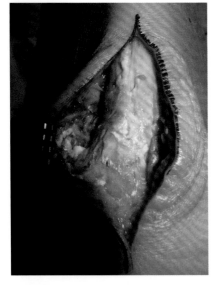

图 71.7

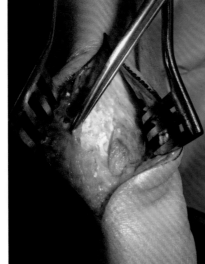

图 71.8

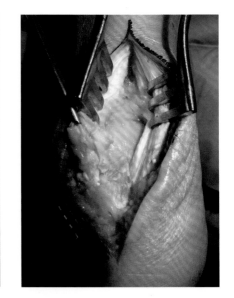

图 71.9

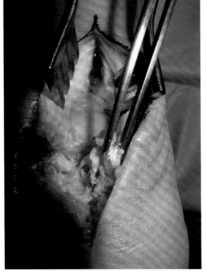

图 71.10

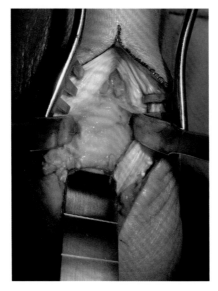

图 71.11

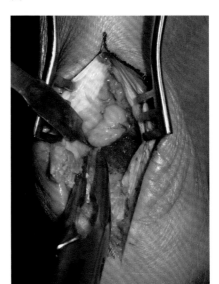

图 71.12

> **第 2 步争议**
>
> - 是否将跟腱止点重建以便彻底清理，目前仍存在争议。笔者不这样做，因为认为剩余的外侧和内侧腱束将增强术后肌腱的稳定性。

> **第 3 步要点**
>
> - 为避免跟腱与骨粘连，应严格保留跟骨后脂肪垫（图 71.13）。
> - 为避免术后骨性增生和截骨面疼痛，对骨膜进行电烧灼（图 71.14）。
> - 为避免术后血肿形成，骨切除区可覆盖骨蜡（图 71.15）。

## 第 2 步   跟腱清理

- 使用自动撑开器显露跟腱中心。
- 仔细清除坏死和变性的肌腱组织，直至剩余为结构良好的肌腱纤维（图 71.9）。
- 骨刺切除（图 71.10）。

## 第 3 步   骨突切除术

- 用摆锯或宽凿切除 Haglund 结节，注意切除结节远端至跟腱止点处（图 71.11）。
- 用咬骨钳修整截骨面以使其平整光滑（图 71.12）。

## 第 4 步　跟腱远端重建

- 如果跟腱止点中间部腱组织明显缺陷，例如大于其尺寸的 25%，则应植入带线锚钉以重建跟腱止点（图 71.16）。
- 侧侧缝合重新吻合肌腱（图 71.17）。

## 第 5 步　切口闭合

- 皮下使用 0 号可吸收缝线间断缝合关闭，皮肤使用不可吸收 3-0 缝线间断缝合（图 71.18）。
- 伤口纱布覆盖和绷带加压包扎，并用夹板固定。

### 第 3 步提示

- 残留尖锐骨缘和远端骨切除不足可能是复发性刺激综合征的原因。
- 过度切除（如过度的水平面骨切除）可能会削弱跟骨结节部强度并引起应力性骨折。

### 第 4 步要点

- 对于跟腱止点处腱组织较差者，跗肌腱可用于加强跟腱。

### 第 5 步提示

- 伤口缝合不当可能导致瘢痕形成，并出现局部不适。

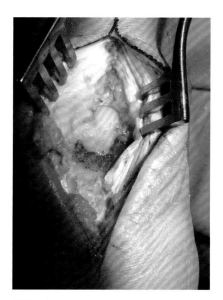

图 71.13

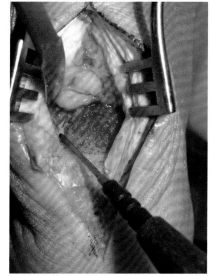

图 71.14

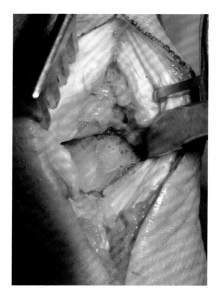

图 71.15

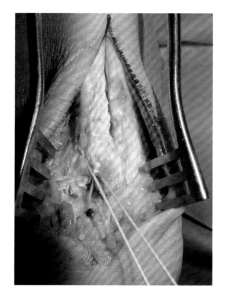

图 71.16

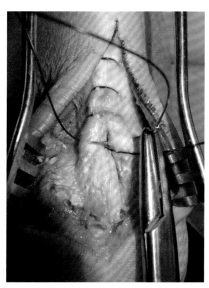

图 71.17

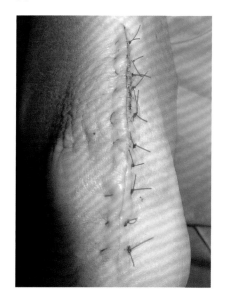

图 71.18

**术后要点**

- 在伤口完全愈合后，可在家进行骑单车锻炼。

**术后提示**

- 伤口感染、窦道形成：仔细手术，完全去除缝线（二次手术时）。
- 跟腱断裂：开放跟腱吻合。
- 腓肠神经损伤：局部翻修。

**术后争议**

- 没有证据表明早期活动可以改善肌肉功能而允许患者过早进行体育锻炼（van Djik 等，2001）。

## 术后处理及预后

- 使用夹板将踝固定于 10°~15° 跖屈位，直到伤口愈合，通常需 2 周。
- 改为使用 Scotch 石膏、行走靴（VACOped，Cham，Switzerland）或稳定鞋（Künzli，Windisch，Switzerland），术后 4~8 周可允许负重。如果使用可调式助行器，则允许非负重的主动活动。
- 然后开始康复训练。包括踝关节的被动和主动活动、肌肉力量训练以及减轻局部肿胀的治疗。
- 运动员可于术后 6~9 个月恢复运动。

（Roxa Ruiz, Beat Hintermann  著  梁晓军
聂光华  李  毅  译）

## 参考文献

扫描书末二维码获取。

# 第72章

# 关节镜下腓骨骨折复位髓内钉固定术

## 适应证

- 存在潜在伤口愈合问题的患者，如糖尿病、软组织创伤患者或老年人。
- Weber-C 型骨折的年轻患者，以避免广泛的剥离。
- 内踝和后踝骨折可经皮复位和固定的患者。

## 体格检查 / 影像学

- 术前应检查皮肤是否有水疱或开放性伤口（图 72.1）。
- 骨折闭合复位后应进行平片检查（图 72.2）。
- CT 有助于确定骨折块的位置和移位情况（图 72.3）。

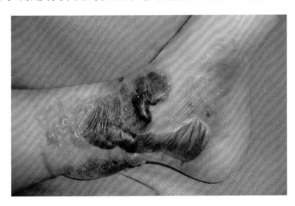

图 72.1

| 适应证提示 |

- 腓骨髓腔过小，无法使用髓内钉。
- 胫骨平台受累患者。
- 血糖水平控制不佳的糖尿病、夏科氏关节病或维生素 D 缺乏症患者。

| 适应证争议 |

- 下胫腓关节的复位和固定仍然是手术的一个复杂部分。
- 钢板固定效果较好的患者应进行钢板固定。
- 内踝或后踝粉碎骨折可能需要切开复位钢板固定。

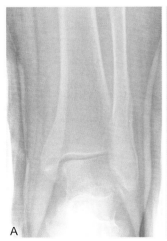
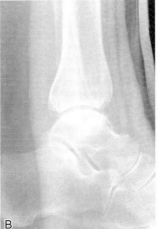

A    B

图 72.2

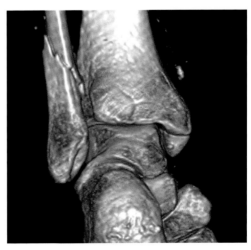

图 72.3

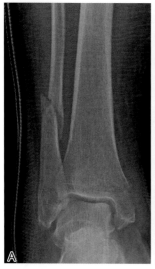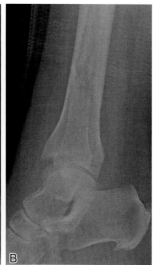

图 72.4

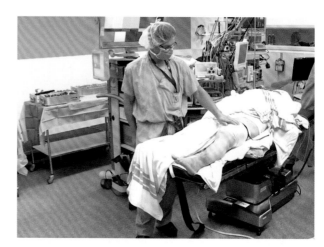

图 72.6

## 治疗选择

- 闭合复位石膏固定
- 闭合复位克氏针固定
- 切开复位钢板内固定
- 闭合复位外固定

## 体位要点

- 确保腿部内旋及固定螺钉在腓骨和胫骨之间方向正确。可能还需要显露内踝和后踝，所以可能需要将腿外旋以显露内侧或内旋以显露外侧，以便于从腓骨肌腱后方显露和固定后踝。

## 体位提示

- 无法内旋患肢
- 使用小腿止血带可能会限制手术范围，并可能暂时稳定住不稳定的下胫腓联合。

## 入路/显露要点

- 使用触诊和 C 臂确定切口位置。
- 螺钉可经皮拧入：触诊和 C 臂透视可定位正确位置。
- 骨盆复位钳经皮放置，用于"定位"螺钉的起点和止点。

## 入路/显露提示

- 切口位置不当会限制入路和关节的观察。可重新选择合适的切口。

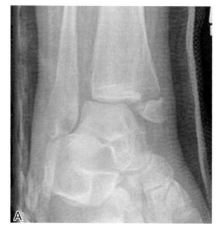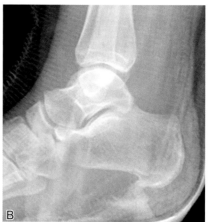

图 72.5

## 手术解剖

- 如果骨折延伸至踝关节以上平面，下胫腓联合则可能不稳而需要固定（图 72.4）。
- 内侧可能出现三角韧带损伤或内踝骨折。三角韧带修复或内踝骨折复位固定有助于腓骨骨折复位（图 72.5）。
- 下胫腓联合由胫腓前韧带（ATFL）保持稳定，位于胫骨 Gerdy 结节和 ATFL 上方的腓骨之间。
- 下胫腓联合后韧带起于胫骨后结节向外侧走行处并止于腓骨后侧的韧带。

## 体位

- 患者取仰卧位，将足放在手术台末端的水平面上，用垫子将踝置于稍内旋位（图 72.6）。
- 上大腿止血带或小腿止血带。
- 关节镜相关装置置于患肢对侧。

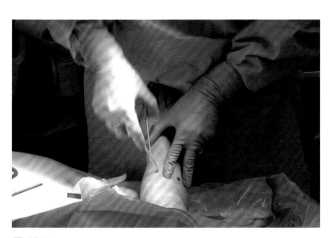

图 72.7

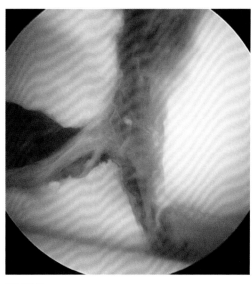

图 72.8

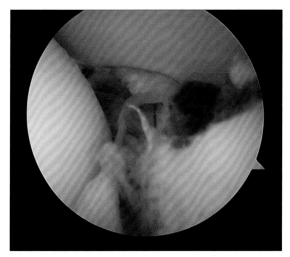

图 72.9

## 入路 / 显露

- 内侧和前外侧入路（图 72.7）。
- 有时可能需要一个后侧入路。

## 手术步骤

### 第 1 步 关节镜评估

- 将关节镜插入踝关节并冲洗关节腔，清除关节内的血凝块。
- 评估关节内骨折、韧带损伤、关节囊破裂和软骨损伤情况（图 72.8）。
- 清理损伤软骨，复位后损伤的关节囊也可形成关节撞击（图 72.9）。
- 注意这些变化有助于骨折复位和术后护理。

### 器械 / 植入物

- 使用 2.9 mm 关节镜可较好地进行踝关节骨折的复位，因为灌注压大，可很好地将关节腔内的淤血冲出。
- 自然重力的水流灌注或者加压的水流灌注都可以使用。但是，高压水流灌注可能造成筋膜间室综合征。

### 入路 / 显露争议

- 可通过骨折部位入路，如果空间允许，可经内踝骨折入路。
- 后侧入路对于观察关节是必要的，但建立比较困难。可将踝关节置于支架上，以便从后侧进入，尽管这可能会使骨折复位丢失。
- 或者，可以将患者置于侧卧位，以便从后侧进入。
- 另一种进入踝关节后侧的方法是在脚踝周围缠无菌绷带，并将其绑在外科医生的腰部，将小腿悬挂在床边，以便进入后踝。

### 第 1 步要点

- 高压水流灌注和止血带有助于清除关节处的血凝块。
- 早期关节镜检查和骨折复位更容易进行，因为早期更容易通过牵引复位骨折。
- 上止血带前抬高患肢，将有助于清除血凝块，使可视化更容易。

第 1 步提示

- 骨折块复位失败
- 不能直视到关节

第 1 步器械 / 植入物

- 2.9 mm 高水流量关节镜
- 3.5 mm 刨刀
- 重力水流

第 1 步争议

- 骨折后关节镜手术可引起筋膜间室综合征。
- 关节镜检查有助于关节评估、软骨缺损的清创、关节面复位以及对存在潜在撞击的软组织进行清理。

第 2 步要点

- 确保置入点位置正确。
- 更长的髓内钉能够在屈曲和背伸、内翻和外翻方面提供更佳的复位效果。

第 2 步提示

- 如果髓内钉峡部太窄，在插入时可能出现腓骨劈裂。
- 近端腓骨需要扩髓以匹配髓内钉近端直径。

第 2 步器械 / 植入物

- 腓骨髓内钉系统
- C 臂
- 2.9 mm 关节镜

第 2 步争议

- 因医生的经验差异，骨折复位质量可能比钢板固定更好或更差。

第 3 步要点

- 为确保下胫腓复位，可经皮使用骨盆复位钳钳夹。
- 小切口修复距腓前韧带可在除了旋转的其他所有平面（长度、移位）复位下胫腓。对后侧加压即可纠正旋转。
- 修补断裂的三角韧带将有助于下胫腓联合的复位和稳定。

第 3 步提示

- 在复位下胫腓联合前应稳住内侧，这样才能限制内侧移位。

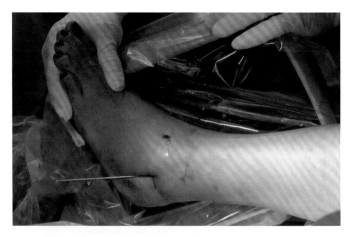

图 72.10

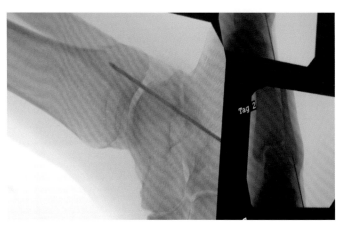

图 72.11

## 第 2 步　腓骨复位

- 关节镜评估后，只要骨折复位合适，就可放置腓骨髓内钉。确定腓骨髓内钉的进针点（图 72.10）。
- 经皮腓骨远端中央植入导针，C 臂透视确认（图 72.11）。
- 扩孔。
- 跨过骨折部位置入近端钉。
- 置入主钉，除了尽可能复位长度和旋转外，应全方位复位腓骨。

## 第 3 步　下胫腓联合复位

- 即使腓骨解剖复位，下胫腓联合仍可能存在前后移位、内外侧移位和旋转方面复位不良。
- 闭合复位腓骨时，足背伸，于距骨外侧复位腓骨长度和旋转。
- 关节镜检查外踝沟可确保复位质量（图 72.12）。
- 复位后可通过经皮克氏针临时固定，随后使用螺钉固定。

## 第 4 步　内踝复位

- 内踝可经皮复位和关节镜评估（图 72.13）。
- 可使用经皮钳夹复位，克氏针临时固定（图 72.14）。

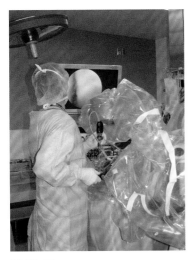

图 72.12

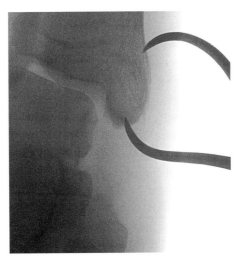

图 72.13

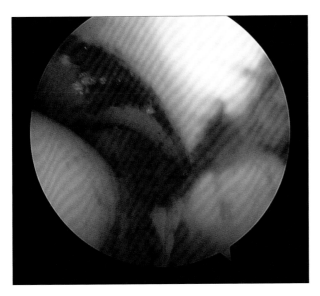

图 72.14

- 关节镜下评估复位。该图显示并没有解剖复位，而是临床复位（图 72.15）。
- 经皮固定。

## 第 5 步　后踝骨折复位

- 后踝骨折不仅影响关节的匹配性，而且是下胫腓后韧带的附着处。复位后踝不仅是为恢复关节面平整，同时也是为了复位和稳定下胫腓联合。
- 患者可取俯卧位、侧卧位或仰卧内旋位显露后踝，经皮从腓骨肌腱后方内侧进入。
- 使用与内踝类似的固定物进行固定。
- 骨盆复位钳经皮小切口钳夹有助于复位。

### 第 3 步器械 / 植入物

- 使用骨盆复位钳钳夹复位下胫腓联合。
- 下胫腓螺钉应足够长，需穿透胫骨双侧皮质，确保在螺钉断裂和持续疼痛的情况下可以从内侧取出。

### 第 3 步争议

- 取出下胫腓联合螺钉的时机尚不明确。早期取出可防止断裂，但可能导致下胫腓联合失稳。
- 缝合并修复三角韧带、下胫腓前韧带和胫腓后韧带（PTFL）可能优于下胫腓联合螺钉固定。

### 第 4 步要点

- 经皮钳夹可持住远端骨块进行旋转和断端加压。

### 第 4 步提示

- 内踝骨折块可能太小、骨质过于疏松或粉碎，从而无法经皮复位。
- 在这种情况下，可以使用内侧小切口，通过缝合和取出骨碎片来修复三角韧带。

### 第 4 步器械 / 植入物

- 全螺纹空心螺钉或全螺纹实心螺钉

### 第 4 步争议

- 尚不清楚在内踝没有骨折或骨折很小的情况下是否需要进行三角韧带修复。

### 第 5 步要点

- 确保患者体位正确，以确保可进行后踝固定。

### 第 5 步提示

- 内固定物植入位置失败
- 后踝骨折复位失败

### 第 5 步设器械 / 植入物

- 骨盆复位钳
- 全螺纹皮质螺钉，垫片，空心或实心。

### 第 5 步争议

- 在没有骨折的情况下，软组织修复可能是有益的。
- 目前尚无太多报道通过修复后踝骨折来稳定下胫腓联合的数据。

### 术后要点

- 术后 1 周可进行 CT 扫描，以评估经皮复位情况。
- 确保糖尿病患者保持良好的血糖水平，有助于骨和皮肤愈合。
- 给所有有风险的患者服用维生素 D 以帮助骨折愈合（50% 的患者缺乏）。
- 建议吸烟者戒烟以帮助伤口愈合。

### 术后提示

- 忽略了伤口问题
- 未能识别进展性夏科氏关节病

### 术后器械 / 植入物

- 弹力袜有助于减轻肿胀，提高结果评分。
- 6 ~ 8 周后，可以佩戴支具以使骨折断端更加稳定。

### 术后争议

- 一些作者提倡术后早期负重，另一些作者则将负重推迟到术后 6 周。

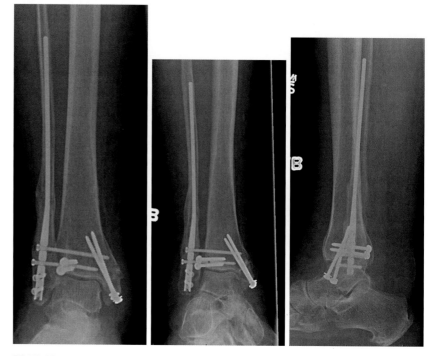

图 72.15

## 附加手术

- 可能需要修复距腓前韧带、胫腓韧带和距腓韧带。

## 术后处理及预后

- 根据骨折的稳定性和患者的依从性，患者保持非负重状态 2 ~ 6 周。
- 2 周后复查，拆除缝线并进行伤口检查。
- 如果有必要，2 周后进行 X 线检查。
- 6 周和 12 周时进行 X 线检查，逐步活动，并去除行走靴。

（Alastair Younger　著　梁晓军　聂光华　李　毅　译）

## 参考文献

扫描书末二维码获取。

# 第73章

# 腓骨骨折畸形愈合治疗技术

## 技术一：经骨折部位腓骨远端截骨术

### 适应证

- 骨折端低于下胫腓联合水平，通常下胫腓联合稳定
- 腓骨短缩
- 腓骨旋转
- 下胫腓复位不良

### 体格检查 / 影像学

- 患者常伴有持续的疼痛、肿胀、降低或丧失运动功能，以及在初次手术后难以恢复功能。
- 检查可能会发现异常步态，骨折部位和踝关节局部压痛，以及踝关节活动度差。
- 拍摄负重下踝关节正、侧和斜位 X 线片是必要的。
- CT 可能有助于评估下胫腓联合的旋转畸形和畸形愈合程度。
- 获得既往手术记录以利于二次拆除内固定物。

### 手术解剖

- 腓骨对距骨的横向位移起阻挡作用（图 73.1）。
- 三角韧带在距骨运动中起主要稳定作用，当它损伤时，腓骨起辅助稳定的作用。

**适应证提示**

- 腓骨骨折畸形愈合导致异常的踝关节机械应力，可能导致创伤性关节炎的发展。
- 腓骨骨折畸形愈合后耐受度差，常需行手术翻修。

**适应证争议**

- 这些畸形愈合可能为骨折漏诊、保守治疗或手术治疗不当。

**治疗选择**

- 腓骨截骨复位内固定，根据骨折畸形愈合类型，进行三种不同水平的截骨。腓骨远端骨折可行经骨折部位斜行截骨术
- 必要时固定下胫腓联合
- 可能紧缩和修补三角韧带

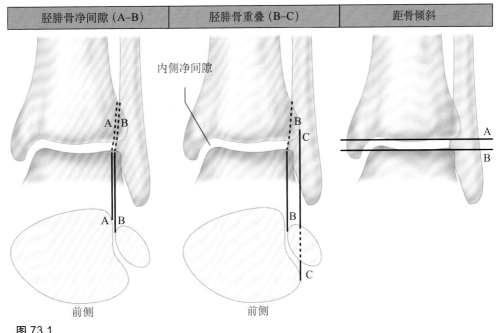

| 胫腓骨净间隙（A–B） | 胫腓骨重叠（B–C） | 距骨倾斜 |
| --- | --- | --- |

内侧净间隙

前侧　　　　　　前侧

**图 73.1**

- 在踝穴位 X 线片中可以看到正常腓骨长度的三个标准：（1）相等的踝关节间隙，（2）踝关节完整的 Shenton 线，（3）距骨外侧和腓骨肌间沟连续性（硬币征）（图 73.2）。
- 下胫腓联合由下胫腓前韧带、下胫腓后韧带、下胫腓横韧带和骨间韧带组成。如果下胫腓联合损伤，踝关节正常匹配度也会被破坏。

## 体位

- 患者仰卧位（图 73.3），足位于手术台末端。
- 患侧臀部垫高。
- 患肢大腿根部上气囊止血带。

## 入路 / 显露

- 腓骨后外侧入路
- 内踝处做内侧入路

## 手术步骤

### 第 1 步　显露腓骨远端畸形愈合处

- 首先显露腓骨及畸形愈合部位（图 73.4）。

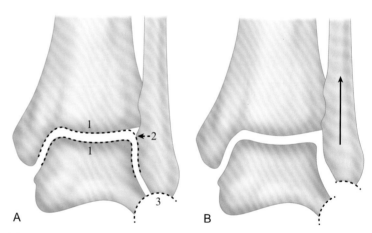

图 73.2

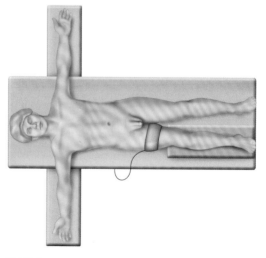

图 73.3

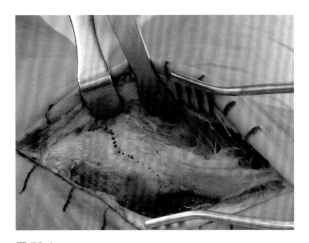

图 73.4

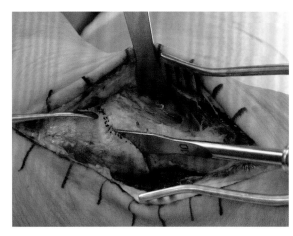

图 73.5

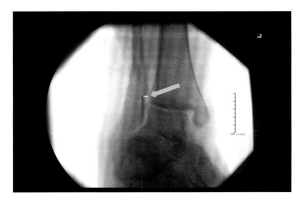

图 73.6

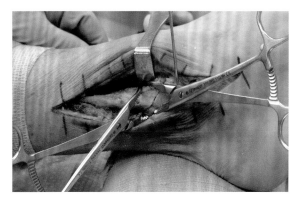

图 73.7

- 充分显露后利用咬骨钳、骨刀等清除骨痂。
- 根据骨折畸形愈合部位使用摆锯或和骨刀重建原骨折线。方向应从近端外侧至远端内侧（图 73.5）。

第 2 步　腓骨远端畸形的复位和固定
- 最关键的是恢复腓骨长度、旋转及力线（图 73.6）。图中箭头表示腓骨皮质在骨折处形成台阶，代表骨折复位不当和畸形愈合。
- 可使用复位钳或复位夹进行复位（图 73.7）。
- 如果复位不满意，可以采用推拉技术来恢复腓骨长度（图 73.8）。
- 选择钢板固定于腓骨远端。
- 腓骨近端固定牢靠。
- 可能需要在截骨部位进行骨移植，应保持骨皮质连续（图 73.9）。

第 3 步　下胫腓联合的评估
- 固定腓骨后，通过外旋应力 X 线片对其进行综合评估。下胫腓在这个水平上损伤可能性较低，但仍需要进行评估。
- 如果下胫腓存在不稳定，则切开复位。
- 螺钉位置为平行于关节面上方 2 ~ 3.5 cm 处。
- 通过术中透视确认下胫腓联合稳定性。

**第 1 步器械 / 植入物**
- 小型 Hohmann 牵引器
- Senn 牵开器
- Weitlander 牵开器用于软组织回缩
- 骨凿
- 咬骨钳
- 垂体咬骨钳
- 摆锯以重建原骨折线

**第 2 步要点**
- 透视检查复位情况，重点是恢复 Shenton 线和踝穴；胫距角和双踝角也可以帮助确定长度。
- 可从髂骨进行骨髓抽取，并与同种异体骨结合

**第 2 步提示**
- 可能由于截骨术而难以判断力线恢复情况。

**第 2 步器械 / 植入物**

- 腓骨钢板的选择（1/3 管型钢板，远端锁定钢板，微型钢板，或多种钢板组合）
- 撑开器帮助行推拉复位技术
- 复位钳

**第 3 步要点**

- 2.0 mm 克氏针用于辅助复位固定；1.8 mm 钻头预先进行腓骨及胫骨外侧皮质钻孔以避免骨坏死。
- 较大的关节复位钳也可以用来帮助复位。

**第 3 步提示**

- 踝关节内侧间隙可能存在软组织填塞或瘢痕影响复位，可能需要切开清理组织后以获得复位。

**第 3 步器械 / 植入物**

- 3.5 mm 或 4.0 mm 皮质骨螺钉，也可以通过钢缆进行固定，但这不是笔者首选
- 2.0 mm 克氏针
- 较大的关节复位钳

**第 4 步要点**

- 如果三角韧带损伤、内侧间隙变大，可以考虑使用铆钉或缝线紧缩技术。
- 内踝前侧做成粗糙面可能有利于愈合。

**第 4 步器械 / 植入物**

- 选择维氏缝线或纤维线
- 使用铆钉固定或纽扣缝线固定

**适应证提示**

- 根据骨折 / 畸形愈合的年龄，可能难以确定先前的骨折部位。

**治疗选择**

- 经原先骨折处的腓骨近端行斜行截骨术
- 必要时固定下胫腓联合
- 有可能存在三角韧带损伤并修复

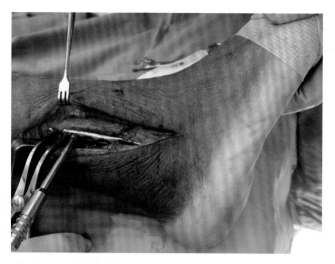

图 73.8

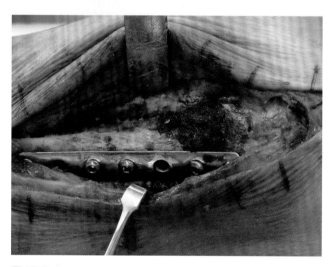

图 73.9

**第 4 步　踝关节内侧的处理**

- 前内侧入路切开踝关节并清理瘢痕组织和嵌插的软组织，以缩小内侧间隙。
- 辨别三角韧带浅层，并使用缝合技术对其进行紧缩加强。

**第 5 步　关闭切口**

- 仔细处理伤口皮肤，逐层缝合。

## 技术二：通过先前腓骨骨折部位的近端斜行截骨术

### 适应证

- 通过标准后外侧入路可以看到踝关节水平以上腓骨骨折时，应使用该技术。通过原骨折部位进行斜行截骨术重建。
- 这种位置的骨折可能出现下胫腓联合损伤。

### 体格检查 / 影像学

- 需要拍摄负重下踝关节正位、侧位、斜位 X 线片（图 73.10），图中箭头指示为畸形部位。

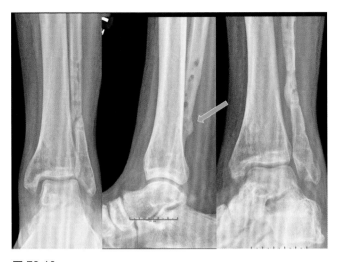

图 73.10

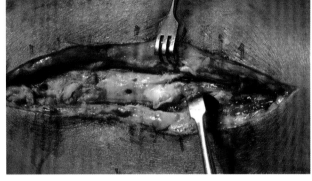

图 73.11

- CT 扫描有助于诊断旋转畸形和畸形愈合情况。
- 获得既往手术记录以利于拆除内固定物。

## 手术解剖

- 近端骨折增加了腓浅神经损伤的风险。

## 体位

- 患者仰卧位，足位于手术台末端。
- 患肢臀部垫高。
- 患肢大腿根部上气囊止血带。

## 入路 / 显露

- 腓骨后外侧入路
- 经内踝的内侧入路

## 手术步骤

### 第 1 步　腓骨近端畸形愈合部位的显露

- 显露腓骨。
- 拆除既往手术内固定装置。
- 清理下胫腓联合陈旧瘢痕组织，确定腓骨畸形平面及原骨折线，使用摆锯进行斜行截骨，通过旋转和延长进行畸形矫正（图 73.11、图 73.12）。

### 第 2 步　腓骨近端斜行截骨术的复位与固定

- 恢复腓骨长度并适当旋转，使用透视确定解剖力线。
- 在长度恢复后，可以使用螺钉维持，或使用复位钳或克氏针临时固定。
- 放置钢板以维持力线（图 73.13）。
- 还需要复位下胫腓联合。

**体位设备**

- 可透视手术床
- C 臂位于对侧并垂直于骨折断端
- 泡沫抬高垫 / 毯子

**体位争议**

- 术前准备髂骨骨髓抽取 / 骨移植

**入路 / 显露要点**

- 通过骨膜下剥离，保留腓骨上的全层组织，以便于缝合时完全覆盖内固定物
- 扩大切口，完全显露畸形愈合部位
- 切开直视下复位下胫腓联合
- 显露并保护切口近端的腓浅神经

**入路 / 显露提示**

- 可能需要使用先前的手术切口以避免进一步的皮肤损害。

**入路 / 显露设备**

- 15 号刀片
- 骨膜剥离器
- 可使用 Weitlander 牵开器或小型 Hohmann 牵开器

**第 1 步要点**

- 彻底清理骨折部位的骨痂，便于复位。

**第 1 步器械 / 植入物**

- 小型 Hohmann 牵引器
- Senn 牵开器
- Weitlander 牵开器用于软组织回缩
- 骨凿
- 咬骨钳
- 垂体咬骨钳
- 摆锯以重建原骨折线

## 第 2 步要点

- 如果延长腓骨存在困难，可以将钢板固定在远端，然后使用撑开器和近端固定螺钉进行推拉复位技术。
- 透视检查复位，重点是恢复 Shenton 线和踝穴；胫距角和双踝角也可以帮助确定长度。
- 可从髂骨进行骨髓抽取，并与同种异体骨结合。

## 第 2 步器械 / 植入物

- 腓骨钢板的选择（1/3 管型钢板，远端锁定钢板，微型钢板，或多种钢板组合）
- 撑开器帮助行推拉复位技术
- 复位钳

## 第 3 步要点

- 2.0 mm 克氏针可用于辅助复位固定；1.8 mm 钻头预先进行腓骨及胫骨外侧皮质钻孔以避免骨坏死。
- 较大的关节复位钳也可以用来帮助复位。

## 第 3 步提示

- 踝关节内侧间隙可能存在软组织填塞或瘢痕影响复位，可能需要切开清理后以获得复位。
- 复位钳复位不良可使腓骨旋转，使关节不稳定。

## 第 3 步器械 / 植入物

- 3.5 mm 或 4.0 mm 的皮质骨螺钉，也可以通过钢索进行固定，但这不是笔者首选。
- 2.0 mm 克氏针和较大的关节复位钳帮助复位。

## 第 3 步争议

- 下胫腓联合的骨皮质固定数量由术者习惯而定。
- 螺钉数量基于固定后的稳定性。
- 下胫腓螺钉是否拆除是一个存在争议的话题：虽然并不是绝对需要拆除，但可以考虑是否存在持续疼痛、明显松动或患者个人要求。

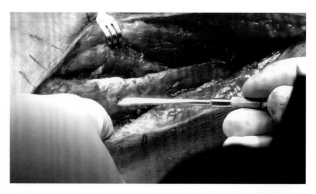

图 73.12

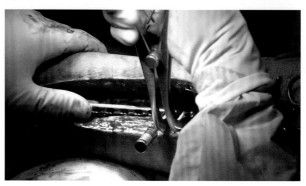

图 73.13

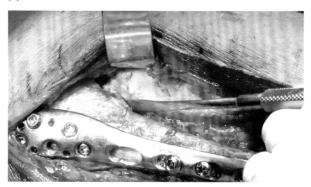

图 73.14

### 第 3 步　复位下胫腓联合

- 固定腓骨后，通过直视下观察及外旋应力透视对其进行综合评价（图 73.14）。
- 如果下胫腓存在不稳定，则行切开复位。
- 螺钉位置为平行于关节面上方 2 ～ 3.5 cm 处。
- 通过直视下观察及术中应力位透视以确定下胫腓稳定性（图 73.15）。

### 第 4 步　踝关节内侧及三角韧带的处理

- 前内侧入路切开踝关节并清理瘢痕组织和嵌插的软组织，以利于复位（图 73.16）。
- 辨别三角韧带浅层，并使用缝合技术对其进行紧缩加强（图 73.17）。

### 第 5 步　关闭切口

- 仔细处理伤口皮肤，逐层缝合。

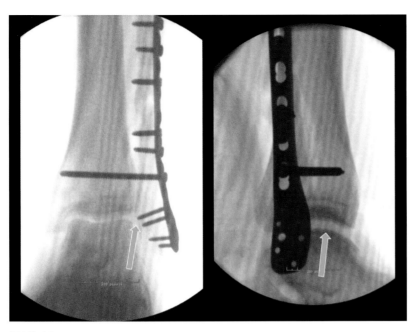

图 73.15

**第 4 步要点**

- 如果三角韧带损伤、内侧间隙变大，可以考虑使用铆钉或缝线紧缩技术。
- 内踝前侧做成粗糙面可能有利于愈合。

**第 4 步器械 / 植入物**

- 选择维氏缝线或纤维线
- 使用铆钉固定或纽扣缝线固定

**治疗选择**

- 腓骨近端行斜形截骨术
- 必要时固定下胫腓联合
- 有可能存在三角韧带损伤并修复

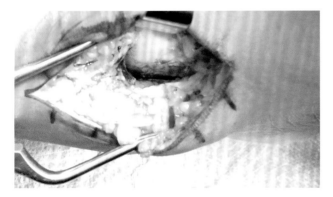

图 73.16

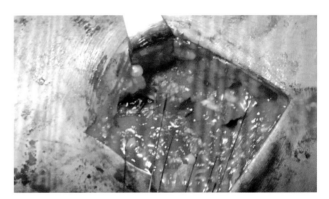

图 73.17

## 技术三：腓骨近端横行截骨术

### 适应证

- 这种截骨术适应高位的腓骨骨折，如 Maisonneuve 骨折或无法确定原始腓骨骨折的情况。

### 体格检查 / 影像学

- 患者常伴有持续的疼痛、肿胀、降低或丧失运动功能，以及在手术或受伤后难以恢复功能。
- 检查可能会发现异常步态，骨折部位和踝关节局部压痛，以及踝关节活动度差。
- 拍摄负重下踝关节正、侧和斜位 X 线片是必要的（图 73.18）。
- CT 可能有助于评估下胫腓联合的旋转畸形和畸形愈合程度（图 73.19）。
- 获得既往手术记录以利于拆除内固定物。

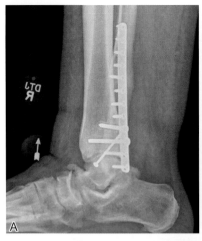
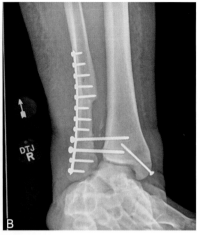
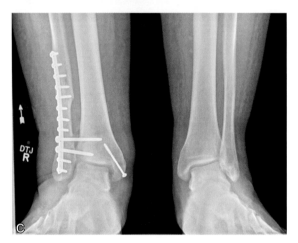

图 73.18

图 73.19

### 体位要点

- 横行截骨术更可能需要进行结构性植骨，因此应术前备髂骨。
- 垫起抬高患侧臀部，以便更容易进入踝关节外侧。
- 泡沫抬高垫将患肢抬高，以利于术中进行踝关节侧位透视。

### 体位提示

- 不能良好地进行患肢外旋。
- 如有需要过度矫正下肢外旋可能不利于进行内侧手术。

### 体位设备

- 可透视手术床。
- C 臂位于对侧并垂直于骨折断端。
- 泡沫抬高垫。

## 手术解剖

- 腓骨对距骨的横向位移起阻挡作用。
- 三角韧带在距骨运动中起主要稳定作用，当它损伤时，腓骨起辅助稳定的作用。
- 在踝穴位 X 线片可以看到正常腓骨长度的三个标准：（1）相等的踝关节间隙，（2）踝关节完整的 Shenton 线，（3）距骨外侧和腓骨肌间沟（硬币征）。
- 下胫腓联合由下胫腓前韧带、下胫腓后韧带、下胫腓横韧带和骨间韧带组成。如果下胫腓联合损伤，踝关节正常匹配度也会被破坏。

## 体位

- 患者仰卧位，足位于手术台末端。
- 患侧臀部垫高。
- 患肢大腿根部上气囊止血带。

## 入路 / 显露

- 腓骨后外侧入路
- 内踝处做内侧入路

## 手术步骤

### 第 1 步　腓骨近端横行截骨术

- 拆除内固定物后剥离显露腓骨。如果有瘢痕及骨痂直视下清理，以利于腓骨延长（图 73.20）。
- 根据畸形程度在下胫腓联合水平以上进行横行截骨术（图 73.21、图 73.22）。
- 建议使用 Heineck 等先前描述的技术（2009），使用克氏针来帮助纠正旋转。根据术前 CT 扫描确定的旋转程度，在近端置入 1 枚克氏针，在远端置入另一枚克氏针（图 73.23）。
- 旋转克氏针直到平行，以纠正旋转畸形（图 73.24、图 73.25）。
- 骨缺损大于 3 mm 时，需要使用结构性植骨。

### 第 2 步　腓骨近端横行截骨术的复位与固定

- 放置选定的钢板，并将其固定在远端；采用推拉技术恢复腓骨长度。经透视检查确定力线恢复，将钢板固定在近端，钢板夹持器可以在维持长度的同时帮助将钢板固定（图 73.26、图 73.27）。
- 在此截骨术存在骨缺损处进行结构性植骨（图 73.28）。

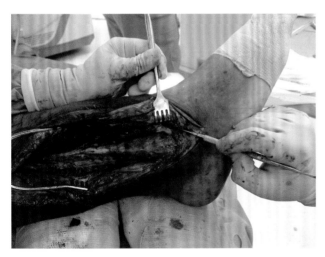

图 73.20

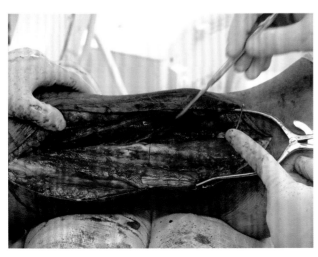

图 73.21

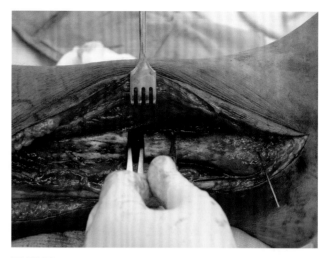

图 73.22

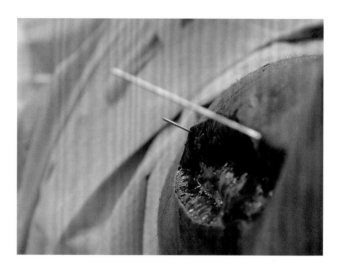

图 73.23

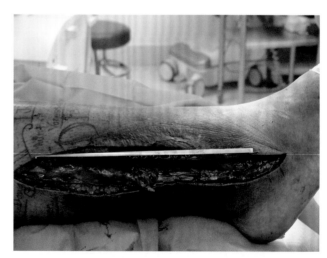

图 73.24

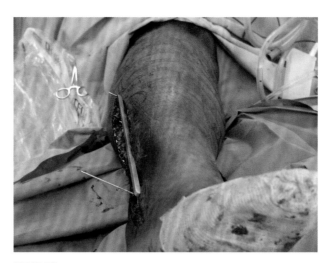

图 73.25

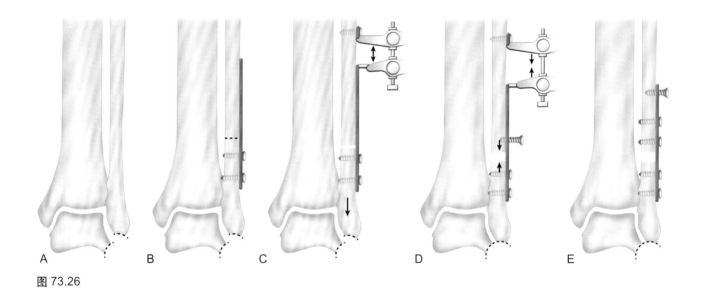

A　　　　　　　B　　　　　　　C　　　　　　　D　　　　　　　E

图 73.26

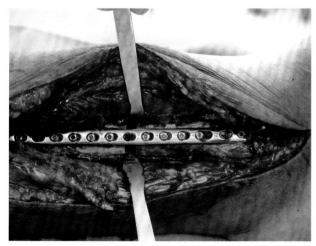

图 73.27

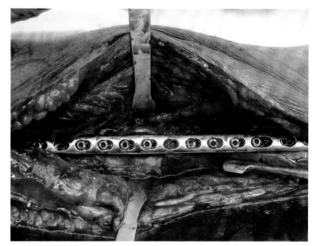

图 73.28

- 2.0 mm 克氏针可以用于辅助复位固定，1.8 mm 钻头预先进行腓骨及胫骨外侧皮质钻孔以避免骨坏死。
- 较大的关节复位钳也可以用来辅助复位。

第 3 步提示

- 踝关节内侧间隙可能存在软组织填塞或瘢痕影响复位，可能需要切开清理后以获得复位。

第 3 步器械 / 植入物

- 3.5 mm 或 4.0 mm 的皮质骨螺钉。
- 钢缆进行固定。
- 2.0 mm 克氏针和较大的关节复位钳。

第 3 步争议

- 下胫腓联合的骨皮质固定数量由术者习惯而定。
- 下胫腓螺钉是否拆除是一个存在争议的话题：虽然并不是绝对需要拆除，但可以考虑是否存在持续疼痛、明显松动或患者个人要求。

第 4 步要点

- 如果三角韧带损伤、内侧间隙变大，可以考虑使用铆钉或缝线紧缩技术。
- 内踝前侧做成粗糙面可能有利于愈合。

第 4 步器械 / 植入物

- 选择维氏缝线或纤维线。
- 选择铆钉固定或纽扣缝线固定。

术后要点

- 年龄、并存疾病和吸烟都可能影响愈后，建议患者戒烟，并在术前和整个手术过程戒烟，提高骨愈合率。

术后提示

- 与任何骨折固定一样，糖尿病患者可能需要更长时间的固定。

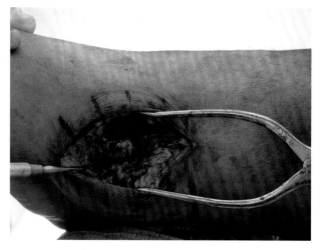

图 73.29

- 附加一块钢板进行植骨处的维持固定也是一种选择。
- 这种固定技术用于治疗下胫腓不稳定的情况，所以下胫腓固定也应通过钢板固定，通常至少需要 2 枚螺钉进行固定。

第 3 步　下胫腓固定

- 固定腓骨后，通过直视下观察及外旋应力透视对其进行综合评价。
- 如果下胫腓存在不稳定，则行切开复位。
- 螺钉位置为平行于关节面上方 2 ~ 3.5 cm 处。
- 通过直视下观察及术中应力位透视以确定下胫腓稳定性。

第 4 步　踝关节内侧及三角韧带的处理

- 前内侧入路切开踝关节并清理瘢痕组织和嵌插的软组织，以利于复位（图 73.29）。
- 辨别三角韧带浅层，并使用缝合技术对其进行紧缩加强。

第 5 步　关闭切口

- 仔细处理伤口皮肤，逐层缝合

## 术后处理及预后

- 术后夹板固定，后换为非承重支具至少固定 6 周。
- 可以利用功能靴在 6 周时开始早期踝关节功能锻炼，但骨愈合速度可能较慢，因此应密切进行 X 线检查和绝对的非负重，直到有影像学检查显示完全骨愈合。
- 骨愈合后逐步负重。

（Mark Berkowitz, Jennifer Waterman　著
赵宏谋　梁景棋　李　毅　译）

### 参考文献

扫描书末二维码获取。

# 胫后肌腱转位治疗足下垂

- 如果神经损伤恢复可能性大是胫后肌腱转位的禁忌（如：神经不完全损伤）
- 腓肠肌 - 比目鱼肌复合体无力
- 血运差
- 踝关节前侧严重的瘢痕组织

治疗选择

- 踝 - 足部支具非手术治疗
- 单独的胫后肌腱转位术
- Bridle 术式（三肌腱缝合术）± 胫后肌腱止点固定于中间楔骨

## 适应证

- 创伤引起的腓总神经或坐骨神经的腓总神经区损伤，从而出现弛缓性足下垂
- 脑瘫引起的痉挛性足下垂。
- 其他的适应证包括小儿麻痹引起的足下垂、脑血管意外、CMT（Charcot-Marie-Tooth）病或者麻风病。

## 体格检查 / 影像学

- 明确的前侧和外侧骨筋膜室综合征引起的无力，查体时应注意检查胫后肌和小腿三头肌肌力。胫后肌腱转位的前提条件是转位的胫后肌肌力至少有Ⅳ级。
- 检查马蹄挛缩程度。当膝关节伸直时踝关节被动活动不能达到背伸10°就需要进行跟腱延长术。
- X 线片
  - 拍摄踝关节正位、侧位和踝穴位片
  - 拍摄足部正位、侧位和斜位片
  - 评估所有的可能需要同时进行截骨或关节融合的骨性或关节面畸形
- 肌电图 / 神经传导检查
  - 这些检查对于证实神经损伤的等级及神经恢复的情况非常有用。
  - 如果在评估前神经损伤已经超过 1 年并且没有功能改善的表现则无须这些检查。

## 手术解剖

- 在腘窝的近端，坐骨神经分成胫神经和腓总神经（图 74.1A）。
  - 胫神经支配小腿后侧深层和浅层的肌肉运动。其功能是该术式的基础。
  - 腓总神经包括两个分支（腓深神经和腓浅神经），支配小腿前侧和外侧肌肉运动。腓总神经损伤可引起进展性的足下垂。
  - 腓深神经走行于胫骨前肌和拇长伸肌之间，因此在做前侧切口时要注意保护。
- 胫骨后肌起始于骨间膜的后侧面和腓骨（图 74.1B）。走行于内踝后侧广泛止点于舟骨结节、3 个楔骨以及第 2 ~ 4 跖骨基底。

## 体位

- 患者在手术床上仰卧位，大腿近端上止血带。
- 驱血带驱血，止血带充气压力 300 mmHg。

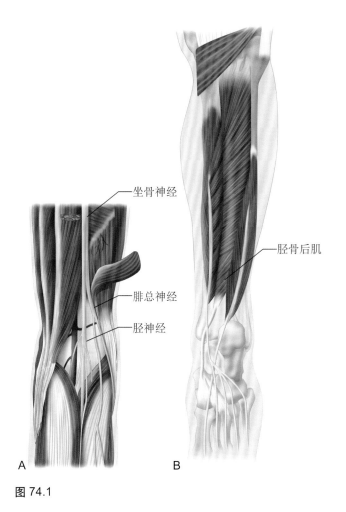

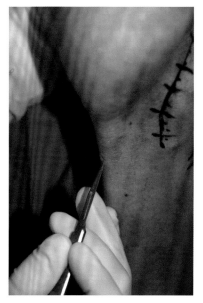

图 74.1

图 74.2

## 入路 / 显露

- 有 7 个单独的切口可以利用来实施该术式。下面按步骤将该技术分步介绍。

## 手术步骤

### 第 1 步

- 伸膝和背伸踝关节使跟腱保持张力。
- 仔细触摸跟腱的内侧缘和外侧缘，在跟腱止点上方约 2.0 cm 处用 11 号手术刀片垂直于跟腱在中线处插入。刀片穿透跟腱全层然后向内切断跟腱的内侧半。
  - 图 74.2 显示经皮跟腱延长。该患者是一名 CMT 病患者，除了跟腱延长和胫骨后肌腱转位，还在接受其他多种手术方式治疗。
- 同样，在肌腱 - 肌肉移行处远端 2.0 cm，用 11 号刀片再切断内侧半跟腱。
- 第三个切口位于第一和第二个切口中间，用刀片垂直插入跟腱后向外侧切断外侧半跟腱。
- 然后将踝关节背伸矫正马蹄畸形。

| 第 1 步要点 |
| --- |
| - 在经皮跟腱延长术或腓肠肌腱膜松解术后，应将足趾背伸防止出现爪形趾。如果术前已经有爪形趾畸形，应给予趾屈肌腱切断或者延长术。 |

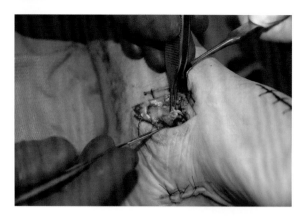

图 74.3

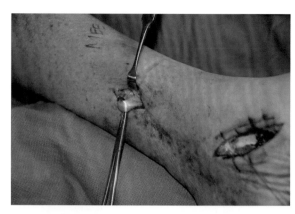

图 74.4

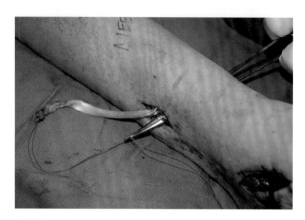

图 74.5

<table>
<tr><td>

**第 2 步要点**

- 切开的骨间膜要足够大以便转位后的胫后肌腱可以在其内充足地滑动。

</td></tr>
</table>

## 第 2 步

- 沿着胫后肌腱的走行切 2 个 3 cm 长的切口。第一个切口在胫后肌腱在舟骨的止点处，第二个切口在内踝近端 8 ~ 10 cm 处。
- 锐性将胫后肌腱在舟骨结节止点处切断，并用一根结实的（#2）不可吸收缝线标识（图 74.3）。
- 通过近端的这个切口，显露出位于趾长屈肌肌腱后方的胫后肌腱。通过一个直角弯钳的辅助，将胫后肌腱从近端的切口往回拉出（图 74.4）。

## 第 3 步

- 在腓骨远端前缘踝关节上方 3 ~ 5 cm 处，切 3 cm 长的前外侧切口。
- 一把大的弯曲的 Kelly 钳从前外侧切口插入，向后内侧方向直至骨间膜。用钳子前端在骨间膜开窗并扩开骨间膜。
- 钳子的远端从近端的后侧切口内伸出，并用钳子夹住胫后肌腱的标记线，胫后肌腱已经从该后内侧切口拉出，然后将胫后肌腱通过前面骨间膜上的通道，将其从前外侧拉出（图 74.5）。

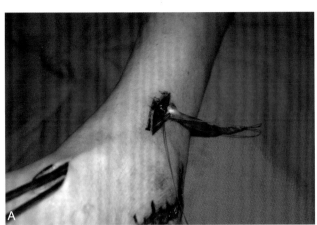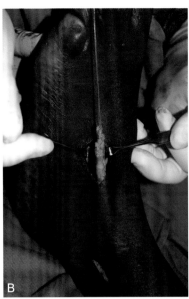

图 74.6

## 第 4 步

- 在外侧楔骨背侧做 2 ～ 3 cm 切口。
- 然后将胫后肌腱从小腿外侧切口经皮下隧道送至中足背侧切口。
  - 使用 Kelly 钳，从中足背侧切口向前外侧切口在皮下创建通道，并用钳子远端夹住标记的缝线（图 74.6A）。
  - 胫后肌腱被拉到中足背侧切口（图 74.6B）；另一个患者的手术图片显示目前我们使用的手术固定方式（图 74.6B ～图 74.9）。
- 在中足背侧切口内，在中间楔骨建立一个从背侧至跖侧的骨性通道。
- 术中的透视图像（图 74.7）显示钻孔的位置在外侧楔骨的背侧皮质（图 74.7A），并且显示出钻孔位于外侧楔骨的中心（图 74.7B）。
- 这个骨性通道应该直径合适，以便下一步将胫后肌腱穿过。
- 将 Keith 针穿过位于外侧楔骨中心的钻孔，并将肌腱远端的标记缝线穿过 Keith 针（图 74.8A）。将 Keith 针自钻孔内从足底拉出，然后将胫后肌腱的远端拉入该孔内（图 74.8B）。
- 转位的胫后肌腱可以通过可吸收螺钉固定于外侧楔骨（图 74.9）或者通过另外一个跖侧切口将其缝合固定于跖腱膜。

## 第 5 步

- 彻底冲洗后，松止血带确切止血。
- 深筋膜用 0-Vicryl 缝线缝合，皮下使用 3-0Vicryl 缝线缝合并且用 3-0 尼龙线水平褥式关闭切口。
- 最后，患者位于下肢抬高位置，并且用短腿石膏固定于最大背伸位。

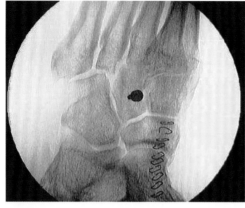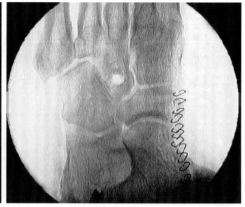

图 74.7

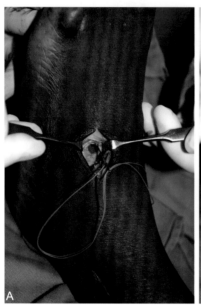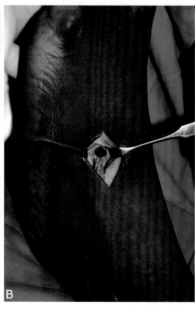

图 74.8

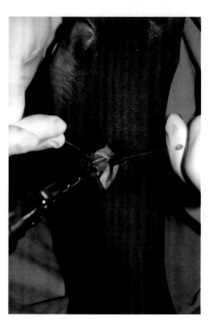

图 74.9

## 术后处理及预后

- 术后 3 周拆线及拆除石膏固定，患者穿短腿纤维玻璃支具行走。在支具保护下可完全负重行走。
- 术后 6 周，去除行走支具，患者穿限制型踝关节活动鞋（CAM）。此时，鼓励主动踝关节背伸锻炼，但禁止踝关节跖屈。
- CAM 鞋需再穿 12 周，然后就可以解除锻炼限制。
- 患者预期可以获得 10°～ 15° 主动踝关节背伸。

（Aaron T. Scott, Mark E. Easley 著

杨 杰 李 毅 梁晓军 译）

## 参考文献

扫描书末二维码获取。

# 第 75 章

# 跗长屈肌腱转位跟腱重建术

## 适应证

- 有症状的跟腱病变（在 MRI 上显示跟腱内部病变）或者年龄较大患者的跟腱断裂，这种情况下断端吻合会导致过度挛缩。

## 体格检查 / 影像学

- 跟腱的检查常常可以显示疼痛和增大的跟腱部位或者跟腱旁肿胀
  - 常会伴有腓肠肌腱膜 - 跟腱复合体挛缩。在年龄较大的患者（＞38 岁）发生的跟腱断裂需要检查对侧肢体，常会发现相似的挛缩
- 放射片
  - 侧位（足部或者踝关节）可能会显示跟腱在跟骨结节止点部位近端的骨投影。也可能会显示跟腱内骨化或者踝关节后方软组织内骨化（滑膜肉瘤）。可能会有跗侧骨刺，进一步发现站立位马蹄挛缩（小腿挛缩）。
  - 也可能发现足部畸形（内翻或者外翻）及跟腱挛缩。
- MRI
  - MRI 可通过跟腱前方的增强信号显示跟腱退变。在 T2 加权或抑脂像上显示跟腱炎性病变。T1 加权像可显示肌腱内部钙化或者骨化。
  - MRI 可以显示跟腱断端近端和远端的肌腱退变。轴位像有助于评估跟腱，矢状位重建是最好的方法。

## 手术解剖

- 腓肠肌 - 比目鱼肌复合体起自膝关节上、下方（图 75.1）。
  - 腓肠肌起自股骨髁后方。比目鱼肌起自胫骨、腓骨和骨间膜的近端。
  - 它们共同形成跟腱，止于跟骨结节。跟腱长度约 15 cm。跟腱在跟骨结节周围向跗侧面发出的筋膜形成跗侧韧带。
    - 跟腱再断裂率为 1.4% ～ 3.7%。
- 跟腱位于小腿后方，其表层的皮肤和皮下组织非常菲薄，不正确的解剖容易破坏这些结构。
- 腓肠神经通过小腿后外侧的深筋膜表面到达足背外侧。
- 腓肠神经在踝关节水平走行于跟腱的前外侧（图 75.1A）。
- 内侧直切口可以保留皮下血供（避免伤口裂开）以及显露跟腱（及

## 治疗选择

- 跟腱断裂
  - 对于退变性跟腱，尤其是老年人，跟腱再断裂率高并且持续疼痛发病率高时，可以选择保守治疗。
  - 选择负重石膏或者功能支具 / 行走靴保持踝关节跗屈位。3 个月后踝关节可以从跗屈背伸至中立位。
  - 超声检查明确跟腱断裂。
  - 其他的手术技术包括腱膜翻转、腱膜延长以及异体移植物和很多移植物替代品（如人或者动物源性的）。
- 跟腱病变
  - 用石膏或者 CAM 行走靴
  - 切开清创和腓肠肌腱膜止点处的跟腱延长
- 跗长屈肌腱移植物
  - 与其他的移植物相比，跗长屈肌更为有力
  - 是可以长期使用的肌腱
  - 跗长屈肌腱和小腿三头肌的走行相似
  - FHL 和跟腱都是跗屈的肌腱
  - 移植物可以在同一切口内完成。

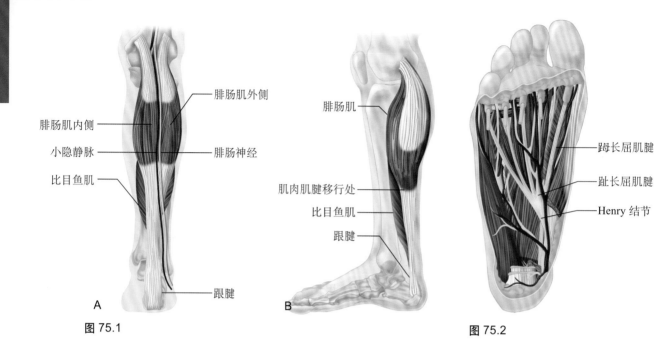

图 75.1

图 75.2

### 体位要点

- 完全仰卧位，以便于双切口。
- 联合麻醉维持低血压状态以便无须使用止血带，这样可以减少麻醉用药及减少术后疼痛和出血。

### 体位提示

- 确保足位于手术床上面而不是悬着。这样踝关节在合适的位置，便于在转位时肌腱保持合适的张力。

### 体位设备

- 需要更大的无菌单以便有更大的操作区域和稳定性。

### 入路 / 显露要点

#### 后内侧切口

- 位于 FHL 肌腹和跟腱之间的深筋膜可以通过其横向的纤维识别。
- 如果做这个手术时没有使用止血带，在切开筋膜室后可以触诊到神经血管束的搏动。

#### 内侧辅助切口

- 用一把钳子在 FDL 肌腱下方从内踝向远端滑移，在肌腱保持张力的情况下，其远端就是 Henry 结节。
- 被动地分别屈曲踇趾和其他足趾以明确分辨 FDL 和 FHL。也可以在后侧切口内拉 FHL，如果需要进一步明确的话。

退变部分）和踇长屈肌（FHL）肌腹和肌腱。

- 显露 FHL，切开深筋膜层，神经血管束紧靠于 FHL 内侧。
- 在足部，中足的踇内侧，Henry 结节处，FHL 肌腱位于趾长屈肌（FDL）肌腱的深面（图 75.2）。这些肌腱也都紧靠神经血管束，远端至于前足。当肌腱在结节处松解时，一定要注意避免神经血管束损伤。

## 体位

- 患者仰卧位，对侧臀部下方垫高。
- 大腿上止血带但不充气，必要时再充气。

## 入路 / 显露

- 内侧纵行切口——第一切口
    - 该切口位于跟腱前缘前侧，切口从结节的中部开始向近端约 20 cm（图 75.3）。切口一步直接通过软组织以便在皮肤和腱旁组织保留一薄层。皮下组织不用剥离以防出现伤口问题。
    - 跟腱显露后，应该进行检查。跟腱应该向前方进行清创。当可以看到中间部分时，退变的黄色区域应该被清理。不正常的腱性组织应该切除。如果退变部分非常广泛，也可以切除整段肌腱。
    - 跟腱前方是深筋膜。切开筋膜，就可以看到 FHL 肌腹。神经血管束位于上方 / 前方，所以要注意避免牵开器损伤神经血管。
    - 沿着 FHL 肌腹直至肌腱部分出现（在距骨后方；图 75.4）。
- 内侧辅助切口——第二切口
    - 第二切口用来显露 Henry 结节和远端的 FHL 肌腱。
        - 第二切口用来获取更长的肌腱（增长约 3 cm）（8.09 cm vs 5.16 cm）。

- 切口起始于内踝下方 1 cm 处（图 75.5）。切口沿着舟骨突起并且向第一跖骨内侧延伸。切口远端常切至第一跖骨中间。
- 在切口近端向深部切开，可见 FDL 肌腱位于胫后肌腱后方。

## 手术步骤

### 第 1 步　获取 FHL 肌腱

- 从第二切口内，沿着 FDL 肌腱向足的远端和深面显露（图 75.6），注意电刀止血小的静脉。肌肉常向下方，并且可以看到该层面。
- 在 FDL 和 FHL 交叉处可分辨出 Henry 结节。这两个肌腱通过束带连接。用一个直角钳将 FHL 牵拉到内侧并标记（图 75.7）。
- 将远端的 FDL 和 FHL 用可吸收缝线缝合在一起。切断 FHL 时要注意保护神经血管束，其紧靠 Henry 结节。
- 将手指勾住 FHL 肌腱并将其从后侧切口内拉出。使用钳子拉肌腱远端（图 75.8）。

**入路 / 显露提示**

- 在足的内侧有很多静脉，切开时需要慢一些并且电刀止血。

**第 1 步要点**

- 在钻孔的时候，背伸足部，这样可以使孔的上端远离神经血管束。

**第 1 步提示**

- 暴力钻孔或者暴力牵拉肌腱都可能会引起钻孔破坏。
- 在内侧辅助切口时可能损伤足跖侧神经，尤其在松解 FHL 时，从跖侧向背侧切断时避免损伤神经血管束。

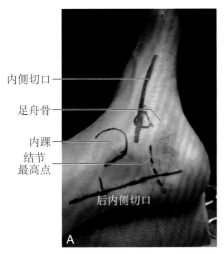

图 75.3

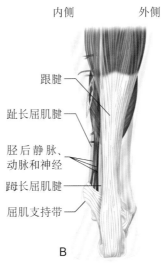

图 75.4

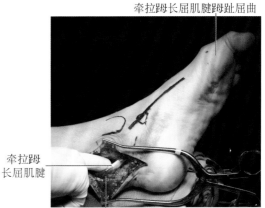

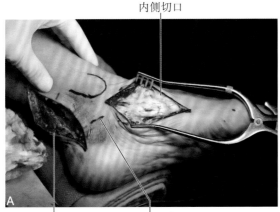

图 75.5

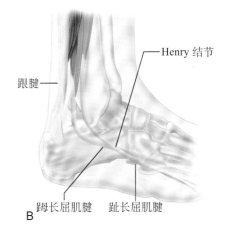

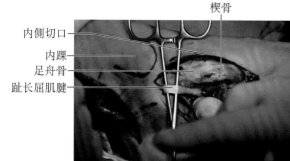

楔骨
内侧切口
内踝
足舟骨
趾长屈肌腱
图 75.6

趾长屈肌腱
Henry
结节腱
蹈长屈肌腱
图 75.7

蹈长屈肌及肌腱
图 75.8

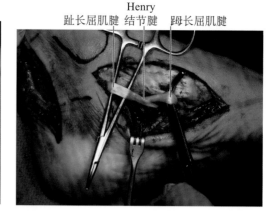

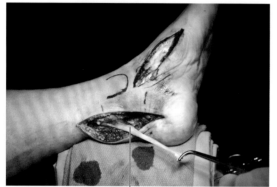

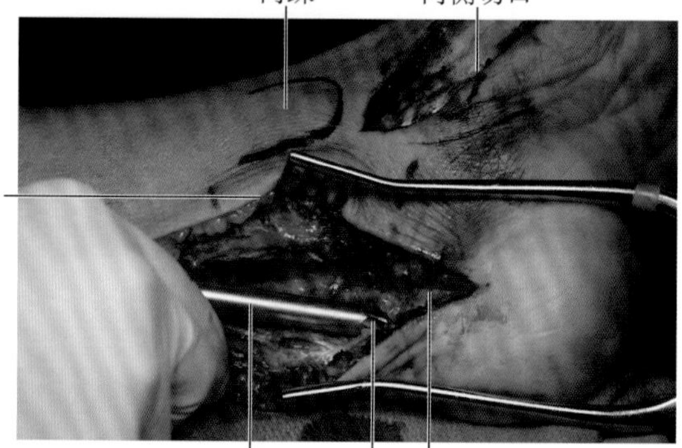

内踝
内侧切口
后内侧切口
软组织保护套筒
钻
结节
图 75.9

**争议**

- 从距骨后方松解肌腱，并且用 1 枚界面螺钉固定（或将肌腱从钻孔内穿出再绕回缝合到自身）。

**单切口手术**

- 并发症更少
- 手术时间更快

**两切口手术**

- 可以将 FHL 和 FDL 肌腱缝合
- 可以获取更长的肌腱

**争议**

- 控制肌腱的张力：张力是由肌肉 - 肌腱自身来控制；但是，有人认为在转位肌腱时，踝关节最大跖屈更适合。

**争议**

- 辅助材料用来包裹修复区域。这些材料可能来源于动物或人。

## 第 2 步 隧道准备

- 切开显露跟骨结节上方，结节周围的软组织尽量保留。
- 骨隧道的近端部分尽量靠后以保持 FHL 最大的生物力学。用 6.5 mm 钻和软组织套筒从上往下钻孔（图 75.9）
- 第二个钻孔在结节内侧壁的中部，尽量保留较大的骨桥（图 75.10）。尽量使钻孔位置良好以便两个钻孔相通。
- 用弯头刮匙将隧道扩大及塑形。

## 第 3 步 肌腱准备

- 如果希望将肌腱尽量靠近跟骨结节但又不会滑脱，就需要将 FHL 肌腱的腱旁组织清理干净。
- 用一把弯钳将肌腱远端夹住，并用 15 号刀片由近端向远端将其清理干净。

## 第 4 步 穿过肌腱

- 穿出肌腱的简易方法：将缝线穿在针上，去掉尖端，从下往上穿出。
- 将没有穿针的线头用钳子夹住，防止从隧道处撕脱。
- 缝线仔细缝合肌腱的最远端，小心不要在远端打结。将去掉尖端的针穿上缝线将其从上往下穿出。
- 小心将肌腱从上往下拉出骨隧道，注意不要破坏隧道壁（图 75.11）。

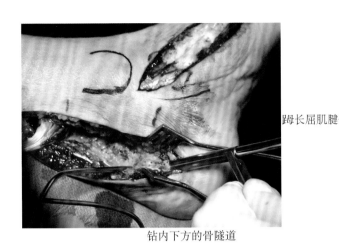

钻内下方的骨隧道

图 75.10

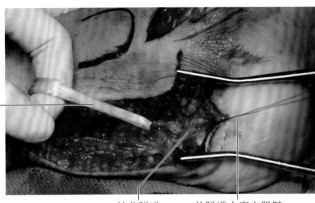

踇长屈肌腱

结节隧道　　从隧道内穿出肌腱

图 75.11

## 第 5 步　控制张力

- 将踝关节置于中立背伸 / 跖屈位。
- 小心将肌腱拉出并绕回缝合到自身。
- 将肌腱缝合在一起并缝合至骨隧道周围的软组织，用 1 根 0 号可吸收缝线缝合（图 75.12）。
- 将残留的跟腱（如果有）缝合至 FHL 肌腱和肌腹处。有人认为转位的肌肉肌腹可以带来新的血供到损伤部位并且有助于愈合，但是没有研究证据。

## 第 6 步　加强固定

- 在结节部位使用铆钉（要采用正确的角度防止拉出）来加强固定（图 75.13）。
- 铆钉缝线向近端编织来辅助固定转位的肌腱，尤其是骨隧道壁较薄时。
  - 力学模型显示通过将带线铆钉置于后上方而不是前侧可以增大杠杆力臂。而将其置于内侧 / 外侧没有差异。

## 第 7 步　关闭伤口

- 必须注意保持伤口两侧的全厚皮瓣，并避免在修复过程中包裹神经血管束。
- FHL 肌腹上面的筋膜层不用缝合。两个切口的皮下组织和皮肤都需要缝合。
- 应用抗生素、无菌纱布和消毒敷料用来包扎伤口，然后用大块敷料和棉垫包扎。一个三面的石膏支具将踝关节保持在中立位（不是跖屈位）。用棉垫和弹力绷带包扎。
- 维持 2 周无须更换。

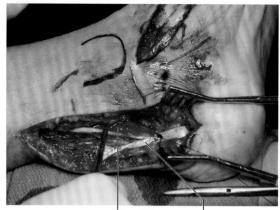

图 75.12

蹲长屈肌肌腹　　蹲长屈肌腱
　　　　　　　　从隧道内绕回

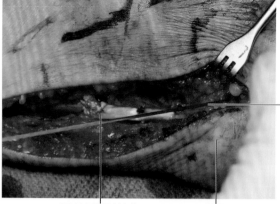

图 75.13

蹲长屈肌腱转位　　结节

——带线铆钉

**要点**

● CAM 靴会变脏，因此患者在晚上睡眠或者在家里休息的时候可以使用踝关节"L"形石膏。CAM 靴用于出门走路的时候穿。

## 术后处理及预后

● 患者在室内用非负重的三面石膏托固定后送出手术室。
  ● 告知患者将足部用椅子或者长椅垫高。而不是抬高整条腿。
  ● 在支具的辅助下可以下床活动，有辅助装置也应该限制活动时间。
● 术后 2 周可以拆除敷料并且清洗足部。然后小腿放在可以取下的靴子里并将踝关节置于中立位。保持非负重。患者可以进行等长锻炼。患者可以去除靴子进行清洗。
● 术后 6 周患者可以在耐受的范围内进行负重锻炼以及踝关节活动度锻炼，包括绕圈、背伸 / 跖屈。规范的理疗也可以开始。
● 术后 12 周，在允许的范围内患者穿有衬垫的运动鞋和物理治疗也是有好处的。
● 4 ～ 6 个月后患者可以恢复到正常的活动，之后可以进行竞技训练。
● 可有代偿性的增生肥大（52%），但是仍然较对侧肢体力量下降 30%。
● 在临床中，蹲趾趾间关节屈曲的丢失并不明显，除非是竞技体育运动员 / 舞蹈演员。

（Dante Marconi，Andrew K. Sands　著
杨　杰　李　毅　梁晓军　译）

## 参考文献

扫描书末二维码获取。

# 第 76 章

# 小腿部（腓肠肌）松解治疗马蹄挛缩

## 适应证

- 马蹄挛缩 / 小腿挛缩常常是开始诊断跗囊炎而发现，而这又加重了跗囊炎的问题。
- 在骨科临床中常见于平足或者高弓足患者。
- 糖尿病患者伴发马蹄挛缩，并且常常是糖尿病足溃疡的重要诱发因素。也常见于神经肌肉疾病，如脑瘫。一般来说，脑瘫和糖尿病患者发生的马蹄挛缩多在跟腱部位。
- 高弓足或者平足患者的马蹄挛缩常常是腓肠肌挛缩。该技术常常用于腓肠肌挛缩（而不是跟腱挛缩）。
- 常引起跟痛症 / 跖腱膜炎、止点性跟腱炎、跟腱疼痛以及小腿疼痛或者撕裂。小腿挛缩也会阻碍平足或者高弓足重建手术时的复位（不管是截骨还是融合）。

## 体格检查 / 影像学

- 马蹄挛缩可以通过临床查体发现。如果查体不恰当，可能会漏诊。通过以下的步骤来检查是非常重要的：
  - 患者坐在检查椅上，膝关节完全伸直（因为腓肠肌跨越 3 个关节而比目鱼肌只跨越 2 个，让膝关节伸直可以保证腓肠肌保持张力）。
  - 用对侧的手固定住患者后足，将拇指放在距舟关节处。用同侧的手握住前足，旋转距舟关节至内翻和外翻直至找到距舟关节的中立位（相比于踝关节背伸，这样通过阻止距舟关节周围关节复合体的背伸是非常重要的。）
  - 当膝关节完全伸直时距舟关节保持在中立位，慢慢背伸足部。如果有马蹄畸形，踝关节将保持一定的跖屈角度，而不是获得更大的背伸角度。
  - 维持足部在锁定位置时轻轻背伸，在膝关节下方抓着患者向前方牵拉，让腓肠肌放松。
    - 如果马蹄挛缩是腓肠肌挛缩，踝关节将放松并且可以有更大的背伸角度。
    - 如果背伸角度没有增大，那么该挛缩不是腓肠肌挛缩而是更加僵硬的"跟腱"挛缩。这就需要跟腱延长。
  - 这个检查可以在很短的时间内反复多次以确认该诊断。
- 影像学
  - 拍摄踝关节负重位片。
  - 要注意踝关节没有骨性阻挡来阻止踝关节背伸或者关节囊挛缩引

起的背伸受限。

## 手术解剖

- 腓肠肌 - 比目鱼肌复合体起自膝关节上、下方（图 76.1）
  - 腓肠肌起自股骨髁后方。比目鱼肌起自胫骨、腓骨和骨间膜的近端。
  - 它们共同形成跟腱，止于跟骨结节。跟腱约 15 cm 长。肌腱在跟骨结节周围向跖侧面发出的筋膜形成跖侧韧带。
- 腓肠神经通过小腿后外侧的深筋膜表面到达足背外侧。腓肠神经在踝关节水平走行于跟腱的前外侧（图 76.1A）。

## 体位

- 患者取仰卧位。
- 由于该术式常与其他术式相结合，体位也需要考虑到其他术式。但是，内侧切口可以简单地松解腓肠肌。
- 如果作为一个单独的术式（如后侧松解治疗慢性跟痛症），将一个大的垫子放在对侧臀部下方形成仰卧位。在足部下方用软垫子垫起来，以便小腿抬高。解剖标志就可以很清楚地看到。

## 入路 / 显露

- 术者可以通过表面的标志找到腓肠肌肌肉肌腱移行部。找到胫骨内侧缘并且找出腓肠肌的边缘。在胫骨边缘 1.5 ~ 2 指宽处画一条线，再于胫骨棘画一条垂线，通过腓肠肌。
- 如果需要再远点完全松解腓肠肌止点，向下延长切口。如果需要后侧深切口，也可以向上移一些。
- 在入路内，看到深筋膜。保留该筋膜并且仔细缝合以防止在皮肤和肌肉处撕裂（该术式的一个潜在外观美容问题）。

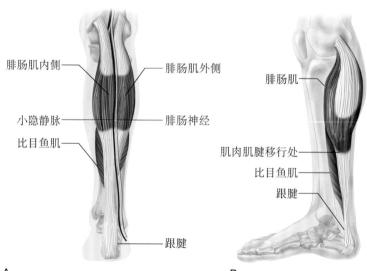

图 76.1

- 找出腓肠肌 - 比目鱼肌间隙：
  - 一旦到达深筋膜下方，在胫骨缘将手指伸在肌肉表面，小心向后方滑移，手指应滑移到腓肠肌和比目鱼肌间隙。
  - 如果向近端移动手指，会发现很明显的间隙，这样有时候很容易找到该间隙。手指可以向远端滑移至腓肠肌到达比目鱼肌或者跟腱的止点。
- 如果换做俯卧位，也可以选择后侧入路。要小心切口向内侧一些以避免损伤腓肠神经，因为它在肌肉肌腱连接处穿出。
- 如果患者是区域阻滞麻醉，通过超声可以轻松找到腓肠肌止点，即使患者踝关节比较臃肿。

## 手术步骤

### 第 1 步　准备松解腓肠肌腱膜

- 皮肤切开，切口直接深入到达深筋膜，不要游离皮瓣或者在筋膜层游离（图 76.2）。
- 切开筋膜后，在筋膜下方钝性向内侧和外侧分离。注意保持浅层组织全层，目的是有利于关闭伤口和伤口愈合。
- 找出腓肠肌和比目鱼肌的间隙（见手术解剖部分），上深部牵开器（图 76.3）。有很多种牵开器可以使用。
  - Kocher-Langenbach 口腔外科舌牵开器——皮肤深部的分支可以形成一个套装（图 76.4）。
  - 需要一个类似扩张器的设备。将其中一个臂放在止点处拉回深部的比目鱼肌和表浅软组织（图 76.5）。
- 弯曲的或者 Cobb 拉钩用来将软组织从止点处表浅组织提起（以及腓肠神经）。止点需要在深面和浅层从内侧至外侧都能清楚看到。

**器械 / 植入物**

- 撑开器
- 弯的 AO/Cobb 拉钩
- 头灯

**第 1 步器械 / 植入物**

- 长柄手术刀，用 15 号刀片

**第 1 步要点**

- 逐步显露腓肠肌和比目鱼肌的间隙，然后小心插入内镜。
- 镜子插入后，旋转 90°，然后打开。这可以很好地显露腓肠肌下方的腱膜。Kocher 钳用来夹住筋膜近端的边缘，通过将其向前方牵拉，让筋膜在内外侧平面都保持张力。轻度背伸踝关节使其在上下平面保持张力。一个长刀柄安装新的 15 号刀片来松解。

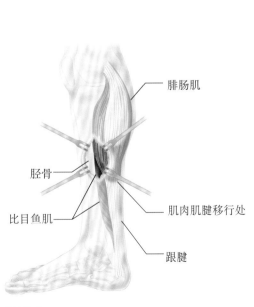

图 76.2

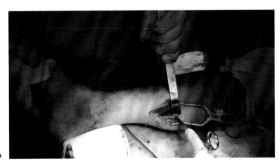

A

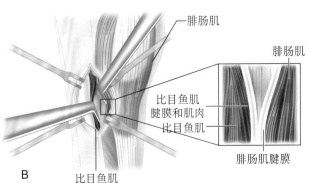

B

图 76.3

Kocher-Langenbach 口腔外科舌牵开器

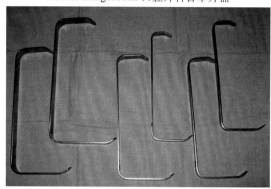

图 76.4

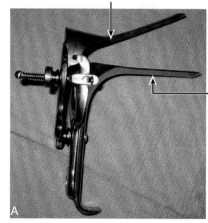

在比目鱼肌和腓肠肌之间

刀片在腓肠肌和
比目鱼肌之间，
束内包括腓肠神经

图 76.5

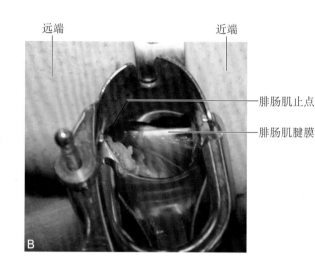

远端                              近端

腓肠肌止点

腓肠肌腱膜

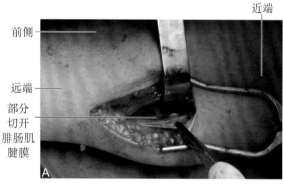

前侧

近端

远端

部分
切开
腓肠肌
腱膜

图 76.6

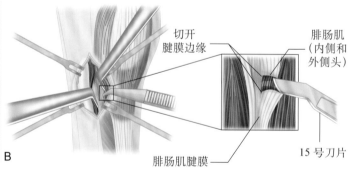

切开
腱膜边缘

腓肠肌
（内侧和
外侧头）

腓肠肌腱膜

15 号刀片

## 第 2 步　松解腓肠肌腱膜

- 长柄 15 号刀片手术刀从外向内切开（图 76.6）。仔细操作就不会损伤肌肉部分，减少可能的出血。
- 止点松解后（图 76.7），将踝关节轻轻背伸。要仔细看到间隙，马蹄挛缩要被松解。
- 如果该操作做完（在止点后方以保留肌腹），在腱性部分切开，注意不要切肌腹。背伸踝关节可以使肌腱层和延长 / 保持张力的肌肉纤维分开。

- Baumann 法：在腓肠肌后方的腱膜上做两条平行切口，不要损伤下方的肌腹。这两条切口可以离肌腹远一些。
- 由于该术式常联合其他术式，在手术结束时再关闭切口。在关闭伤口前可以用一个大腿垫子将伤口部位垫起来。这样可以帮助止血。

### 第 3 步　关闭切口

- 过去，在延长的跟腱断端都拉紧缝合。由于这些缝线可能会切割出来而且没有任何保留结构的目的，这些缝合不需要。
- 首先要缝合深筋膜层。2-0 可吸收缝线编织缝合来关闭该层，注意不要将皮下脂肪从筋膜层分开而留有死腔。

### 术后处理及预后

- 踝关节保持中立位。如果相关术式需要石膏固定，踝关节常常保持在矫正后的位置上。
- 小腿后侧延长的术后处理常常取决于相关的术式，等其他的手术术后可以进行物理治疗时，小腿后侧延长也就可以了。
- 如果只是单独做小腿后侧延长，石膏固定踝关节在中立位 2 周。然后，患者可以扶拐开始物理治疗。
- 最重要的术后处理是夜间踝关节 "L" 形石膏固定。因为在放松睡觉的时候踝关节和足处于跖屈位置，畸形可能会复发。患者应该佩戴石膏睡觉 3 个月，如果需要可以固定更长时间。
- 物理治疗主要是小腿和肌腱的牵拉锻炼，应作为日常家庭锻炼牵伸计划的一部分。

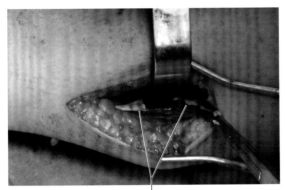

切开腓肠肌腱膜

图 76.7

（Andrew K. Sands, Michael P. Swords　著

杨　杰　李　毅　梁晓军　译）

### 参考文献

扫描书末二维码获取。

---

**第 2 步要点**

- 腓肠神经损伤
  - 如果没有将软组织从浅层全部拉开，就可能会导致腓肠神经损伤。虽然没有功能影响，但是很多患者抱怨后足外侧不舒服。有时过度牵拉也会损伤腓肠神经。
  - 不直视下从内侧切口切开外侧部分也可能会引起腓肠神经损伤。术前谈话要告知患者腓肠神经损伤的可能。
- 深静脉损伤伴出血：腓肠肌肌腹处有很多静脉，这些会引起手术区域出血。大腿垫垫高伤口部位常可以止血而不需要电刀止血。在深部使用电刀烧灼要小心，因为也可能引起腓肠神经损伤。
- 切开的肌腱或者肌肉组织与皮肤伤口裂开：缝合深筋膜层时要小心。过多的切开显露，尤其是皮肤和深筋膜之间，可能会引起裂开以及伤口不美观（尽管不影响功能）。注意不要游离皮下组织或者将脂肪组织从深筋膜层游离开，要仔细缝合深筋膜层。总的来说，直接从皮肤切到肌肉层，在到达筋膜层下方前手指不要进入伤口。

---

**术后争议**

- 理论上有可能会过度延长小腿／腓肠肌-比目鱼肌复合体，从而出现跟行。尽管很少，但是也有报道。如果将小腿石膏固定并且晚上用 "L" 形石膏保护，这样小腿很少会出现愈合不良在合适的位置和长度／张力。如果过早开始物理治疗和牵张训练，容易出现过度延长。
- 在术后早期至术后 1 年左右，腿部力量会出现下降。在这之后力量会增强，但是双侧仍然很难对称。由于小腿的力量大多来自近端的肌肉，因此力量减弱不明显，但是对于高强度的运动员来说，小腿后侧的松解要谨慎，因为他们需要参加高水平竞技运动，除非症状严重。

# 胫骨近端骨移植术

## 适应证

- 足踝部融合和复杂骨折手术需要进行松质骨移植。
- 胫骨近端可以提供充足的骨量（≤ 30ml）。
- 胫骨近端取骨比髂骨取骨疼痛轻。
- 胫骨取骨部位在术中易于显露。

## 手术解剖

- 胫骨结节是一个大的、椭圆形的突起，即胫骨前方的突起及髌骨韧带的附着点（图 77.1）。
- 从胫骨结节内侧来看，胫骨近端位于皮下。
- Gerdy 结节位于胫骨结节的外侧面，即髂胫束止点的远端束。
- 胫骨前嵴起自胫骨结节，止于内踝前缘。
- 胫骨前嵴在胫骨近端的 2/3 是弯曲和突出的，而在远端 1/3 是圆的。
- 胫骨前嵴是深筋膜的附着点。

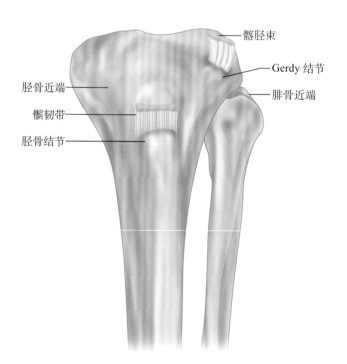

图 77.1

## 内侧入路

### 体位

- 常需要将腿外旋来显露胫骨近端内侧。
- 将垫子放置在消毒区域下方以保持髋关节和膝关节轻度屈曲，这样便于将腿旋转以显露内侧取骨区。
- 如果患者手术时是侧卧位，也可以从胫骨外侧面取骨（见外侧入路，下文）。或者为了准备足踝部融合手术，患者仰卧位。

### 入路 / 显露

- 膝关节线和胫骨结节要在皮肤上画线标记出来（图 77.2）。
- 关节的水平线用来作为松质骨取骨的近端边界线。
- 胫骨近端内侧就在皮下，胫骨结节和胫骨近端内侧缘中间做一个 2 cm 的纵向切口就可以显露（图 77.3）。

### 手术步骤

- 胫骨近端和足踝部都做准备。
- 上大腿止血带以便清晰显露胫骨近端。
- 用皮肤标记笔标记出膝关节线和胫骨结节（图 77.2）。
- 做一个在胫骨结节和胫骨内侧缘之间的 1 英寸长的纵向切口（图 77.3）。
- 直接切到胫骨并且骨膜下分离显露骨。
- 用一个大钻头在胫骨上钻一个孔。可以用一个小钻头先钻一下，这样可以防止用大钻头的时候向内侧滑走（图 77.4）。

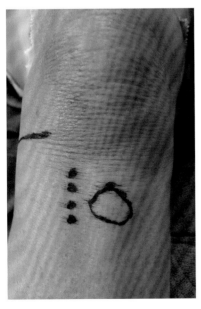

图 77.2

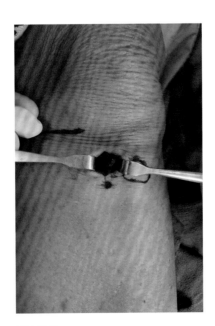

图 77.3

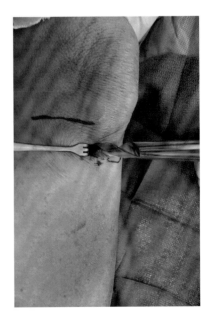

图 77.4

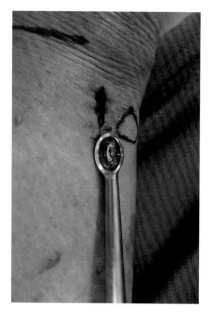

图 77.5

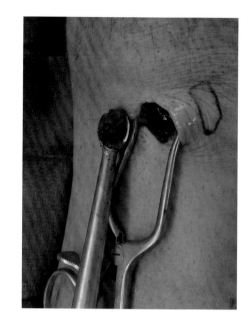

图 77.6

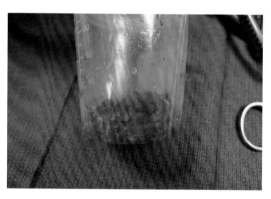

图 77.7

- 转动手腕，可以将大量的松质骨从胫骨近端挖出。为了避免穿透到膝关节，不要用刮匙在胫骨前侧皮质作为支点或用暴力向近端过度刮。要注意画的膝关节线，当取骨到达干骺端时，透视来确认刮匙的位置（图 77.5 和图 77.6）。
- 另一个技术是用小刮匙将松质骨刮松，然后用小直钳将其从骨窗取出。
- 大约可以取 30 ml 的松质骨（图 77.7）。
- 不需要将取骨区填充或者将皮质填回（皮质已经被钻头钻破了）。
- 冲洗，凝血明胶海绵填充在胫骨近端，松止血带后仔细止血。
- 用 2-0 Vicryl 线拉紧缝合骨膜层 / 软组织层。然后用 4-0 缝线皮下缝合，接着用 4-0 可吸收缝线连续缝合皮肤。伤口愈合良好，一般在 4 个月时切口消失（图 77.8）。
- 切口上放消毒条，然后用一个小的透明透气敷料覆盖。
- 小腿石膏托用来辅助主要手术，石膏近端低于取骨部位。如果取骨部位有渗出的话，用一个 6 英寸的绷带包裹小腿近端，从石膏近端开始一直到取骨部位。不要将绷带缠得太紧。

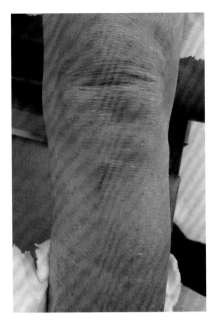

图 77.8

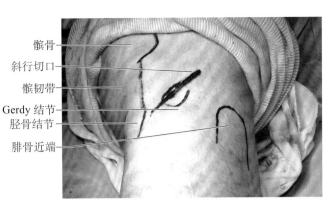

髌骨
斜行切口
髌韧带
Gerdy 结节
胫骨结节
腓骨近端

图 77.9

## 术后处理及预后

- 术后 2 周拆线。蝶形胶带再用 2 周直至术后 1 个月。
- 患肢不负重 6 周，如大多数足踝融合手术一样。
- 然后开始负重。对于胫骨无须特殊保护措施。
- 胫骨术后疼痛一般只有几周。一些患者会有钝痛或者麻木至术后 3 个月。
- GBP 已经实施了超过 300 例的内侧入路胫骨近端取骨术，从未出现过骨折。

## 外侧入路

### 体位

- 患者常摆放在重建手术的体位。
- 如果可以的话，在同侧肢体下方垫垫子，将腿内旋，以便显露。
- 如果需要，可以将手术床旋转以便取骨，取骨后将其旋回。

### 入路 / 显露

- 找出胫骨结节、关节线和腓骨近端（图 77.9）。这样可以容易找到胫骨近端外侧的 Gerdy 结节。
- 髂胫束向远端止于 Gerdy 结节。胫骨结节位于皮下，容易被触摸到。
- 要注意避免混淆其他骨性突起与 Gerdy 结节。
- 切开皮下组织以后，就可以看到髂胫束，并且可以找到其止点。

- 患者术后 6 周不能穿膝关节行走靴，因为这样应力会集中在取骨部位。对大多数患者来说，可以使用拐杖或者轮椅。如果不行，也可以选择跟骨取骨自体骨植骨，尽管取骨量少和骨质量差一些。
- 患肢术后 6 周不能负重（这也是融合手术的术后处理）。
- 在取骨的时候注意避免撬胫骨前侧的皮质。
- 理论上使用刮匙有进入膝关节的可能，尤其对于骨质疏松患者。术者应该注意观察膝关节的位置。

- 使用多种型号的刮匙有助于最多的取骨量。
- 术中，尤其脂肪较多解剖标志不清楚的时候，透视 / 迷你透视来明确胫骨近端的边界。这可以帮助术中明确刮匙在胫骨近端取骨区的位置。
- 确切止血非常重要。在胫骨内放置中等量的凝血明胶海绵。关闭伤口前松开止血带。
- 无须填充取骨区或者将皮质回植。我们做了 > 1000 例的该术式，没有骨折并发症发生。
- 拉紧缝合深层软组织以防止胫骨伤口渗出。

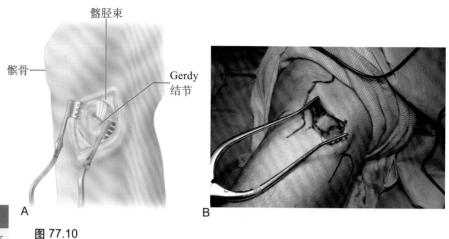

髂胫束

髌骨

Gerdy
结节

A　　　　　　　　　B

**图 77.10**

## 手术步骤

### 第 1 步　准备胫骨近端供区

- 标记好切口后（根据上面解剖标准画线），切开皮肤、皮下后显露 Gerdy 结节（图 77.10A）。
- 用电刀止血和切开深部组织。
- 显露结节并用标记笔画出轮廓（图 77.10B）。用电刀切开并显露远端、内侧和外侧缘。
- 用一个 2 cm 的弯骨刀在结节的远端、内侧和外侧开窗。
  - 骨刀弯向"盖子"的中心。
  - 小心掀开"盖子"。近端的皮质仍然与髂胫束的纤维连接，可有变形或者裂开但不会移位。
- 然后将"盖子"旋转并拉到上方。

### 第 2 步　胫骨近端取骨

- 接下来取松质骨（图 77.11）。
- 在供区下方垫三角形垫子，目的是止血并且为了取更多的骨。
- 取骨足够并且植骨后，供区可以用止血聚合物和明胶海绵填充（图 77.12）。
- 然后将"盖子"盖回来，并且用缝线缝合这三个边（图 77.13）。
- 然后缝合皮下和皮肤。
- 由于胫骨近端位于小腿石膏托最近端的部分，容易显露，这个区域可以用一个 10 cm × 10 cm 的纱布覆盖，然后用液体黏合剂和清洁手术切口膜覆盖。

## 术后处理及预后

- 大多数情况下，这是一个安全的术式并且可以提供充足的骨量。胫骨近端取骨后可能出现胫骨平台骨折。
- 由于石膏 / 支具 / 行走靴制动肢体，并且盖住手术部位，该部位被保护着。足部重建手术愈合时，取骨区也可以进行物理治疗。

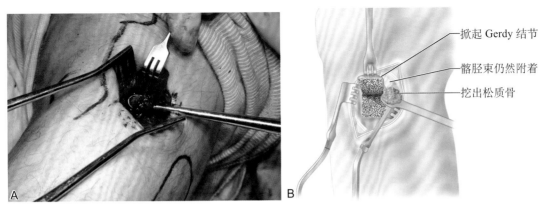

图 77.11

掀起 Gerdy 结节

髂胫束仍然附着

挖出松质骨

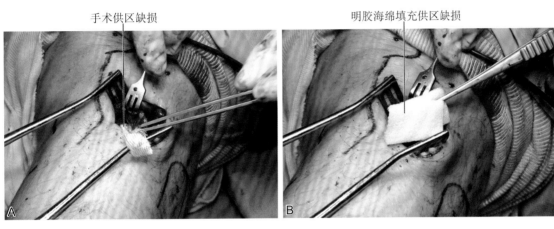

手术供区缺损

明胶海绵填充供区缺损

图 77.12

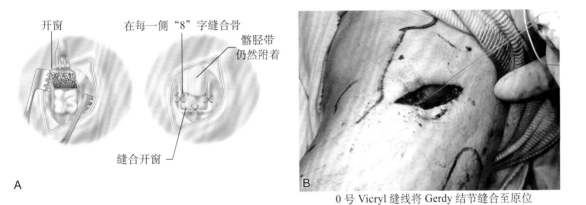

开窗

在每一侧"8"字缝合骨

髂胫带
仍然附着

缝合开窗

0 号 Vicryl 缝线将 Gerdy 结节缝合至原位

图 77.13

(Glenn B. Pfeffer, Andrew K. Sands 著

杨 杰 李 毅 梁晓军 译)

## 参考文献

扫描书末二维码获取。

# 第 78 章

# 前室筋膜切开术治疗劳力性筋膜室综合征

慢性劳力性筋膜室综合征（chronic exertional compartment syndrome，CECS）可以发生于上肢、脊柱、大腿和小腿，其中小腿的发病率最高。据报道，运动引起下肢疼痛的运动员中 CECS 的发生率高达 27%。男女运动员的 CECS 发病率大致相同。

大多数关于劳力性筋膜室综合征的生理学信息来自于新兵中的急性筋膜室综合征。急性筋膜室综合征的病理机制为筋膜室内压力上升到极高的水平，可能导致不可逆的肌肉和神经组织缺血。CECS 往往不会达到急性筋膜室综合征相同的高压水平。CECS 表现出的较低压力并不会导致不可逆转的缺血，但会限制运动员的活动及持续时间。

## 适应证

- 腿部疼痛局限于前外侧。
- 排除和纳入诊断（在考虑此诊断之前，必须排除其他存在情况）。
- 通常被诊断为"胫骨应力综合征"的一种，胫骨应力综合征可能是应力骨折、骨膜炎或劳力性筋膜室综合征。必须排除腿部肿瘤或血管疾病/畸形产生的肿块效应。此外，创伤也必须排除在外。
- 症状开始于运动时的发力，然后逐渐加重。正常人可以在一定的水平运动一定的时间，而患有这种疾病的人在运动中会更快地感觉到剧烈的疼痛，而在运动后则需要更长的时间来缓解疼痛（Roscoe et al.，2014）。

## 体格检查/影像学

- 腿部在静息时可能没有异常。然而，如果患者在检查室进行锻炼（或被安排去操场跑步），腿就会感到肿胀和疼痛。触诊时前筋膜室压力大。疼痛常伴有踝关节和足部感觉障碍。
- 必要时，压力监测器可用来诊断，可以使用留置芯导管来记录随时间而改变的室内压。通常双侧同时检查。
- 客观压力指标：（1）运动前压力 > 15 mmHg；（2）运动后 1 分钟压力 > 30 mmHg；或者（3）运动后 5 分钟的压力 > 20 mmHg。
- 如果合并有马蹄挛缩，可能会导致前室筋膜过度拉紧小腿。
- 放射学表现：腿部 X 线片可用于排除胫骨应力性骨折。
- MRI：可以显示骨膜炎、应力性骨折、可能引起症状的腿部肿块或其他骨髓异常。

### 治疗选择

- 物理治疗通常可以减轻症状。如果前筋膜室因为小腿紧张而有高压（为了克服马蹄挛缩而超负荷工作），积极的小腿伸展运动会有所帮助。然而，非手术治疗很少能消除真正的劳力性前筋膜室综合征造成的疼痛。

## 手术解剖

- 小腿的前筋膜室由胫前肌、趾长伸肌、踇长伸肌和第三腓骨肌组成。
- 胫前动脉和腓深神经在骨间膜上走行，位于胫前肌和踇长伸肌之间。
- 如果已行马蹄挛缩松解术（见第 76 章），可同时联合行前侧松解。

## 体位

- 患者仰卧位，同侧放侧垫。需要显露从脚到膝的部分。

## 入路 / 显露

- 小腿前筋膜室在胫骨结节远端 8 cm 处、胫骨嵴外侧 4 cm 处（图 78.1 和图 78.2）。切口直接穿过皮下组织到达筋膜，然后切开显露肌腹。
- 进行皮下分离和筋膜下分离，显露深筋膜。这有助于保护从筋膜穿出进入皮肤的感觉神经，防止术后局部麻木。
- 必须松解全部范围内的筋膜，包括近端筋膜至踝部的伸肌支持带。

## 手术步骤

### 第 1 步

- 如果小腿三头肌需要延长，可以先进行此步骤（见第 76 章）。

### 第 2 步　筋膜切开

- 筋膜根据切口的长度切开。用撑开器小心翼翼地将皮下组织从筋膜上牵开，注意避免损伤感觉神经分支（图 78.3 ～图 78.5）。
- 一旦近端和远端的切开完成，筋膜可以用长剪刀分离（图 78.6、图 78.7）。剪刀片可以从上方和下方剪开筋膜。
- 直视下将筋膜沿着腿的轴线分开。一个长柄的牵开器有助于显露局部空间。
- 注意避免损伤下面的肌腹。

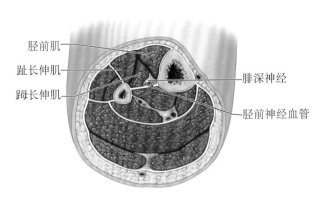

胫前肌
趾长伸肌
踇长伸肌
腓深神经
胫前神经血管

图 78.1

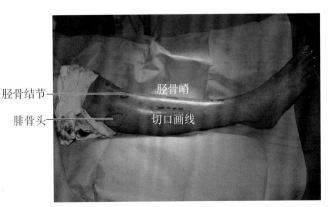

胫骨结节
腓骨头
胫骨嵴
切口画线

图 78.2

胫骨嵴

皮下脂肪
近端
显露的筋膜

图 78.3

远端

近端

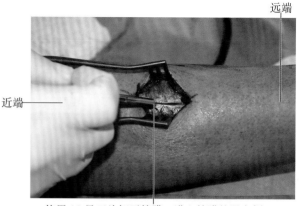

使用 15 号刀片切开筋膜，进入筋膜的肌肉侧

图 78.4

近端    Cobb 分离器置入皮下脂肪和筋膜之间    远端

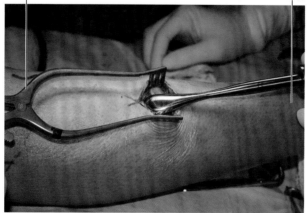

图 78.5

小心地将 Cobb 分离器置入皮下脂肪和筋膜之间

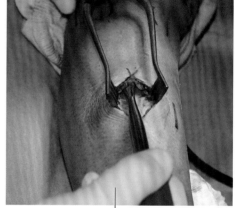

远端

带光源的牵开器有助于可视化地避开感觉神经分支

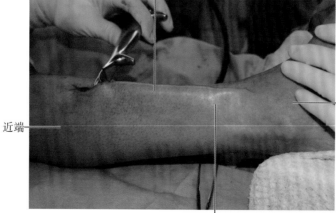

近端

远端

牵开器末端的光源

图 78.6

带光源的提拉牵开器

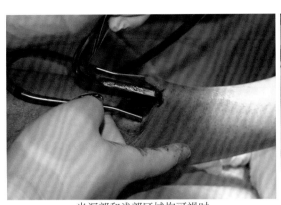

当深部和浅部区域均可视时，
插入长梅奥剪刀并仔细切开

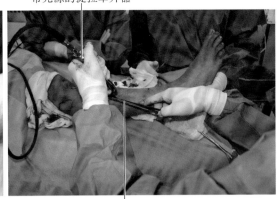

长梅奥剪刀

**图 78.7**

## 第 3 步　关闭切口

- 采用 0 号、2-0 可吸收缝线缝合皮下组织，采用 3-0 快速可吸收单丝缝线连续褥式外翻缝合皮肤。肌腹上的筋膜不闭合。

## 术后处理及预后

- 患者的腿部三面夹板置于 90°固定 2 周。
- 术后 2 周时进行第一次随访。检查缝线，并让线自行溶解。可以通过帮助分散伤口的张力，尽量减少瘢痕。如果小腿三头肌已经做了延长，夜间睡觉时可用踝部的"L"形夹板固定。同时只要患者能耐受，立即开始理疗，活动可以逐渐恢复正常。

(Cameron Phillips, Andrew K. Sands　著

梁晓军　温晓东　蔡　杰　译)

## 参考文献

扫描书末二维码获取。

---

**要点 / 提示**

- 直接观察皮下空间有助于防止感觉神经的小分支受到损伤，这些小分支从筋膜穿过皮肤。
- 不能直接看到皮下空间的，一个小切口可能导致腿前外侧的局部麻木。
- 当肌肉从筋膜层突出时，必须格外注意保护腓浅神经

**设备**

- 皮下分离可以使用 Cobb 牵开器和长柄牵开器（如口腔外科舌牵开器）。

# 参考文献

扫描二维码获取参考文献